马玉琛

临证精粹

主编◎马玉琛　王洁晨　杨胜永　王　勇　赵志勇

世界图书出版公司

图书在版编目（CIP）数据

马玉琛临证精粹 / 马玉琛等主编 . -- 北京 : 世界图书出版公司 , 2020.7

ISBN 978-7-5192-7291-3

Ⅰ . ①马… Ⅱ . ①马… Ⅲ . ①中医临床—经验—中国—现代 Ⅳ . ① R249.7

中国版本图书馆 CIP 数据核字 (2020) 第 027540 号

书　　名	马玉琛临证精粹
（汉语拼音）	MA YUCHEN LINZHENG JINGCUI
主　　编	马玉琛　王洁晨　杨胜永　王　勇　赵志勇
总 策 划	吴　迪
责任编辑	韩　捷
装帧设计	周秀丽
出版发行	世界图书出版公司长春有限公司
地　　址	吉林省长春市春城大街 789 号
邮　　编	130062
电　　话	0431-86805551（发行）　0431-86805562（编辑）
网　　址	http：//www.wpcdb.com.cn
邮　　箱	DBSJ@163.com
经　　销	各地新华书店
印　　刷	长春市农安胜达印刷厂
开　　本	787 mm × 1092 mm　1/16
印　　张	38
字　　数	645 千字
印　　数	1—3 000
版　　次	2021 年 1 月第 1 版　2021 年 1 月第 1 次印刷
国际书号	ISBN 978-7-5192-7291-3
定　　价	158.00 元

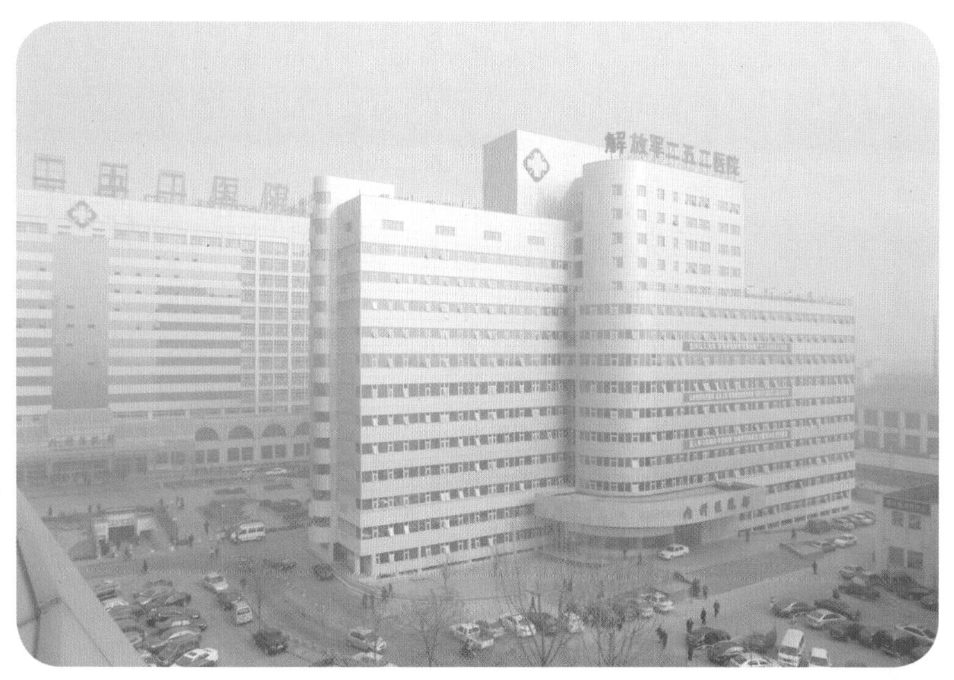

▲ 解放军 252 医院（现第 82 集团军医院）

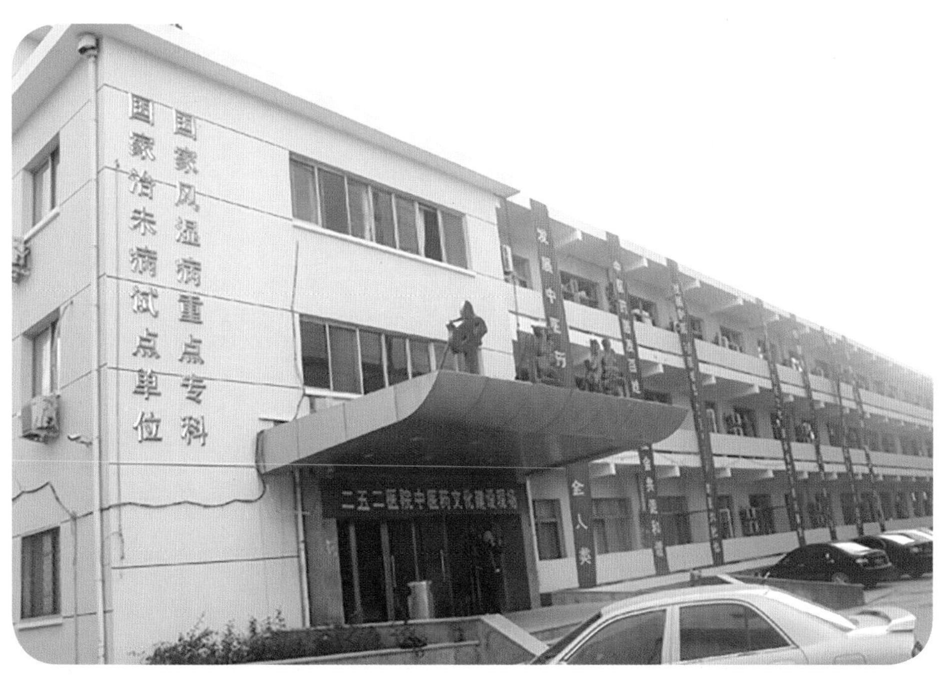

▲ 2010 年 252 医院建立起独立的中医楼

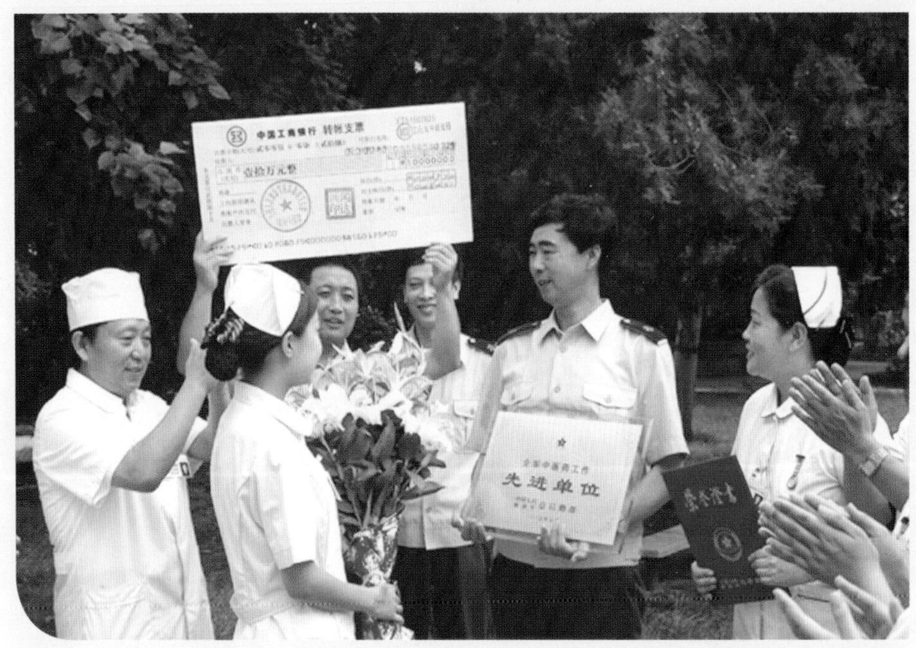

▲ 252 医院中医科 2005 年被解放军总后勤部授予全军中医药工作先进单位

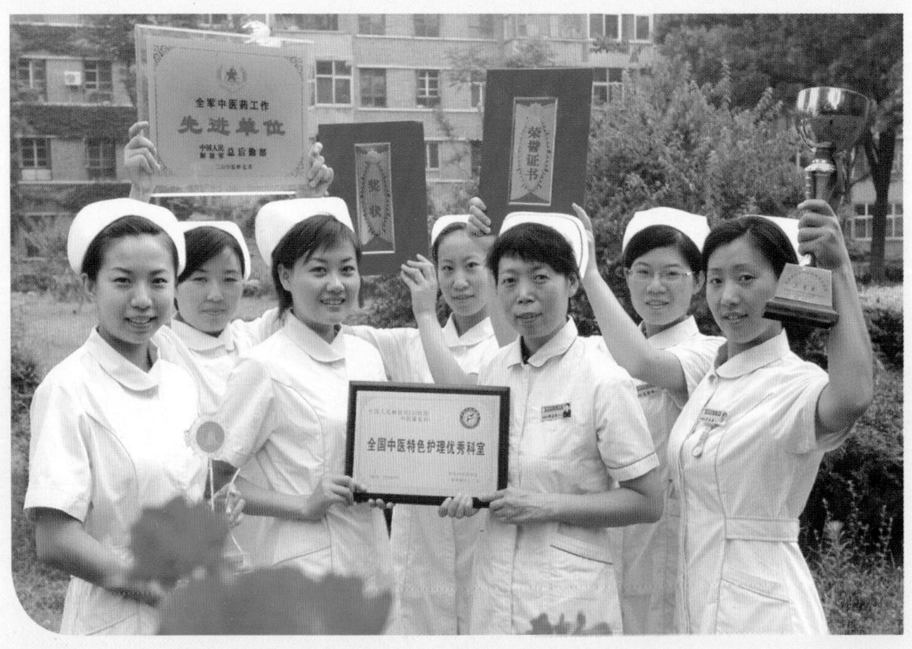

▲ 252 医院中医科 2008 年被中华中医药学会评选为全国中医特色护理优秀科室

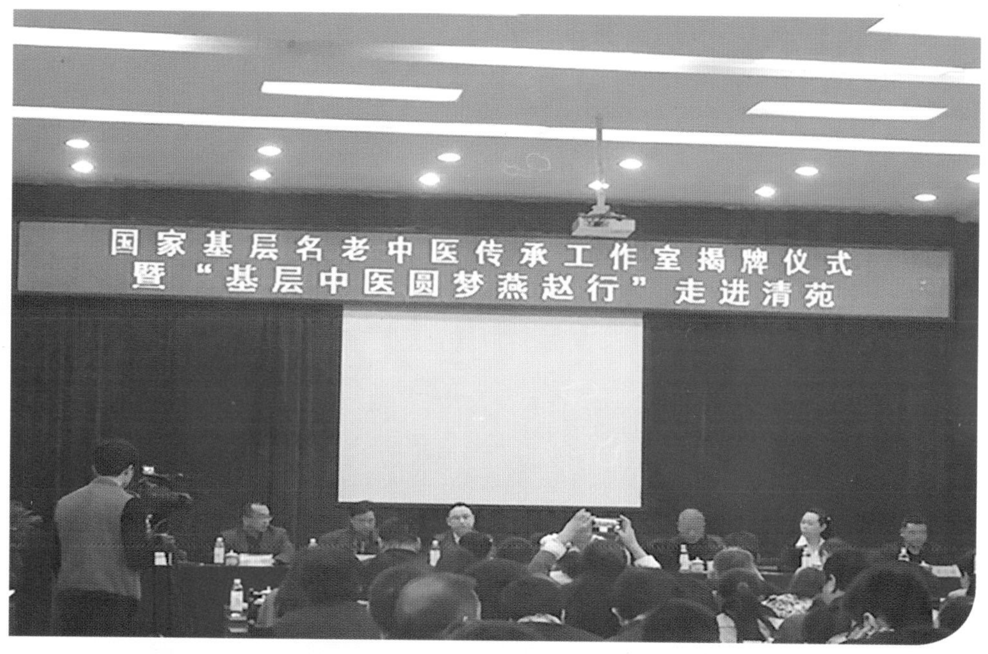

▲ 2017 年国家基层名老中医马玉琛传承工作室揭牌仪式暨“基层中医圆梦燕赵行”走进清苑大会

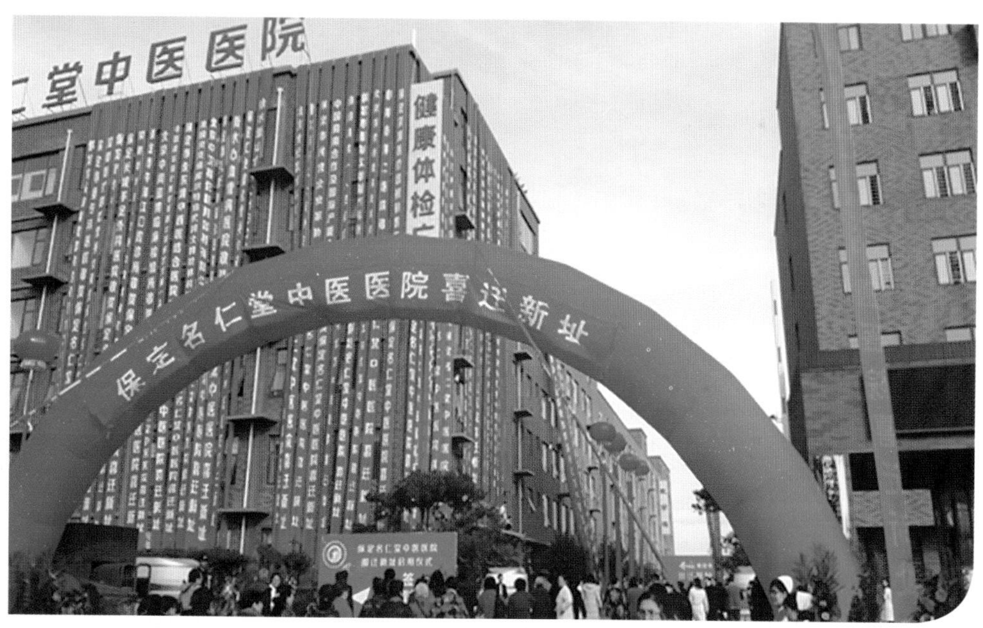

▲ 2014 年马玉琛教授负责的河北省中医药学会刘完素学术思想研究会保定市养生保健协会办公地点——保定名仁堂中医医院喜迁新址

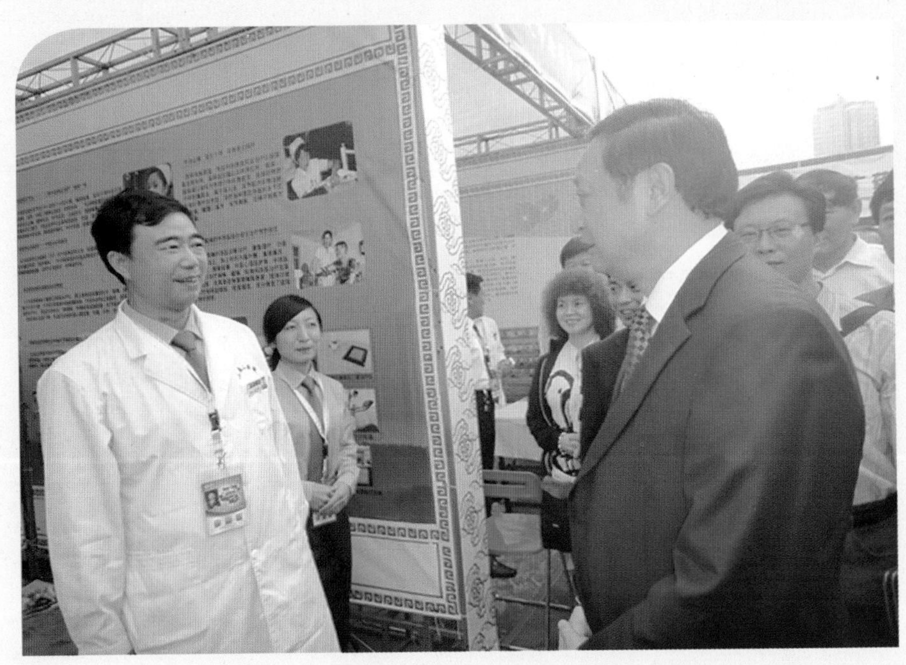

▲ 2008 年“中医中药中国行・文化科普宣传周”活动
国家中医药管理局王国强局长与马玉琛教授亲切交谈

名家风采 Elegant
黄晓洁
黄晓洁，空军航空医学研究所附属医院中医科主任，军队中医药“技术能手”，在针灸治疗三叉神经痛、肥胖、中风、痿痹等方面独具特色。
马玉琛
马玉琛，北京军区第252医院中医康复科主任，全军中医药师承博士研究生导师，擅长类风湿关节炎和系统性红斑狼疮等疾病的中医诊治。
邓伟民
茆建国
黄传贵
黄传贵，云南省军区陆军预备役步兵师医院院长，军队中医药“技术能手”，“黄家医圈”的创立者，擅长原发性肝癌等多种肿瘤的中医药和民族医药治
李筠
李筠，第302医院中西医结合科主任，国家科技重大专项中医药防治传染病领域首席专家，擅长各型病毒性肝炎、肝硬化及其并发症的中西医结合诊治

Special skill

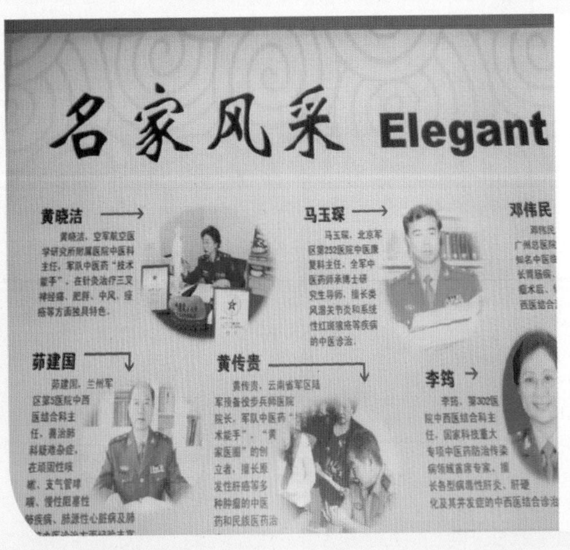

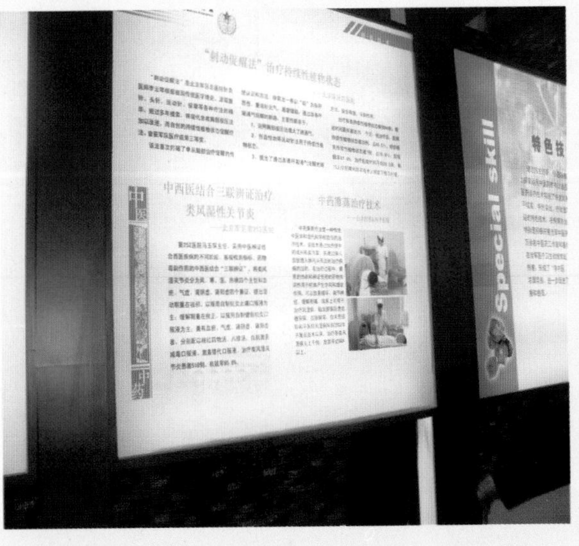

▲ 马玉琛教授和 252 医院中医科参加 2008 年世界传统医药大会中国中医药展

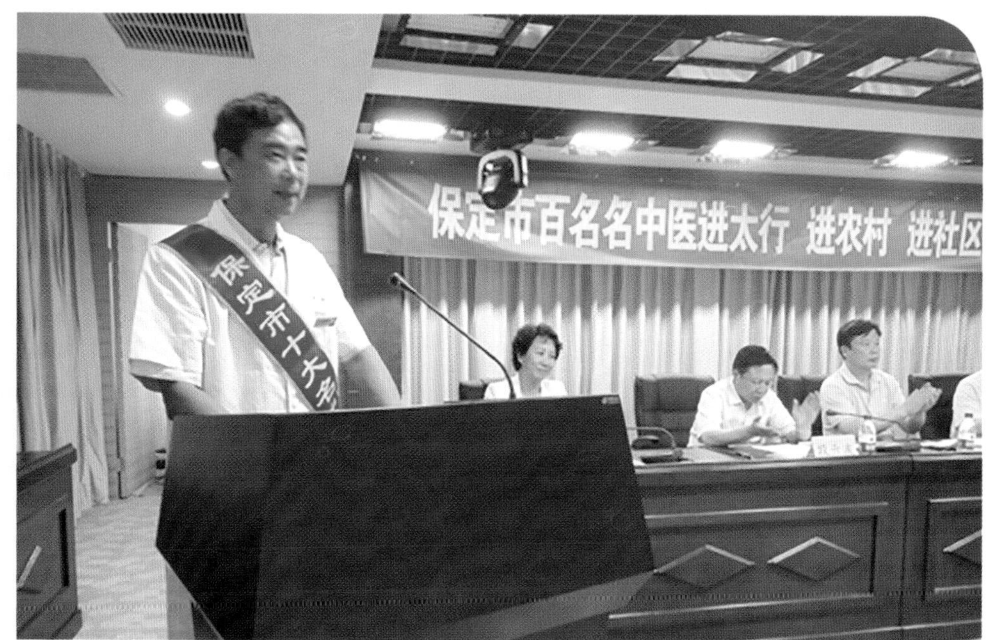

▲ 2014 年马玉琛教授参加名老中医进太行、进农村、进社区义诊活动

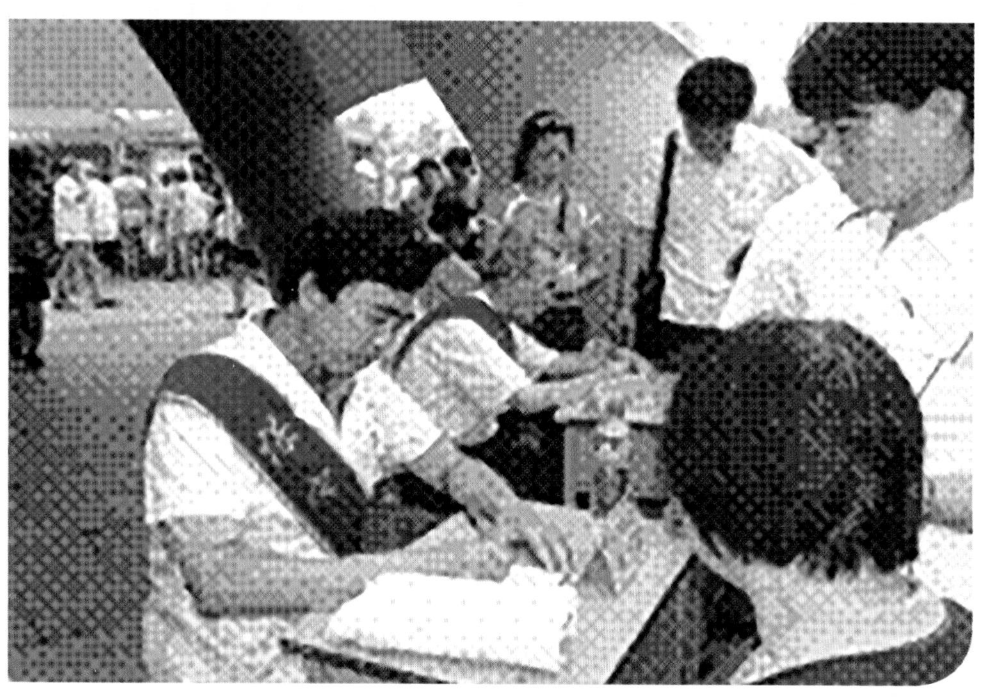

▲ 马玉琛教授现场义诊

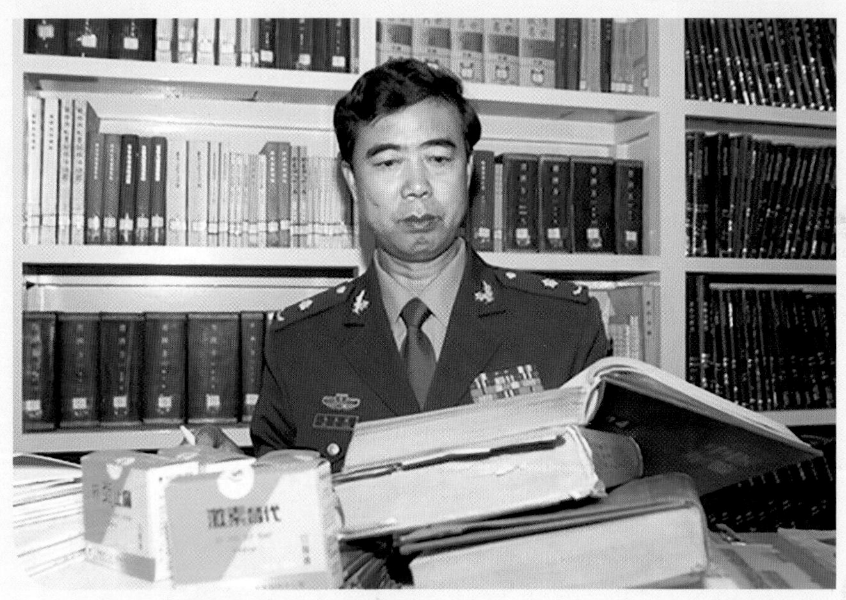

▲ 马玉琛教授精研古典医学著作

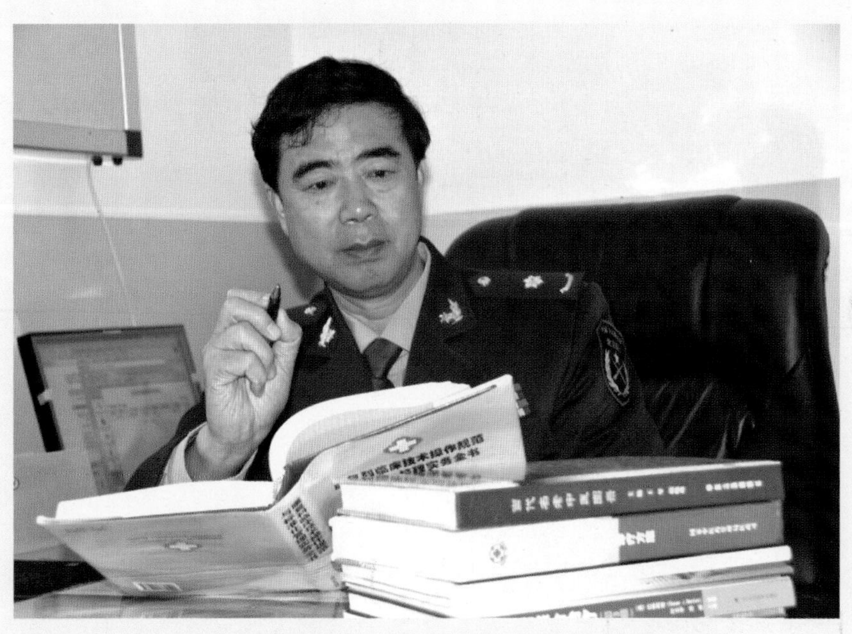

▲ 马玉琛教授认真进行临床经验总结

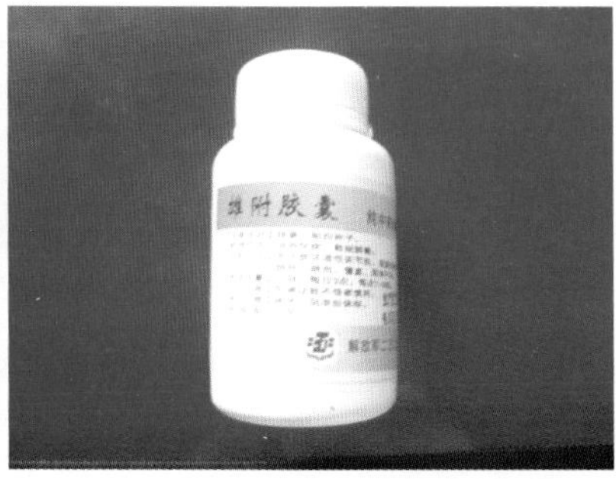

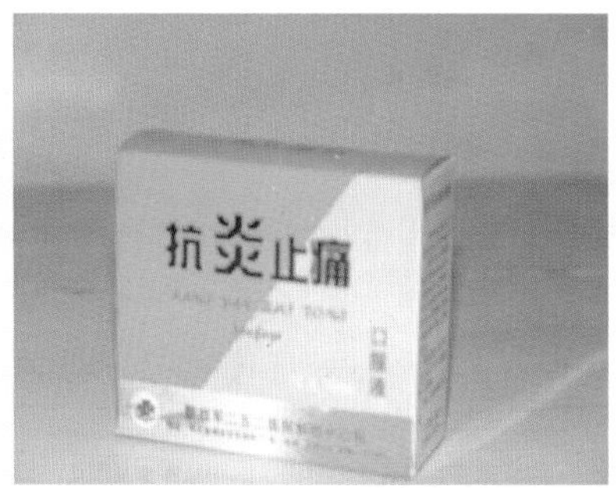

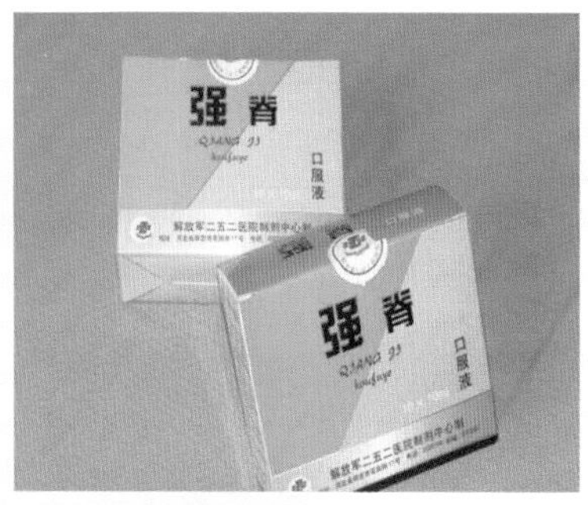

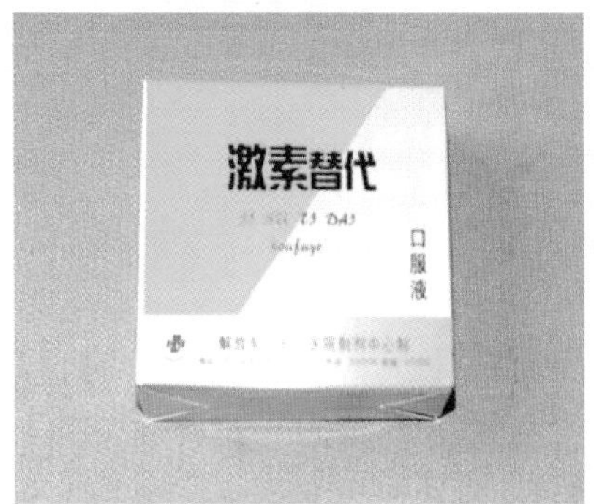

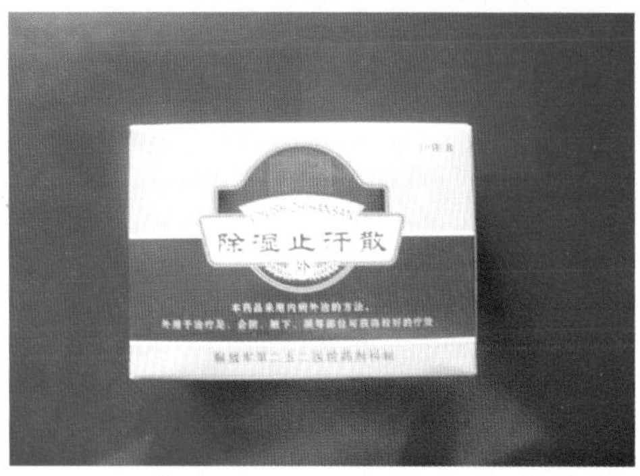

▲ 马玉琛教授自拟方制剂

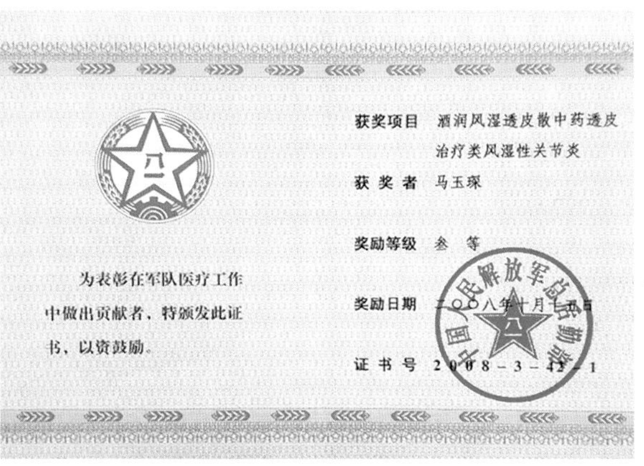

为表彰在军队医疗工作中做出贡献者，特颁发此证书，以资鼓励。

获奖项目 酒润风湿透皮散中药透皮治疗类风湿性关节炎

获 奖 者 马玉琛

奖励等级 叁 等

奖励日期 二〇〇八年十月十五日

证 书 号 2008-3-42-1

▲ 马玉琛教授的科研项目获全军医疗成果三等奖

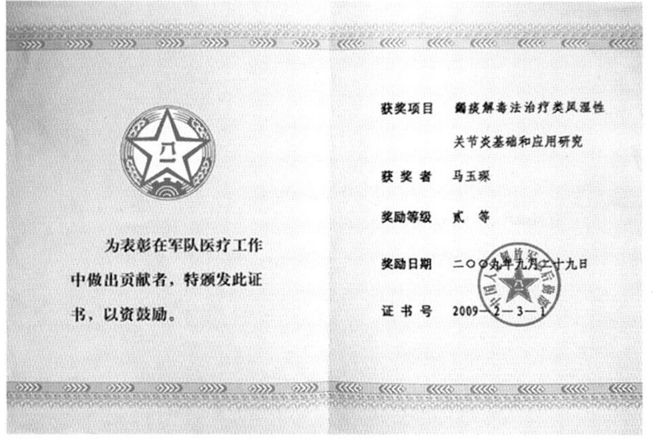

为表彰在军队医疗工作中做出贡献者，特颁发此证书，以资鼓励。

获奖项目 蠲痰解毒法治疗类风湿性关节炎基础和应用研究

获 奖 者 马玉琛

奖励等级 贰 等

奖励日期 二〇〇九年九月二十九日

证 书 号 2009—2—3—1

▲ 马玉琛教授的科研项目获全军医疗成果二等奖

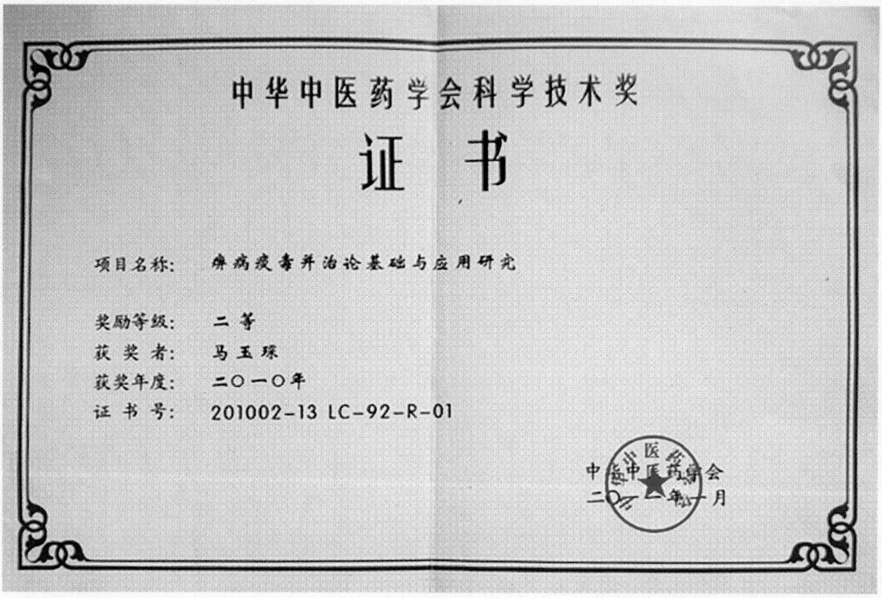

中华中医药学会科学技术奖

证书

项目名称：痹病痰毒并治论基础与应用研究

奖励等级：二等

获奖者：马玉琛

获奖年度：二〇一〇年

证书号：201002-13 LC-92-R-01

中华中医药学会

二〇一一年十一月

▲ 马玉琛教授的科研项目
获中华中医药学会科学技术二等奖

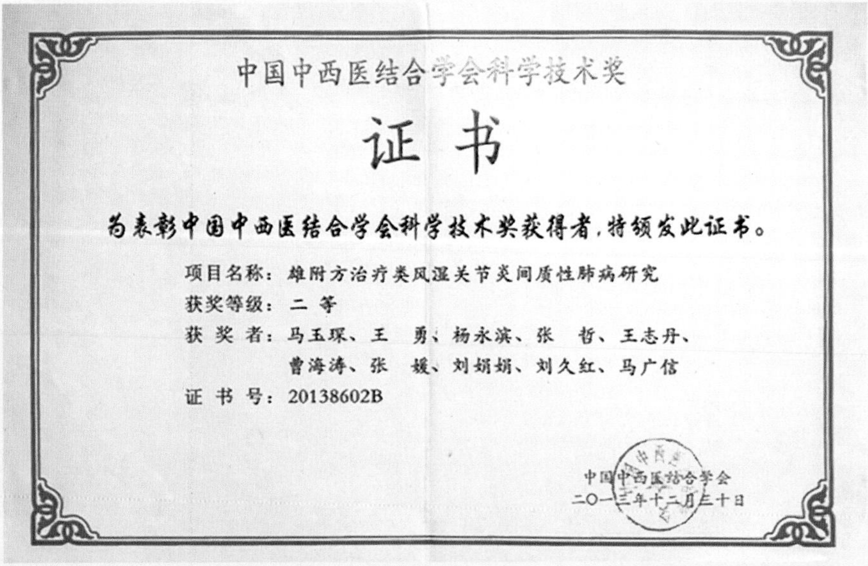

中国中西医结合学会科学技术奖

证书

为表彰中国中西医结合学会科学技术奖获得者，特颁发此证书。

项目名称：雄附方治疗类风湿关节炎间质性肺病研究

获奖等级：二等

获奖者：马玉琛、王勇、杨永滨、张哲、王志丹、曹海涛、张媛、刘娟娟、刘久红、马广信

证书号：20138602B

中国中西医结合学会

二〇一三年十二月三十日

▲ 马玉琛教授的科研项目
获中国中西医结合学会科学技术二等奖

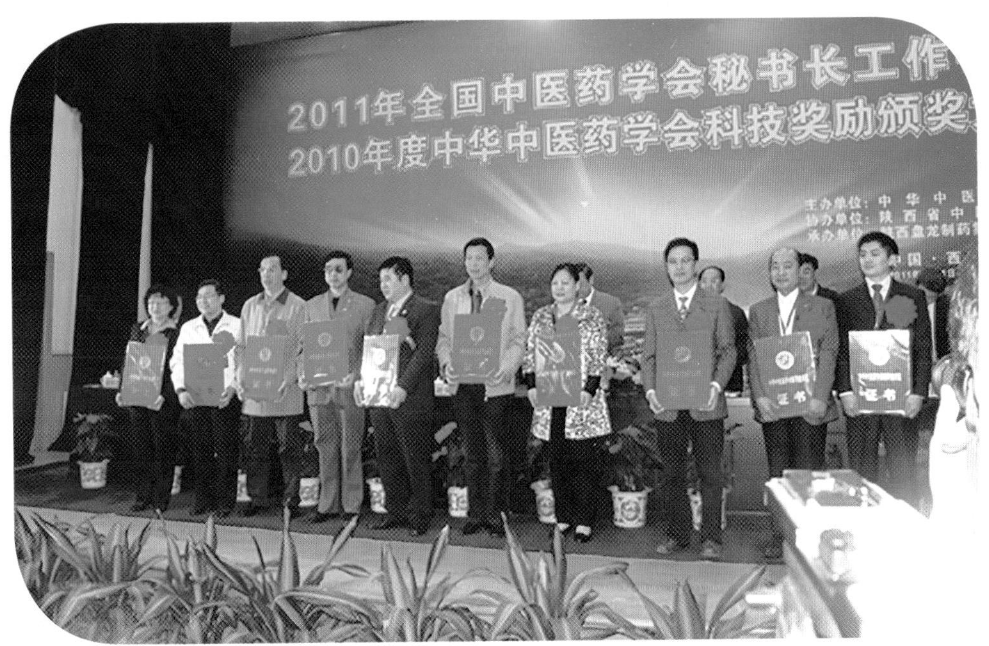

▲ 马玉琛教授 2011 年领取中华中医药学会科学技术二等奖证书

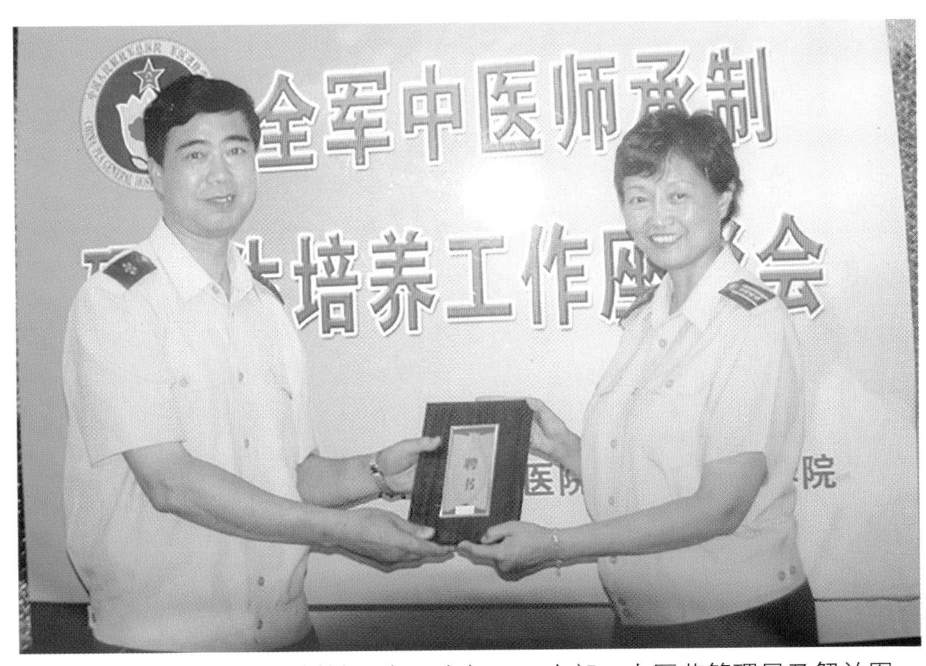

▲ 2005 年，马玉琛教授被国家人事部、卫生部、中医药管理局及解放军总后勤部批准为第三批全国老中医药专家学术经验继承工作指导老师，并被总后卫生部授予全军中医师承研究生导师

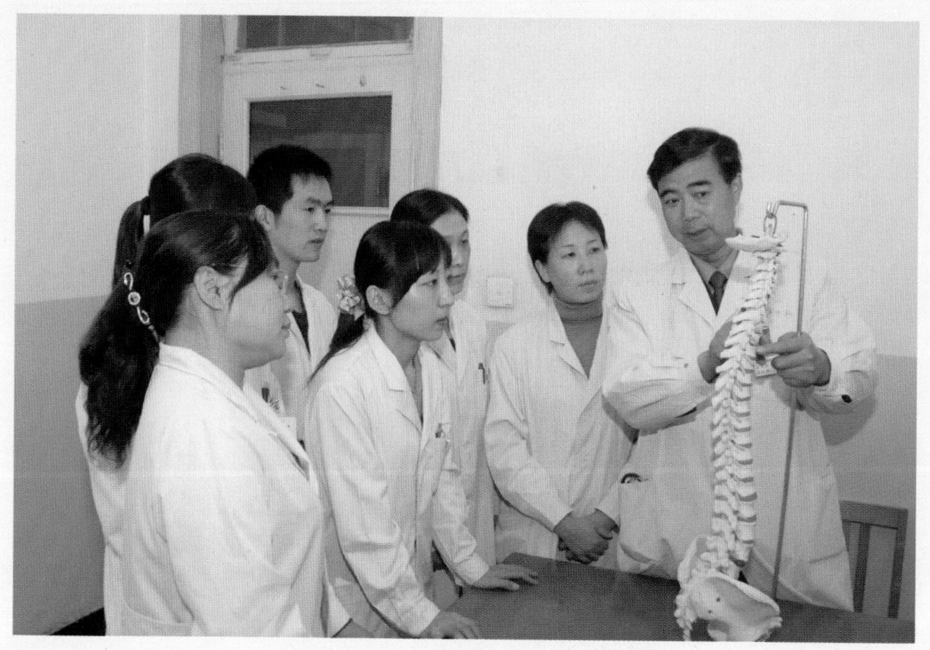

▲ 马玉琛教授向学生讲授“脊刺”理论

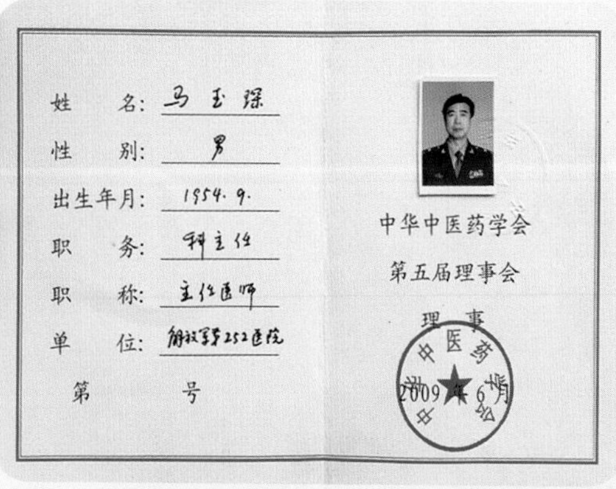

姓　　名：马玉琛
性　　别：男
出生年月：1954.9.
职　　务：科主任
职　　称：主任医师
单　　位：解放军第252医院
第　　号

中华中医药学会
第五届理事会
理　事
2009年6月

▲ 马玉琛教授当选为中华中医药学会第五届理事会理事

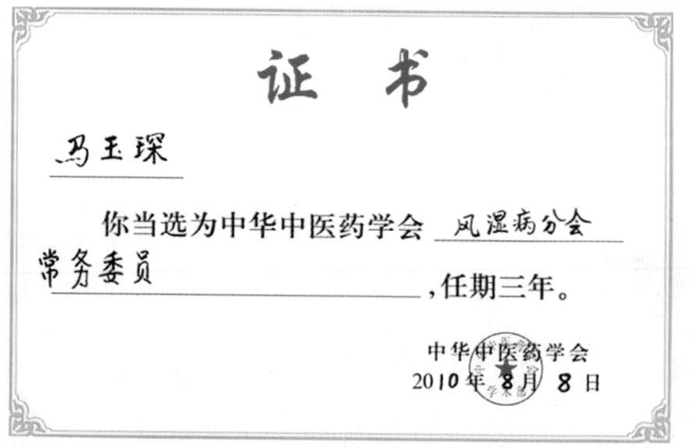

证　书

马玉琛

你当选为中华中医药学会风湿病分会常务委员，任期三年。

中华中医药学会
2010年8月8日

▲ 马玉琛教授当选为中华中医药学会风湿病分会常务委员

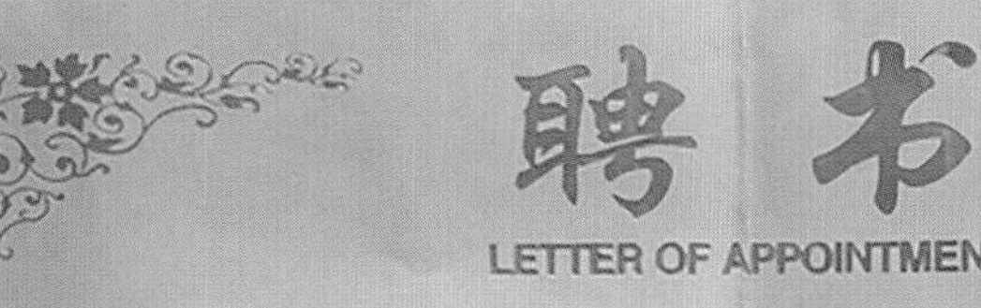

聘 书

LETTER OF APPOINTMENT

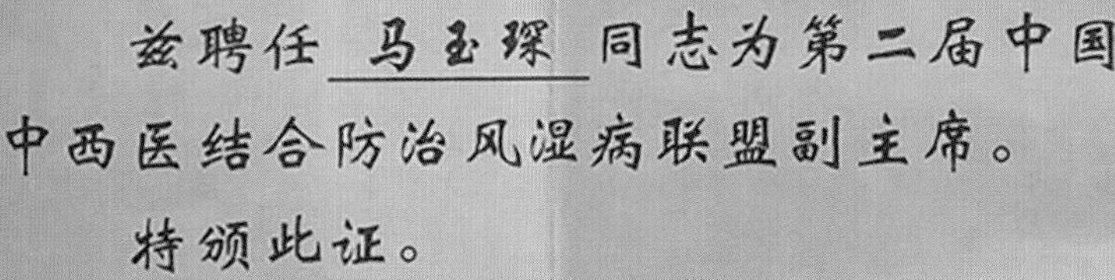

兹聘任 马玉琛 同志为第二届中国中西医结合防治风湿病联盟副主席。

特颁此证。

中国中西医结合学会第五届风湿病专业委员会
中国中西医结合防治风湿病联盟
二〇一一年十月二十八日

▲ 马玉琛教授被聘任为第二届中国中西医结合防治风湿病联盟副主席

聘 书

LETTER OF APPOINTMENT

马玉琛 同志:

您当选为河北省中医药学会第六届理事会 副会长 ，任期五年。

特颁此证

河北省中医药学会
2011 年 5 月 21 日

▲ 马玉琛教授当选为河北省中医药学会第六届理事会副会长

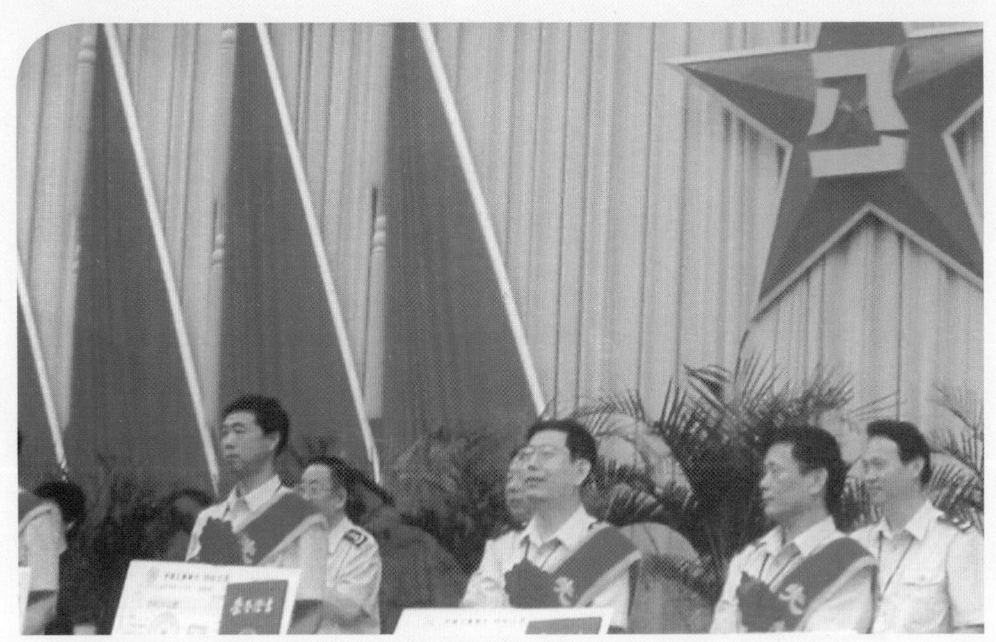

▲ 马玉琛教授 2005 年被解放军总后勤部授予全军中医药工作先进个人

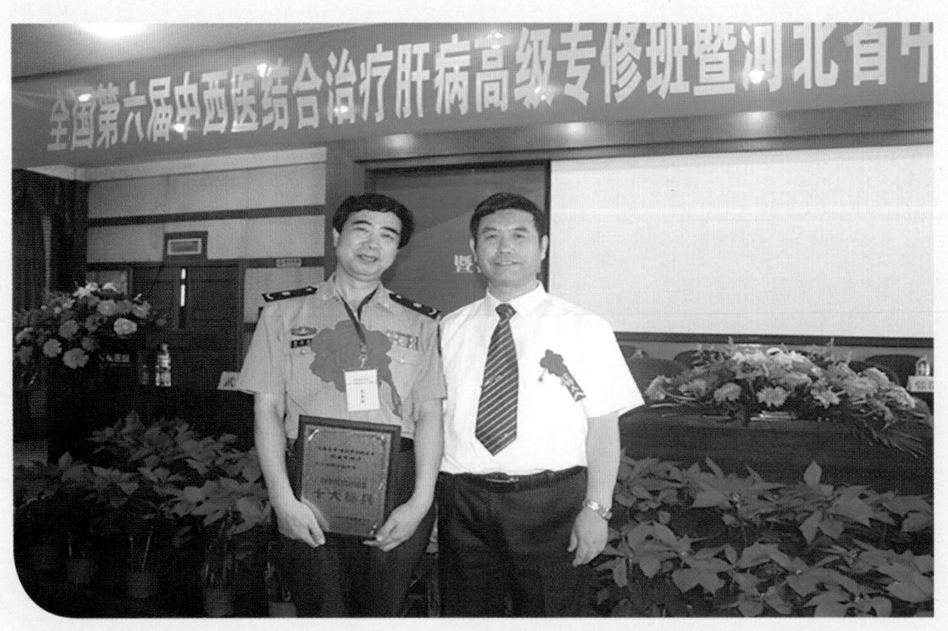

▲ 马玉琛教授 2011 年被评为河北省“白求恩式好医生十大标兵”

争当“白求恩式”名中医，勇做“马玉琛式”中医药科技标兵动员
暨保定市中医系统“修医德、强医能、铸医魂”誓师　大会

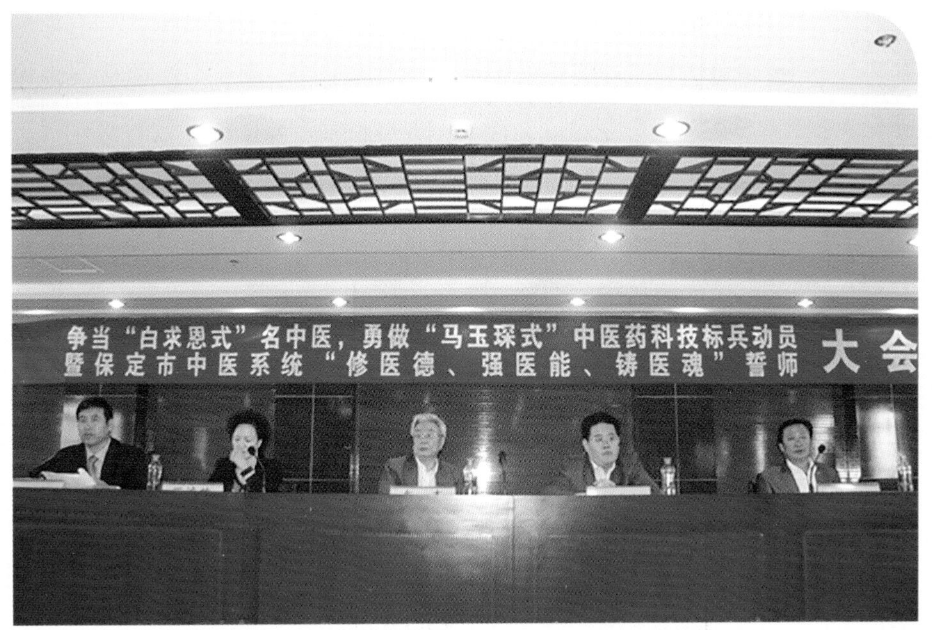

▲ 2011 年保定市召开向“白求恩式”名中医、“马玉琛式”中医药科技标兵学习动员大会

中国民族医药学会　世界中医药学会联合会
中央人民广播电台　中国国际广播电台　光明日报

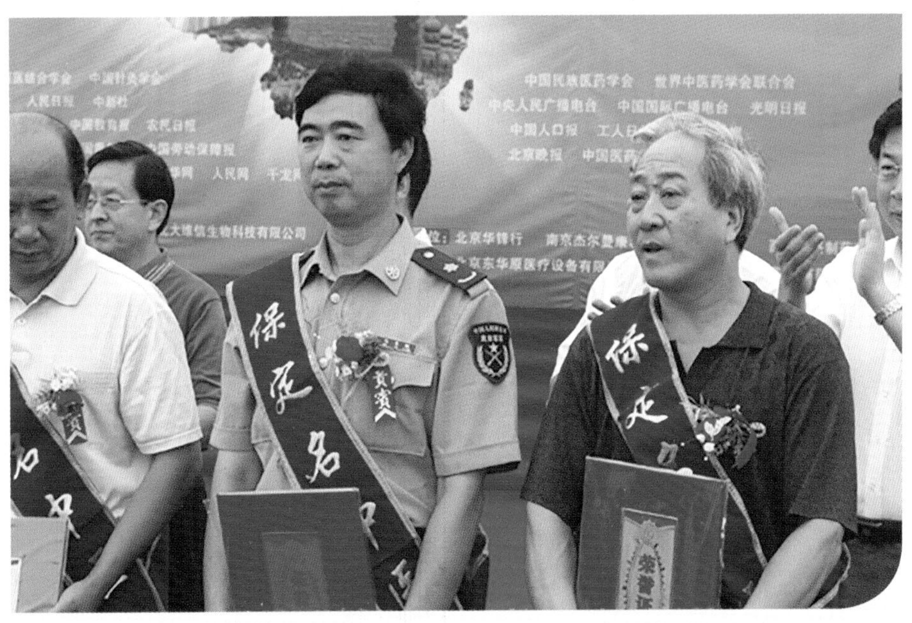

▲ 马玉琛教授 2007 年被授予“保定市首届名中医”荣誉称号

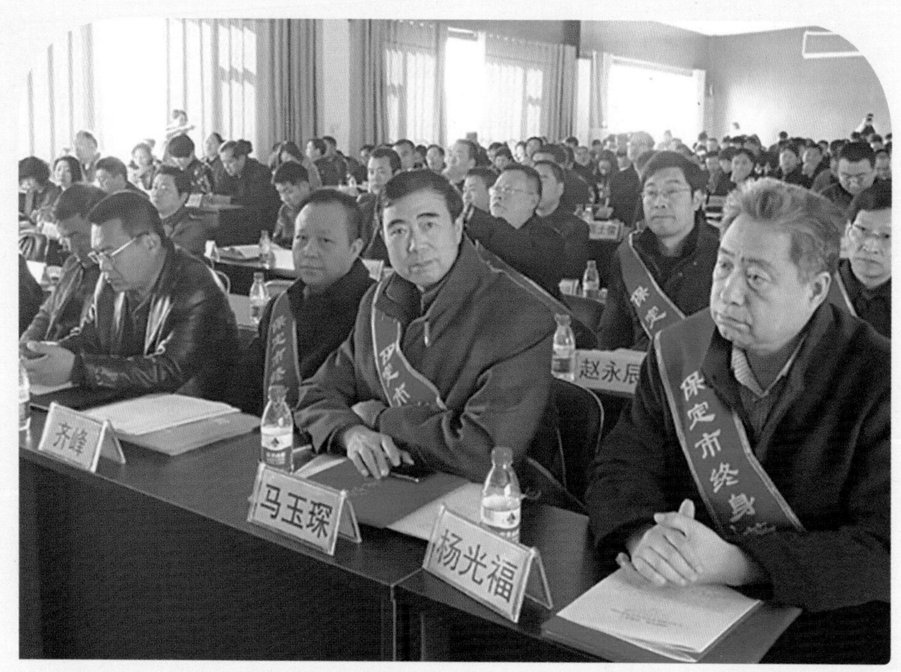

▲ 2013 年、2016 年马玉琛教授先后被授予“保定市十大名中医”“保定市终身著名中医”称号

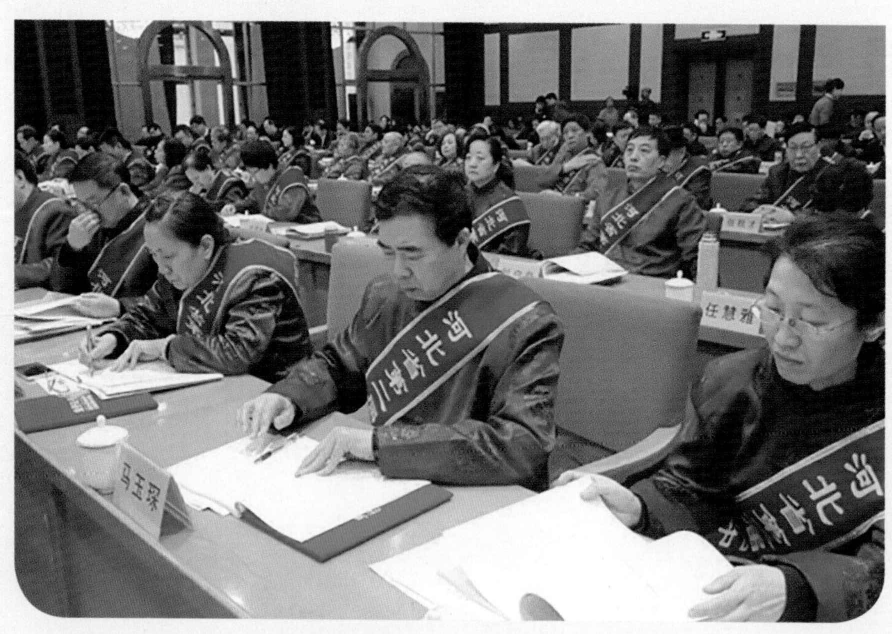

▲ 2016 年马玉琛教授被授予“河北省名中医”称号

编　委　会

主　编　马玉琛　王洁晨　杨胜永　王　勇　赵志勇

副主编　（按姓氏笔画排序）

王焕娟　刘小静　刘立芳　刘振华　杨　蕾

张　培　张　磊　庞新颖　屈　彬　赵红强

编　委　（按姓氏笔画排序）

王　红　王澎澎　吕菲菲　李　康　李长云

李向东　肖艳美　辛昊洋　张吉禄　陈　晶

赵　辉　赵　晶　高龙娟　郭晓艳　黄　维

前言

党中央、国务院高度重视中医药事业的振兴发展，新时期提出了更加明确的方向和更高的要求，广大中医药工作者深受鼓舞，决心抓住天时、地利、人和的大好时机，为中医药事业的振兴和发展做出应有的贡献。

由燕赵中医网发起，联合河北省中医药文化交流协会共同组织编写出版的大型中医学术与临床实用丛书——《当代名老中医临证精华丛书》，必将加大名老中医学术思想、临床经验、研究成果的推广应用，丰富中医药学的实践和内涵，提升中医药临床的服务能力和水平，推动新时期中医药事业的振兴发展。

本书在《当代名老中医临证精华丛书》中独立成册，追溯自己的成长环境、成长经历及成才之路，包括从医经历、专业技术职称、现任或曾任职务及社会兼职、专科擅长、著作论文、科研获奖、人才培养以及所获奖励表彰等，附加了一些工作照片。

书中梳理了自己中医药知识的历史渊源，所受学术流派、名家及名著的影响、启迪及学习的心得及收获，结合自身的实践体会，建立和创新的学术思想、理论学说、观点见解，以及对中医药事业发展的看法、意见和建议等。

书中阐述了在自己创新理论的指导下，对常见病、多发病、疑难病的诊治方法和经验，以及通过前瞻性研究，对创新理论、观点指导的临床诊治方法的验证，对中医和现代科学理论依据的挖掘和探讨；亦包括所带研究生、学术继承人所记录的老师和他们自己遵循老师思路与诊治原则、临证应用、遣方用药等的心得体会，以医案医话形式选择性地介绍。

书中亦收集了自己在学术期刊和专业学术会议等发表的学术论文、出版的学术专著、参加演讲报告的论文、承担的主要科研课题、获得的科研奖项等。

由于归纳撰写水平有限，书中难免出现纰漏和不足，在此谨表真诚歉意，并由衷地敬请读者批评指正，不吝赐教。

马玉琛

2019 年 5 月

目录

第二篇　学术思想 / 21

第四篇　学术成就 / 541

结　　语 / 581

第一篇

名医小传

本篇介绍我的生平成长环境、成长经历及成才之路，总结自己的成长和人生经历。包括工作单位、从医过程、专业技术职称、现任或曾任职务及社会兼职、专科擅长、科研成果、人才培养、著作及论文作品等。一些不同时期的生活照片、工作照片、学术活动的照片、传承工作室的照片、医教研照片和奖励、表彰照片等见文前彩图部分。

第一章　从医之路

本章回顾我出生、小学、中学，无意之中考入医学中专，经历“文革”“上山下乡”，初步接触中医药至产生兴趣，识别近二百种中药饮片，了解中医药知识和技能，为山区人民服务、树立从事中医药工作思想的过程。

讲述踊跃报名参军，由部队基层卫生单位的卫生员到部队医学专业技术干部，应用中医药知识和技能，识别、采集、种植和加工一百多种药用植物，学习基本中医药理论知识，为部队基层官兵服务，增加对中医药的兴趣，奠定从事中医药工作的经历；回味由渴望、准备到考入恢复高考后全国第二届大学本科（七八级）的激动心情，回味克服年龄、家庭等各种困难，圆满完成学业的苦涩和甘甜。由无意到渴求，经个人努力和命运驱使，迈入从医之路，是我无怨无悔的终身荣幸，沿着这条大路，义无反顾地走到今天。

第一节　初入医门

1950 年 9 月，我出生于河北省保定市竞秀区一个工人家庭。1956 年上小学，1962 年读初中，因为喜欢绘画和写毛笔字，深受一位名叫王杰的美术（兼外语）老师的喜爱。王老师很喜欢医学，父亲是一名有名的眼科医生，不幸英年早逝；王老师很后悔没有从事父亲的职业。初中毕业时，我在这位年轻老师的劝说下，报考河北省保定卫生学校（中专，现已撤销），被录取。受这位老师影响，也是接触和经历过一些缺医少药造成的状况和痛苦，对医生的行业产生了朴素而自然的兴趣，在人生道路十字路口的关键一步，很高兴地做出了选择。

入校后，我认真学习每一门课程，在《中药学》饮片辨认课程中，对形形色色的中药饮片产生了很大兴趣，对每一种根、茎、叶、花，都仔细看形状、品味道、嗅气味，学会了辨认近二百种中药饮片，并熟记它们的四气、五味、归经、功效。1966 年 8 月，学校和全国一样，开展了“文革”，停止了课堂教学。闲来没事，我不时到学校北院一个带温室的小药园玩耍，认识了不少药用植物，也结识了在小药园工作的一位老中医甄士杰，和几个小同学一起，亲密地尊他为老师。甄老师很主动、很热情地教我们认识简单穴位，操作扎针。时间不长，我就能运用针刺治疗常见、多发的简单病症；还背诵《药性歌赋四百味》，进一步了解了一些常用中草药的功效、主治和应用。因“文革”未能按时毕业，直到 1968 年 12 月，才被分配到革命老区、河北省顺平县安阳镇（原河北省完县安阳区）卫生院。为响应毛主席“六・二六”指示，更好地为农村、为贫下中农服务，在该卫生院中医贾春和院长（后任顺平县中医医院院长，成为当时全县唯一一名主任中医师）领导和卫生院医务工作人员的指导下，经常身背药箱，上山走村，登门串户，为老百姓送医送药。我体会到，山区、农村的贫穷和缺医少药的严重状况和当地老百姓对医药的强烈需求，哪怕是一根银针、一把草药对他们都是那么重要，产生了对中医药知识的强烈兴趣，坚定了从事中医药工作的决心。

第二节 勇投军营

童年、少年时期，我经常到附近军营看电影，1963年，哥哥光荣参军。我在卫校，也曾到保定市驻军263医院实习，营区的氛围、军装的风采、军人的仪姿时时刻刻吸引着我。“珍宝岛”战斗后不久，在正能量宣传的鼓舞下，我没有过多考虑哥哥仍在东北服役（家中仅有兄弟俩），没有服从年至花甲的父母的热泪挽留，没有留恋年轻人很羡慕的有国家发放固定工资的正式工作，于1969年12月，怀着保卫祖国的热情，踊跃报名，参加了中国人民解放军。乘坐简陋的军用列车，穿过起伏的山脉、浩瀚的沙漠，从八达岭、呼和浩特、包头、银川，一直到达了祖国大西北的重镇——兰州。在热烈的锣鼓声中，被热情的老兵们接上大卡车，拉到距兰州几十公里的目的地——一个海拔2100米、群山环绕的军营，一个团级部队管辖的训练队。经过几个月的培训，分配到该部队的一个连队，开始做无线报务员兼连队文书；一年后，调至该部队司令部当代理参谋（干部）。1971年，根据个人的爱好和要求，领导把我调到卫生队，先后任卫生员、卫生班长等。起初，常用针灸、按摩、刮痧等简单的传统中医方法为战士们解除感冒头痛、训练后关节肌肉疼痛、饮食不当的腹痛腹泻等，深受干部、战士们欢迎。后来，军区后勤部发出了“自采、自种、自制、自用中草药（即四自活动）”的号召，在卫生队长的带领下，开展了轰轰烈烈的“四自活动”。我和大家一起，积极穿山越岭，在密林草丛中采集中草药，认识了黄芪、丹参、续断、百里香、纽子三七、青贝母等上百种中草药植物，了解了它们的植物学分类、生长习性与中药性味、作用的关系。在驻地院落闲散地，种植了党参、草红花、杭菊花、赤芍、金银花、何首乌、射干等几十种中药材，及时采集、储藏。我亲自动手并主导炮制加工成丸、散、酒等中药剂型，如用当地草药百里香熬制成外贴膏药，还利用附近山上的一种叫黄山刺的灌木的树皮，加工提炼出黄连素，供部队干部、战士应用。受到上级表扬，所在部队被兰州军区直属队树为卫生防病工作的先进典型。起初应用中草药，只是以书中偏方、验方为依据；实践中，我自学当时部队的《中医学基础》《中医内科学》等简编教材，掌握了阴阳五行、脏腑气血等基础知识和望、闻、问、切等基本技能，能初步用辨证施治的方法为部队干部、战士治疗感冒、咳嗽、关节肌肉疼痛、胃痛等常见病症。在对中医药学接触、应用的过程中，进一步感觉到了它的神秘和奇特；经过怀疑、迷茫，不断加深了对它的兴趣、喜爱，奠定了几十年在军旅生涯中，从基层到大学，从总医院到中心医院，从甘肃到河北，不间断地从事中医药临床工作并取得一定成绩的基础。

第三节　圆梦大学

由于对中医药的怀疑、迷茫，促进了我对现代科学的学习，联系学习和接触到的某些中医药的问题，首先从解剖、生理、病理、生化等西医学知识中找答案，真正体会到了自己文化知识的不足。为了看懂西医基础理论涉及的分子、离子、超声、电磁等知识，补习高中数理化课程，搞了几本“文革”前的老教材，如痴如梦地学习。1972 年，全国开始推荐工农兵上大学，部队也没有例外。在这种形势的感染下，我就开始有了大学梦，认为无论是文化基础、工作能力、表现和成绩，自己都应该被推荐。几年过去了，每年都有名额，每年都有很大的可能，但每年都未成为现实。对此，心里总感觉不是滋味，百感交集，不由地想到了自己的出身背景，虽然不是“黑五类”，也只是出身于工农家庭。不管当时想法正确与否，激励出一种自强的决心：走进校园不只是一种形式吗？为什么不能通过自学大学课程，在社会的大学堂里完成大学的学业呢？在这样的思想主导下，加强了自学的努力。1975 年，正赶上宣传“交白卷、批判白专道路”，为不造成影响，白天工作，晚上用军毯做窗帘遮挡灯光，经常学习到凌晨一两点。机会总属于有准备的人，在恢复高考的第二年，也是允许部队人员参加高考的第一年——1978 年，我所在部队被分配了四名高考名额，鉴于当时他的优秀表现，得到了部队司、政、后机关唯一的一个名额，参加地方高考。怀着对中医学的热爱，志愿表填报的十个志愿全部是中医学院。部队给了 20 天备考假期，在这宝贵的 20 天，每天只睡三四个小时，全力以赴做考前准备。怀着紧张的心情到部队驻地所在县城应考。结果四名部队的应考者只有一名被录取。当看到甘肃中医学院（现甘肃中医药大学）五年制中医专业全日制本科录取通知书时，泪水簌然而下，这是平生第一次，也是至今唯一一次如此兴奋和激动的感受。回想起来，我由衷地感谢恢复高考的制度，感谢所在部队领导的关心和培养，也感谢自己考前几年的积累和临考前的忘我拼搏。

甘肃中医学院中医专业1978级是该校创建后第一届本科大学生，年龄差距很大，最小16岁，最大32岁。很大一部分是1966年停止高考后渴望上学、没有间断自学、养成了学习习惯又无缘被推荐上大学的有志青年，有的拉家带口、有的刚生完孩子，面对个人的重重困难、面对刚刚筹建的学校的简陋条件，大家都非常满足、非常充实、非常自觉、非常顽强地攻读着每一门课程。我是部队干部带工资上学，经济条件相对优越，但困难也不比别人少：入学前已经结婚，爱人在保定，相隔1800公里，两地分居；父母年老多病，大哥也因脑血管畸形，突然蛛网膜下隙出血，严重偏瘫，卧病在床，父母只剩下我一个“顶事”的儿子。虽姐妹们帮衬，传统的观念一直谴责着自己，没有其他办法，只能说忠孝不能两全，靠爱人代替尽一份孝心。上学几年，家中年年有事，1979年父亲脑卒中偏瘫住院，抱病卧床，1981年去世；1983年母亲也突发脑卒中病逝。每次有事，都满怀悲痛，不得已请假离校，千里迢迢回家协助安顿。学业的损失要加倍努力才能弥补，旅途和在家的时间，拿着教科书在火车上，陪护时、在晚间没事后学习；回学校后，只能靠“开夜车”了。为了不过多地耽误上课，1982年爱人在保定生孩子，也没顾得上探家。除了克服困难、刻苦学习业务，在政治上还严格要求自己，在校五年，一直担任班级的班长、年级的学生党支部书记、学院的学生会主席，做了很多学生工作，并在工作中得到锻炼、提高。1981—1982年，受不正之风影响，甘肃省大多数大专院校闹起了学潮，也波及了甘肃中医学院，我利用自己的正能量、老大哥的地位、学生会组织的优势，积极努力说服同学们，唯独甘肃中医学院没有使歪风邪气兴风作浪，受到了学院的表扬，被评为甘肃省“三好学生”，被吸收为甘肃省学生联合会委员；也深受同学们的尊重，同学们亲切地称我为“老班长”，自己也因此而自豪，我微信第一个昵称就是“老班长”。

值得欣慰的是，在甘肃中医学院学习过程中，我有幸聆听了当时甘肃顶尖的名医授课，并有机会跟随他们看病、给他们抄方。记忆最深的是当时学院的于己百院长、周信有教授，甘肃省中医院的王自力主任等，通过学习使自己对中医学的领悟达到了一个更深的层次。在校五年，是我从事中医职业真正意义的启程，是人生命运的转折点，是一生中最值得留恋的五年，我没有忘记学校，学校也从来没有忘记每一位从这里走出去的莘莘学子，总是给我们慈母般的关怀和鼓励。2013年9月，参加建院35年校庆暨78级毕业30周年聚会时，我被学校授予“杰出校友”荣誉称号，写下返校感言：

七八联谊怀旧念，院庆归返游子盼，朝思暮想终相聚，面道平安还夙愿。

三十五年风和雨，杏林树茂花烂漫，恭贺母校成就显，祝福恩师心身健！

报国从戎离家园，第二故乡是甘兰，圆梦科班高考策，求学中医而立年。

阴阳五行鸿儒教，内经伤寒名家诠，自此奠定成长路，饮水当谢谁开源。

难忘楼陋下水堵，常忆床灯遮布帘，粗食淡饮诚相让，愚兄蠢弟坦交谈。

临窗对勉锥刺骨，登台合歌颂延安，但求华佗一技长，五载同舟今世缘。

悬壶奔走扬国粹，桃李征途果璀璨，足履天涯存知己，业兴五洲心相伴。

众手捧道宏图展，铁肩担任谱新传，岁月沧桑身有老，大业承传气不变。

（马玉琛）

第二章　建功立业

本章记述了我把大学毕业作为只是走完了职业生涯这个“万里长征”的第一步，先后在兰州军区总医院、兰州军区石家庄干休所、解放军第252医院、解放军总医院砥砺进取，努力学习、努力工作，取得优异成绩的过程。尤其是热爱中医事业，不负重托，努力做好综合医院中医科工作，任科主任17年，把252医院中医科打造成为国家中医药管理局重点专科，全国治未病试点单位、全国综合医院中医药工作示范单位；退休后不忘初心，担任医院特聘专家，协助保定名仁堂中医医院发展，在保定市清苑区中医医院建设全国基层名中医工作室和完成河北省中医重点专科的情况。

第一节　砥砺进取

1983年，我五年学业期满毕业，并获得学士学位。这是结束“文革”、恢复高考后第二届大学本科毕业生，在当时是年轻人中的佼佼者，很顺利地分配到兰州军区级别最高、床位最多、医疗设备最好、技术力量最强的兰州军区总医院，被“固定”在中医科；中医科属内科，按医院正规要求，进科前先到内科系统轮转两年。因中医科人手不够，在院方安排下，在心内（心血管、风湿）、普内（呼吸、血液）、消化三个科共轮转了一年半，就提前进入中医科工作；不久又参加了医院举办为期半年的脱产英语学习班。有缘得到了全面接触和重点掌握西医内科各系统疾病的病因、病理、诊断、治疗和急救知识与技能，以及进一步深造外语的机会，极大地开阔了视野，对以后理解中医理论的深奥含义、贯通中医西医不同的理论和方法、提高中医专业临床技术和科研能力奠定了坚实的基础。生活上，因为两地分居，爱人承担了家庭几乎全部的负担，使我能够有时间钻研专业技术。几年中，除了一日三餐、晚间八小时单身宿舍睡觉和下午一个小时的篮球、排球等体育活动，其余时间都在病房。记得在心电图室轮转时，正赶上过春节，我就“承包”了心电图室的假日值班，春节期间，不管白日黑夜，全院病房只要有做心电图检查的患者，随叫随到；艰苦的努力，辛勤的付出使自己的专业理论临床技术水平提高很快，1986 年晋升为中医主治医师。

1987 年 4 月，我被调到石家庄兰州军区干休所任卫生所所长。

在新的环境里，集中精力学习老年病知识，用中西医两套方法，热心为住所的 100 余名离退休老干部及家属服务。当时，爱人任保定市计划生育委员会副主任，经常出差、下乡，孩子已经 5 岁，因没人接送，没进幼儿园，也没法上学前班。恰好干休所把子女们统一安排到不远的步兵学院院内的幼儿园和学校，专人负责，车接车送；利用这个机会，就把孩子接到石家庄，自己带孩子，虽然有困难，但并没有影响工作，深受老干部欢迎和信任。在党委换届改选中，我被选举为干休所党委委员。

为了彻底解决将近 12 年的夫妻分居问题，几经周折，1988 年 10 月，马玉琛又被调到北京军区第 252 医院（驻保定），这是一所规模较大的部队驻地中心医院，后来发展为 2000 张床位的三级甲等医院。马玉琛被安排到中医科，作为科室住院部一名住院医生，积极值班、主管患者，热情为军地患者服务，一年后，荣立了军队个人三等功。

1990—1991 年，我被选派到解放军总医院中医科进修，得到了全军著名中医专家赵冠英、谢天忠、赵美玲等主任的关心和培养，汲取了他们的理论渊源、临证思路和遣方用药方法，进一步丰富了知识、开阔了视野、增强了临床和科研能力。

我把解放军总医院学得的新知识、新技术带回了 252 医院，更加努力工作，还积极撰写论文、进行临床科研，积累了不少经验。期间，我被派到急诊科，做了一年急诊内科医生，学习、掌握和提高了心脑血管、呼吸、消化等内科系统急危重病症的救治，圆满完成任务。

1995 年，我从一个住院医生被直接任命为中医科主任，担任中医科主任 17 年，一直到退休。

第二节　不负重托

上级分配的各项任务，我都竭尽全力地完成。作为一名科主任，我深深地认识到领导的信任、所担负的责任的重要性，下定决心要搞好科室建设，以中医文化为引领，亲手制定了独具特色的建科思想、服务理念、工作导引、行医指南。

一、建科思想

以人为本，大医精诚。

二、服务理念

用传统的中医药文化修善您的残痛，用古老的针推药方法减少您的手术；
多给你一分康复，就多我一分快乐；
住院是我的患者，出院是我的朋友，请信赖我，因为我是一名人民医生！

三、工作导引

以德为重，扶正祛邪，着眼整体，协调平衡；
精艺务实，良让谦恭，各司其职，团结互动；
以业为基，以和为贵，以苦为乐，以绩为荣；
致力痹瘫，至精至深，康复军民，至真至诚；
平秘阴阳，治病治本，法和天地，治身治情；
淡薄浮华，真气相随，精神内守，病乃何从？

四、行医指南

为医之道，必求精诚，承扬中医，艺精心诚；
博极医源，着力践行，大慈恻隐，救治含灵；

贵贱怨善，皆如至亲，诊病疗疾，神集志凝；

详察形候，纤毫勿失，处判针药，参差分明；

语言周到，无讥无讽，态度和气，不皎不影；

不射利名，不居绩功，耗神劳体，乐在其中。

1995年的252医院中医科，位于交通不便、设备简陋，与主院相距离约5 km的分院（东院），收患者、做检查、常规治疗和急救都非常不方便，后勤服务保障也不能很好到位，正常工作的开展和专科发展都受到制约，一个综合医院的非主流科室，二十张床位，作为科主任，如何从夹缝中生存、在竞争中发展，我进行了深刻思考。关键是选择好主攻方向和突破口，以前曾先后选择过心脑血管病、肿瘤、泌尿系结石等，收效甚微，针对风湿病在国内是刚刚起步的新型学科，保定地区还没有专门的风湿病科室，252医院也没有风湿病专科，是发展的薄弱环节，又适合应用中医药内服外用的治疗方法，是中医学的优势专科。经反复申请、医院批准，1996年开始中医科从心肾科转为以风湿病为主收治患者，成为医院的风湿病专科。考虑适合风湿病的针灸、推拿、理疗、中药外敷等同样适合康复专科，康复医学也是中医学的优势，科室也加强了康复患者的收治。当时，我在《医院管理杂志》等同类刊物发表了多篇管理论文，在一次全军中医药会议上，关于综合医院中医科如何发展体会的发言，得到了与会总后医疗局领导的高度认可。

第三节　成绩斐然

方向正确、奋力拼搏。

几经周折，到2003年，中医科病房床位扩展到了40张，医疗设备、专科技术、发表论文、临床科研都得到了长足的发展。总后医疗局周登峰助理来科室检查指导工作，给予了很高的评价，并给予很大的帮助。

2004年底，科室被国家中医药管理局、总后卫生部确定为国家中西医结合风湿病重点专科，是该院首个，也是保定市唯一一个国家级重点专科。

2005年，科室被确定为解放军总医院博士、河北大学硕士研究生联合培养点。成绩和事迹在全军中医药大会展出，被解放军总后勤部授予全军中医药工作先进单位，时任中央军委委员、总后部长廖锡龙将军亲自授奖牌和10万元奖金。

2007年，科室代表北京军区参加全军中医药技能比武，获医院组单项比赛三等奖，中药师刘亚荣在中央电视台进行技术表演，受到时任国务院副总理吴仪和总后廖锡龙部长接见并留影。

2008年，科室成绩和事迹参加北京世界传统医药大会中国中医药展，被中华中医药学会评选为全国中医特色护理优秀科室。

2008年，我代表保定市参加在北京举行的“中医中药中国行·文化科普宣传周”活动，国家中医药管理局王国强局长观看了展览并与我亲切交谈。

2009年，医院被国家中医药管理局、总后卫生部批准为全国“治未病”试点单位，被全军中医药学会指定为军队针刀医学临床教学中心，被世界疼痛医师协会中国臭氧治疗专业委员会评选为全国臭氧治疗规范化医疗单位。

2010年，医院为中医康复科病房建立了独立的三层“中医楼”，面积3400 m^2，床位80张，门诊8个诊室，医疗设备500余万元；设综合内科、风湿免疫、颈肩腰腿痛、针灸针刀、康复理疗等多个科室，使中西医、中医药、局部全身、内外治有机结合，以风湿、骨病、瘫痪的治疗和康复为重点，集医、教、研为一体，至精至诚为军民服务。治疗类风湿关节炎、系统性红斑狼疮、强直性脊柱炎、颈椎病、腰椎间盘突出症等风湿与骨关节疾病；治疗中医心、脑、肝、肾、肿瘤等病证特色突出，颈肩腰腿痛效果好，毒副反应小；偏瘫、截瘫、关节活动障碍康复科学、正规而系统。年收治1200例患者，年门诊量21 000人次；成为保定市中医药学会风湿、针刀、护理等专业委员会牵头单位。

2011年，医院被国家中医药管理局、总后卫生部批准为全国综合医院中医药工作示范单位。

“十五”以来，全科主研国家重大疑难疾病中医防治研究课题1项、主持全军中医药重大临床攻关课题2项、参加国家973课题及国家中医药管理局、教育部课题、北京军区课题多项，发表论文300余篇，获省部级科技二等奖4项、三等奖5项，市级科技奖5项。两次荣立集体三等功。还多次被授予保定市中医药工作先进集体。

第四节　不忘初心

2012 年我退休。

鉴于对 252 医院中医工作的贡献，我成为 252 医院建院以来的第一批特聘专家，任中医康复科名誉主任。还受聘于保定市第一中医医院，在名中医诊室出诊；兼任保定名仁堂中医医院、保定市清苑区院名誉院长；参加筹建保定名仁堂中医医院，为保定市中医药学会和市养生保健协会提供办公所在地。保定名仁堂中医医院发展迅速，新院址可展开病床 800 张，设有 20 台核磁的大型体检广场。积极为保定市清苑区中医医院传授中医药技术，经国家中医药管理局批准，在该院建立了全国基层名老中医药专家马玉琛传承工作室，被批准为河北省基层名老中医药专家学术经验继承项目单位，带动了该院风湿病科迅速发展，2017 年底，该科被河北省中医药管理局批准为河北省中医风湿病重点专科。

（马玉琛）

第三章　究本探精

本章记述了我在搞好科室和社会工作的同时，努力进行医疗、科研、教学，坚持中医特色、创新中医理论、提高医疗质量、热心为患者服务、开展科学研究、搞好学术传承，获得多项省部级科技奖，成为全国老中医药专家学术经验继承工作指导老师，博士、硕士研究生导师，获得国家、军队、省、市学术团体职务和宣传表彰情况。

第一节　理论创新

我从事中医工作40余年，在做好科室领导行政工作的同时，始终没有脱离中医理论研讨和临床治疗，要求自己做技术精湛的学科带头人，认真钻研《内经》《伤寒论》《金匮要略》《脾胃论》《老子》等古代经典著作，深刻领悟精微，结合临床实践，创新中医理论，提出“道宗”“持衡”“崇阳”“痰毒”“经痹”“三维”“气热”“脊刺”学术理念，即“道宗”–道为医养之宗、“持衡”–衡为健康之本、“崇阳”–阳为生长之主、“痰毒”–痰为浊肿之身、“经痹”–经为痹病之源、“三维”–病为三维之体、“气热”–气为火热之根、“脊刺”–脊为针刺之重等学术思想、理论或观点，对中医药科研、教育、管理也提出了自己的一些看法。相关内容在本书第二篇中详细介绍。

第二节 临床治疗

我在担任中医科主任期间，认真做好繁杂的科室管理及医、教、研工作，坚持每周1～2次大查房，对科室收住的患者，都亲自把脉、确定诊断、制定治疗方案，对每一个危重患者，都亲临现场，指导救治。认真审阅每一份病历，一页一页地修改、签字存档。坚持每周两次专家门诊，雷打不动。参加名老中医义诊及下太行、下社区、下基层等活动，深受患者信赖和欢迎。

在临床工作中，我用所提出的学术思想、理论或观点作为梳理病情的主线，治疗常见病、多发病、疑难病，尤其是风湿、消化系统疾病、肿瘤，都取得了显著效果。

对风湿性疾病的治疗特色：在“三维”“崇阳”“痰毒”“经痹”等理论指导下，总结出类风湿关节炎三维中医辨证诊疗体系，创立抗炎止痛、健骨抗炎、补气抗炎、活血抗炎、蠲痰攻毒、激素解毒、激素替代系列治法及口服方剂，中西药并举，内外治兼施治疗类风湿关节炎及骨质疏松、贫血、血小板增高、激素不良反应和停减中的反跳、肺间质纤维化，疗效显著，并具有明显增效减毒作用，将三维中医辨证诊疗体系运用到脊柱关节炎、骨关节炎、干燥综合征、皮肌炎等也取得了较好效果。

我认为系统性红斑狼疮发生发展乃痰积毒蚀，在《金匮要略》“升麻鳖甲汤”的基础上，创立狼疮饮及1、2、3号口服方剂、雄清散和雄附散治疗系统性红斑狼疮；以温肾阳、强筋骨、舒筋活血、豁痰攻毒为法，创制强脊口服方治疗强直性脊柱炎，效果尤佳；开展臭氧自血疗法控制风湿病活动期，外用治疗风湿免疫疾病的皮肤、黏膜糜烂、溃疡等也达到了理想效果；创制电脑智能调温、热控中药透皮风湿治疗仪，治疗类风湿性关节炎，获国家发明专利。

我在内科杂病临床治疗方面也积累了丰富经验，认为高脂血症乃痰浊壅盛，创立行气化痰汤，并衍生为中成药瘦身降脂茶，治疗高脂血症；提出IgA肾病辨证分型以气阴两虚为主，创建补气益阴汤治疗IgA肾病；提出十二指肠溃疡系脾胃虚寒，自拟温脾平疡汤治疗十二指肠溃疡（脾胃虚寒）；观察总结CT在血管性痴呆中医辨证中的作用，提出脑动脉硬化性神经衰弱综合征概念，自拟活血益脑汤，都取得了较好效果，无毒副反应。

我根据所创“气热”理论，针对季节、生活环境、发病诱因和人群，以及中草药价格、供需等不同情况，在 252 医院驻地和军队内部爆发的历次急性传染病的防治中，及时自拟防治中药方剂，充分发挥了中医专家的作用和中医药的优势。

2009 年，针对甲型 H_1N_1 流感自拟流感煎剂 1 号、2 号方，2012 年针对腺病毒感染自拟中医药治疗方案，2013 年针对禽流感自拟禽流感煎剂 1 号、2 号方，对预防、控制疾病传播，对传染病疑似和确诊患者的预防、救治和康复，都发挥了积极作用，得到了领导、群众和患者的首肯和表扬。2012 年，被总后卫生部确定为防治腺病毒感染专家组成员。

针灸治疗：我将生命信息治疗仪与传统针刺结合，发明生命信息穴位疗法治疗冠心病心绞痛、冠脉供血不足、心律失常、人体免疫功能失调；应用迎香穴治疗快速心律失常，效果都令人满意；在所创“脊刺”理论指导下，探索出独特的“脊穴点段针刺疗法”，治疗疼痛，关节、软组织、血管、神经和部分脏器疾患立竿见影；运用此理论，发明“痛敏”穴治疗泌尿系结石，一针缓解肾绞痛，能在一周内排石。

所提理论对“治未病”、养生保健也起到指导作用。

主要内容在本书第三篇中详细介绍。

第三节　科学研究

我主持“十一五”全军中医药重大临床攻关课题：《系统性红斑狼疮及类风湿性关节炎中医药主治方案的研究》，主持“十二五”期间军队中医药科研重点课题《高温湿热多汗及其皮损的中医药防治研究》，参加“十一五”国家科技支撑计划课题的重大疑难疾病中医防治研究项目《脑退行性病变中医干预及疗效评价研究》，获国家科技部资助；主持、主研或参加军区、省、市级科研课题多项，还完成了多项自拟科研课题。发表相关学术论文 100 余篇，主编和参加撰写出版专著 6 部。以第一完成人获省部级科技二等奖 3 项和省部级三等奖 5 项，包括军队医疗成果二等奖（省部级二等奖）、中华中医药学会科学进步二等奖、中国中西医结合学会科学进步二等奖各 1 项，获地、厅级科技奖 3 项，主要内容在本书第四篇介绍。学术论文多次在全国中医风湿病学术大会、中西医结合风湿病学术会议上获奖。

第四节 学术传承

2004年，我领导的科室被国家中医药管理局、总后卫生部确定为国家中西医结合风湿病重点专科，作为学科带头人，深感肩负责任之重大，也充分认识到团队和人才梯队的重要性，紧抓中医的学术传承。2005年，我被国家人事部、卫生部、中医药管理局以及解放军总后勤部批准为第三批全国老中医药专家学术经验继承工作指导老师（军队系统），被总后卫生部批准为全军中医师承研究生导师，自此，先后被聘任为解放军总医院（解放军医学院）中医硕士研究生导师、博士研究生导师和河北大学中西医结合硕士研究生导师。2009年被评为第四批全国老中医药专家学术经验继承工作指导老师（军队系统）。退休后的2016年、2017年先后被河北省中医药管理局批准为河北省基层名老中医药专家学术经验继承项目指导老师、河北省老中医药专家学术经验继承工作指导老师，2017年被国家中医药管理局批准建设全国基层名老中医药专家马玉琛传承工作室。先后培养全国、河北省名老中医药专家学术经验继承人、全国优秀中医临床人才、博士研究生、硕士研究生共60余名。

第五节 学术地位

我的学术水平得到同行的认可，曾任或现任中华中医药学会第五届理事会理事，中华中医药学会风湿病、治未病分会常务委员和名医学术思想研究、继续教育、亚健康等分会委员，中国中西医结合学会消化病、风湿病等分会委员暨抗风湿联盟副主席；解放军中医药学会常务理事，解放军中医药学会风湿病分会副主任委员，北京军区中医药学会副主任委员；河北省中药学会副会长，河北省中药学会刘完素学术思想研究专业委员会主任委员，河北省中药学会风湿病、张锡纯学术思想研究等专业委员会副主任委员，河北省中西医结合学会风湿病、康复等专业委员会副主任委员，河北省针灸学会顾问；保定市中医药学会副会长兼秘书长，保定市中医药学会风湿病专业委员会、保定市中西医结合学会风湿病专业委员会主任委员，保定市养生保健协会会长，保定市康复医学会副会长等。积极参加和搞好所担负学术职务工作，尤其是牵头的保定市中医药学会风湿病专业委员会被评为市先进医学专业委员会。积极投身公益活动，如 2013 年，参加和负责保定市近 20 余家中医医院二甲创建和评审工作。

（马玉琛）

第四章 表彰宣传

因工作积极和成绩突出，马玉琛教授2005年在全军中医药大会上被解放军总后勤部授予全军中医药工作先进个人；2007年，被保定市卫生局等单位授予保定市首届名中医，先后被授予保定市中医药先进工作者（市卫生局2010年、2013年），市优秀科技工作者（市委组织部等，2011年；市科学技术协会，2011年、2012年、2013年）等。

2011年，被河北省中医药学会评为河北省白求恩式好医生十大标兵，保定市卫生局召开全市动员大会，并发出通知，号召全市中医药工作者向“白求恩式”名中医、“马玉琛式”中医药科技标兵学习。

2013年、2016年被保定市卫生和计划生育委员会等单位授予保定市十大名中医、保定市终身著名中医；2016年，被中华中医药学会确定为全国“最美中医”初审合格候选人，被河北省卫生和计划生育委员会、河北省中医药管理局等单位授予河北省名中医。

事迹和成果参加2007年中医中药中国行、2008年世界传统医药大会中国中医药展；先后编入中国《当代名老中医图录》《保定中医名人录》《中国中医名人录》《国医年鉴》《新中国保定文化名人志》等。

（马玉琛）

第二篇

学术思想

学术思想

马玉琛教授在从事中医药临床工作的四十余年中，认真钻研《内经》《伤寒论》《金匮要略》《脾胃论》《老子》等古代经典著作，深刻领悟精微，应用于临床治疗，取得了显著效果。善于总结经验，创新中医理论，提出“道宗”“持衡”“崇阳”“痰毒”“经痹”“三维”“气热”“脊刺”等学术观点，即“道宗”－道为医养之宗、“持衡”－衡为健康之本、“崇阳”－阳为生长之主、“痰毒”－痰为浊肿之身、“经痹”－经为痹病之源、“三维”－病为三维之体、“气热”－气为火热之根、“脊刺”－脊为针刺之重等学术思想、理论或观点，对中医药科研、教育、管理也提出了自己的一些看法，皆有独到之处。以下分别予以论述。

第五章　“道宗”－道为医养之宗

“道宗”理论的基本内容：

①老子的道是感观不到的微小物质，是运动和功能，也是遵循阴阳和代表阴阳的规律；

②不能感观之气为老子的“道”或“无”，可感观之气为老子的“有”，气存在和运动的普遍规律是道的规律；

③人体功能的性质可被划分为阴阳，活动的根本原因是气的阴阳活动，气的阴阳属性的科学性说明了中医理论的科学性，是养生保健、预防、治疗、康复必须遵从的理论基础。

1．“道”

学习老子的“道”，对理解和运用中医学理论具有重大作用。老子道的含义是什么？首先，道是物质的，是感观不到的微小物质，又被称为“无”，道所化生的可感观到的微小物质，被称为“有”；“道”或称“无”，也是运动和功能的；道是规律，是无存在和运动规律，即阴阳的规律，也代表了世间万物组成、存在和运动的普遍规律。因此，研究和遵循道是认识和改造世界的根本目的和根本方法。

2．气

是一种自然存在，可感观到的气为可感观之气，不能被感观到的为不能感观之气。用老子的理论解释气，赋予了气的哲学含义，不能感观之气为老子的“道”或“无”，可感观之气为老子的“有”，气存在和运动的普遍规律是道，即阴阳的规律。

3．中医学

是从自我感觉和表象入手研究人体功能的科学，人体功能的普遍性是阴阳的属性，故人体功能的性质可被划分为阴阳。人体功能活动的物质基础和动力是气，用气解释医学现象是中医学的重要特征之一。中医的气，也可划分为不能感观之气和可感观之气，包含了物质和功能的两方面特性，以及道的阴阳规律。人体功能的阴阳性质的根本原因是气的阴阳活动，气的阴阳活动是人体功能活动的科学的理论依据。气的普遍特性即阴阳属性的科学性，它的存在及与人自我感受和表象的有机联系，使以阴阳理论为基础的中医学的各种人体功能活动及变化的原理的正确性不容置疑，也说明中医理论的科学性不容置疑。以阴阳理论为基础的中医学经过了朴素的循证医学的检验，是几千年医学实践的结晶，是养生保健、预防、治疗、康复必须遵从的科学理论。所以说，道是医养之宗，但还需要在临床实践中不断地探索和完善，研究包括不能感观微小物质的特殊性是中医学发展的重要内容。

第一节　老子“道”的含义

《说文解字》曰“道，所行道也；一达谓之道”，指“道”是道路和到达的意思。《老子》则说“道可道，非常道；名可名，非常名”，认为道可以阐述解说和命名，但不是平常所说的道路和到达的道，“道”有特殊的含义。老子的“道”指的是什么呢?

一、“道”是感观不到的运动着的微小物质，又被称为“无”

1．“道”是运动着的物质

老子说：“有物混成，先天地生，寂兮寥兮，独立而不改，周行而不殆，可以为天地母（无）。吾不知其名，强字之曰‘道’”。老子首先肯定的是在天地形成之前，就有物质充斥在宇宙中，迷迷茫茫，混成一体，无声无息，空无他物；又指出，这种物质是运动的，总是按自己的规律运行着，从来不懈怠，由它衍生出了天地万物，可以说它是天地万物之母；因不知其名，只有勉强命名它为“道”。

2．“道”的存在有无限的空间性和时间性

老子说“道，强为之名曰‘大’，大曰‘逝’，逝曰‘远’，远曰‘反’”，是强调，“道”无所不包，运行不息，分布辽阔遥远，无边无际，而且无论到哪儿，都不会丢失“道”的原本性质。老子还说：“道冲，而用之或不盈。渊兮，似万物之宗。湛兮，似或存”，即无论任何时候，“道”都是空虚和不能用器物盛满的，有深回的渊源，在万物生成之前已经存在，一直隐蔽地存在，发挥着它的巨大作用，作为天地万物生成和运动的源泉，取之不尽，用之不竭，永远不会泯灭，没有时间的限制。

3．“道”的形体小得不可感观，又被称为“无”

老子说：“视之不见，名曰‘夷’；听之不闻，名曰‘希’；搏之不得，名曰‘微’。此三者不可致诘，故混而为一。其上不皦，其下不昧，绳绳兮不可名，复归于无物”“是谓无状之状，无物之象，是谓‘惚恍’。迎之不见其首，随之不见其后”，也就是说“道”作为物质，虽有似无，视之不可见，听之不可闻，搏之不可得，非常隐蔽，表现得像什么也没有一样，深迥不能观察它是什么样的颜色和形状，不能听到它会发出什么样的声音，也不能测量它的大小尺度，所以没法给它命名，也应该把它称作“无”。所谓“无”，不是通常意义的无，它包含了宇宙间从来就有的不能被视觉、嗅觉、听觉、味觉、触觉，即不能感观到、尚未可知、不可命名的微小物质，是组成天地万物的最基本元素，“无”是“道”的代名词。

4．“道”是无限可分的

作为物质，即使是小得不能感观，也是由更小的物质组成，“道”无限小，具有无限可分性。如果说，我们是由一堆已用现代科学仪器间接感观到过去没感观到的物质如细胞、分子、原子、粒子组成，既然如此，我们就可被分裂成细胞、分子、原子、粒子，这些物质又可分裂成我们只能理论推测、用实验验证，但却不知道它是什么，包括量子、量子纠缠、光子、暗物质、暗能量等，只能占宇宙中物质的 5% 的物质，进而又可分为宇宙中存在的 95% 的、我们并不知道的物质，相信，即便如此，还可以无限地分下去。

综上所述，我们认为，老子的“道”，是物质的和运动着的；“道”是普遍存在和永远存在的；“道”是物质产生的最基本元素，是不可感观的微小物质，它的小是无限的。“道”作为物质，也可被称为“无”。

二、“道”化生的可感观到的微小物质，称为“有”

1．“有”是可感观的微小物质

老子说：“无，名天地之始；有，名万物之母”。作为物质，“道”可被称为“无”，是天地万物产生的渊源，怎么又说“有，名万物之母”？“有”指的是什么，万物指的是什么，它们与“无”有什么关系呢?

从一般意义上讲，物质存在称为有，有无限大，也无限小，大到宇宙，小到分子、原子、粒子、量子、暗物质、暗能量，甚至到目前所议论的占宇宙物质总量的 95% 的我们并不知道的物质，只要物质存在，都可称其为有，有是物质，是毫无疑义的，这是广义的有，也可以说有就是万物。与“无”一样，老子的“有”和“万物”，特有所指，不是一般意义的“有”和“万物”。老子说：“道常无名，朴，虽小，天下莫能臣……始制有名，名亦既有，夫亦将知止，知止可以不殆。”可见，老子把物质分为三类:其一，作为物质，“道”因不能感观，不能命名，应视作“无”；其二，“无”在运动发展过程中，一旦生成了比它大，大到足以被感观到，虽然不能用感观的方法测量它占有的空间，亦即它的体积有多大，但却使人能认识到它确实是存在的，就可被命名，这种物质即应为老子所说的“有”；其三，“有”再发展进化到足以能用感观的方法测量出所占有的空间的物质时，这些物质的总称就是老子所指的“万物”了。因此，老子所特指的“无”“有”“万物”都是狭义的，它们之间相互联系，但各自不同。固然，天地也是由“无”所产生，但天地初生之始，它们之间是只有“无”的，当“无”发展进化成“有”，才能对其认知和命名，如：如果能闻之，可命名为角徵宫商羽；如果能视之，可命名为青赤黄白黑；如果能触之，可归类于木火土金水，这些形形色色的“有”，才产生发展为形形色色的“万物”。

所谓“无”中生“有”，实质上是有（广义的有）中生“有”（狭义的有），所谓“有”生“万物”，实际上是能感知到的物质由简单到复杂的一段进化过程，当然，这个过程是极其缓慢、极其复杂和循序渐进的。

2．“道”和“有”相辅相成

老子说：“有无相生，难易相成，长短相形，高下相倾，声音相和，前后相随，恒也”。虽然“有”和“无”是对立的，但它们是相辅相成的，互相依存，在一定条件下可互相转化。按唯物辩证法理解老子的这段论述，有两个含义：一是不可感观的微小物质（“无”“道”）在一定条件下可化生成可感观的微小物质（“有”），反之亦然；二是随着人的认识能力的提高（包括现代科学的发展），原本不可感观的微小物（“无”“道”）可成为可感观的微小物质（“有”），对“道”的揭示是科学研究的根本方向。如空气、电、磁、红外线、紫外线等，原本是“无”，现被人们发现了，也就变成了“有”。物质的小是无穷无尽的，对“无”的揭示没有止境。反之，对“有”的研究，是从大到小逐步深入的，小到一定程度，现有的科学水平不能感观它（一定条件下），如果条件改变了，“有”也可分解或变化成“无”。比如应用现代科学仪器才能观察到的某些微小物质，人体器官却感观不到，就由仪器观察到的“有”变成直接感观不到的“无”了。

3．“道”生“有”，“有”演化天地万物

“道生一，一生二，二生三，三生万物”“谷神不死，是谓‘玄牝’。玄牝之门，是谓天地根。绵绵若存，用之不勤”“道冲，而用之或不盈。渊兮，似万物之宗。湛兮，似或存，吾不知谁之子，象帝之先”。所谓“道生一”，就是不可感观的微小物质生成可感观的微小物质的过程。如果“道”是老子所说的“无”，“一”就是老子所说的“有”，“无”可产生可以感观的、被称为“有”的微小物质，这些简单微小物质运动中又产生了更复杂的物质，就是所谓的“一生二”。在此基础上，物质发展得越来越多、越来越复杂，乃至天地万物乃至生命，就是所谓的“二生三，三生万物”。这是宇宙和生命起源和发展非常漫长和复杂的过程。

就人生命产生过程讲，不能感观的物质即“无”聚合成能借助仪器感观到的精子和卵细胞乃至分子，即“有”（因不能直接用感观测量体积，可称之为“有”），可认为是“道生一”的过程。又在性的意念，也就是“无”或“道”的作用下（意念也是物质活动，是属于物质的“无”的活动），精子和卵细胞聚合成受精卵，在一定程度上讲，这也是一个从“无”到“有”，即“道生一”的过程。一个受精卵细胞可发育分裂为两个细胞，即卵裂成两个卵裂球，即“一生二”的过程。卵裂球虽然为受精卵分裂而成，但又不同于受精卵，卵裂成两个卵裂球的过程亦应该是“二生三”的过程。两个卵裂球可继续分裂为四，再由四到八、八到十六……一直会分裂到胚胎。分裂不是简单的复制，每次分裂出来的新的子细胞，又不同于分裂前的母细胞，始终不断地分裂下去，就由胚胎发育到胎儿，再由胎儿成长到复杂的人体。像人体的产生，这样“一生二，二生三”，“三”则生成了“万物”。所以说，天地“万物”的本源是“道”，任何物质都是从不能感观的微小物质演化而来的，说到底，“道”是构成和演化天地“万物”的最原本物质和动力。

三、“道”是“无”的运动规律，代表了阴阳的普遍性

1．“道”是“无”的运动规律

老子说“孔德之容，惟道是从。道之为物，惟恍惟惚。惚兮恍兮，其中有象；恍兮惚兮，其中有物。窈兮冥兮，其中有精；其精甚真，其中有信。自今及古，其名不去，以阅众甫。吾何以知众甫之状哉？以此”，就是说，“道”作为物质，小得不能被感观，故被称作“无”，尽管如此，它还是“独立而不改，周行而不殆”的运动，这种运动，有真真切切、可验证的规律性，老子说的“精”即规律，“信”则是验证的意思，在这里，道就不单单指物质，不单单是老子所说的“无”了，而是包含了“无”的运动规律，任何物质的运动，应该遵循“道”的法则，这是“道”与“无”的根本区别。但“无”既然不能被感观，怎么能知道它的运动规律，这种规律是什么样的呢？

2．“无”的运动规律可从“有”和“万物”的运动规律推测出来

老子说：“故常无，欲以观其妙；常有，欲以观其徼。”“无”的运动的规律只能感觉到它的微妙，无法被直接观测，“有”的特征却可以被观察到。“无”和“有”都是物质，它们之间的区别，在于能否被感观到，是形体大小的区别。“有”生“万物”，“万物”也是物质，“万物”比“有”更可直接观察到。既然都是物质，必然具有物质的共同属性。“有”和“万物”都是可感观的，我们又可称之为感观世界，既然能被感观到，必然能总结出它们的运动的规律。因此，“无”的运动规律，可以由感观世界的运动规律推测出来。

3．感观世界运动的共同规律是具有阴阳的属性

老子说：“天下万物生于‘有’，‘有’生于‘无’”“万物负阴而抱阳，冲气以为和。”

万物的共同规律是阴阳的规律，存在着互相对立、互相依存，依照一定的条件互相转化的两个方面。即万物可互相对立，一分为二，无限可分，乃至分到可感观和不可感观之气，也就是“有”和“无”。“无”虽然不能被感观，既然是物质，必定占有一定的空间，和万物一样，有上下、内外、动静、寒热（温度、热量之高低多寡）的性质、区别和矛盾，有阴阳的特性，有阴阳的运动规律，故“无”的运动规律是“道”，“道”的规律即阴阳。“道”的阴阳二气又可互相依存，相互冲交，形成和气，在一定条件下生成转化为“有”和天地“万物”。《素问·阴阳应象大论》曰：“阴阳者，天地之道也，万物之纲纪，变化之父母，生杀之本始，神明之府也。”所谓神明，所指应该是感观不到的“无”。也说明了“无”“有”和“万物”的共同规律是具有阴阳的属性。

4. 感观世界的物质都具有特殊性，只有“无”才能代表物质运动的普遍性

既然“万物”生于“有”，“有”又生于“无”，万物自然可分裂成“有”，“有”又可分裂成“无”。阴阳可互相转化，对于“无”，我们是无从知道它的转化条件和转化物的，但“无”的转化物及转化条件，一旦被看到、闻到、触摸到（包括应用现代科学仪器），就有了名，有了名，就有了有别于其他物质的特殊性。如《素问·阴阳应象大论》：“阴阳者，血气之男女也；左右者，阴阳之道路也；水火者，阴阳之征兆也。”就是说人的阴阳是男女，道路的阴阳是左右，物品性质的阴阳是水火之性。物质一旦有了特殊性，就只能代表自身，就不能完全代表天地“万物”了。“无”作为物质，不能被感触它的形状、大小、多少，就无法被命名，就发现不了它有什么特殊性，这是任何“有”和“万物”所不能具备的，“有”和“万物”都有各自的特殊性，都不能作为物质运动的普遍性的代表，只有“无”才做得到。故“道”，虽指的是未能感触的微小物质即“无”的运动规律，却代表了不能感观和感观世界运动的共同规律，即阴阳的运动规律。

5. “道”来源于感观世界的规律，又指导探索感观世界的运动

老子说“故道大，天大，地大，人亦大。域中有四大，而人居其一焉。人法地，地法天，天法道，道法自然”，即宇宙中有“四大”，人仅局其一，人产生于地，活动的规律来源于地，地产生于天，运动的规律来源于天，天产生于“道”，运动的规律来源于“道”。归根结底，天、地、人运动的规律皆来源于“道”。“道”可用感观世界运动的规律去推测、归纳和总结，又可用之探索、发现、总结感观世界的运动。

四、研究“道”是了解和认识世界的根本目的和根本方法

1. 学习“道”，掌握了解认识世界的方法（含不能感观物质和感观世界、客观世界和主观世界）

“道”既然是阴阳运动的普遍规律，也就是“无”“有”天地“万物”（合起来称为世界）的运动的共同规律，不管社会或自然科学，小到修身养性、摄生保健，大到治国治军，都可遵循的规律，必然是我们手中的有力工具，我们就应该努力去学习它，熟练地掌握它。作为一个自然科学尤其中医工作者，运用它对所从事的工作进行深入的研究。如老子说：“故有之以为利，无之以为用”“执古之道，以御今之有。能知古始，是谓道纪”“道常无名，朴，虽小，天下莫能臣。侯王若能守之，万物将自宾”。

用“道”的思想做指导，中医学建立了阴阳平衡的理论。认为健康是人体内部各组织结构之间及人与自然和社会环境（简称为环境）阴阳平衡的结果。人在进化过程中，形成了调节自身各组织结构之间阴阳平衡的能力，通过自身各结构组织之间的阴阳变化，达到自身的阴阳平衡，并调节人体与环境之间的阴阳平衡，适应环境变化。环境条件是时刻不停地变化的，时刻都会产生新的不平衡，通过人体的调节，达到新的阴阳平衡，这就是人的正常的生理活动。如果人体自身的调节能力不足，不足以调节与环境变化的阴阳平衡，或环境变化超出人体正常的调节阴阳平衡的能力，就产生了疾病；通过增强人体的阴阳调节能力，使不平衡回到了新的平衡，就是康复；增强人体阴阳的调节能力，使人体及时调节与环境的平衡，就是养生；平衡是相对的，不平衡是绝对的，生长壮老死是不可抗拒的“道”，即阴阳的普遍规律，人总是处在不平衡之中，人的调节能力是有限的，最终，病和死是不可避免的。中医学是在“道”为核心的理论基础上发展起来的，促进了人类的发展和繁衍。我们还应把“道”运用到各个领域，相信，应该、已经、正在以及将来都能对认识和了解整个世界发挥极其重要的作用。

2. 运用“道”，正确认识和改造客观世界

阴阳的普遍规律：互相对立、互相依存，依照一定的条件互相转化。应运用这个规律，看待一切事物，揭示事物的本质。比如人体，按老子学说，形体应属于“万物”；组成形体的细胞、亚细胞、分子水平的结构应属于“有”；目前，推动人体功能活动的大部分物质及原理都未被揭示，如生命的起源、人的思维活动、生命活动的原始动力，中医

学的神、气、精、血等，就是被揭示了，也只是停留在细胞、亚细胞、分子水平、原子、电子等水平，对于物质的整体来说，这也是宏观的，这些被研究出的物质的以下层次的物质，就应该属于老子的“无”了。既然如此，人体及功能的实质、原理最终应该追溯到“无”。

“无”分阴阳，“无”所组成的“有”分阴阳，“有”所组成的人体组织、器官分阴阳，不同层次的阴阳在人体内组成一个复杂的网络系统，它们之间互相关联、互相影响，人体的阴阳失衡的原因，可发生在上述不同层次，本源还是在于“无”。人体阴阳失衡的实质可用组织结构如五脏六腑的阴阳解释，进一步可用细胞、分子的阴阳解释；再进一步就应该深入到更微观的物质乃至“无”了。用细胞、分子水平的解释并不是终极的结论，也可能被比它们更低层次的结构的研究所否定，更低层次的结构就包含了“无”。“无”的阴阳失衡是人体阴阳失衡的纲，纲举方能目张，可谓拨一两则动千钧，是“万物之纲纪，变化之父母，生杀之本始，神明之府也”。中医对人体阴阳的调节，说到底，是对“无”的阴阳的调节，是对人的最基本的物质组成层次上的调节。从哲学的角度看，具有极其深刻的物质基础，具有非常重要的不容置疑的实用性、真实性和科学性。

3．研究“道”，揭示客观世界的本质

研究“道”的一项重要任务，是揭示“无”，这是认识世界的根本目的。中医学说存在太多的未知，阴阳、五行、脏腑、气血、经络、六淫七情、升降沉浮等，大多是人体功能的概括和归纳，功能的物质基础是什么？目前仍然不能以现代科学解释，即便能在细胞、分子水平解释，也只是在“有”的层面上，答案却可能包含在“无”的范围中。社会上出现中医不科学的认识，根本原因是判定科学与否的标准定在细胞、分子等这些“有”的水平上，没有在“无”的深度上认识和解释中医理论。相对于“无”，细胞、分子等，这些“有”也是宏观的，它的正确性也是相对的，用“有”作为判定科学与否的标准，虽然有一定的科学性，但存在着非常容易被忽视的局限性、肤浅性和不确定性。

中医学是从研究人体功能入手的一门生命科学，通过观察总结人体生命活动的表象揭示实质。“无”产生、演化、发展为人体，肾、脾、心、肝、肺等的脏腑和经络之组成和功能的最原始和基本的物质是“无”，人体的生命活动说到底，是“有”和“无”运动的综合表现。用阴阳相互依存、斗争、变化、平衡等的理论解释生命的生理、病理，认识人体内各个组织结构之间的关系，也是在认识、研究生命活动的实质——“无”。

我们所认识和研究的“无”，终究是阴阳这个物质运动的普遍规律，虽然是科学的，却严重缺乏对物质及运动的特殊性的揭示。作为一个中医药工作者，在把阴阳作为基本理论进行医疗实践的同时，应该努力探索“无”，在分子、原子、粒子、量子，以及更深层次、更细微结构的水平，不断地认识“无”，使“无”变成更深层次的“有”，从“无名”变成“有名”，发现特殊性和促使变化的条件。全面地解释中医，应用中医，研究生命，揭示各种生命现象的原理，促进中医学、现代医学、现代科学和人民健康事业的发展。

（马玉琛）

第二节　老子的“道”与气

用老子的“道”和“有”解释气，说明了气的自然和哲学含义及其与人体功能的密切关系。可感观之气和不能感观之气普遍性——阴阳属性在人体功能研究的应用，为中医学的科学性提供了理论依据。

一、人体功能活动的物质基础和动力是气

1. 气分为可感观之气和不能感观之气

气在古代是人们对自然现象的一种朴素认识，又逐渐被赋予了哲学的内涵。为充分表述理论内容，中医学运用了气的概念。因气有微小、分散、流动等多种特性，人们就认为，靠气的运动，人体才能产生活动的功能，气是人体特殊性和普遍性的功能活动的物质基础和动力，如《难经·八难》说：“气者，人之根本也。”气有时可用人体器官直接或利用现代仪器间接感观到，为可感观之气，气的特殊性即形态和功能特点及原理可被捕捉到，甚至可在细胞、亚细胞、分子、粒子等的水平上得到证实，有些不能被感观，又确确实实地存在着。生命的原始动力是什么？神经介质以下的造成精神活动的物质是什么？卫气、经气、元气、五脏六腑之气为什么能够活动，推动它们活动的又是什么？需要在更低、更深、更小的层面上寻找答案。我们可以把这些不能用感觉器官直接和通过现代仪器所感观到的存在视为不能感观之气，如现在科学正在探索的暗物质、暗能量、

量子纠缠等。

2．不能感观之气和可感观之气分别为老子的“道”和“有”

老子说：“有物混成，先天地生，寂兮寥兮，独立而不改，周行而不殆，可以为天地母（无）。吾不知其名，强字之曰‘道’”，就是说，有一种物质，不停地运动着，是天地万物生成的最基本元素，这就是“道”。

老子又说：“视之不见，名曰‘夷’；听之不闻，名曰‘希’；搏之不得，名曰‘微’。此三者不可致诘，故混而为一。其上不皦，其下不昧，绳绳兮不可名，复归于无物”“是谓无状之状，无物之象，是谓‘惚恍’。迎之不见其首，随之不见其后”“无，名天地之始；有，名万物之母”“道常无名……始制有名，名亦既有”，也就是说，道虽然生成天地万物，但却有“视之不见”“听之不闻”“搏之不得”的特点，因此也可称之为“无”，物质虽小，只要它能被感观，就会被命名，有了名，也就是“有”了。

可见不能感观之气，即是老子所说的道或无，虽然不能被感观，却是物质的，虽然被称作无，却是存在的，也可称它是不能感观的微小物质；可感观之气应属于老子所说的“有”。完全可以用老子的有关学说、理论去认识、解释和指导医学实践。

二、中医学把人体功能的性质划分为阴阳

1．从自我感觉和表象入手研究人体功能

西医学注重人体结构，注重以结构为基础，研究人体功能。与西医学不同，由于悠久的、丰富的、深奥的中华文化的影响、渗透、指导，也由于古代的意识形态和科学技术水平的局限，在漫长的发展过程中，中医学没有去直接地研究人体组织的形态结构，主要从自我感受和表象入手，详细观察总结人体功能，推断人体的结构、生理病理、病因病机，制定干预措施，评价干预结果。是以自我感受和表象入手研究人体功能的，依实践活动为方法和目的的，以哲学为统领的，包括天文、地理、人文、生命等多种学科为内容的医学科学，也可以称之为医学哲学或哲学医学。

2．人体功能的普遍性是阴阳的属性

人们在对自我感受的体验和表象的观察的漫长过程中，发现功能活动存在两种性质，即特殊性和普遍性。每个人及组成的不同部位在不同环境、不同年龄等情况下功能特性各自不同，是特殊性；虽然特殊性是多种多样和千变万化的，却可提炼出普遍存在的特

性，即都有两种倾向：亢进的、活跃的、上升的、温热的……，低下的、静止的、下降的、寒冷的……。而且这两种倾向是对立的、相辅相成的。这种普遍性如何用语言和文字表达出来？中医用阴阳的理论科学地解决了这个课题。按照阴阳理论，人体复杂的功能活动和由之推测的组织结构被纲领化，自我感觉和表象表现为前者的为阳，后者的为阴，这两种倾向平衡时人体是健康的，平衡是相对的，失衡到一定程度就会发生疾病，对健康的维护，疾病预防、治疗、康复干预的最根本方法是调节阴阳，这是哲学领域的科学的辩证法在人体功能上的完美体现。

三、气的阴阳活动是人体功能活动的理论依据

1．气及其运动的普遍规律是阴阳的规律

如上所述，人体功能活动分为阴阳，“有”可以被感观到，可感观之气必然也可以分为阴阳。那怎么知道不能感观之气“无”有阴阳呢？老子说：“道之为物，惟恍惟惚。惚兮恍兮，其中有象，恍兮惚兮，其中有物。窈兮冥兮，其中有精；其精甚真，其中有信”“故常无，欲以观其妙；常有，欲以观其徼”“万物负阴而抱阳，冲气以为和”“人法地，地法天，天法道，道法自然。”即是说，道作为物质，可能具有千差万别的特殊性，但也有非常精妙的规律，构成和运动的普遍性质与自然间“有”和“万物”存在着一致性，虽然是“无”，不能被感观，却可从自然现象中推测出来。自然中万物和“有”可分为阴阳，“道”也可有阴阳，“道”的普遍规律是阴阳的规律。而且，“道”不但可分为阴阳，还可无穷无尽地分下去，如《素问·阴阳离合论》所说：“阴阳者，数之可十，推之可百，数之可千，推之可万，万之大，不可胜数，然其要一也。”不能感观之气既然属于“道”，运动的普遍规律也必然是阴阳的规律，具有的火热的、向上的、活跃的性质属于阳，寒冷的、向下的、静止的性质属于阴。

2．人体功能阴阳性质的根本原因是气的阴阳活动

老子说：“有无相生，难易相成，长短相形，高下相倾，音声相和，前后相随，恒也”“道生一，一生二，二生三，三生万物”。其中“一”和“有”的意义相同，“道”，即不能感观之气能生成“有”，即可感观之气，可感观之气可由简到繁地演化成“万物”（含生命）。气是组成天地“万物”的最原本的基础，气的阴阳活动推动着物体的运动，是天地“万物”、生命包括精神功能活动阴阳变化的原本动力，是人体功能活动的本质。

《素问》曰“阴阳者，天地之道也，万物之纲纪，变化之父母，生杀之本始，神明之府也，治病必求于本”“阴静阳躁”“阳化气，阴成形”“阳生阴长，阳杀阴藏”等，这些论述皆指气的阴阳活动在调节人体功能的阴阳活动中所发挥的作用。气的阴阳活动决定了人的功能活动的阴阳性质。所谓阴阳，实质上指的是气的阴阳，阴就是阴气，阳就是阳气，人的功能活动的自我感受和表象，实际是阴阳二气活动的结果和在人体的具体体现。因此，探讨中医的理论，研究人体功能原理的着眼点在于气，包括不能感观的微小物质。人体功能活动正常是错综复杂的、不可分割的、共同作用的系统、器官、组织有机地协调和结合，自我感受和表象的阴阳平衡的原理是组成人体各部分的气的阴阳达到了平衡，人体各部位的功能的阴阳平衡或失衡的原理是组成这个部位的气的阴阳平衡或失去了平衡。气，尤其是不能感观的微小物质的普遍特性，即阴阳属性的存在及与自我感受和表象的有机联系，使以阴阳理论为基础的中医的各种人体功能活动及其变化的原理的正确性不容置疑，也说明中医理论的科学性的不容置疑。

四、人体功能阴阳特性的实践性及发展展望

1．以阴阳理论为基础的中医学是几千年医学实践的结晶

因为中医是注重以自我感受和表象为主研究人体功能的科学，丰富的内容是依靠人们漫长的生活体验和医疗实践积累起来的，而且，经过去粗取精、去伪存真的过程。对人体功能的阴阳平衡、阴阳失衡的辨别，干预效果的判定都有较为系统的规定，还有诸多调节阴阳平衡的方法，正确性具有充分的朴素的循证医学的依据。应该相信，在阴阳理论体系指导下，只要在实践中感觉和观察到确确实实是行之有效的，已经在可感观和不能感观的微小物质即气的水平上得到了充分的理论依据，可以大胆地说，它是科学的。因为自我感受和表象可轻而易举地被器官直接感观到，可用阴阳理论简约化，具有安（安全）、简、效、廉特点，容易被人所掌握和运用，所以说它是一种实用科学。我们可以充分利用它的优势，为人民的养生保健、康复、治疗发挥极其重要的作用。

是否中医学的所有内容都与科学的阴阳理论相符合？答案是否定的。在长期的临床观察、经验总结、记述流传等的积累过程中，因封建迷信、唯心主义的影响，科学技术水平的局限，观察方法的欠缺，肯定会存在一些谬误，存在一些不足，存在一些不尽人意的干预效果，因此在临床实践中不断地探索和完善，是我们中医药工作者的最重要的

任务。进行这项工作时应注意的是：一是要有严谨、客观、实事求是的科学态度；二是要掌握科学的观察方法，我主张注意个体化的同时，当采用前瞻性临床对照研究；三是不完全依靠也不排斥用现代科学手段进行动物实验研究。

2．研究包括不能感观微小物质的气的特殊性是中医学发展的重要内容

因科学技术的飞速发展，在以通过现代科学技术、设备能够感观到的物质结构及其变化为依据，判断功能活动是否正确的认识的影响下，不少人，甚至在中医药工作队伍中的一部分人认为中医不科学。故在进行科学的实验和临床研究的同时，有必要从哲学的角度论证中医的正确性。任何一种事物都具有两个特性，即普遍性和特殊性。我们所说的中医的科学性，是站在哲学的角度上，人的功能活动具有阴阳这个普遍性的理论依据。但全面揭示中医学理论根据，还离不开研究其特殊性。我们在研究各种中医功能活动的特殊性的过程中，当深入到细胞、亚细胞、分子乃至原子等的水平，亦即可感观之气的水平时，常常做不出理想的解释，就认为它们不科学，这种认识反而是不科学的，是片面的。因为这些可感观之气，与现在仍不能感观的微小物质如暗物质、暗能量相比，也是相对宏观的，功能活动的根本原理可能就存在于不能感观的物质之中，用现代科学技术揭示不能感观物质的形态和功能的特殊性质，使其转变成可感观的物质，以期全面揭示人体功能活动的原理，是我们中医药工作者所面临的一项长期的重要任务。

（马玉琛）

第三节　“气”与老子的“道”在中医学的运用

气本是宇宙间的一种自然现象，随着社会发展，气的自然性质逐渐被越来越深刻地认识，并挖掘哲学内含。人们在了解自然、发展社会和向疾病做斗争的过程中，将“气”应用于医学，成为中医学理论的重要内容。

一、气与老子的“道”

在宇宙间，物质有固态、液态和气态三种存在形式。气态是物质的流动和分散状

态，由微小物质组成。气味、声音、味道，人体器官可直接或通过现代科学仪器感观到的气，我们称之为可感观之气；气的可感观性可随着条件的变化而改变，而且有些气无论条件怎样变化，也不能被人的器官感观到，如元气、中气、卫气，有些组成成分和推动可感观之气的什么成分，我们称这种气为不能感观之气，这是气的自然含义。以老子“道”“无”“有”等哲学概念解释，气的概念突破了它的自然属性，被赋予了哲学的内容，丰富了自然气的内涵。

中医首先是医学，在发展过程中，受历史、科学水平和社会条件的影响，融入了大量数学、物理、天文、地理、农业等自然科学和文学及哲学等社会科学内容。中医的气，不单是对自然现象的表述，它吸收了老子气的内容，是包含医学、自然和社会科学内容的一个综合概念，是自然的、社会的、物质的、功能的、生命的、形体和心理的存在和运动的一种表现状态。研究中医的气，对于从哲学的角度研究物质起源、认识物质的性质、认识中医具有重要意义。

二、“气”分可感观之气和不能感观之气

自然界的阳光、晨雾可以用眼睛观察到；气候的风、寒、暑、湿、燥、火六气可以用皮肤感触到；中药和事物的酸、苦、甘、辛、咸五味可以用口腔品尝到；人体排出的气味可用鼻腔嗅察到；语言、呼吸的声音可以用耳朵听到等。以上都可被称为分散的物质的气体状态，属老子所说“始制有名，名亦既有”的“有”，都是可感观之气。

有些物体的分散状态并不能被感官所感触，如依靠仪器才能被观察到的电、磁、红外、紫外、超声等，在没有被发现以前，还有一些至今仍未发现的分散状态的微小物质，应属老子的“夷”“希”“微”范围，是老子所说的“无”，属不能感观的气（当然，被仪器发现后，就由不能感触的气，变成了可感观的气）；另外推动物体的功能活动，包括生命的思维的微小物质，有些已被揭示到了可感触之气的水平，如电流、磁场，又如生命能量代谢的三羧酸循环、思维活动的神经递质等，目前还远远不能揭示这些功能活动的实质，推动这些功能活动的也属老子所说的“无”，也是不能感观之气。

这些可感观之气和不能感观之气，共同特点如天地“万物”一样，具有阴阳的特性，既对立斗争，又依存互根和消长转化，也就是既可一分为二，无限可分，又可合

二为一，由无到有，由小到大，聚合、变化成天地万物，是组成物体原始的、基本的颗粒。

三、“气”包含物质和功能

“天下万物生于‘有’，‘有’生于‘无’”“道生一，一生二，二生三，三生万物”。不能感观之气为“无”、为“道”，可感观之气为“一”，包含于“有”，说明“万物”无不为气所组成，气为组成物质的最原始和基本的粒子，这是气的物质特性。

不能感观之气和可感观之气都在运动着，运动则产生功能，万物皆有其特有的功能，万物的功能是由可感观之气和不能感观之气运动所导致的，这是气的功能特性。

一些物质的功能由可感观之气造成。但大多数情况下，对物质的功能作用，人们感触不到由何造成，只能说是由不能感观之气所导致。如：生命的原始动力究竟是什么？激素不能解释，丘脑下部的促激素的激素也不能解释，中医则归之于肾气、元气这些不能感观之气的运动。

即便能感触到推动物体运动的可感观之气，造成可感观之气运动的动力又是什么，也往往不得而知。如：胰腺胰岛细胞分泌的胰岛素可降低血糖，胰岛素由分子组成，什么力量使不同元素组成胰岛素分子呢？只能归之于不能感观之气的运动。

因此，功能活动说到底是不能感观之气所造成的。对物质及运动功能的研究停留在可感观之气是不彻底的，应深入到对不能感观之气的研究。探索不能感观之气的奥妙是无穷无尽的。

四、从“道”赋予“气”的哲学含义看中医理论的科学性

阴阳学说是中医学的理论基础。物质的外在形象可用阴阳分类，如：上为阳、下为阴，外为阳、内为阴……。物质的内部结构可用阴阳分类：如脏腑，腑在外为阳，脏在内为阴；十二经，手足经在外为三阳，手足经在内为三阴；气血，气动为阳，血静为阴；五脏，心在上为阳，肾在下为阴。阴阳的特殊性一目了然。物质的功能活动也用阴阳分类，如：火热的为阳、冰冷的为阴，活跃的为阳、静止的为阴等。生理的如：心之火性属阳，肾之水性属阴，肝阳上亢，肾阳不足，脾阳不足，胃阴不足等。物质外在形态和活动的外在表象是构成物质的基本元素气，包括可感观之气和不能感观之气活动的结果，但归

根结底，最终还是老子的“道”，即不能感观之气阴阳活动的结果。虽然我们不能解释不能感观之气的特殊性，但其阴阳属性是不可否认的。某物体表象的阴阳失衡，在实质上是组成这个物体的包含于气的不能感观之气的阴阳失衡，调节阴阳，使物质表现的阴阳失衡达到平衡，是使组成该物质的气的阴阳达到了平衡，是改变了气的存在状况和运动性质，改变了气所包含的不能感观之气的阴阳状态。在这其中，气是如何改变自己的阴阳状态呢？必须研究气阴阳变化的特殊性，从目前科学水平来看，阴阳状态变化的机制有时在可感观之气：细胞、亚细胞、分子等层面解释和验证，有时并不能，必须有待于由不能感观之气的层面的特殊性来解释和验证，认为只有用可感观之气的特殊改变证实的改变才正确、才科学的认识是脱离了唯物辩证法。就阴阳的普遍性来讲，物体表象的阴阳平衡或失衡，本质上是组成物体的气，乃至“道”（不能感观之气的阴阳变化），因此中医学阴阳理论，不管是生理的、病理的、病因的、药理的、治疗的、评价的体系，都有实实在在的物质基础，不管是否发现深层的可感观之气、不能感观之气的特殊性，无论如何，都是非常科学的。物体的表象归纳、干预的结果，只要是通过实践活动的反复验证能够达到预期的效果，就必然有深层次的物质基础，就必然是正确的，关键是如何去用实践的方法去验证。循证医学就是很好的方法之一，经过几千年的医学实践，仍被人们广泛认可、广泛应用的中医学的理、法、方、药就是古朴的、实实在在的循证医学，科学性、正确性是不容置疑的。我们现在需要做的不是怀疑中医的科学性，而是运用它为人民的健康服务，并进一步探索可感观之气的特殊性，不断使不能感观之气改变为可感观之气，深入探索其特殊性，使原本科学的中医学插上腾飞的翅膀。

五、“道”为中医实践活动的宗本

1．学习“气”和“道”，掌握中医实践活动的根本方法

“道”既然是阴阳运动的普遍规律，也就是可感观之气、不能感观之气、天地万物运动的共同规律，是社会或自然科学，大到治国治军，小到修身养性、摄生保健、治疗、康复都可遵循的规律，是我们手中的有力工具，我们就应该努力去学习它，熟练地掌握它，运用它对所从事的工作进行深入的研究。如老子说：“故有之以为利，无之以为用”“执古之道，以御今之有。能知古始，是谓道纪”“道常无名，朴，虽小，天下莫能臣。侯王若能守之，万物将自宾”。

2. 运用“道”的理论，调节人体内外阴阳平衡

阴阳的普遍规律：互相对立、互相依存、依照一定的条件互相转化。应运用这个规律，看待事物，包括人体。比如生命，人体通过自身阴阳的斗争达到与自然和社会环境的暂时平衡，随着自然、社会条件不停地变化，会产生新的不平衡，再达到新的平衡，这个平衡是相对的。如果与环境发生的不平衡超出人体内部阴阳的调节能力，就产生了疾病；通过增强人体内部的阴阳调节能力，使不平衡回到了新的平衡，就是康复；增强人体阴阳的调节能力，使人体及时调节与环境的平衡，就是养生。平衡是相对的，不平衡是绝对的，生长壮老死是不可抗拒的“道”，即阴阳的普遍规律。

3. 研究“道”，揭示中医理论的实质

研究“道”是重要任务，是去揭示“无”，这是认识世界的根本目的。在研究中医时，所涉及的理论存在太多的未知，如阴阳、五行、脏腑、气血、经络、六淫七情、升降沉浮等，大多是人体功能的概括和归纳，功能的物质基础是什么？仍然不能完全用现代科学解释，即便能在细胞、分子水平解释，而且这种解释是正确的，也只是存在于“有”的层面上，相对于“无”，是宏观的，它的正确性也是相对的。社会上出现中医不科学的认识，根本原因是没有在“无”的深度上认识和解释中医理论。我们要做的工作是应该研究“道”，用阴阳的普遍规律这个武器，揭示“无”，不断地认识“无”，使“无”变成更深层次的“有”，从无名变成有名，发现其特殊性，使中医学不断发展，并促进现代医学、现代科学的不断发展。

（马玉琛）

第六章　“持衡”－衡为健康之本

“持衡”理论的基本内容：

①阴阳是一切事物的总纲（包括人体），人体是阴阳二气在一定条件下相对平衡的产物，人体有调节阴阳平衡的功能，人体阴阳二气平衡的标准是健康，人体阴阳二气的不平衡是绝对的，保持阴阳平衡是维持人体健康的根本方法；

②用阴阳平衡的理论理解、指导体质辨识和观察、认识病理改变，调护不同体质，养生保健，预防和治疗疾病。

1．人体是阴阳二气在一定条件下相对平衡的产物

世界原本是处在混沌无形的太虚状态，阴阳的动静相召，上下相邻，寒暑相易，产生了日月星辰，有了天地之分。在各种不同条件（天体、日月星辰、地理、气候、阳光、空气、水分等）的综合作用下，在一定的时限内，阴阳二气活动的相对平衡，造就了特殊的有形之体，在漫长的进化过程中，形成了人的生命。人体结构和功能活动皆可用阴阳表示。

2．人体具有调节阴阳平衡的功能

人体是阴阳二气在一定条件下的相对平衡体，包括自然环境条件，在一定范围内变化的自然条件造就了人类，人总是用自身内在的变化去适应自然条件的变化，保持动态平衡。人体适应自然条件变化的范围越宽，能力越强，说明越健康，这是人体本能的调节作用，但人的调节能力被限制在造成人体这个平衡体的自然条件的范围内。温度、气压、湿度等过高、过低时，人体就会不耐受，就会阴阳失衡。

3. 增强人体调节阴阳平衡的能力

必须按“从阴阳则生，逆之则死；从之则治，逆之则乱”（《素问·四气调神大论篇》）“苍天之气，清静则志意治，顺之，则阳气固，虽有贼邪，弗能害也”（《素问·生气通天论》）“法于阴阳，和于术数，食饮有节，起居有常，不妄作劳”（《素问·上古天真论》）等阴阳理论，才能时刻保持和增强调节和适应自然条件变化的能力，才能不断地与自然条件的变化达到新的平衡。医学就是研究如何保持人体阴阳失衡、治疗疾病、维持健康、延长生命的科学。

第一节　保持阴阳平衡是维护人体健康的根本方法

阴阳是万物的总纲（包括人体），根据《素问》，人体是阴阳二气在一定条件下相对平衡的产物，人体有调节阴阳平衡的功能，人体阴阳二气平衡的标准是健康，人体阴阳二气的不平衡是绝对的，保持阴阳平衡是维持人体健康的根本方法。

一、阴阳是天地万物的总纲

《素问·阴阳应象大论》曰：“阴阳者，天地之道也，万物之纲纪，变化之父母，生杀之本始，神明之府也，治病必求于本”，就是说，天地万物，生杀变化，从物质到功能，都生于阴阳，长于阴阳，源于阴阳，化于阴阳，统于阴阳，分于阴阳，名于阴阳，属于阴阳。大到天体，小到感官或利用工具感触或感触不到的极微小物质（微观物质，如细胞、分子、原子、粒子以及声、光、电、磁等），乃至人的生命皆如此。如《素问·阴阳离合论》曰：“阴阳者，数之可十，推之可百，数之可千，推之可万，万之大，不可胜数，然其要一也”。因此，阴阳是物质的基本构成，阴阳是事物的基本属性，阴阳是功能的基本表现，阴阳是运动的基本规律。

人们常用气来说明阴阳的功能活动和活动规律。气，就是微观物质。气有雾状、四气、五味、五音等感官或利用工具能够感触到的有形之气，也有感官或利用工具所感触不到，却能推测出它的客观存在和活动规律，并对物质运动发挥着作用的无形之气，如元气、真气、经气、脏腑之气等，尽管有人试图证明气的本质——物质基础，大都莫衷一是，等待科学进一步发展证实。气是物质的，也是功能的，物质是功能活动的基础，从根本上讲是物质的。根据阴阳的概念，气被划分为阳气和阴气，阴阳二气是组成世间万物的基本因素，世间万物也都保持着阴阳二气的基本特征。阴阳二气总是处在矛盾和斗争中，阳化气，阴成形，是斗争的最基本形式。斗争是绝对的，因此，世界原本是无形的，斗争可在一定条件下达到一种相对的平衡，有形之体都是无形之气斗争的相对平衡的表现和结果，无形之气又是有形之体运动的内在动力。

二、人体是阴阳二气在一定条件下相对平衡的产物

《素问·天元纪大论》曰："太虚寥廓，肇基化元，万物资始，五运终天，布气真灵，揔统坤元，九星悬朗，七曜周旋，曰阴曰阳，曰柔曰刚，幽显既位，寒暑弛张，生生化化，品物咸章""动静相召，上下相邻，阴阳相错，变而由生也。"《素问·生气通天论》曰："夫自古通天者，生之本，本于阴阳。天地之间，六合之内，其气九州、九窍、五脏、十二节，皆通乎天气"，就是说，世界原本是处在混沌无形的太虚状态，阴阳动静相召，上下相邻，寒暑相易，产生了日月星辰，有了天地之分。在一定的空间、各种不同条件（天体、日月星辰、地理、气候、阳光、空气、水分等）的综合作用下，在一定的时间内，阴阳二气活动的相对平衡，造就了特殊的有形之体，在漫长的进化过程中，形成了人的生命。人体结构和功能活动皆可用阴阳表示。

1．结构

《素问·金匮真言论》曰："夫言人之阴阳，则外为阳，内为阴。言人身之阴阳，则背为阳，腹为阴。言人身之脏腑中阴阳，则脏者为阴，腑者为阳。肝、心、脾、肺、肾五脏皆为阴，胆、胃、大肠、小肠、膀胱、三焦六腑皆为阳。"所以从结构上讲：上为阳，下为阴；背为阳，腹为阴；外为阳，内为阴；腑为阳，脏为阴；气为阳，血为阴。人体必须达到结构的上下、背腹、内外、腑脏、气血的平衡。如：头大体小、驼背、鸡胸等都属于结构的阴阳不平衡。

2．功能

《素问·阴阳应象大论》曰："阴静阳躁""阳生阴长，阳杀阴藏""阳化气，阴成形"。《素问·天元纪大论》曰："水火者，阴阳之征兆也。"从功能上讲：亢盛、活跃、温热、

积极为阳；衰弱、静止、寒冷、消极为阴。为什么有阴阳表现，是因为有阴阳二气的活动，阳气推动，阴气制约，人体才能达到功能活动的平衡。如发热、多动、烦躁、失眠、乏力、懒言等，以及多种疾病症状都是功能的阴阳不平衡。

因此，人体阴阳平衡包括两方面：结构平衡和功能平衡。阴阳平衡维持着正常生命活动。如《素问·五运行大论》曰："上下相遘，寒暑相临，气相得则和，不相得则病。"

三、人体具有调节阴阳平衡的功能

人体是阴阳二气在一定条件下的相对平衡体，这种条件如上所述，包括时间的推移及在一定空间内的日月星辰、天地万物存在和运动的综合环境条件，最易感受到的有适宜的温度、湿度、阳光、氧气、气压及季节、昼夜变化等。这些在一定范围内变化的自然条件造就了人，人体总是用自身内在的变化去适应自然条件的变化，与其保持动态平衡。寒冷了，增强体内的能量代谢，增加体内温度，增强抗寒能力；暑热了，皮肤毛细血管扩张，以利于散热，增加汗腺分泌，用汗液挥发的方法降低体表温度。还有其他好多人体调节功能的实例。正常体重是人体阴阳平衡的重要表现，如果超重，人体可自然和主动地通过调节功能，增强代谢程度，心跳加快、体温升高，增加消耗，把多余的体重减掉，出现脉滑数、舌红苔黄等热象。肥胖之人出现脉沉迟、胃寒等，说明调节功能不足。同理，瘦人如有沉、迟、弱等脉象，常为先天或后天不足的表现，可注重饮食、加强活动、增强调节功能；瘦人出现热象，多为肝火、心火及损耗气血所致虚热，可情志调节，缓解精神压力，减弱应激反应，增强状态。正如《素问·生气通天论》中记载："阳气者，若天与日""天运当以日光明，是故阳因而上，卫外者也。因于寒，欲如运枢，起居如惊，神气乃浮。因于暑，汗，烦则喘喝，静则多言；体若燔炭，汗出而散""阴者，藏精而起极也；阳者，卫外而为固也"。人体适应自然条件变化的范围越宽，能力越强，越健康。这是人体在进化过程中逐渐形成的本能的调节作用。人的调节能力被限制在一定范围内，是在造成人体这个平衡体的自然条件的范围内。温度、气压、湿度等的过高、过低时，人体就不会耐受，就会阴阳失衡。

四、人体阴阳二气平衡的标准是健康

《素问·生气通天论》曰："凡阴阳之要，阳密乃固，两者不和，若春无秋，若冬无夏，因而和之，是谓圣度。故阳强不能密，阴气乃绝；阴平阳秘，精神乃治；阴阳离决，精气乃绝。”说明人体阴阳平衡的重要性。何为人体阴阳平衡，表现如何？健康是最根本的标准。因为阴阳平衡是在一定自然条件下的平衡，自然条件不同，平衡的表现也不同，即健康表现也不同。《素问》有不少论述，简单列举。

1．平人一般表现

《素问·上古天真论》记载：“形与神俱，而尽终其天年，度百岁乃去。”《素问·平人气象论》曰：“人一呼，脉再动，一吸，脉亦再动。呼吸定息，脉五动，闰以太息，命曰平人。平人者，不病也。”平人指的就是一般阴阳平衡的人，即健康的人。形体健壮，精神旺盛，呼吸定息，脉搏平稳是平人的表现，即健康人的表现。即形体和精神都没有不适感觉，感官和现代检测手段检查不出问题，构不成疾病和中医证的诊断。这也符合世界卫生组织对健康的定义，不仅是没有疾病，而且是生理、心理以及社会适应能力的全面完好状态。

世界卫生组织关于健康的十条标准：

①有充沛的精力，能从容不迫地安排生活，胜任工作；

②处事乐观，态度积极，乐于承担责任；

③善于休息，睡眠好；

④应变能力强，能适应外界环境各种变化；

⑤能够抵抗一般性感冒和传染病；

⑥体重适当，身体匀称；

⑦眼睛明亮，反应敏捷；

⑧牙齿清洁，无龋齿；

⑨头发有光泽，无头屑；

⑩肌肉丰满，皮肤有弹性。

形体和精神有轻微、短暂的不适，有证候表现，构不成疾病和证的诊断，是人体调节与正常环境阴阳平衡的过程的表现，说明没有疾病发生，也属于健康。形体和精神有较为明显、相对长时间的不适的感觉，有中医证或证候表现，用感官和现代检测手段又发现不了问题，是亚健康，属于健康和疾病的一种中间形式，是人体内外一定程度的阴阳失衡，但可自然地或有意识地自我调节。

2. 不同性别和年龄的表现

《素问·上古天真论》曰："女子七岁，肾气盛，齿更发长。二七，而天癸至任脉通，太冲脉盛，月事以时下，故有子。三七，肾气平均，故真牙生而长极。四七，筋骨坚，发长极，身体盛壮。五七，阳明脉衰，面始焦，发始坠。六七，三阳脉衰于上，面皆焦，发始白。七七任脉虚，太冲脉衰少，天癸竭，地道不通，故形坏而无子也。丈夫八岁，肾气实，发长齿更。二八，肾气盛，天癸至，精气溢泻，阴阳和，故能有子。三八，肾气平均，筋骨劲强，故真牙生而长极。四八，筋骨隆盛，肌肉满壮。五八，肾气衰，发坠齿槁。六八，阳气衰竭于上，面焦，发鬓颁白。七八，肝气衰，筋不能动，天癸竭，精少，肾脏衰，形体皆竭。八八，则齿发去"，是说人体阴阳平衡在不同性别、不同年龄阶段有不同的表现。上述女五七、男五八以后出现生理功能逐渐衰弱的状况，不应视为病态，应为相应年龄阴阳平衡的表现。女七七、男八八时的更年期也不是病态，也是这个年龄段阴阳平衡的表现。

3. 不同气候的表现

《素问·平人气象论》曰"平人之常气禀于胃；胃者，平人之常气也""春胃微弦，曰平""夏胃微钩，曰平""长夏胃微软弱，曰平""秋胃微毛，曰平""冬胃微石，曰平"，指出不同季节人的正常脉象的不同表现。

4. 不同地域表现

《素问·异法方宜论》曰："东方之域……其民皆黑色疏理""西方者……其民华实而脂肥""南方者……其民皆致理而赤色"，说的是不同地域人的不同体质特征。

五、人体阴阳二气的不平衡是绝对的

在一定的空间和时间内，环境的阴阳二气不但造就了运动平衡的特殊产物——人体，而且还无时无刻地影响着它。环境中的各种物质，空气、水、营养、温度、微生物等会通过各种途径渗透到和存在于人体中，环境的电、磁、声（超声）、光（红外）可一定程度地穿透甚至可畅通无阻地通过人体，可以说，人体对环境是开放的，环境的阴阳二气总是按自己的存在和运动形式侵蚀和分解着人体。作为环境的阴阳二气所化生的特殊平衡体——人体，又是与环境相对隔离的，运用已经聚合起来属于自己的物质和能量，顽强地抵抗着与自己存在和运动形式不同的环境的破坏。作为生命，在造成自己这个阴阳平衡体的自然条件范围内，人体有适应环境变化、调节功能状态，使与时间、空间条件变化保持阴阳平衡、维持自己存在和活动的能力。在与环境的斗争中，人体生命状态会跟随环境条件而变化，又在环境变化中保持着自己的特性，维持着生命所必需的内在条件，达到与环境的阴阳二气的平衡。人体总是不停止地面对已被打破的平衡，求得与时间和空间环境变化的一个新的平衡。时间总在无休止地向后推移，空间环境总在无休止地变化，它们总是无休止地破坏人体与其保持的原有的暂时的阴阳平衡，因此平衡是动态的、相对的、暂时的，不平衡是绝对的。时间和空间的变化总是先于人体的适应，适应总是滞后的，一旦人体适应调节能力与时间、空间变化拉开距离，就会发生阴阳失衡；或当外界条件变化超出人体的适应能力，或人体的调节适应能力减弱，不能适应正常的外界条件，也就失去了阴阳平衡。阴阳失衡就会导致疾病发生，死亡也是这个失衡的过程，阴阳失衡不能恢复，最终会导致死亡。故《素问·生气通天论》曰：“阴不胜其阳，则脉流薄疾，并乃狂。阳不胜其阴，则五脏气争，九窍不利”。阴阳失衡是绝对的，疾病和死亡是必然的。

六、保护和增强人体调节阴阳平衡的能力

人体是时间和空间一定条件下的阴阳平衡体，在正常自然条件变化范围内，人体可通过自身调节，适应正常范围内的自然条件变化，达到与不断变化的自然条件的平衡，这是人体在进化过程中逐渐形成的本能的调节作用，人体适应自然条件变化的范围越宽，能力越强，越健康。必须按“从阴阳则生，逆之则死；从之则治，逆之则乱”“四时阴阳者，万物之根本也。所以圣人春夏养阳，秋冬养阴，以从其根”，“阴阳四时者，万物之始终也，生死之本也，逆之则灾害生，从之则苛疾不起，是谓得道”（《素问·四气调神大论篇》），“苍天之气，清静则志意治，顺之则阳气固，虽有贼邪，弗能害也”（《素问·生气通天论》），“法于阴阳，和于术数，食饮有节，起居有常，不妄作劳”（《素问·上古天真论》）等论述，保护调节和适应自然条件变化的能力，才能与不断变化的自然条件达到新的平衡。而且，应加强锻炼，可有意识地创造、面对和挑战异常的环境条件，或把自己投放到异常的环境条件中，增强调节和适应自然条件变化的能力，在出现异常的自然环境变化时，才能避免或减少与自然环境的阴阳失衡。医学就是研究如何保持人体阴阳平衡、治疗疾病、维持健康、延长生命的科学。

（马玉琛）

第二节　保持人体与自然的平衡

人体的调节能力是进化过程中自然所赋予的，是天然具备的，但单纯靠此还不能保持健康，人体必须主动地追求与外界条件的阴阳平衡。

一、保护调节和适应自然条件变化的能力

人体是时间和空间一定条件下的阴阳平衡体，在正常自然条件变化范围内，人体可通过自身调节，适应正常范围内的自然条件变化，达到与不断变化的自然条件的平衡。但时间在一分一秒地流逝，空间的温度、气压、声音、空气、每一天的早中晚都会出现差异，变化是永恒的，平衡是相对和暂时的。人体必须时刻保持调节和适应自然条件变化的能力，才能与不断变化的自然条件达到新的平衡。

（一）调养精神

1．树立天下为公思想

不断淡化私心杂念，才不会劳心伤神，耗损正气，有利于保持健康状态。如《素问·上古天真论篇》记载：“恬淡虚无，真气从之，精神内守，病安从来？”

2．树立正确的世界观

要学习辩证唯物思想，正确认识得失的辩证关系：要一分为二地看事物，从这个角度看是坏事，从另外一个角度看可能是好事；要历史地看事物，现在看起来是坏事，到未来可能是好事。这样才不会因挫折或成功而造成精神的过度波动而“内伤七情（喜、怒、忧、思、悲、恐、惊）”。

3．树立良好的人生观

以苦为乐、以劳为荣、以凡为福，才会保持积极的生活态度、平稳的愉悦心情、良好的精神状态，才会使机体自身不断地产生有益于健康的物质。

（二）调控饮食

1．饮食谱广

酸苦甘辛咸，对五脏六腑各有归属，按五行生克理论，对人体脏腑气血之间的平衡

及保持人体与环境之间的平衡起到了重要作用。缺少一味，首先是影响所归脏器的功能，然后会牵扯到其他脏器的功能改变，最终导致全身功能的失调。如苦入心，缺乏苦味性寒食品，可能会使心火旺盛；心为肝之子，子病及母，会使肝火亢盛；肝木克土，又伤及脾胃；脾为后天之本，后天不足，营养失调，正气虚弱，会影响对环境的适应和调节能力。因此，饮食要五味俱全，缺一不可。具体到某一个人，越是在平素接触得少的食品，越应该注意增加摄入（大概虫草、人参、海参、燕窝之所以价格昂贵，也是这个缘故吧？这也可能是造成物以稀为贵的一个重要因素）。

2．饮食适量

随着社会的发展、人们生活水平的提高，饥饿乏食、营养不足现象迅速减少，相反，营养过剩、脂肪积聚现象普遍出现，是造成人体内部及与自然环境之间不平衡的重要因素，容易导致疾病的发生，如《素问·生气通天论篇》所说：“膏粱之变，足生大丁。”一般认为，人体脂肪少了，会影响免疫物质的合成，致使免疫功能低下；脂肪多了，对人体的损害是有目共睹的。体内脂肪过多积聚，不能被正常利用，就变成了体内垃圾。对这些不能被利用的多余物质，人体会通过增强代谢能力，包括增加心跳、调节内分泌、适当提高体温等方法，将其分解、消化，这就增加了脏器、组织的负担，并可耗竭脏器所产生的生理功能物质。更重要的是，脂肪的积聚，往往超出人体的分解和清除的能力，直接造成脏器、组织的损害。这些现象最常见于高血压、动脉硬化、高脂血症、糖尿病、冠心病、脑梗死、下肢大关节甚至腰椎的骨质增生等。对于某一个人来讲，怎样估计自己是否营养过剩，是否应该节制饮食呢？身高与体重的正常比例是最简单、最常应用的标准。超重的人一般为痰湿体质，痰湿体质又有湿热和寒湿的不同。湿热者，说明自体有分解、消化体内多余物质的能力，控制饮食就显得尤为重要。寒湿者，说明自体分解、消化体内多余物质的能力较差，多余的脂肪更易产生对人体损害，还要重视加强体力和脑力活动，以便提高自身的调节代谢水平，增加人体的阳气，利于脂肪的分解和消化，并适当控制饮食。

3．饮食有律

当今人们常存在以下无节律的情况：

（1）节律不规：工作紧张、繁忙，不能按时下班、下课；工作三班倒，不能按时进行一日三餐；作风懒散、拖沓，不准时进餐。

（2）冷热不均：包括食品、饮料的温度过高、过低；温热、生冷混在一起摄入；服用过于辛辣、冰寒等刺激性强的食物等。

（3）饥饱不调：饮食没有计划性，随意性强，好吃的多吃，不好吃的少吃；赴宴、聚会时多吃，回家后再少吃；本来已经吃饱，为了不浪费，把剩饭剩菜再加到肚里去。

（4）不思饮食：常见于多度思忖、忧虑、郁闷、愤怒等情绪变化，食少常时不得纠正或不思而强食。

（5）暴饮暴食：大汗久渴遇冷饮，劳累过饥得美食，亲友聚会从劝酒，不懂得循序渐进的道理，饮食过量。

（6）偏饮偏食：应按时进餐，如饥饱失调都可以导致胃黏膜充血甚至糜烂，影响消化吸收。长此以往，使消化道蠕动、消化液分泌对饮食的刺激反应迟钝，胃肠活动的生物钟紊乱，食物滞留且不易被腐熟和吸收，都会影响胃肠的消化功能。应该根据自己的实际情况，改善饮食规律。

（三）调节起居

《素问·四气调神大论篇》曰："四时阴阳者，万物之根本也。所以圣人春夏养阳，秋冬养阴，以从其根""阴阳四时者，万物之始终也，生死之本也，逆之则灾害生，从之则苛疾不起，是谓得道。"自然条件的变化是有规律的，昼夜和季节变化规律、人体调节适应能力的形成与自然条件的变化规律是相对应的生物钟。

1．季节变化

如何适应季节的变化，《素问·四气调神大论篇》做了精辟的论述："春三月……夜卧早起，广步于庭，被发缓形，以使志生，生而勿杀，予而勿夺，赏而勿罚，此春气之应，养生之道也""夏三月……夜卧早起，毋厌于日，使志无怒，使华英成秀，使气得泄，若所爱在外，此夏气之应，养长之道也""秋三月……早卧早起，与鸡俱兴，使志安宁，以缓秋刑，收敛神气，使秋气平，无外其志，使肺气清，此秋气之应，养收之道也""冬三月……早卧晚起，必待日光，使志若伏若匿，若有私意，若已有得，去寒就温，无泄皮肤，使气亟夺，此冬气之应，养藏之道也"，具有非常重要的指导意义。

2．昼夜变化

在季节变化的适应中已做了一些描述。值得注意的是如何安排自己的体力活动时间？

应该遵循“日升而起，日落而息”的基本原则。早晨是人体一日阳气初升的阶段，不宜做剧烈活动，因为初升的阳气不足以支撑剧烈的体力活动，除非打破一日正常的生物钟，使本来不应该特别活跃的阳气像中午那样活跃起来，这样会使阳气过早消耗，不但使上午倦怠乏力、工作无精神，更重要的是因阳气的不当损耗，人体会减少对环境变化的适应和调节能力。每天体力锻炼的最佳时段应该在下午四五点钟，此时人体的阳气最为活跃、旺盛，能够支撑较为剧烈的运动，此时锻炼对提高人体的代谢能力，分解、消耗和排泄体内多余的物质大有裨益。晚间阳气属于收敛时段，睡前做剧烈活动，会使阴不敛阳，影响睡眠，对健康也是无益的。

二、利用工具辅助适应变化

在某种意义上讲，人在自然环境变化时自然地、被动地调节自身状态，适应自然环境变化的能力不如某些动物。比如，天气寒冷了，动物为了御寒可生长出很厚的毛，人就没有这种功能。但人比动物聪明，即主动调整和适应。自然条件有规律的冷热、湿燥、风雨变化，不时会出现异常，当自然条件变化超出人体的适应能力，人就利用工具，进行辅助，对人体适应能力给予延伸和扩展，以期达到人体与外界的阴阳平衡。如针对气候的变化调节衣物的薄厚、以伞避雨、以帽御风等。此外，还注重改造自然，如选择、营造良好的生活环境，不断改善工作、学习、居住条件等。

由于生活水平的提高，这种主动适应的行为不断上升到新的台阶。如为避免环境污染，不少人选择了脱离污染地区，用购房、租房等方法，迁移到环境较好的地区居住。为了适应季节温差的变化，还有不少人选择了“候鸟”式的生活，冬天气候寒冷，到温暖的南方居住；夏天气候炎热，又移居到凉爽的北方。

主动适应是人类对自然环境适应方法的进步。但另一方面，又削弱着人对自然环境变化的被动的适应能力。比如，过着长期“候鸟”式生活的人，在季节变换时就容易感冒，不仅削弱了对气候变化的适应、调节能力，也减弱了免疫功能，容易遭受到病原微生物的侵袭。因此人的主动适应行为应适度。

三、加强锻炼，增强适应能力

生命具有通过自我调整适应自然环境变化的功能，人应该有意识地去增强这种功能，方式很多，如锻炼身体：田径、体操、球类等体力锻炼可加快心跳，加深呼吸，加强肌肉的收缩、神经的兴奋性；冬泳、冷水浴可加强能量代谢，促进皮肤血管和汗孔收缩，也可加强肌肉收缩。机体通过这些方法增强了脏腑组织的反应、承受能力，也就增强了人体对自然环境变化的适应能力。生命的生、长过程，吸收自然给予的氧气、养分、阳光越多，生命就越健壮，对自然的调节适应能力就越强。年轻时的积累，对健康长寿非常有益。运动员在年轻时的积极锻炼，可使身体发育更壮；有人坚持洗冷水澡，可更能适应气候的过度寒冷变化。但是锻炼不能过度，运动员可取得好的体育比赛成绩，身体却常常受到损害。人的潜能很大，虽然可挑战极限，但任何时候，锻炼都不能超出极限。尤其在生命的壮、老的过程，锻炼更应适度，甚至要减少消耗，保持生命的能量。

（马玉琛）

第三节　保持心理与社会的平衡

为了健康，人体必须保持与自然的平衡。仅此还不够，因为人不光有肉体，更有思想，人不仅仅是自然的人，更重要的是社会的人，还必须保持人与社会的平衡。人的思想适应了社会的变化，才能达到这种平衡。社会是不断变化的，人的思想也要不断变化，即便是适应了社会的变化，也只是动态的平衡。平衡是相对的，不平衡是绝对的。思想与社会的不平衡，是导致疾病的最重要的原因。因此，调节思想与不断变化的社会的动态平衡，是养生保健、医疗、康复的重要内容。

人为了生存，总会有各种各样的欲望和追求（欲求），这是人的本能。伴随私有制的产生和社会发展，这种本能变得越来越强烈和复杂。人在社会活动中，欲求有时会得到满足，在一定程度上讲，这个人的思想是达到了与社会的平衡；但是，事实上大多数情况是，社会满足不了每一个人的欲求，对这个人来说，叫挫折。挫折是矛盾，就是思想与社会的不平衡，也就是心理不平衡。心理不平衡，会影响人体免疫、心血管、代谢、内分泌、精神神经系统功能，降低调节和适应自然变化的能力，这是疾病发生的重要发生机制。要解决矛盾，达到平衡，一个人往往不能改造社会，使社会适应自己，只能是主观地改造自己，使自己适应社会。

一、锻炼和提高心理素质和适应社会的能力

要保持心理平衡，心理素质和适应社会的能力很重要。具有这种能力，才能在重大挫折和惊吓面前，保持心态平衡，使身体不受到损害，即便造成较大的情绪变化，身体也可耐受。其来源，除了对问题的认识能力外，主要是：

1．天生具有

与遗传和身体状况有关。

2．后天锻炼

有意识锻炼，在心理上产生或增强对精神刺激的免疫和适应能力。在身体健康条件允许的情况下，如年轻人，到社会中去经风雨、见世面、闯天下、干事业。干错了，失败了，会有痛苦，有悲伤，大不了头痛、失眠，挺过去了，今后遇到同样的事，身体上的不舒服就会减轻。

二、树立为公的思想

欲求是人的本能，也是改造自然的动力。每个人都无欲无求，财富将无从产生，社会将停止发展，人们将失去物质生活的基础，更谈不上健康和长寿。因此，人必须有欲求。欲求可分为多种类型。这里将它分为两型：一，为社会，也就是为公；二，为自己，也就是为私。为公才便于处理好心理与社会的矛盾。

1．把社会需求作为自己活动的出发点

要时刻装着为公的观念，树立为公的形象。一个人总是为自己着想，往往会影响大家的利益，就很难融入所在的团队、集体中，就会孤立，得不到大家的认可和支持，办事就往往不会成功，在失败中生活，情绪会消极、低沉、郁闷，会影响健康。

同时还要看到，个人利益总是融于公共利益之中，要实现自己的欲求，必须积极地为社会的进步努力。为公共利益，最终还是为个人利益。此外，为大多数人谋利益，才会得到大家的认可和帮助，会愉快，会健康，会容易取得成功。随着社会的进步，自己不断沉浸在成功的愉悦中。即便暂时失败，苦果也是和大家共同品尝，不会因失败感到

孤独和寂寞。

2．正确对待社会发展中的问题

任何社会都不是完美的。社会总是要适应生产力的变化，生产力是最活跃的因素，适应总要有个过程，这个过程就是社会不完美的过程，社会的不完美是不可能不遇到的。因此，对社会的不合理现象要有一个正常的心态。要历史地、全面地看，要看主流，就目前中国社会讲，主流是好的，问题是社会发展的产物，不要过多看阴暗面。过度夸大社会阴暗面，就会产生不好的情绪，抱怨（社会不公）、嫉妒（个人发展的不顺）、悔恨（自己过去所做过的一些错误）、颓废（看不到前途和光明）等，都会损害健康。正确的做法是：主动适应，在社会的广阔天地中，寻找自己的位置，借社会前进的东风，发展自己，在为社会做出贡献的同时，实现自己的欲求，保持良好的精神状态，利国、利民、利家、利健康。

3．不做与社会要求不相符的事

当社会利益与个人利益不相符时，不能为个人利益而损害社会利益，要遵纪守法，遵守社会道德规范。就谋求经济收入讲：君子爱财，取之有道，有道才心安，心安才健康。贪污腐败、行贿受贿、偷盗诈骗、谋财害命等，首先在思想上存在恐惧感、愧疚感，会伤害免疫、内分泌、心脑血管功能，一旦东窗事发，精神和肉体都会受到剧烈摧残。

4．正确选择适合自己的事业和目标

人的欲求的实现不是想做就做到的事，必须具备充足的条件，需要有能力、素质、胆识、背景、经济实力、机会等才能实现。不要产生过高的、不现实的欲望。好高骛远，必然力不从心，容易出现挫折，出现苦恼、焦虑、怨恨等不利于身体健康的情绪。要分析自己的能力和客观条件，根据条件选择、从事自己的事业，确定自己所应该达到的目标。只要树立强烈的事业心，用心去做事，总会有所收获，有所成功。从过程中得到兴趣，从成功中享受快乐，这是身体健康的基本保证。

三、与周围的人和睦相处

和为贵，和气生财，家和万事兴，是几千年传下来的。

1．和睦与健康密切关联

首先，无论做什么事，得到大家的认可、帮助，才容易成功，少出现挫折和失败。

团结不好，事做好了，大家可能认为你出风头、有野心，成绩越大，对自己越起反作用。到头来，会使你情绪低落，灰心丧气，郁郁寡欢，有损健康。一个人只有在和谐的社会环境中生活、工作、学习，才心情舒畅，才精力充沛，才有活力，少生病，没顾虑，不分心，专心致志地做好你所想做的事。搞好团结的过程，是一个人改造自己、修身养性的过程。在这个过程中，可使暴躁的脾气变得温和，内向的性格变得开放，狭窄的心胸变得宽阔，总之，对身体百利而无一害。

2．如何做到与人和睦相处

要宽宏大量：不嫉才妒能，希望大家都好，不要怕别人超过自己。不斤斤计较小事，才能使自己保持平静的心态。要助人为乐，热情帮助别人：有能力帮助别人办事，应认为是个人价值的体现。要平等和礼貌待人：不管用得到还是用不到的人，皆平等对待，也不要用的靠前，用不着的靠后；不管高低贵贱，皆以礼相待，说话和气。要讲信誉：说话算数，不失信；多想想别人对自己的好处，滴水之恩，涌泉相报。要谦虚谨慎，多看别人的长处：不盲目骄傲，平静对待别人的批评；不炫耀自己的优点，也不津津乐道地谈论别人的缺点。要诚实待人：说老实话，办老实事，做老实人，不欺骗别人，不要当面一套，背后又一套；让人觉得你值得交往，值得信任。要学会忍让，吃亏让人，不贪图小便宜。要以德报怨，不计前嫌，不追究别人的过错等。做到这些，就能搞好与同事间的关系，可以在的良好的氛围中轻松快乐地生活。处处有个好人缘，天天有个好心情，时时有个好身体。

四、克服个人的私欲

《素问·上古天真论》曰：“恬淡虚无，真气从之，精神内守，病安从来”“志闲而少欲，心安而不惧，形劳而不倦，气从以顺，各从其欲，皆得所愿，故美其食，任其服，乐其俗，高下不相慕，其民故曰朴”“嗜欲不能劳其目，淫邪不能惑其心，愚智贤不肖，不惧于物，故合于道。所以能年皆度百岁，而动作不衰者，以其德全不危也”，是在告诉人们，减少个人欲望，尤其私欲，是保持健康、延年益寿的法宝。

1．防止私欲过度膨胀

虽然圣人提倡“恬淡虚无”，却很难，甚至几乎做不到，因欲求的坑是填不满的。人们自己能够做到的是：防止私欲过度膨胀。欲求的过度膨胀，就是不知足。不知足，欲求总得不到满足，时刻都在期盼、焦虑的精神状态下生活，影响健康。知足者常乐，知足才会有幸福的人生。人的私欲有多种多样，名誉、地位、金钱、生活环境、居住条件、子女前途、婚姻等，怎样淡化这些本能，不产生过激的欲望，达到知足呢？最重要的是正确认识人生。

2．正确认识人生

人生有多种多样。有富贵的人生，贫穷的人生。应该需要什么样的人生呢？要过自己非常容易做到的、大多数人所经历的人生：通过劳动，得到成果，享受过程。人生只有一次，没有重复。出生在普通人家庭，做普通人所做的事，走普通人的道路，过普通人生活，就等于具备了享受幸福人生的机会。继承丰富的财产，可能就省略了幸福人生的一个过程——劳动。工人、农民、教师、个体户却具备享受幸福人生的条件。无论处在社会哪个阶层的人，都会有烦恼，也都有感到愉悦的地方。有人常自主或不自主地进行人与人之间的比较，衡量自己的生活状况。在进行这样的比较时，不要把别人的长处对比自己的短处。每个人，只要找到自己生活中的闪光点，就会知足，会常乐，会保持年轻状态，会健康，会长寿。

3．及时调整个人心态

人生过程中每一阶段的欲望各不相同。追求目标应随着年龄、地位、身体状况、环境条件的改变进行及时调整。按年龄说：一般30岁以前以学习为主，追求增长知识才干；30 ~ 60岁以工作为主，追求如何取得事业上的成就；60岁以上则应以养生保健为主，要以健康和长寿为自己追求的目标，老年人身体各个部位都老化，动脉硬化、心脏供血不足、脑缺血、免疫功能下降、内分泌紊乱、代谢功能低下等，仍全身心地投入到事业中，一旦遇到大的挫折，最易导致疾病发生，尤其急性心脑血管病。

4．制造另一种欲求，冲淡、转移过度的欲求

有时，可能会被一个非常强烈的欲求萦绕，不管是长期得不到实现，还是遭到突然的挫折，都使人焦躁、抑郁、寝食不安。这时可制造另一种欲求，参加一种自己所喜欢的体育运动项目，如打乒乓球、羽毛球，游泳；有益的休闲，做气功，打太极拳，下棋，打麻将，钓鱼；参加文艺活动，如唱歌，跳广场舞；练习诗歌书画；等等，都是破除私心杂念，冲淡、转移过度的欲求的一种方式。

随着人们生活水平的提高，旅游已经不知不觉地走进了普通百姓之家，无论是搭团、

单独、自驾还是选择什么样的方式，都会享受到各种各样的乐趣。青色入肝，肝为心之母，览阅青山绿水，遥望大海蓝天，可疏肝解郁、清火怡心用；多和旅友接触交谈，可增长见识，拓展思路，开阔胸怀。因此，旅游在目前是一种重要的淡化欲求的方法。

在全民健康思想的引导下，各式各样的养生保健院、养生保健所如雨后春笋般出现，为人们充分地提供了可减轻过度欲求的场所。足底、手心按摩可促进心肾相交，背部推拿可沟通五脏六腑与经络联系，调节脏腑气血平衡。

五、正确看待挫折

只要有欲求，挫折是必然的，有成功，也必然有挫折。挫折可造成情绪波动，严重时可造成心理伤害，影响身体健康。

1．心理伤害损害健康

肝、心、脾、肺、肾，分别与怒、喜、思、悲、恐有密切关系。肝气郁结，郁而化火，郁而生痰，气滞血瘀，气滞、痰积、火灼、血瘀交织，凝聚成物；忧思伤脾，悲痛伤肺，恐惧伤肾，高兴过度也损害健康，喜伤心。

2．挫折是不可避免的

成功的规律：挫折是不可避免的。有的人目标正确，也做了应做的努力，就是实现不了，其中重要的一个原因在于机会，谋事在人，成事在天，这是一条规律。因此，无论做什么事，都要做失败的打算，尤其要有失败的思想准备。要懂得享受过程，不计较结果。做了自己想做和应该做的事，即便失败，也不会遗憾。这样，就不会因挫折遭受精神和身体的损害。

3．一分为二地看待挫折

挫折出现了，看起来是不好的事，从另外一个角度看则是好事，局部看起来是不好的事，从整体看可能是好事。事物总有好的方面，要看到事物好的方面。

4．历史地、前瞻性地看待挫折

现在看起来是不好的事，将来可能是好事。塞翁失马的故事，讲的就是这个道理。

5．树立正确的苦乐观

好事、坏事是相对的，可互相转变。同样，苦和乐，也是相对的，也可互相转变。挫折可使人痛苦，成功可使人快乐，可能无数个挫折才换来成功，无数次痛苦，才能换取快乐。应该用自己的付出，换取同事、亲戚、朋友的支持，工作应该多干，便宜应该少占，才会得到大家内心的认可，自己的意志，才会变成大家的行动，用自己的辛苦，换来工作的成绩。应该树立以苦为乐、吃亏是福的思想。“功成不必在我，功力必不唐娟”。苦中求乐，快乐工作，是不少成功人士的秘诀。

6．平静对待自己的不适和疾病

人与自然和社会的平衡是相对的，失去了这种平衡，到了一定程度，就是疾病。不平衡是绝对的，疾病和死亡是绝对的。人活着总会生病，或有这样那样的不适，这是不可抗拒的客观规律。应正确看待疾病和不适，这也是保持健康的重要方面。

（1）不适：没有不适的感觉，通过现代科学检查和分析，没有发现异常，就是一般概念的健康。身体有某种不适，通过现代科学检查和分析，也没有发现疾病，可能是我们常说的的亚健康，宽泛一点说，也是健康。不适是人生命活动中，生、长、壮、老、死过程的一部分应该出现的表现，也是对外界环境变化反应的表现。妊娠反应、更年期等在一定程度上都是正常的，体劳过度、用脑过度导致的疲乏，饮食不当引起的胃肠道不适，一定程度上也是正常的。因此，偶然出现小的不适，不要大惊小怪。但不适还是疾病的重要信号，尤其患病早期，也不能不重视，如身体感觉有某种不适，有必要到医院做适度的检查，没发现异常，就是健康，大不了被称为亚健康。可先寻找一下导致不适的日常生活中的原因，先不要吃药，靠人体自身的调节功能调节，经过这个过程后，常可自然缓解。千万不要疑神疑鬼，产生不必要的恐慌、过度的恐慌，仅此一项就足以造成疾病。

（2）疾病：有些疾病是外界不良刺激的反应，如感冒发热，是人体通过提高体温、增加抵抗病原微生物的能力。有些疾病是先天的，或遗传基因导致一生中某个时间发生，是不以个人意志为转移的。还有些疾病，能制约另一种疾病的发生，如消化系统疾病患者，患心脑血管病的比例小；高血脂患者，患肿瘤的比例小。因此，要坦然对待疾病，不要增加过度的心理负担。重要的是保持良好心态，提高自身的免疫和修复能力，一定防止过度治疗。

7．处理好奋斗与保健的矛盾

人生奋斗与保健是一对矛盾，可互相促进，也可互相制约。社会发展需要人们去奋斗，需要人们通过奋斗获得精神享受，拥有健康。但过度消耗体力、脑力、精力又有损健康。

把时间和精力用于保健可影响奋斗（工作），但健康又是工作的保证。如何处理好这个矛盾是个大课题，涉及社会、哲学、医学等多方面的知识。有时还需要每个人在生活中体会。应进一步探讨。

（马玉琛）

第四节　体质辨识

随着生活水平的提高、健康意识的增强，人们对身体的保健，对疾病的预防、治疗、康复越来越重视。但也存在不少误区，如：①盲日应用保健品。一种保健品，即便是非常好的保健品，对一个人有益，对另外一个人可能有害。阳气旺盛的人就不适合服用人参、鹿茸，最常见的是造成高血压；②随便应用免疫制品。认为自己抵抗力低下，容易感冒，就去注射丙种球蛋白，预防感冒，这是错误的。因为这种免疫制剂是被动免疫制剂，人本身就会产生这种成分，不适当应用，会抑制人体的免疫功能。

怎样用科学方法指导养生保健呢？一个尤其引人注目、正风靡全国的方法，就是中医的体质辨识。

一、体质辨识的意义

“持衡”理论认为，人体可通过自身的反应、调节能力，保持与自然和社会环境变化的阴阳平衡，达到了这种平衡就是健康状态，失去这种平衡就是疾病过程。疾病可以表现出各种各样的表现，应辨证施治。人具有先后天条件的差异，受遗传、营养、地域、气候、教育、生活习惯等诸多方面因素的影响，在处于与环境保持平衡，也就是在相对健康状态（传统和一般意义上的健康状态）时，人体的功能状态也会存在一定的差距，怎样区别和分类这些差距呢？自古至今，方法很多。目前比较常用的是在辨证的基础上，以证型为基本标准，将人的状态归纳出九种不同类型，即中医“治未病”的体质辨识。各种体质对自然环境、社会环境变化的反应，身体内外矛盾的调节能力，发生疾病的概率，容易导致什么样的疾病，适用什么样的方法调节，都存在一定的规律性，为养生保健提供了简便效廉的方法。

二、何为中医的体质

人具有先后天条件的差异，受遗传、营养、环境、生活习惯等诸多方面因素的影响，存在多种多样的生理状态，就叫作体质。在辨证的基础上，以证型为基本标准，将人归纳出九种不同类型的体质，这九种体质分别是：平和质、气虚质、阳虚质、阴虚质、痰湿质、湿热质、血瘀质、气郁质、特禀质。

三、中医体质的产生

人体的存在不是孤立的，必须与所存在的自然和社会保持一定程度的平衡才能保持健康。自然和社会是无时无刻不在变化的，所以，这个平衡总是暂时的和相对的。如何保持健康，保持人体与自然和社会环境之间的平衡呢?

自然和社会的变化并不以人的意志为转移，虽然人类能改造之，但能力非常有限。所以人体对环境变化的反应和适应是至关重要的。

人体是宇宙间物质运动变化的产物，在漫长的进化过程中，形成了反应和适应一定程度下的自然变化的能力。这种能力，主要是由人体阴阳二气的阳气所决定的。

在阳气反应和适应环境变化的过程中，环境变化的程度和阳气的盛衰的不同，会产生不同的人体功能状态，这就决定了人体不同体质的存在。体质，实质上讲，也是人体与环境内外阴阳平衡或正常生理状态下相对不平衡的一种表现。

四、中医体质的特征

1．平和质

阴阳气血调和，体态适中、面色红润、精力充沛等为主要特征（健康无病，与环境保持平衡状态）。

2．气虚质

元气不足，以疲乏、气短、自汗等气虚表现为主要特征。

3．阳虚质

阳气不足，畏寒怕冷、手足不温等虚寒为主要特征。

4．阴虚质

阴液亏少，口燥咽干、手足心热等虚热为主要特征。

5．痰湿质

痰湿凝聚，体型肥胖、腹部肥满、口黏苔腻等痰湿为主要特征。

6．湿热质

湿热内蕴，面垢油光、口苦苔黄腻等湿热为主要特征。

7．血瘀质

血行不畅，肤色晦暗、舌质紫暗等血瘀为主要特征。

8．气郁质

气机郁滞，以神情抑郁、忧虑脆弱等气郁为主要特征。

9．特禀质

先天失常，生理缺陷、过敏反应等为主要特征。

五、中医体质与中医证候、证型的区别

中医体质和中医证、证型、证候极其相似，但有明显的不同。中医的证是中医认识机体功能状态和治疗疾病的基本概念。证分为证候和证型，证候为机体生理或病理变化的单一表现，证型为机体在疾病发生发展过程的某一阶段出现的各种症状的概括。证候是证型的组成部分，多个证候一起，具备了一定条件，才称得上是证型。因此，证型是中医学有别于现代医学、独具特色的一种病名。畏寒、肢冷、面色皖白、舌淡脉沉等多个证候一起，组成了阳虚证型。上述任何一个证候单独讲，都不能称为病。阳虚这个证型，就可以称为中医的某种意义的病名了（不同于西医的病，相似于西医的综合征）。国家中医药管理局对中医证型的诊断标准做了具体的规定。证型是中医药确定治则的根本依据，是为治疗服务的。中医体质，虽然也由中医的证候组成，但却达不到中医证型的诊断标准，严格讲，它并不是中医的病，是中医的一种生理状态。

六、中医体质与疾病的关系

不同体质容易导致什么样的疾病，不同疾病又有什么样的体质基础，有一定的规律性，体质和疾病具有密切的正相关性。下面从形体特征、常见表现、心理特征、发病倾向、对外界环境适应能力五个方面进行体质特征表述，见表6-1。

表6-1 体质类型特征表

体质类型	形体特征	常见表现	心理特征	发病倾向	对外界环境适应能力
平和质	体形匀称健壮	面色、肤色润泽，头发稠密有光泽，目光有神，鼻色明润，嗅觉通利，唇色红润，不易疲劳，精力充沛，耐受寒热，睡眠良好，胃纳佳，二便正常，舌色淡红，苔薄白，脉和缓有力	性格随和开朗	平素患病较少	对自然环境和社会环境适应能力较强
气虚质	肌肉松软不实	平素语音低弱，气短懒言，容易疲乏，精神不振，易出汗，舌淡红，边有齿痕，脉弱	性格内向，不喜冒险	易患感冒、内脏下垂等病；病后康复缓慢	不耐受风、寒、暑、湿邪
阳虚质	肌肉松软不实	平素畏冷，手足不温，喜热饮食，精神不振，舌淡胖嫩，脉沉迟	性格多沉静、内向	易患痰饮、肿胀、泄泻，西医的风湿、甲减等疾病；感邪易从寒化	耐夏不耐冬；易感风、寒、湿邪
阴虚质	体形偏瘦	手足心热，口燥咽干，鼻微干，喜冷饮，大便干燥，舌红少津，脉细数	性情急躁，外向好动，活泼	易患虚劳、失精、不寐，西医的甲亢、糖尿病等；感邪易从热化	耐冬不耐夏；不耐受暑、热、燥邪
痰湿质	体形肥胖、腹部肥满松软	面部皮肤油脂较多，多汗且黏，胸闷，痰多，口黏腻或甜，喜食肥甘甜黏，苔腻，脉滑	性格偏温和、稳重，多善于忍耐	易患消渴、中风、胸痹，西医的高脂血症、动脉硬化等疾病	对梅雨季节及湿重环境适应能力差

续表

体质类型	形体特征	常见表现	心理特征	发病倾向	对外界环境适应能力
湿热质	形体中等或偏瘦	面垢油光，易生痤疮，口苦口干，身重困倦，大便黏滞不畅或燥结，小便短黄，男性易阴囊潮湿，女性易带下增多。舌质偏红，苔黄腻，脉滑数	性格多心烦急躁	易患疮疖、黄疸、热淋，西医的高血脂、高血压等疾病	对夏末秋初湿热气候，湿重或气温偏高环境较难适应
血瘀质	胖瘦均见	肤色晦暗，色素沉着，容易出现瘀斑，口唇暗淡，舌暗或有瘀点，舌下络脉紫暗或增粗，脉涩	易烦，健忘	易患症瘕及痛证、血证，西医的心脑血管等疾病	不耐受寒邪
气郁质	形体瘦者为多	神情抑郁，情感脆弱，烦闷不乐；舌淡红，苔薄白，脉弦	性格内向不稳定、敏感多虑	易患脏躁、梅核气、百合病及郁证，西医的自主神经功能失调等疾病	对精神刺激适应能力较差；不适应阴雨天气
特禀质	过敏体质，一般无特殊，先天禀赋异常或有畸形，或有生理缺陷	过敏体质常见哮喘、风团、咽痒、鼻塞、喷嚏等；遗传性疾病有垂直遗传，先天性、家族性特征；胎传性疾病为母体影响胎儿个体生长发育及相关疾病特征	因禀质特异情况而不同	过敏体质易患哮喘、荨麻疹、花粉症及药物过敏等；遗传疾病如血友病、先天愚型等；胎传疾病如五迟（立迟、行迟、发迟、齿迟和语迟）、五软（头软、项软、手足软、肌肉软、口软）、解颅（以小儿囟门应合不合，反而宽大，颅缝裂解为主要特征的病证）、胎惊、胎痫等	适应能力差，如过敏体质者对过敏季节适应能力差，易引发宿疾

体质辨识是对机体功能状态的分型。患病者患病前的体质也可从疾病的临床表现中推测出来，对疾病的治疗及病后防变、瘥后防复具有非常重要的作用，也可以将其包含

于体质辨识的内容。

七、不同人体质辨识应注意的问题

当进行辨识时，首先要搞清面对的人有没有疾病，这是医生职责分内的事；如果是养生保健从业者，要以问为主，怀疑有病，最好结合相关检查进行体质辨识。与中医先观舌把脉再说症状的诊断程序不一样。

（一）对患者的体质辨识

首先要明了什么是疾病？根据目前对疾病的认识，归纳如下：

（1）疾病是机体在一定病因的损害性作用下，自稳调节紊乱而发生的异常的生命活动过程。多数疾病，机体对病因所引起的损害发生一系列抗损害反应。自稳调节的紊乱，损害和抗损害反应，表现为疾病过程中各种复杂的功能、代谢和形态结构的异常变化，这些变化又可使机体各器官系统之间及机体与外界环境之间的协调关系发生障碍，引起各种症状、体征和行为异常，特别是对环境适应能力和劳动能力的减弱甚至丧失。每一种疾病，医学上都有严格的诊断标准。不同国家、不同时期标准有变化。目前有国际标准、国内标准或行业标准及临床诊疗指南等。这些主要是基于客观指标，亦即现代化的辅助检查，包括检验、影像、病理等所制定的，都具有充分的科学依据。

（2）有些患者具有典型的中医体质特点，可通过体质辨识的方法调护。大多数情况下是表现为某一证型或多个证型和证候交织在一起的复杂表现，掩盖体质的证候表现，不容易进行体质辨识，不容易利用体质辨识的方法进行干预，这时可以根据所掌握的相关知识和实践经验推测患者患病前可能是什么体质，也可在复杂的病证中，寻找出体质的蛛丝马迹。即便如此，体质调节也是处在疾病治疗的辅助地位。一定要告诫患者，坚持正确的治疗，不要把自己的体质调理说成是万能的。当然，也可用其他养生保健方法进行辅助治疗。

①心理保健：思想上平静对待自己的疾病。人与自然和社会的平衡是相对的，失去了这种平衡，到了一定程度，就是疾病。不平衡是绝对的，疾病和死亡也是绝对的。人活着总会生病，或有这样那样的不适，这是不可抗拒的客观规律。有些疾病，是外界不良刺激的反应。感冒发烧，常是人体通过提高体温，增加抵抗病原微生物的能力。有些疾病是先天的，或遗传基因导致一生中某个时间发生，是不以个人意志为转移的。还有

些疾病，能制约另一种疾病的发生，如消化系统疾病患者，患心脑血管病的比例小；高脂血症患者，患肿瘤的比例小。因此，要坦然对待疾病，不要增加过度的心理负担。

②利用养生保健的方法提高自身的免疫和修复能力。应防止过度依靠医疗。方法很多，比如，好多药食两用的物质都有这方面的作用。

③利用养生保健方法治疗简单的疾病、减轻疾病的痛苦或减缓疾病的进程。

（二）无病者的体质辨识

没有疾病的人有三种情况：

①健康者；

②没有不适感或仅有轻度不适感者；

③有较强不适感者（亚健康）。

1．健康者

世界卫生组织关于健康的定义：不仅是没有疾病，而是生理、心理以及社会适应能力的全面完好状态。据报道，完全达到上述健康标准的仅占人群的 5%。这样的人身体尽管完美，也存在体质的差异，较容易辨识。

2．没有不适感或仅有轻度不适感者

没有不适感或仅有局部的、暂时的、轻微的不适感，这些人具有中医某些证候的表现，但往往达不到某个证型的诊断标准，可用辨证的方法诊断，是中医体质辨识的最适应人群。对这些人进行体质辨识后，应给予健康促进的建议。

（1）定期到医院体检：有些疾病，甚至比较严重的疾病，没有丝毫不适感，是通过体检发现的。

（2）随时去医院就诊：有些轻度的不适感，有时是疾病的重要信号，不能不重视。要按医嘱，做必要的检查。通过现代化仪器检查，没有发现异常，应该认为就是健康无病的，也就是传统的、一般意义上的健康。告诫、提醒不要过多地怀疑自己得了什么疾病，有时候，长期的怀疑，也会诱导疾病的发生。

（3）提高对生命过程的认识：要认识到，不适是人生命活动中生、长、壮、老、死过程的一部分应该出现的表现，也是对外界环境变化反应的表现。妊娠反应、更年期等在一定程度上都是正常的，体劳过度、用脑过度导致疲乏、饮食不当引起的胃肠道不适在一定程度上也是正常的。因此，偶然出现小的不适，不要大惊小怪，也可先寻找一下导致不适的日常生活中的原因，如不良生活习惯。把原因纠正后，观察体会几天，目的是靠人体自身的调节功能调节。经过这个过程后，常可得到自然缓解。

3．较强不适感者（亚健康）

有人说：医院说我没有疾病，我却总觉着不舒服，怎么解释呢？有说法，可能你是亚健康状态。什么是亚健康？身体有某种不适，长期得不到缓解，通过现代科学检查和分析，也没有发现异常，常被称作亚健康。亚健康常是健康到疾病的过渡阶段（不包括在传统的、一般意义的健康范围之内）。不舒服感常见的有疲劳多、活力减退、反应能力减退、适应能力减退等。这种状态不能得到及时纠正，会引起多种疾病。最常见的有心理障碍，胃肠道疾病，心脑血管疾病如高血压、冠心病、脑卒中，风湿免疫疾病如类风湿关节炎，内分泌疾病如甲亢、糖尿病等，甚至癌症。中医辨证也常常表现出某种证型。

因此，关注亚健康是养生保健的重要内容，也是中医体质辨识、调节体质的重要内容。对于仅表现有某种体质的人，可依照辨证施治、临症加减的原则，进行体质调护；症状表现非常复杂，给体质辨识增加了难度。符合中医证型判定标准的，应像治疗疾病一样，虚者补之，实者泻之，寒者热之，热者寒之，辨证施治。就养生保健从业者来说，应该仅限于使用卫生部公布的药食两用的中药和可用于保健食品的物品进行调理。

（马玉琛）

第七章 “崇阳”－阳为生长之主

“崇阳”理论的基本内容：

①重阳思想贯穿了《素问》全书，是《素问》重要的理论内容；

②重阳思想在《素问·痹论》得到了充分的体现；

③张仲景秉承和发扬了《素问》的重阳思想，将应用于六经辨证，尤其是“痹”和脾胃病的辨治；

④崇尚《素问》的重阳思想，挖掘理论渊源，梳理发展脉络，理解深刻含义，用以解释生命和疾病，指导养生、康复和治疗，是中医药工作者极其重要的任务。

一、《素问》阴阳学说－认识事物构成和运动的总纲

阴阳是一对特殊的矛盾，征兆是热、是动。阴阳二气是人体的基本构成和活动元素，阳气始终占据主导地位。阳气是生命产生和活动的最原本动力，是调节机体内外平衡的最重要因素，是抵御和祛除病邪的最有力武器，维护阳气是治疗疾病的根本法则。这就构成了《素问》的重阳思想，对中医学发展起到了重要作用。

二、重阳思想在《素问·痹论》中得到充分体现

《素问》的重阳思想贯穿于“痹”发生、发展的全过程：阳气包括卫阳及脏腑之阳气，是抗击风寒湿邪的中坚力量；阳气是决定“痹”是否发病的依据；阳气和病邪的盛衰决定“痹”的病位、病性、病势、病度，其中阳气是关键；“痹”的发病途径与阳气（由

外向里）的分布基本一致；“痹”的寒热性质、转归预后，都与阳气的强弱密切相关。

三、张仲景秉承和发扬《素问》重阳思想

张仲景将《素问》的重阳思想应用于六经辨证，尤其是“痹”的治疗：风寒湿痹发病与阳气虚弱相关，治疗应温阳与祛邪结合，尽量避免或慎用寒凉之剂，以免损伤阳气；风湿热痹，往往阳气不虚，治疗应祛邪为主，麻黄、桂枝之类性热之品，目的是散邪；针对火热之气的灼伤阴液、耗损阳气，酌情予以补益，以免损伤阳气。张仲景也将重阳思想运用于脾胃病的治疗。

第一节 《素问》重阳思想

《素问》是中医学经典著作之一，它奠定了中医学的理论基础，阴阳学说是理论核心。《素问》的阴阳学说贯穿了重视阳气，即重阳思想，对中医学发展起了重要影响，对疾病，尤其风湿病治疗也起到了积极作用。

一、阴阳学说－永恒的真理

阴阳学说是我国古代朴素和自发的唯物论和辩证法思想。

①阴阳是互相关联的事物双方的概括，即可代表两个相互关联的事物，又可代表同一事物内部所存在的互相关联的两个方面；

②事物是在阴阳运动的作用和推动下生长和发展的。按现代唯物辩证法看来，阴阳是无时又无处不在的一对特殊的矛盾，它的运动是永恒的。阴阳是事物构成和运动的总纲，包括医学。如《素问·阴阳应象大论》所说：“阴阳者，天地之道也，万物之纲纪，变化之父母，生杀之本始，神明之府也，治病必求于本。”

二、阳－征兆是热、是动

与矛盾一样，阴阳是相对的。不同的是，矛盾双方只有主次之分，而阴阳双方则具

有特定的内容和性质。一般地说，活动的、在外的、上升的、明亮的、温热的、明亮的、功能的、亢进的属于阳，沉静的、内在的、下降的、寒冷的、晦暗的、物质的、功能减退的属于阴。《素问》对天体、对时间、对物质、对运动等的阴阳内容都有阐述，物质：“水火者，阴阳之征兆也”（《素问·阴阳应象大论》）。运动：“阴静阳躁”（《素问·阴阳应象大论》）。人体：“脏者为阴，腑者为阳”（《素问·金匮真言论》）。气血：血为阴，气为阳。气：热、动为阳，冷、静为阴。

三、阳气–生命产生和活动的最原本动力

人体是阴阳的结合体，阴阳二气是构成人体的最基本元素，人体生成和功能活动又是阴阳二气运动的结果。虽然阴阳二气是不可分割的，即所谓“孤阴不生，独阳不长”，对于生命，阳气始终占据着主导地位。生命是在不断运动的，阳属“躁”、属动，支持机体生长、活动的动力毫无疑问应该是阳气，阴气起构成有形之体的作用。

《素问·阴阳离合论》曰:“天覆地载,万物方生,未出地者,命曰阴处,名曰阴中之阴;则出地者，命曰阴中之阳。”即是说，有一丝阳气，婴儿才呱呱落地，这丝阳气，是生命的动力，伴随着这丝阳气的生长、旺盛、衰弱，人走过正常的生命过程。阳气越旺盛，生命力越强盛。如《素问·阴阳应象大论》所说：“阳生阴长，阳杀阴藏”“阳化气，阴成形”。也是靠着阳气,人才能有各种各样的功能活动。又如《素问·阴阳应象大论》曰:“寒气生浊，热气生清”“清阳出上窍，浊阴出下窍；清阳发腠理，浊阴走五脏；清阳实四肢，浊阴归六腑”“阴在内阳之守也，阳在外阴之使也”。

四、阳气–调节机体内外平衡最重要的因素

在漫长的进化过程中，机体形成了调节身体内部结构平衡和身体与外部环境平衡关系的能力，机体内的阳气是最活跃的因素。当寒冷气候降临时，阳气就活跃起来，使人体功能旺盛，增加热量的产生，不至于因寒冷的刺激而降低体温。暑热气候，阳气也变得活跃，使皮肤、腠理开泄，通过散发热量，不至于因暑热影响而升高体温。外邪侵袭或病邪内存时，阳气皆可被动员起来，通过增强代谢、提高抵抗能力等方式将内、外邪气化或祛除出体外。

因此，通过阳气的调节作用，达到阴阳平衡是身体健康的基本表现。如《素问·生

气通天论》曰："凡阴阳之要，阳密乃固""阴平阳秘，精神乃治；阴阳离决，精气乃绝"。阳气调节过程中会产生一些过度或异常反应，阳气不足或病邪过盛，阳气不足以完成调节作用，使人体阴阳失于平衡，都会表现为疾病或病症。

五、阳气－抵御和祛除病邪最有力武器

1．阳气的分类和抗病作用

人体阳气从外到里有层次之分，即卫阳之气、脏腑之阳气，有不同的功能。卫阳的功能是将外邪抵御于表，并祛除体内存在于脏腑和经脉之外的邪气，如《素问·痹论》曰："荣者水谷之精气也……乃能入于脉也，故循脉上下，贯五藏、络六府也。卫者水谷之悍气也，其气慓疾滑利，不能入于脉也，故循皮肤之中分肉之间，熏于肓膜，散于胸腹"。脏腑之阳气则阻抗侵入人体脏腑和经脉之病邪，如《素问·五脏别论》曰："所谓五脏者，藏精气而不泄，故满而不能实；六腑者，传化物而不藏，故实而不能满"。外邪入侵，阳卫之气首当其冲，如《素问·生气通天论》曰："故天运当以日光明，是故阳因而上，卫外者也"。内邪停滞，脏腑之阳气拼力祛除，如肾主温化，脾主运化，肺主肃降，肝主疏泄。

2．阳气是决定病证寒热的主要原因

正气不虚，病邪不得入侵或内停，则不足以生病。如《素问·生气通天论》曰："风者，百病之始也。清净则肉腠闭拒，虽有大风苛毒，弗之能害。"在一定条件下，外邪侵袭或内邪停滞，阳气则发挥积极抵御、消灭或祛除作用。

阳气盛衰不同，在不同脏器对不同病邪抵抗有不同表现。就疾病寒热性质讲，阳气是主要的、关键的原因，病邪似乎并未起多大作用。不管遭到风、寒、湿、燥或热邪，如机体阳气盛，一般表现为热证，如阳气虚，一般表现为寒证。如《素问·生气通天论》曰："阴者藏精而起亟也，阳者卫外而为固也。阴不胜其阳，则脉流薄疾，并乃狂（阳热表现）。阳不胜其阴，则五脏气争，九窍不通（阴寒表现）"。乃狂，系阳热表现；五脏气争，九窍不通为阴寒表现。

3．阳气盛衰，对不同病邪的反应

（1）阳气旺盛，外邪强盛而发病，一般为热象，外邪强盛，损耗阳气，灼伤阴液，常具有由热到虚的特点。《素问·阴阳应象大论》曰："阳盛则身热，腠理开，喘粗为之仰，

汗不出而热，齿干而烦冤，腹满死，能冬不能夏。”

（2）阳气不足，外邪入侵发病，一般为寒象。《素问·阴阳应象大论》曰：“阴盛则身寒，汗出，身常清，数栗而寒，寒则厥，厥则腹满，死，能夏不能冬”，阴盛，即阳气不足，不发病则邪伏于内，成为伏邪，如《素问·生气通天论》曰：“春伤于风，邪气留连，乃为洞泄。夏伤于暑，秋为痎疟。秋伤于湿，上逆而咳，发为痿厥。冬伤于寒，春必温病”。

4．阳气过于亢盛则损伤正气

《素问·阴阳应象大论》曰：“壮火之气衰，少火之气壮，壮火食气，气食少火，壮火散气，少火生气”“寒伤形，热伤气”。阳气过于亢盛，损伤正气，主要有两个方面：一是火热消耗阳气，二是火热灼伤阴液。

六、维护阳气 – 治疗疾病根本法则

综上所述，对人体，有一分阳气，就有一分活力；对预防，有一分阳气，就有一分健康和康复；对救治，有一分阳气，就有一分生机。万物生长靠太阳，生命活动靠阳气，如《素问·生气通天论》曰：“阳气者，若天与日，失其所，则折寿而不彰”。因此，无论何时何地，都要注重维护阳气，维护阳气是治疗疾病的根本法则。

因气可抵抗病邪，病邪可伤及阳气，维护阳气有祛邪和补虚两方面内容：如外感六淫重于散邪，痰湿积聚重于祛邪，肝气郁结重于疏邪，阴血凝滞重于化邪，饮食不调重于消导，思虑劳神重于养阴，孰重孰轻应酌情掌握。

七、小结

以上诸条，构成了《素问》的重阳思想。数千年来重阴思想在指导中医学理论发展、医疗实践方面起到了极其重要的作用，为中华民族的繁衍和昌盛做出了贡献。

（马玉琛）

第二节　《素问》重阳思想与痹病（一）

《素问》阴阳学说的重要内容是它的重阳思想，在该书的诸多篇幅都有体现，尤其是渗透到了它的篇幅之一——《素问·痹论》中。《素问·痹论》是对《素问》重阳思想与痹病的密切联系和应用的典范。学习和领会《素问·痹论》，对痹病的病因病机、表现和预后总结如下。

一、致病因素

“风寒湿三气杂至，合而为痹也”（《素问·痹论》）。

二、抗邪能力

阳气是中坚力量：包括卫气，营之动气，脏腑之阳气（见前述）。

三、发病条件

阳气是决定因素：

人体阳气虚弱，外邪乘虚而入。

人体阳气不虚不病，如《素问·痹论》曰：“荣卫之气，亦令人痹乎”“逆其气则病，从其气则愈，不与风寒湿气合，故不为痹”。这只是相对的，特殊情况下，尽管阳气不虚，风寒湿邪过重，也可致病（如瘟疫：流行性传染病）。

四、发病机制

阳气是关键的作用：正邪相争，阳气和病邪的盛衰决定痹病的病位、病性、病势、病度。

五、致病途径

阳气的分布，由外向里：卫阳、营之动气、脏腑之气；发病途径与阳气分布基本一致：

由表入里，先病五体痹，再传入脏腑，为脏腑痹，即“病久而不去者，内舍于其合也。”（《素问·痹论》），尤其在“重感于风寒湿气”（《素问·痹论》）时；外邪直中脏腑，一般从俞穴论，如《素问·痹论》曰：“五藏有俞”“六腑亦各有俞，风寒湿气中其俞，而食饮应之，循俞而入，各舍其府也”。五体痹与脏腑痹可互传，并可同时发病。

六、病性表现

病性寒热与阳气的强弱密切相关。

1．风寒湿邪袭表

卫阳不虚，为五体痹在表之表实证；卫阳虚，为五体痹，在表之表虚证。风寒湿邪侵入肌肉、关节、筋脉（非脏腑）为五体痹里证。五体痹，在表和在里可单独存在，也可同时发生，统称为五体痹。五脏之阳气虚，不能起抗击侵于体表及肌肉、关节、筋脉之邪，五体痹一般表现为寒象，可见畏寒肢冷、舌淡、苔白、脉沉迟无力等，临床诊断为风寒湿痹。传为五脏痹，或风寒湿邪直中脏腑，发生脏腑痹，一般也伴有寒象，也属风寒湿痹。如《素问·痹论》曰：“其寒者，阳气少，阴气多，与病相益，故寒也”。

2．既已病五体痹

五藏阳气不虚，能抗击侵于体表和肌肉、关节、筋脉之邪；外邪较轻，可被祛除出体外，过程常表现为热象：身热，汗出，舌红，苔黄，脉弦、滑、数等，此时，五体痹临床诊断为风湿热痹。外邪严重，尽管五藏阳气不虚，超出其抵抗能力，也可传为五脏痹；或风寒湿邪直中脏腑，发生脏腑痹，一般也伴有热象，也表现为风湿热痹。如《素问·痹论》曰：“其热者，阳气多，阴气少，病气胜，阳遭阴，故为痹热”。

七、疾病转归

疾病转归取决于病位和病性。《素问·痹论》曰：“其入脏者，死，其留连筋骨间者，疼久，其留皮肤间者，易已。”病位和病性与五藏阳气息息相关，无疑，五藏阳气对疾病的康复是至关重要的。

（马玉琛）

第三节 《素问》重阳思想与痹病（二）

《素问》阴阳学说的重要内容是重视阳气（重阳思想），认为“阳运当如日光明”，阳气对痹病形成、病位、病性、病程和发展起到至关重要的作用。人体阳气包括卫阳及脏腑之阳气，是抗击风寒湿邪的中坚力量；阳气是决定痹病是否发病的依据；阳气和病邪的盛衰决定痹病的病位、病性、病势、病度，其中阳气是关键；痹病的发病途径与阳气（由外向里）的分布基本一致；“痹”的寒热性质、转归预后，与阳气的强弱密切相关。痹病的治疗当维护阳气：风寒湿痹的发病与阳气虚弱相关，当温阳与祛邪结合，尽量避免或慎用寒凉之剂；风湿热痹，往往阳气不虚，当以祛邪为主，应用麻黄、桂枝之类性热之品，目的是散邪，针对火热之气灼伤阴液或耗损阳气，应酌情补益。

一、阳气－生命活动根本动力

人体正气分阴阳，阴阳活动是正气运行的根本形式和普遍规律。《素问·阴阳应象大论》曰：“阴阳者，天地之道也，万物之纲纪，变化之父母，生杀之本始，神明之府也。治病必求于本”“清阳出上窍，浊阴出下窍；清阳发腠理，浊阴走五脏；清阳实四肢，浊阴归六腑”“阴在内阳之守也，阳在外阴之使也”。《素问·生气通天论》曰：“阴平阳秘，精神乃治；阴阳离决，精气乃绝。”

阳气在阴阳二气这对矛盾中起着主导作用，是生命活动的根本动力。如《素问·阴阳应象大论》所说：“阳生阴长，阳杀阴藏”“阳化气，阴成形”，《素问·生气通天论》说：“阳气者，精则养神，柔则养筋”“凡阴阳之要，阳密乃固”“阳强不能密，阴气乃绝”。阳气不足，卫气、经气或脏腑之气就会运行失常，导致疾病发生。

二、阳气不足－痹病发生决定因素

《素问·生气通天论》说：“阳气固，虽有贼邪，弗能害也”“风者百病之始也”“清净则肉腠闭拒，虽有大风苛毒，弗之能害。”是说，阳气充盛，正气才能旺盛，才能阻止病邪侵袭，不会发生疾病。《素问·生气通天论》又说：“阳气者，若天与日，失其所，则折寿而不彰。”《素问·评热病论》也说：“邪之所凑，其气必虚。”说明阳气相对虚弱，正气相对不足，就不足以将病邪拒之于外，就会导致疾病发生。

根据《素问·痹论》“风寒湿三气杂至，合而为痹”“逆其气则病，从其气则愈，不与风寒湿气合，故不为痹”之说，风寒湿为痹病的外因，阳气虚弱，不能将外邪阻止于外时，外邪可乘虚而入，不管外邪入侵到人体什么部位，或深或浅，人体各部位阳气虚弱的程度，或弱或强（相对），都要起而抗邪，正邪相争为痹病发病的最基本机制。正邪相争，邪气的强弱固然重要，但阳气的盛衰决定疾病是否发生，决定疾病在表在里，或实或虚、变寒变热、化痰化瘀，决定疾病的病位、病性、病势、病度、病程和转归。

三、阳运不周–痹病位异先决条件

阳气在人体各部位分布的强弱有不同，根据阳气分布的部位分类，局部阳气包括卫气和脏腑之气，在正常状态下，局部阳气的强弱又可分为少阳、太阳、阳明、少阴、太阴、厥阴。

卫阳具有皮肤及肢体等在脏腑和脉管之外组织的屏障防卫功能，能将外邪抵御和驱除于表，如《灵枢·本藏》曰：“卫气者，所以温分肉、充皮肤、肥腠理、司开合者也”“卫气充则分肉解利，皮肤调柔，腠理致密矣”。《素问·痹论》曰：“卫气者，水谷之悍气也，其气慓疾滑利，不能入于脉也，故循皮肤之中，分肉之间，熏于肓膜，散于胸腹。”

脏腑之阳气阻抗侵入体内深部之病邪，《素问·五脏别论》曰：“所谓五脏者，藏精气而不泄，故满而不能实。六腑者，传化物而不藏，故实而不能满”。人体各部位阳气充盛，能使人体内外、人体内脏腑组织气血之间保持相对平衡，有效抵御病邪。痹病的发病，不但与整体阳气的状态有关，也与局部阳气的强弱、阳气与阴气比例的失调有关。某一部位阳气相对虚弱，病邪会乘虚而入，导致这一部位的疾病。

《素问·生气通天论》曰：“故天运当以日光明，是故阳因而上，卫外者也。”《素问·痹论》曰：“病久而不去者，内舍于其合也。”是说卫阳不足，风寒湿邪袭表，脏腑经络虚弱，则据其所主，由表入里，病五体痹，肺虚入皮为皮痹、心虚入脉为脉痹、脾虚入肉为肌痹、肝虚入筋为筋痹、肾虚入骨为骨痹。五体痹久而不去，可传入脏腑，为脏腑痹，如皮痹入肺、脉痹入心、肉痹入脾、筋痹入肝、骨痹入肾。而且五体痹与脏腑痹可因局部阳气的虚弱而同时发病或互传。

《素问·痹论》曰："五藏有俞""六腑亦各有俞，风寒湿气中其俞，而食饮应之，循俞而入，各舍其府也"。"重感于风寒湿气"，外邪直中阳气虚弱之脏腑，一般从俞穴论和饮食论，即外邪由俞穴进入所连通之脏腑，或因饮食失节，寒湿之邪入内直接损伤脏腑。

四、阳搏无力 – 痹病性寒根本原因

《素问·阴阳应象大论》曰："阳盛则身热，腠理开，喘粗为之俯仰……能冬不能夏""阴盛，则身寒汗出，身长清，数栗而寒，寒则厥，厥则腹满，死，能夏不能冬"。寒热辨证是八纲辨证的重要内容，临床重以寒热论病性，不管风邪为重还是湿邪为重，都会有体内或寒、或热的表现，与阳气（主要是卫阳之气、肾之阳气）的弱强密切相关；阳气相对旺盛，表现为风湿热痹；阳气虚弱，则表现为风寒湿痹。

《素问·痹论》曰："其寒者，阳气少，阴气多，与病相益，故寒也。"如卫表之阳气虚弱，不能有效与风寒湿邪搏击于体表，病邪可轻易地穿过体表的藩篱，侵入皮肤（皮肤与表不是同一概念）、肌肉、关节、筋脉，病五体痹，此时关节、肌肉、经脉等的疼痛，常伴有汗出、恶风寒等表阳虚的表现。不管五体痹是否伴表证存在，五体部位卫阳之气虚弱，无力与入侵的外邪搏击，关节、肌肉、经脉等的疼痛通常有畏寒喜热的阴寒证候。脏藏六腑之阳气虚，不能起而抗击侵于皮肤、肌肉、关节、筋脉之邪，传为五脏腑痹，或风寒湿邪直中脏腑，发生脏腑痹，一般也伴有身体寒冷之象。总之，阳气不足以抗邪所导致的五体痹和脏腑痹，病性特点均为寒，都应辨证为风寒湿痹。

《素问·痹论》曰："其热者，阳气多，阴气少，病气胜，阳遭阴，故为痹热。"卫表之阳气不虚，风寒湿邪袭表，并侵入皮肤（皮肤与表不是同一概念）、肌肉、关节、筋脉，病五体痹。卫阳与外邪搏击于体表，此时五体痹当伴有表热之表实证。五体部位阳气相对不虚，有力与入侵的外邪搏击，关节、肌肉、经脉等的疼痛通常伴有体热表现。既已病五体痹，脏腑阳气相对不虚，当外邪较轻时，可不病脏腑，但过程常有阳热之象；尽管脏腑阳气相对不虚，当外邪严重，超越脏腑之抵抗能力，五体痹传为脏腑痹，或风寒湿邪直中脏腑，发生脏腑痹，人体一般也伴有阳热之象。总之，阳气相对不虚，与病邪搏击，所导致的五体痹和脏腑痹，其病性特点均为热，都应辨证为风湿热痹。注意：

风湿热痹之热，不是感受邪热，而是正邪交搏所化生之热，《素问·热论》曰“今夫热病者，皆伤寒之类也”乃为此意。

五、阳气充足－痹病康复有力保证

《素问·痹论》曰：“其入脏者，死，其留连筋骨间者，疼久，其留皮肤间者，易已。”是说五脏位于人体最里，按痹病由表至体、由体至腑脏的发病规律，只有阳气极虚，外邪才能突破层层屏障，导致脏痹，预后最差。脏腑不虚，痹虽不病脏腑，外邪却留连筋骨，说明阳气虚损程度虽不致引起脏痹，却不能温润筋骨，会导致五体痹，病程会很长。脏腑经脉阳气不虚，只有卫表阳气不足，痹病仅会发生在浅表的皮肤，易于治愈。说明人体阳气盛衰与痹病的病位、病程、预后和康复息息相关。告诉我们，在对痹病预后的判断上应认识到，人体充足的阳气是痹病康复的有力保证。但在临床上我们会发现，痹病发病的重要病因是阳虚，风寒湿邪又最易损伤阳气，哪怕是阳气与病邪搏击，导致风湿热痹，因“壮火之食气”，所产生的热邪不但耗损阴液，也可吞食阳气，在痹病，阳气是最易损伤的。所以在对痹病的干预过程中，要时刻注重补充和维护阳气。

（马玉琛）

第四节　《伤寒论》《金匮要略》痹病重阳思想

《素问》对痹病的病因、病机和治法进行了比较全面的论述，贯穿了重视阳气（重阳）思想，对后世医家具有非常重要的影响。在《伤寒论》和《金匮要略》中，张仲景（仲景）秉承和发展了《素问》相关理论，对痹病的定性、定位，也着重地考虑了阳气，尤其是对痹病治疗的遣药组方，在祛除风寒湿邪的同时，始终把温补和维护阳气放到了重要地位，弥补了《素问》有法无方的不足，对痹病的临床治疗具有非常重要的指导作用。

主要内容：把痹病分为两类，风寒湿与风湿热。风寒湿痹类：五体痹，散寒祛风除湿，温补维护阳气；五体痹伴表实证，祛邪补护阳气，注意辛温解表；五体痹伴表虚证，祛邪补护阳气，注意调和营卫；脏腑痹，补虚注重温阳，祛风除湿散寒，化痰解毒活血；风湿热痹类：五体痹，散寒祛风除湿，助阳补气滋阴；五体痹伴表实证，遵热痹之法，用发汗之温方；五体痹伴表虚证：遵热痹之治法，固表调营和卫；脏腑痹，滋阴补气护阳，祛风除湿散寒，化痰解毒活血。

一、温补阳气－风寒湿痹

风寒湿痹之寒，是指包括五体及脏腑所表现的内寒。仲景秉承《素问·痹论》“其寒者，阳气少，阴气多，与病相益，故寒也”“凡痹之类，逢寒则痉，逢热则纵”等论述，尤其注重温补或维护人体阳气。

1．五体痹－风寒湿

治法：散寒祛风除湿，注重温补阳气。

《伤寒论》曰：“风湿相搏，骨节疼烦，掣痛不得屈伸，近之则痛剧。”《金匮要略》曰：“太阳病，关节疼痛而烦，脉沉而细者，此名湿痹。”虽“脉沉而细”为肾阳虚之表现，却未见肾脏本身之病变，证候以骨关节为主，可知病位主要在经而不在脏，肾主骨，当为五体痹之骨痹。结合《素问·痹论》“痛者，寒气多也，有寒故痛也”，可知这是仲景对风寒湿之五体痹的病因和证候做的基本描述。重要的是，他为之制定了具体的治法和方药。

《伤寒论》曰：“少阴病，身体痛，手足寒，骨节痛，脉沉者，附子汤（附片、人参、白术、茯苓、白芍）主之。”五体痹，性为风寒湿，少阴经属阴，其位在骨而未在皮，风邪不必由表发散，以附片温补全身之阳气，阳气盛，寒邪自可消退，风邪亦可自里向外减除，阳气尚可化湿，但恐其力不足，故以白术、茯苓健脾通利辅之，为不灼伤少阴经之津液，以白芍制约附片之燥性，体现温补阳气对痹病治疗的重要性。

《金匮要略》曰：“伤寒八九日，风湿相搏，身体疼痛，不能自转侧……若大便坚，小便自利者，去桂加白术汤主之”（白术附子汤：白术，附子，甘草，生姜，大枣）。与桂枝附子汤证不同，该证风邪轻而已解，表热已损及津，故大便干燥，湿邪重而易滞留，未进脏腑且有出处，故小便自利，说明在内之卫阳虽虚，在胃之阳气未减。治疗以白术助运，以渗利湿气，以附片温阳，以祛除寒邪，也体现了补阳和护阳的用意。

仲景在《金匮要略》中提出历节病，相当于痹病的五体痹，并按寒湿和湿热分而治之。

“病历节不可屈伸疼痛，乌头汤（麻黄、芍药、黄芪、甘草、川乌）主之”，是寒湿历节、亦即五体之风寒湿痹的证治。方以川乌辛热温阳散寒为主，黄芪、甘草甘温补脾护阳为辅，麻黄辛温以芍药制约，减解表之力，增祛风散寒，利水除湿之功，诸药相合，充分体现了重阳思想。

2．五体痹伴表实证－风寒湿

治法：祛邪温补阳气，注意辛温解表。

风寒湿邪多由表入里，故痹病常由表证转化或兼有表证。《伤寒论》表证有表实表虚之分。“太阳病，或已发热，或未发热，必恶寒，体痛，呕逆，脉阴阳俱紧者，名为伤寒”，“太阳病，头痛，发热，身疼，腰痛，骨节疼痛，恶风，无汗而喘者，麻黄汤主之”（麻黄、桂枝、甘草、生姜、大枣），“太阳病，脉浮紧，无汗，发热，身疼痛，八九日不解，表证仍在，此当发其汗。服药已微除，其人发烦目瞑，剧者必衄，衄乃解。所以然者，阳气重故也。麻黄汤主之。”这三条所述为痹病兼有表实证。皮表之卫阳仍能“充皮肤”，遭遇较盛之外邪，影响“司开合”，皮毛闭塞，正邪相争导致阳热之气郁而不得发，故发热无汗。如《灵枢·本藏》所说，“卫气者，所以温分肉、充皮肤、肥腠理、司开合者也”，卫阳“温分肉”“肥腠理”功能失司，不能有效抵御入里之邪气，阳不足而阴有余，外邪由表及里，导致五体之风寒湿痹，故可身疼、腰痛、骨节疼痛、恶风寒等。发热本当用寒凉之剂，病因为风寒夹杂湿气，故以辛温药麻黄为主，解表祛风寒，利尿除湿气，以桂枝发表解肌、温通经脉、通阳化气，尽快祛除外袭之寒邪和内生之表热；以甘草、大枣益气补中，以生姜温调肺胃，便于正气鼓动病邪外出。发热仍用温剂，也避免了寒或热邪致病及汗法祛邪过程中阳气受到损伤，为重阳思想的体现。

3．五体痹伴表虚证－风寒湿

治法：祛邪温补阳气，注意调和营卫。

《金匮要略》曰：“风湿相搏，骨节烦疼掣痛，不得屈伸，近之则痛剧，汗出气短，小便不利，恶风，不欲去衣，或身微肿者，甘草附子汤主之”（甘草、附子、白术、桂枝）。说明卫阳表里皆虚，卫表虚弱，营卫失调，毛孔不秘，必“汗出，恶风”，稍有外邪，即可客寄，弱阳抵之无力，虽“发热”而不甚，虽“头痛”而较轻，且可使外邪经皮表直接进入“分肉”、腠理。此时，卫阳里虚，不但出现“汗出，恶风，头痛，发热”为特征的表虚证的证候，而且有前面已述风寒湿之五体痹的特点，还干预经脉循行，影响水液代谢，出现湿无出路的表现。故以附子、甘草温补阳气，以桂枝通阳化气，调营解表，再加白术健脾利湿，使外邪在阳气的鼓动下，即可从体表疏散，又可从小便排出，同样渗透着重阳思想。

《金匮要略》曰："伤寒八九日，风湿相搏，身体疼痛，不能自转侧，不呕不渴，脉浮虚而涩者，桂枝附子汤主之"（桂枝附子汤：桂枝、生姜、附子、甘草、大枣），表阳虚不能有力抵抗风寒湿邪，出现表虚表现；外邪由表入里，在里之卫阳虚弱亦虚，阴盛阳弱，相搏而化寒，痹于肢体，而见"身体疼痛，不能自转侧""不呕不渴"，说明邪未传入脏腑。治以附子温补阳气，桂枝汤去芍药收敛之性，调和营卫，辛温解表，调补脾胃气，桂枝通阳化气，便于人体将外邪由内向外而祛除，是补阳祛邪的典范。不用白术附子汤之白术，说明湿气较轻，邪以外风为主。

4．脏腑痹－风寒湿

治法：补虚注重温阳，祛风除湿散寒，化痰解毒活血。

五脏痹表现，如《素问·痹论》曰："诸痹不已，亦益内也""淫气喘息，痹聚在肺；淫气忧思，痹聚在心；淫气遗溺，痹聚在肾；淫气乏竭，痹聚在肝；淫气肌绝，痹聚在脾"。常与五体痹互传或相兼，病性为风寒湿者，以内寒为其特征，并常存在虚证和出现血瘀、痰积证或证候。

《伤寒论》曰："少阴病，二三日不已，至四五日，腹痛，小便不利，四肢沉重疼痛，自下利者，此为有水气。其人或咳，或小便利，或下利，或呕者，真武汤主之"（附片、白术、茯苓、白芍、生姜）。虽有五体痹"四肢沉重疼痛"的表现，但以脾胃、肺、肾脏腑病症状为主，可谓外邪侵袭，脏腑阳气虚弱而失于抵抗所致的风寒湿之脏腑痹。以附片温阳祛寒为主，白术、茯苓健脾利湿为辅，为不灼伤少阴经之津液，以白芍制约附片之燥性，加生姜温经散寒、温肺止咳、温胃止呕，同样体现了重阳思想。

《金匮要略》曰："寒疝腹中痛，逆冷，手足不仁，若身疼痛，灸刺诸药不能治，抵当乌头桂枝汤（水蛭、虻虫、桃仁、大黄、乌头、桂枝、芍药、甘草、生姜、大枣）主之。"此条之逆冷，手足不仁，身疼痛，为五体痹表现，伴有寒疝腹中痛，说明腑阳虚弱，邪已入腑，寒凝血瘀，相当于《素问·痹论》的小肠痹或胞痹，兼有五体痹。方中乌头温阳散寒，桂枝温通经脉，通阳化气并调和营卫；抵当汤治腑痹之血瘀，应用大黄配以桃仁，使瘀血有通道排出，大黄之寒性可以乌头制之。在脏腑痹和五体痹同治的过程中，也突出了温阳护阳之法。

二、维护阳气－风湿热痹

所谓风湿热痹，是在痹病基本症状的基础上，伴有内热表现。《素问·热论》曰：“今夫热病者，皆伤寒之类也。”《素问·痹论》曰：“风寒湿三气杂至，合而为痹”“其热者，阳气多，阴气少，病气胜，阳遭阴，故为痹热”“凡痹之类，逢寒则痖，逢热则纵”说明其一：痹病的外因只有风寒湿三气；其二：风寒湿三气不单独致痹；其三：热是阳气与外邪相斗争过程的产物，无阳则无热，阳气越盛，热象越重，无热说明风寒湿三气在体内畅行，有热说明痹病的外邪在体内遭遇了抵抗；其四：热可伤阴、耗气；其五：大苦大寒之剂清热可折伤阳气。因此，风湿热痹的治疗，仍当以辛温祛邪，以温热护阳，以甘凉制热，以苦寒为慎。仲景治热痹之法如下。

1．五体痹－风湿热

治法：散寒祛风除湿，助阳补气滋阴。

《金匮要略》曰：“病者一身尽疼，发热，日晡所剧者……，可与麻黄杏仁薏苡甘草汤”（麻黄、甘草、薏苡仁、杏仁），以辛温之麻黄伍杏仁，驱除躯干、肢体的外邪，以薏苡仁、甘草健脾利湿，使在里之邪热由小便排出。这是仲景对风湿热痹之五体痹最基本治疗的描述。

《金匮要略》曰“诸肢节疼痛，身体魁羸，脚肿如脱，头眩短气，温温欲吐，桂枝芍药知母汤主之”（桂枝、芍药、甘草、麻黄、生姜、白术、知母、防风、附子），是湿热历节、亦即五体之风湿热痹的典型证治。虽有热象，仍用辛热之附子、甘温之甘草化阳、助阳，鼓动辛温之麻、桂、防风、生姜祛除散寒湿邪，以白术健脾利湿，以知母、芍药防治火热之邪所伤阴液；为免损伤阳气，不用苦寒之剂。这是仲景治疗风湿热痹之五体痹的典型方药。

2．五体痹伴表实证－风湿热

治法：遵热痹之治法，用发汗之温方。

《金匮要略》曰：“湿家病，身疼发热，面黄而喘，头痛，鼻塞而烦，其脉大，自能饮食，腹中和无病，病在头中寒湿，故鼻塞，内药鼻中则愈”“湿家身烦疼，可与麻黄加术汤发其汗”（麻黄、桂枝、白术、杏仁、甘草）。指的是风寒湿邪不仅束于表，而且入里，与“分肉”“腠理”的卫阳之邪相搏的表现，为风湿热之五体痹伴表实证。对于“头痛，鼻塞而烦”等，唯解表即可，如有“身烦疼”，必依治痹法治之。按《金匮要略》：“风湿相搏，一身尽疼痛，法当汗出而解……，汗之病不愈者，何也？盖发其汗，汗大出者，但风气去，湿气在，是故不愈也。若治风湿者，发其汗，但微微似欲出汗者，风湿俱去也”，麻黄、桂枝、杏仁、甘草发汗祛邪，以白术伍麻黄，使发汗而不过汗，湿邪既利由表疏散，又助由尿排出。证虽有热，却免用寒凉，乃为保护阳气也。

3．五体痹伴表虚证－风湿热

治法：遵热痹之治法，固表调营和卫。

《金匮要略》曰：“风湿，脉浮，身重，汗出，恶风者，防己黄芪汤（防己、甘草、白术、黄芪）主之，……喘者，加麻黄半两；胃中不和者，加芍药三分；气上冲者，加桂枝三分；下有陈寒者，加细辛三分。”“服后当如虫行皮中，从腰下如冰，后坐被上，又以一被绕腰以下，温，令微汗，差。”其证无喘，说明非表实证，“下无陈寒”，说明无内无寒，无寒则有热，故“身重”，符合风湿热之五体痹；脉浮，汗出，恶风，是兼有表虚。方以黄芪固表，防己加白术利关节，渗湿邪，黄芪、甘草加白术补建中阳，补中气，黄芪温卫阳，固皮表，虽未用附桂，亦不失为重视阳气之良剂。

4．脏腑痹－风湿热

治法：滋阴补气护阳，祛风除湿散寒，化痰解毒活血。

有脏腑病症表现，以内热为特征，兼或不兼五体痹。如《金匮要略》曰：“温疟者，其脉如平，身无寒但热，骨节疼痛，时呕，白虎加桂枝汤主之”（知母、甘草、石膏、粳米、桂枝）。无寒但热，骨节疼痛，是五体痹的风湿热痹，时呕，相似于《素问·痹论》的脾痹症状。风寒湿邪由肢体入脏，五脏阳气不虚，化热而伤阴。故以知母滋养热邪所伤之阴，石膏辛散脏腑中之热邪，桂枝疏散五体表里之邪气，虽热而不用苦寒之剂，也是为了避免损伤五脏真阳之气。

三、小结和体会

1．痹病有阳热表现－好现象

风寒湿邪客表或入侵人体，人体卫气、脏腑之气会搏起而抗邪，阳热为正邪交争所导致。外邪越强，阳气旺盛，阳热表现越强，甚至出现发热乃至高热，此时疾病可能更容易康复。若外邪客入，表现为阴寒之象，说明阳气虚弱，不足以抗邪，病程可能会较长，甚至影响预后。

2．风寒湿邪侵袭，阳气不虚

病风湿热痹，应用辛温之品疏散寒邪，仍为重要治疗方法之一，助以甘温补益中气，有利于阳气驱邪外出，酌情佐以甘凉之品，可防阳热之气伤及阴液，应谨防以大苦大寒清热而损伤阳气。

3．风寒湿邪气过盛、阳气不虚

反应过度的高热之象可对机体产生不良损害，化毒、伤阴、生风、动血等。此时清热是不可缺少的，应恰到好处，并应对邪热造成的不同损害，对应辅以解毒、增液、滋阴、补气等，始终不能忘记养护阳气。

4．现代风湿病

类风湿关节炎、脊柱关节炎、干燥综合征、白塞病等风湿病患者大都素体阳虚，风寒湿痹最为多见；遵循仲景治痹思想和理念，重视温补和养护阳气，在现代风湿病的治疗中是不可或缺的治疗大法。

（马玉琛）

第五节 《伤寒论》胃肠病症重阳思想

《伤寒论》是我国第一部理法方药完善、理论联系实际的古代重要医学著作，根据《内经》六经分证的基本理论，提出完整的六经辨证体系，不但对外感热病的发生、发展和辨证论治提出了切合实际的辨证纲领和具体的治疗措施，也给中医临床各科提供了辨证和治疗的一般规律。

与《素问》重阳思想一样，《伤寒论》认为疾病是人体阳气和邪气交争的结果，热象是阳气和邪气交争的反应。阳气有不虚与虚之分，邪气有强弱之别。人体阳气不虚，邪气轻则不易发病；阳气不虚，邪气盛则可发病；阳气虚，不管邪气轻重皆可发病，但发病表现不同。阳气不虚，邪气盛，正邪剧烈交争，反应强烈，阳热象表现就明显。阳气虚发病，一般无阳热表现，可出现阴寒证候，程度与阳气虚损程度关联，阳气虚损越多，阴寒证候表现越重。即多一分阳气，多一分阳热；少一分阳气，少一分阳热。六经及脏腑的阳气分布不同，阳气越多的经脉脏腑，热象产生越快，表现越重。六经阳气未虚，受病后热象发生快慢和严重程度的顺序一般是太阳→阳明→少阳→三阴经病。六经阳气受损，出现阴寒证候的程度的顺序是三阴经→少阳经→阳明经→太阳经。与此同时，热象可引起阴液不足，阳热程度越高，导致阴液不足的可能性越大、程度越重，即多一分阳热，就多一分可能的阴虚。阳气的盛衰与先天禀赋、后天营养及生活习性相关；风寒湿邪侵袭，发汗、泻下不当，皆可损伤阳气。临床应遵循补虚泻实、急标缓本的原则。

《伤寒论》涉及现代胃肠病症证治论述：六经辨证，阳明病腑实证，符合脏腑辨证胃和大肠实热证的有 18 方，胃和大肠阳虚证的有 11 方；少阳病符合肝气犯胃证的有 4 方；太阴病脾阳虚证有 7 方；少阴病中肾阳虚证有 6 方；厥阴病里寒胃热证有 2 方，肝郁脾虚证 1 方，肝脾两虚证 1 方。

特点是：理法清楚，组方简练，遣药合理，结合脏腑辨证，临床治疗胃肠病症或取其方，或用其法，都具有重要的参考价值。

一、阳明腑证 – 阳明病

手阳明大肠上接小肠，接受小肠下注的浊物，吸收其中部分水分，使食物残渣成为粪便，由肛门排出，大肠有病则传导失常，出现泻痢、便结、便秘等。足阳明胃位于膈下，上接食管，下通小肠，主要作用是收纳、腐熟水谷。容纳于胃中的水谷，经过胃的腐熟消磨，下传于小肠，精微通过脾的运化，以供周身。胃腑有病，则出现胃脘胀满、呕恶等。因胃和大肠联系密切，故阳明证同时可见胃和大肠受损的表现。阳明胃和大肠为太阴脾和肺之表，接受太阴之经气。太阴气血经肺注于其表手阳明大肠，达于足阳明胃，流经阳明经腑，使阳明为多气多血之经腑，所含阳气在三阳经中最多。外邪入侵，常先于太阴受病；阳明之阳不虚，阳气与病邪搏击，里热最为旺盛。按五运六气，属阳明燥金，发热最易生燥，燥盛更可耗津。与脾为表里，脾为湿土之脏，亦易生湿热。

1．阳盛邪实，阳明病腑，邪热伤津

阳明腑之阳气不虚，正邪交争，出现胃和大肠实热表现。“壮火食气”，急遣苦寒之大黄通腑泄热，以免气阴耗损，虽有伤阳之弊，亦确有护阳之利，权衡急缓虚实，乃不得已而用之。（阳明腑实之燥实证，本节所列之证，皆摘录于第五版高等中医院校中医学教材《伤寒论》）

（1）调胃承气汤证－阳明腑实之燥实证

“蒸蒸发热”，不恶寒，濈濈汗出，腹部胀满不甚严重，大便干燥，乃胃肠阳热伤及津液所致。予大黄、芒硝泄热通便，甘草和胃。

（2）小承气汤证－阳明腑实之痞满证

身潮热，不恶寒，多汗，腹部胀满明显，大便干燥。是胃肠实热伤津，如灼热上扰可出现谵语。予大黄泄热，枳实、厚朴破滞除满。

（3）大承气汤证－阳明腑实之痞满燥实证

日晡潮热，不恶寒，手足汗出，腹部胀满，大便不通，或有谵语。皆为胃肠实热伤津，大便燥结所致。予大黄芒硝泄热通便，枳实、厚朴破滞除满。

（4）麻子仁丸证－阳明脾约证

大便秘结，虽无潮热谵语、腹满硬痛，但有里热之象（如舌脉实热表现），且小便通利，为胃肠津液亏损、不行所致。以麻仁润肠，杏仁、芍药辅之，更以小承气汤破滞通便。

（5）大黄黄连泻心汤证－阳明热扰胸膈之热痞证

心下（上腹部）痞闷不舒，或有烦热、口渴等。为邪热伤津，热结胃腑，气滞不通。大黄、黄连泄热消痞。

（6）桂枝加大黄汤证－阳明腑实兼太阳证

腹满疼痛剧烈，按之愈甚，大便不通，兼有发热恶寒，有汗。是伤寒表证，邪热入于胃肠，损伤津液。以桂枝、芍药、生姜、甘草、大枣（桂枝汤）解表，加大黄攻里。

（7）桂枝加大黄汤证－太阴病辨证之桂枝加大黄汤证

发热恶风，自汗，腹满而痛，难以缓解，按之愈甚，大便不通。乃太阳表证，病入阳明，腐秽积于大肠，伤及津液所致。以桂枝汤（见前述）解表，大黄通泻实滞。

（8）大柴胡汤证－少阳兼阳明证 1

有阳明腑实（见上述）之腹满、大便不通等证候，见往来寒热、不欲饮食、口苦、咽干、目眩等（少阳病）。为少阳兼阳明证，邪热伤及津液。以小柴胡汤之柴胡、黄芩、半夏、生姜、大枣和解少阳，以大承气汤之大黄、枳实通下，因腑实而阳气不虚，不用人参、甘草以免留邪，加芍药可养阴和营，并缓腹中急痛。

2．邪缓阳平，病在气分，热未伤津

外邪较缓，阳明经阳气且平，正邪交争，虽有内热，未伤津液，无须用大黄通便泄热以存阴。

（1）栀子厚朴汤证－阳明热扰胸膈之腹满证

心烦，腹部胀满。是热留胸膈，气塞胃肠。以栀子清热除烦，厚朴行气除满，枳实破结下气并助清热。

（2）枳实栀子豉汤证－阳明热扰胸膈之心下痞塞证

“心中懊侬”“虚烦不得眠”，心下（上腹部）痞塞，说明阳明经热。以栀子清热除烦，豆豉宣散胸中郁热，枳实下气消痞。

3．阳弱运减，湿热交织，邪迫阳明

阳明阳气相对不足，脾脏运化功能失助，胃肠湿气重而燥不及，正邪交争，虽有热但不甚，湿热交织，邪迫阳明，而生吐、利。故以辛热或苦燥之品，清热燥湿，降逆止利。

（1）柴胡加芒硝汤证－少阳兼阳明证 2

有潮热、下利等里实不甚之阳明病证，兼有少阳病证候（见前述）。以小柴胡汤和解少阳，芒硝泻热除实，软坚润燥，因正气较虚，里实不甚，故不用大黄、枳实之荡涤破滞，而留人参甘草以扶正。

（2）黄芩汤证－少阳兼下利证 1

少阳证候（见前述），兼有肛门灼热、腹痛、小便黄赤。为少阳邪迫阳明，阳明腑气不虚，与邪交争，虽热却未伤及津液之故。以黄芩清里热，芍药敛阴、止痛，甘草、大枣和中。

（3）黄芩加半夏生姜汤证－少阳兼下利证 2

上证见呕，上方加半夏、生姜降逆止呕。

（4）葛根汤证－太阳病兼利证

发热恶寒，故下利。为病在表，邪气临于阳明大肠之腑，大肠阳气欲代太阳经祛邪，动而传导失于正常所致。葛根、麻黄、桂枝、芍药、甘草、生姜、大枣（葛根汤）解表则利可止。

（5）葛根加半夏汤证－太阳病兼呕证

发热恶寒，不下利而呕。是病在表，邪气或可临于阳明胃腑，胃阳动，欲代太阳经祛邪由口出。葛根汤解表，加半夏而止呕。

（6）葛根黄芩黄连汤证－太阳病变证之邪热下利证

发热恶风，汗出，下利不止，脉促。因太阳经气传入阳明经，阳明之阳气虽有虚损，但仍可抗邪，正邪交争，里热蕴育，下迫大肠所致。该方以葛根升津液而透邪，黄连、黄芩清热而厚肠胃，甘草和中而扶正，为表里双解、攻补兼施之良剂。

（7）白头翁汤证－厥阴病热证之厥阴热利证

利下脓血，里急后重，腹痛发热，口渴等。为病邪侵入阳明，阳明经阳气抗邪，湿热交织，下注大肠所致。以白头翁、黄柏、黄连、秦皮共奏清热燥湿（热未伤津）之效。

4．阳虚无力，邪气妄行，腑寒吐利

腑阳气虚弱，与邪抗争不利，可见虚寒之证候。多用辛热、甘温之品温补脾胃，以助阳明之阳气抗击邪气。

（1）吴茱萸汤证－阳明之呕、哕证

食谷欲呕，甚至不能食，饮水则哕。乃阳明胃腑阳气不足，遇邪必加剧。以吴茱萸温中散寒，降逆下气，生姜散寒止呕，人参、大枣补虚和中。

（2）甘草干姜汤证－太阳病变证之阴阳转化证 1

脉浮、自汗、肢厥、咽中干、烦躁吐逆，是胃腑阳气不足、遇外邪无力抵御之故。甘草、干姜辛甘化阳，温补胃阳。

（3）芍药甘草汤证－太阳病变证之阴阳转化证 2

上证若脚挛急，为胃阳虚且津液不足。以芍药、甘草酸甘化阴，滋养津液，并助胃阳，取“独阳不生，孤阴不长”之意。

（4）栀子干姜汤证－阳明热扰胸膈之兼中寒证

身热烦躁，并见腹满、腹痛，畏寒等。胸热胃寒。以栀子清上焦邪热，干姜温中焦虚寒。

（5）茯苓甘草汤证－太阳变证之胃虚水停证

手足不温，上腹动悸，口不渴，是水停胃脘，但未损伤气化功能，不用五苓散，而以茯苓利水，桂枝通阳，甘草和中，重用生姜宣散水气，温胃化饮。

（6）附子泻心汤证－热痞兼表阳虚证

心下（上腹部）痞满，烦热，并可见恶寒汗出，是清热而伤及胃中阳气。大黄黄连泻心汤清胃热同时加附子以助阳。

（7）半夏泻心汤证－太阳变证之呕利痞证

腹中痞满肠鸣，下利明显，或兼有呕吐，乃胃阳相对不足，病邪与胃腑阳气相争，寒热交织，脾胃升降失职。当寒热并用，半夏、干姜、黄连、黄芩、人参、甘草、大枣辛开苦降，和中消痞。

（8）生姜泻心汤证－太阳变证之水饮食滞痞证

上证心下（上腹部）痞硬，干噫食臭呕吐明显，并腹中雷鸣，或兼有下利。是胃腑腐熟传导不利，饮食和水液积滞。半夏泻心汤重用生姜，和胃降逆，宣散水气。

（9）甘草泻心汤证－太阳变证之胃虚痞利俱甚证

痞满呕利具为剧烈。说明胃阳较上两证更为虚弱。半夏泻心汤加重甘草补虚。

（10）黄连汤证－太阳变证之上热下寒证

腹中冷痛，欲呕吐，胸闷烦热。是阳明经气盛，腑气虚，胸热而胃寒。以黄连清上热，干姜温下寒，半夏降逆止呕，桂枝通阳散寒，人参、甘草益胃和中。

（11）旋覆代赭汤证－太阳变证之胃虚痰阻，嗳气不除证

心下痞硬，嗳气不除。乃胃气虚，传导失职，致痰饮停聚所致。以旋覆花消痰理气，软坚散结，代赭石重镇降逆，生姜、半夏和胃化饮，人参、甘草、大枣和脾养胃，安定中焦。

二、肝气犯胃－少阳病

手少阳之经脉，布膻中，散络心包，下膈属三焦；足少阳之经脉，起于目锐眦，上头角，下耳后，至肩，入缺盆，下胸贯膈，络肝属胆，行人身之两侧。经气分布于人体半表半里，即皮肤、肌肉、筋脉之间腠理部位。三焦附于心包，三焦通畅，水火气机方可自由升降；胆附于肝，内藏精汁而主疏泄，胆腑清利则肝气条达，脾胃无贼邪之患。手足少阳之经脉直接相连，胆气疏泄正常，则枢机运转。少阳经、腑受邪，则出现分布部位及功能异常症状。少阳经接受厥阴之气血：气血经肝和心包注于表胆和三焦，流经少阳，为厥阴经之表。外邪入侵，先于厥阴受病，五运六气属少阳相火，其里厥阴属肝木，阳气处于始生阶段；少阳阳气不虚，阳气与外邪搏击非常容易引起发热。厥阴多血而少气，所含阳气在三阴经中最少，少阳经阳气在三阳经亦最少，故虽发热但不高，往往表现为往来寒热。肝木克土，少阳病常伴有脾胃病表现。

1．小柴胡汤证－少阳病主证

“口苦，咽干，目眩”“胸胁苦满，默默不欲饮食，心烦喜呕”等，乃肝胆失于疏泄，经气升降失常，致郁热、生痰、犯胃、耗气。以柴胡疏理经气并升阳，半夏、黄芩辛开苦降，调理气机，并可清热化湿，生姜调理胃气，降浊止呕，人参、甘草、大枣益气和中，扶正祛邪，共成和法之经典。

2．柴胡桂枝汤证－少阳兼太阳证

太阳表实发汗后表证未解、表虚横传至少阳经，或卫气不固，外邪直中少阳，出现少阳病兼发热恶风、自汗等太阳表虚证候，以小柴胡汤和解少阳，桂枝、芍药调和营卫，发表解肌。

3．柴胡桂枝干姜汤证－少阳兼水饮证

少阳病兼见胸胁满，小便不利，头汗出，口渴。是三焦壅滞，决渎失职，水饮停留所致。用柴、芩和解少阳，瓜蒌根、牡蛎逐饮开解，桂枝、干姜、甘草温化水饮。

4．柴胡加龙骨牡蛎汤证－少阳兼烦惊谵语证

少阳病出现胸满烦惊，谵语，一身尽痛，不可转侧等。邪热内陷，随经、腑弥散全身，表里俱病，虚实共存。以小柴胡汤加桂枝，使内陷之邪外解，龙骨、牡蛎、铅丹镇怯而止惊烦，大黄泄热而止谵语，茯苓宁神并通利小便。

三、太阴脾脏证－太阴病

太阴在五运六气与湿土合。太阴湿土手足相比，足太阴脾在下，属湿，手太阴肺在上，为燥，脾肺相互配合，调节人体燥湿状态。太阴之表为阳明，阳明阳气不足，外邪入侵，最易经阳明传入太阴。太阴为三阴经的阴中之阴，多血少气，所含阳气不但少于三阳经，而且少于少阴，故太阴受病，多表现为里虚寒证。太阴湿土阳气不足，人体燥湿平衡失调，湿盛而燥衰，故太阴受病，亦易夹水湿。足太阴脾脏位于中焦，主要功能是主运化，升清，统摄血液，主肌肉、四肢，脾阳虚弱或运化失调，可出现腹胀、腹痛、腹泻、恶心、呕吐等。故必用辛甘温补之品，健脾阳，助运化，扶正祛邪。

1．理中丸证－太阴虚寒证

腹痛畏寒，自利不渴。为太阴脾脏阳气虚弱，运化功能失职。以人参、炙甘草补益脾气，

干姜温中散寒，白术健脾燥湿。

2．桂枝加人参汤证－太阴兼太阳证1

上证兼有发热恶风寒等表证证候，理中丸加桂枝，表里同治。

3．桂枝加芍药汤证－太阴兼太阳证2

腹痛明显，畏寒，兼有上述表证证候。桂枝汤解表，加重芍药用量以止痛。

4．茯苓桂枝白术甘草汤证－太阳病变证之脾虚水停证

上腹胀满，呃逆，胸闷，眩晕，身体活动无力，乃脾虚水停于胃腑之中，当以茯苓淡渗利水，白术健脾燥湿，甘草补益脾胃，桂枝通阳化气。

5．小建中汤证－太阳病变证之脾虚心悸及腹痛证

上腹动悸，腹中急痛，畏寒，烦躁。为脾阳不足，气血虚弱。饴糖为主，甘温补中，桂枝汤通心脾之阳，调和气血，加重芍药可缓急止痛。呕吐者不用本方。

6．厚朴生姜半夏甘草人参汤证－太阳病变证之脾虚气滞腹胀证

腹部胀满，微畏寒，疼痛不明显。为脾虚运化失职，气滞于腑所致。以厚朴消胀，半夏降逆，生姜宣散，人参甘草补益脾胃，消补兼施。

7．桂枝去桂加茯苓白术汤证－风寒表虚兼脾虚水停证

“头项强痛”，发热恶风，自汗，“心下满微痛，小便不利”。是风邪由太阳经横传太阴入脾脏，脾本虚弱，又受风邪，运化水湿功能失职而致。故以桂枝汤（见前述）去桂枝而和营，茯苓白术健脾利湿。

四、少阴病

少阴在五运六气，与君火合，为少阴君火。手足相比，足少阴肾在下，为水，手少阴心在上，为火，心肾相互配合，调节人体寒热状态。少阴之表为太阳寒水，太阳经阳气虚弱时，外邪入侵，最易由太阳传入少阴。少阴为阴中之少阴，多气而少血，所含阳气不及三阳经，肾又为寒水之脏，多出现寒化。因足少阴肾脏位于腰部，藏精，主生长发育，主水，主纳气，主骨生髓，开窍于二阴，肾阳虚弱，不但可因肾气不固而泄泻，而且可导致脾阳虚弱而大便溏稀。但少阴在三阴经中阳气最多，心又为君火之脏，在肾阳不虚的情况下，病邪入侵，也可表现为热化证，但未见仲景有关脾胃病的论述。

1．四逆汤证－少阴寒化证之阳衰阴盛证 1

畏寒无热，四肢厥冷，尿清，大便溏泻，脉沉，“但欲寐”等。先天禀赋、后天营养不足，病邪直犯少阴，或其他经的病变误治、失治，均可出现肾脏阳气虚衰，同时出现脾阳不足。以附子温肾回阳，干姜温中散寒，甘草调中补虚。

2．四逆加人参汤证－少阴寒化证之阳衰阴盛证 2

上证利止后复见下利，脉微，自汗。为亡阳液脱。以四逆汤回阳救逆，加人参益气生津。

3．通脉四逆汤证－少阴寒化证之阴盛格阳证 1

四逆汤或人参加四逆汤证俱见，但汗出不恶寒。系格阳于外，真寒假热之象。四逆汤加重姜、附用量，以速破在内之阴寒，除阴阳格拒之势。

4．通脉四逆汤加猪胆汁汤证－少阴寒化证之阴盛格阳证 2

上述诸证皆有吐利，“吐已下断”，但其余证候却不减或加重。阳亡液竭之反应。通脉四逆汤速破在内之阴寒，回欲脱之阳气，加猪胆汁益阴和阳。

5．桃花汤证－少阴寒化之下焦不固便脓血证

下利，畏寒，大便脓血。为肾阳不足，寒湿阻络，肾阳不固，大肠滑脱所致。以赤石脂涩肠固脱，干姜温中散寒，粳米补脾益肾（溃疡性结肠炎、慢性肠炎、肠道型脊柱关节炎可参考）。

6．赤石脂禹余粮汤证－少阴寒化之下焦不固下利证

下利不止，畏寒，心下痞硬。乃为肾阳不足，下焦不固。以赤石脂温涩收敛，禹余粮固涩（有治脱肛有效者）。

五、厥阴病

厥阴在五运六气为风木，手足经相比，足厥阴肝在下，为厥阴之阴，手厥阴心包在上，为厥阴之阳，心包与肝配合，调节人体动静平衡。厥阴风木之表为少阳相火，少阳阳气虚弱，外邪入侵，最易由少阳传入厥阴。厥阴为阴中之绝阴，亦多血而少气，所含阳气在三阴经中最少，经气分布达到脏腑之间募膜部位，身体内部，厥阴阳气不虚，与邪气相争，发热往往伴有寒的证候，寒为阴寒里实，热不易透出，为热厥，寒热错杂。厥阴与少阳经之少阳病发热不同的是，虽也往往伴有寒的证候，因位置偏表，为半表半里的往来寒热。

厥阴阳气虚弱，受病邪侵袭，则易发生阴寒内盛的寒厥。这些皆可影响胃肠功能。

1．里寒胃热－寒凝肝脉，胃腑实热

（1）干姜黄芩黄连汤证－厥阴寒热错杂之寒格吐利证

反复吐泻不止，遇寒加重，饮食入口即吐。乃因病邪（含用之不当之食、药）经他经传入或直中厥阴，致里寒重而下利，肝脏微弱之阳气起而祛邪，却被阻遏于内，只能沿脏腑之间募膜上升，干于胃而吐，甚则不得饮食，出现上热下寒之格拒状态。以黄芩、黄连清热降逆，干姜散寒升阳，人参益气补中，共解寒热格拒之势（治疗胆囊炎、胆石症、肝脏疾患所致消化道症状，以及胆汁反流胃炎等）。

（2）麻黄升麻汤证－厥阴寒热错杂之唾脓血泄利证

手足厥逆，咽喉不利，唾吐脓血，泄利不止。乃厥阴肝脏受邪，体内阴寒内盛，故“泄利不止”；一丝阳气抗之，被阻遏于内，则“脉沉而迟，手足厥逆”；阳热之气沿脏腑之间募膜顺邻经上升，太阴肺经和阳明胃腑受热，则“咽喉不利，唾脓血”。以麻黄、桂枝解表，石膏、知母、黄芩清理胃热，葳蕤、天冬、芍药滋阴利咽，当归、芍药养血柔肝，助厥阴之正气，干姜、茯苓、白术、甘草温补太阴，健脾祛寒，升麻升举阳气，沟通上下，并可止利（治疗急慢性肝炎、早期肝硬化、上消化道出血）。

2．肝郁脾虚－肝气郁结，脾阳不足

四逆散证－厥阴病之气郁证

畏寒，四肢厥逆，腹中痛，泄利下重。邪入厥阴，阻滞气机，阳郁于里，不能达于四肢，肝木克土，脾阳虚弱所致。厥阴阳气原本虚弱，故无阳热的表现。以柴胡疏肝解郁，枳实行气散结，芍药和营而调肝脾，甘草缓急和中。

3．肝脾两虚（肝血不足，肾阳虚弱）

当归四逆加吴茱萸生姜汤证－厥阴病寒厥之血虚寒厥证

手足厥寒，脉细欲绝，腹中冷痛，呕吐。肝血不足，复因寒邪凝滞，气血运行不畅，不能达于四末，加之脾阳不足所致。以当归、芍药补血柔肝，桂枝、细辛、通草通阳化气，吴茱萸、生姜、大枣温中散寒补脾。

（马玉琛）

第六节 崇阳理论–甲状腺功能减退症

作为“医家之宗”，《素问》创造性地将阴阳与医学理论结合起来，阳气的作用受到了特有的重视，“重阳思想”也为后世相关理论的诞生和发展奠定了基础。汉代张仲景的《伤寒论》《金匮要略》也处处体现了重阳思想；唐代孙思邈在《千金翼方》中云：“人年五十以上，阳气日衰，……盖人有一息在，则不死；气者阳之所生也，故阳气尽必死”。把衰老与死亡的主要原因归根于阳气耗竭，正因阳气为生命之本，系人体代谢活动和生理功能正常发挥的动力，无论是局部还是整体的阳气不足，都会出现相应的代谢功能障碍，抑或生理功能衰退。阳气对人体，犹如太阳与地球的关系，不可或缺，是生命的根本和动力，贯穿人生命现象的全过程，与健康息息相关。重阳思想对中医学的发展起到了重要的促进作用。应该认真学习、研究、推崇、传承古代医学先哲们的重阳思想，充分认识阳气在人体所处的至关重要的位置，临床时刻重视温补或维护阳气。这就是我们提出“崇阳理论”的基本思路，有待于进一步充实、完善，并灵活地应用于临床。

甲状腺功能减退症简称甲减，以机体代谢功能减退为主要临床特点，是一种常见的内分泌疾病。阳气不足或出入障碍则易出现神疲乏力、畏寒肢冷、肢体水肿等一系列症状，与甲减的临床表现不谋而合，两者必定具有一定的内在联系。以崇阳理论解释甲减，对甲减治疗方法改进和疗效的增加，以及甲减机制的更深入探讨会起到积极的推动作用。

研究两者的密切关系，可能会在分子水平，一定程度上解释和证明崇阳理论的正确性。临床甲状腺激素替代疗法多被现代医学所采用，激素替代疗法仅能纠正甲状腺功能，既不能降低血清中高水平的抗甲状腺抗体，也无法调节机体的免疫功能，且多数患者需长期、甚至终身服药，药物毒副反应大。崇阳思想可能对甲减的治疗提供较好的方法和开拓广阔的前景。

一、崇阳理论–学术溯源

中医学“重阳思想”源远流长，早在《易经》中就有相关方面的论述：“大哉乾元，万物资始，乃统天”“至哉坤元，万物资生，乃顺承天”。文中以乾为天属阳，万物之肇始起于天；以坤为地属阴，坤顺承于天，待天动而后动，生动地阐述了阳为主导，阴为从属的“重阳思想”。

受《易经》影响，《内经》对人体阳气的重视尤为突出，认为阴阳之中，阳主动，阴主静，阳气先至，阴气后至。《素问·阴阳应象大论》云：“阳躁阴静，阳生阴长，阳杀阴藏，阳化气，阴成形。”《内经》又以“人与天地相参，与日月相应”为出发点，把宇宙万物之一的人放在天地自然界里研究探查，发现阳气贯穿于人的整个生命全过程，在人的生命过程中至关重要。《素问·生气通天论》曰：“阳气者，若天与日，失其所则折寿而不彰，故天运当以日光明。是故阳因而上，卫外者也。”我们赖以生存的宇宙中的地球如果没有太阳规律的运动和照耀，就不能正常存在、运行，并且孕育万物。人体阳气犹如太阳，阳气虚衰，导致机体功能减退或丧失，出现“折寿而不彰”。

关于生长发育，《素问·上古天真论》云：“女子七岁，肾气盛，齿更发长。二七而天癸至，任脉通，太冲脉盛，月事以时下，故有子。三七肾气平均，故真牙生而长极。……七七任脉虚，太冲脉衰少，天癸竭，地道不通，故形坏而无子也”“丈夫八岁，肾气实，发长齿更。二八肾气盛，天癸至，精气溢泻，阴阳和，故能有子。三八肾气平均，筋骨劲强，故真牙生而长极。……七八肝气衰，筋不能动，天癸竭，精少，肾脏衰，形体皆极。八八则齿发去”。肾为水火之宅，肾主一身之阳，文中所涉及的“肾气”主要指肾之阳气，简而言之，人之生长壮老已，均由肾之阳气的盛衰而主导。《素问·生气通天论》曰：“凡阴阳之要，阳密乃固”，若要健康长寿，还需阳气固密；只有阳气固密，阴气方能平和，精神乃治。人之病理变化亦与阳气息息相关，《灵枢》中云：“夫百病者，多以旦慧昼安，夕加夜甚，……夕则人气始衰，邪气始生，故加；夜半人气入藏，邪气独居于身，故甚也。”当然，后世医家更不乏对阳气在人体的重要作用的认识和论述。

二、阳气亏虚 – 甲减根本

甲减由甲状腺激素分泌、合成不足或生物效应不能发挥引起，显著特征是机体代谢功能障碍，严重者可形成黏液性水肿。起病较缓慢，早期表现为畏寒、乏力、疲劳，继而出现反应迟钝、嗜睡、颜面水肿、面色萎黄、皮肤粗糙干燥、毛发脱落、腹胀、便秘、性欲下降、月经紊乱、不孕（不育）等症状。

现代医学研究认为，甲减与神经内分泌免疫系统（NEIS）有关，是下丘脑－垂体－靶腺体（肾上腺、甲状腺和性腺）轴不同程度的功能性紊乱。这些细胞、分子水平研究的结果，并不能完善地解释甲减的发生、发展和预后的机制。中医并无“甲减”这一病名，根据临床特点可纳入“水肿”“虚劳”等范畴。《内经》云：“阳主动而阴主静，阳主化气阴主成形。”《素问·调经论》曰：“血气者，喜温而恶寒，……温则消而去之。”均阐述了阳气主温煦、温化、温通的作用，指出阳气具有护卫机体、温煦体表、润泽肌腠等功能。

脏腑功能，肾为先天之本，肾阳又为一身阳气之根本，对机体脏腑组织器官起着气化、推动、温煦的作用。肾阳虚衰，则畏寒肢冷、精神萎靡。脾为后天之本，脾阳根于肾阳，肾阳亏虚，则脾阳亦衰。脾得阳始运，脾主肌肉，火不暖土，则四肢肌肉无力；脾主统血，脾阳虚衰，症见贫血、月经紊乱等。肾主水，肾阳能促进、调节水液在全身各个脏腑组织器官的代谢；脾气运化水液功能的正常发挥，离不开肾阳温煦作用的支持，肾阳虚衰，脾失健运，则水湿停聚，泛溢于肌肤，发为水肿。肾阳衰惫，若不积极治疗，病情进一步发展，还可影响心，形成心肾阳虚，可见神倦嗜卧、心悸胸闷、唇紫面白等。

神疲乏力、畏寒肢冷、肢体水肿、反应迟钝、皮肤粗糙、汗出减少、大便干燥等一系列阳气亏虚表现，与甲减临床表现相吻合。阴阳无限可分，阳虚物质基础可是细胞、分子结构以下的一级、二级或是多级甚至不能利用现代科学仪器感观的微小结构，甲减的病理机制，存在于阳虚的病理变化之中。所以，阳气虚衰应是甲减的根本。

三、补肾培阳－甲减治疗原则

临床甲减证型纷然杂陈，总与阳气亏虚，尤其是肾阳虚这一根本病机息息相关，故甲减治疗应遵《内经》“重阳”之原则，补肾培阳。常用肉桂、熟地黄、制附片、肉苁蓉、补骨脂、菟丝子、益智仁、巴戟天等。现代药理研究证明，补肾培阳药物能增强基础代谢率，提高甲减患者血清中甲状腺激素浓度，尤其是血清三碘甲状原氨酸，能促进残存的甲状腺组织功能恢复；还可刺激T淋巴细胞功能，活化NK细胞，增强IL-1巨噬细胞产生，加强CD3、CD4、CD8表达。甲状腺激素替代疗法改善患者前期临床症状效果较明显；长期使用，增加甲状腺激素分泌功能被抑制的风险，出现记忆力减退、神疲乏力、注意力不集中、情绪不稳定、睡眠质量差、周身疼痛、体重增加等不良反应。大剂量激素替代疗法能增加骨质疏松和动脉纤维化发生概率。与激素替代疗法不同的是，补肾培阳药物可针对阳虚证候，从全身出发，通过整体调节，改善甲状腺本身及全身多个系统的代谢功能，从而改善机体整体的免疫状态。这也是从基于改变细胞、分子水平以下的微小物质的病理变化的层面的思想方法上，从根本上治疗甲减。

四、结语

目前，中医学对甲减的基础研究和临床治疗进行得如火如荼，从《素问》"重阳思想"探讨甲减的辨证论治不但能发挥中医药的特色与优势，而且可以丰富中医学的理论内涵，为临床宏观辨证及遣方用药提供理论基础和新的思路方法。

（高龙娟）

第七节　崇阳理论 – 慢性肾衰竭

慢性肾衰竭（chronic renal failure，CRF）甲状腺激素水平一般会减低，说明新陈代谢水平也降低。阳气的盛衰是人体代谢水平、生理功能水平乃至生命活动水平的决定性因素，与甲状腺素水平、慢性肾衰竭的程度、阳虚的强弱正相关。本研究意在总结 CRF 患者三者之间的关联，寻找重阳理论的现代医学的理论依据，在细胞分子水平上，证实崇阳理论的正确性，并为中医药治疗慢性肾衰竭提供良好的理法方药。

一、材料与方法

1. 纳入标准

①符合 CRF 诊断：有 CRF 的临床症状和慢性肾病史，肌酐清除率（Ccr）＜ 80mL/min；血肌酐（Scr）＞ 133μmol/L；②知情同意，签署知情同意书。

2. 排除标准

①患有原发性甲状腺疾病；②正在服用影响甲状腺功能药物；③血液透析或腹膜透析；④精神病或其他原因不能配合者；⑤资料不完整。

3. 诊断标准

（1）西医分期

参照 1992 年黄山会议标准，以肌酐清除率（Ccr）和血肌酐（Scr）为指标，分为肾功能代偿期、肾功能失代偿期、肾衰竭期、尿毒症期四个阶段，作为 CRF 病情由轻到重的四个等级。

（2）中医辨证分型

参照中华中医药学会肾病分会《慢性肾衰竭的诊断、辨证分型及疗效评定（试行方案）》。

①脾肾气虚：主症：腰膝酸软，倦怠乏力，浮肿难消，纳呆腹胀。次症：畏寒喜暖，夜尿清长，大便稀溏。舌：淡紫。脉：细涩，沉迟。具备主症二项或主症一项、次症二项即可。

②脾肾阳虚：主症：畏寒肢冷，脘冷喜热饮或泛吐清水，腰膝冷痛，大便溏泄或五更泄。次症：面色㿠白或黧黑，发脱齿摇，性功能减退明显，夜尿频多或小便清长。舌：胖嫩有齿印。脉：沉细或沉弱。具备主症二项或主症一项、次症二项即可。

③气阴两虚：具备脾肾气虚证和肝肾阴虚证主症各一项，或一证主症一项和另一证次症。阴虚可兼有血虚，如面黄无华、面色黧黑、舌体瘦小、脉细弱。

④肝肾阴虚：主症：腰膝腿软，头晕耳鸣，五心燥热，少气乏力。次症：口燥咽干，大便干结，尿少色黄，面色暗紫。舌：暗淡，或有瘀斑（点）。脉：沉细无力。具备主症二项或主症一项、次症二项即可。

⑤阴阳俱虚：在病程日久基础上具备神疲无力、纳差少尿、腰膝酸痛、面色无华、头晕目眩其中三项者即可。

4. 数据采集

纳入当天检查甲状腺激素（T_3、T_4、FT_3、FT_4、TSH），未能收集到当天的资料，则追溯一个月以内检查结果。

5. 统计分析

用 Excel 建立数据库，录入数据。用 SPSS16.0 统计分析。计量资料用（$\bar{x} \pm s$）表示，组间比较采用 t 检验，多组比较采用方差分析。以 $P < 0.05$ 为差异显著。

二、结果

1. 基线资料

纳入61例，均为解放军第252医院肾内科门诊及住院部CRF患者（2010年1月至2011年6月），作为CRF组；平行纳入60例健康体检者为对照组。慢性肾衰竭组61例，女30例，男31例；对照组60例，女30例，男30例。两组性别、年龄具有均衡性（$P > 0.05$）。

2. 肌酐与血清甲状腺激素

肌酐慢性肾衰组明显高于对照组 ($P < 0.01$)，T_3、T_4、FT_3、FT_4慢性肾衰组明显低于对照组 ($P < 0.01$)，TSH两组无显著差异（$P > 0.05$），见表7–1。

表7–1　两组肌酐与血清甲状腺激素测定结果　（$\bar{x} \pm s$）

组别	n	肌酐（mL/min）	TSH（mIU/mL）	T_3（nmol/L）	T_4（nmol/L）	FT_3（pmol/L）	FT_4（pmol/L）
对照组	60	102.42 ± 26.87	4.46 ± 2.87	1.70 ± 0.63	80.54 ± 10.68	8.96 ± 2.05	17.79 ± 4.97
慢性肾衰组	61	471.39 ± 102.74	4.15 ± 1.84	1.15 ± 0.54	55.69 ± 8.62	5.17 ± 1.73	2.58 ± 2.61
组间比较		$P < 0.01$	$P > 0.05$	$P < 0.01$	$P < 0.01$	$P < 0.01$	$P < 0.01$

3.CRF各期中医证型

CRF各期脾肾阳虚证型高于其他各证型（$P < 0.05$），尿毒症期脾肾阳虚证型高于其他各期（$P < 0.01$），见表7–2。

表7–2　CRF各期中医证型

分期	失代偿期	肾衰竭期	尿毒症期	合计
脾肾气虚	4	2	2	8
脾肾阳虚	7	6	15	28
气阴两虚	4	3	4	11
肝肾阴虚	1	0	2	3
阴阳俱虚	3	3	5	11

4. 两组肌酐、血清甲状腺激素与CRF

CRF各期肌酐均高于对照组（$P < 0.05$），随病情严重程度升高（$P < 0.05$）；TSH

两组无明显差异（$P > 0.05$）；T_3、T_4、FT_4 检测值 CRF 各期均低于对照组低（$P < 0.05$），T_3、T_4、FT_3 值 CRF 各期无明显差异（$P > 0.05$），FT_4 尿毒症期低于失代偿期和肾衰期（$P < 0.05$），见表 7-3。

表 7-3　两组 CRF 各期甲状腺激素检测结果（$\bar{x} \pm s$）

分期	n	肌酐（ml/min）	TSH（mIU/mL）	T_3（nmol/L）	T_4（nmol/L）	FT_3（pmol/L）	FT_4（pmol/L）
对照组	60	102.42 ± 26.87	4.46 ± 2.87	1.70 ± 0.63	80.54 ± 10.68	8.96 ± 2.05	17.79 ± 4.97
肾功能失代偿期	19	270.78 ± 68.80	4.15 ± 1.84	0.83 ± 0.39	50.60 ± 7.23	4.59 ± 1.98	11.95 ± 2.16
肾衰竭期	14	549.85 ± 93.63	4.08 ± 2.07	0.77 ± 0.42	47.39 ± 8.46	4.37 ± 2.09	10.89 ± 2.26
尿毒症期	28	919.11 ± 299.14	3.97 ± 1.98	0.73 ± 0.31	45.81 ± 9.32	3.98 ± 2.03	7.80 ± 2.98

5.CRF 患者各中医证型甲状腺激素

TSH 各证型两组无显著差异（$P > 0.05$）；T_3、T_4、FT_3、FT_4 值 CRF 组均低于对照组 ($P < 0.05$); T_3、T_4 脾肾阳虚低于其他三型（$P < 0.05$）; T_3 气阴两虚高于其他各型（$P < 0.05$），其他各型无显著差异（$P > 0.05$），见表 7-4。

表 7-4　CRF 患者各中医证型甲状腺激素检测结果　（$\bar{x} \pm s$）

中医证型*	TSH（mL/min）	T_3（nmol/L）	T_4（nmol/L）	FT_3（pmol/L）	FT_4（pmol/L）
对照组	4.46 ± 2.87	1.70 ± 0.63	80.54 ± 10.68	8.96 ± 2.05	17.79 ± 4.97
脾肾气虚型	3.84 ± 1.55	0.69 ± 0.14	48.04 ± 7.06	2.37 ± 0.42	10.83 ± 3.18
脾肾阳虚型	4.03 ± 2.49	0.79 ± 0.27	42.79 ± 6.68	2.70 ± 0.93	9.96 ± 4.19
气阴两虚型	2.02 ± 3.96	1.01 ± 0.21	58.19 ± 10.29	2.28 ± 0.39	12.88 ± 2.14
阴阳俱虚型	4.06 ± 3.57	0.68 ± 0.25	47.27 ± 8.02	2.32 ± 0.53	11.83 ± 3.22

注：肝肾阴虚型组只有 3 人，样本量过小，故予以剔除。

三、讨论

各种慢性肾脏疾病，随病情恶化，肾单位进行性破坏，残存肾单位不足以充分排除代谢废物和维持内环境稳定，发生泌尿功能障碍和内环境紊乱，包括代谢废物和毒物的潴留，水、电解质和酸碱平衡紊乱，伴有一系列临床症状的病理过程，被称为CRF。发展呈渐进性，病程迁延，病情复杂，常以尿毒症为结局而死亡。在人类主要死亡原因中占第五位至第九位，是人类生存的重要威胁之一。CRF发病机制，有一些学者提出很多学说，尚未有一个学说能完全解释。CRF的治疗，传统方法是延缓进展，尽量推迟尿毒症到来的时间，现代医学开创了肾移植、腹膜透析等新技术、新手段，给CRF的治疗提供了新的方法，使CRF的治疗效果得到了极大的改观，患者生存时间和生活质量都得以大大改善。这些治疗价格昂贵，技术难度高，器官来源不稳定等诸多因素，使得短时间内无法普及，无法成为治疗CRF常规手段。传统非透析治疗仍是CRF主要治疗手段和方法。我国学者尝试中医药疗法配合西医治疗，开展CRF中西医结合治疗，目前已在全国各地广泛应用，疗效明显高于单纯西药治疗。中医药在治疗CRF的实践中显示了独特疗效，确实起到了延缓病情、延长患者生命、提高患者生活质量的作用，得到了国内外学者的广泛重视及认可。目前国内外很多学者把注意力放在了中西医结合治疗CRF的研究中。

按马玉琛教授的“崇阳理论”，慢性肾衰竭肌酐指标增高，属体内增生的不需要的多余物质，为中医的痰，痰久停于体内可蕴生内毒。痰的形成，与阳气虚衰相关，阳化不足，湿浊之物不能被气化而变生为痰。《素问·阴阳应象大论》所说：“阳生阴长，阳杀阴藏”“阳化气，阴成形”“寒气生浊，热气生清”。阳气不足，当责之于肾脏受损，肾主一身之阳，肾脏受损，阳气必虚，肾脏受损的程度越重，阳气虚弱的程度则越重，痰毒在体内积聚的程度也越重。人体阳气虚损的重要表现是代谢水平的减弱，现代医学的甲功检测是人体代谢水平的一个重要指标。慢性肾衰竭阳虚应表现得较为明显，与甲状腺检测指标降低一定正相关。本研究总结出，中医证型和西医客观检验指标之间确实存在关联性，慢性肾衰竭甲状腺激素水平一般会减低，辨证分型多以阳虚为主，尤其是脾肾阳虚，脾肾阳虚肾衰竭甲状腺激素水平较其他证型偏低，证实崇阳理论的正确性。临床可通过检验甲状腺激素水平，结合患者临床表现，辨证分析，四诊合参，采用温补肾阳、益气健脾的方法进行中医药的干预治疗。

（肖艳美）

第八节　数据挖掘分析马玉琛治疗 SLE 用药规律

数据挖掘是从数据中发现隐藏知识的技术，归纳、推理、演绎，从而建立新的规律模式，达到辅助决策目的。在中医领域里，数据挖掘可归纳总结名老中医的学术思想、临床经验，减少跟师学习个人差异性所带来的误差，使“经验”向“知识”转化成“证据”，促使循证诊疗和传承的观念得到实施与发展。

中医药治疗 SLE 疗效稳定、毒副反应小。马玉琛教授论治 SLE 取得良好的临床疗效。本研究收集、整理马玉琛教授治疗 SLE 处方，采用关联规则 Apriori 算法等无监督数据挖掘方法，分析中药的使用频次及药物处方规律，通过关联规则与熵聚类数据挖掘分析，研究马玉琛教授治疗 SLE 处方，归纳总结用药规律及特点，丰富和优化名医经验诊疗方案，为经验上升为临床证据提供基础。

一、材料和方法

1. 研究对象来源

收集 2000 年 7 月至 2017 年 1 月马玉琛教授诊治 SLE 病历。

2. 诊断标准

符合 2009 年美国风湿病学会修订的 SLE 诊断标准。

3. 纳入标准

① SLE 诊断明确；②规律治疗 3 个月以上；③处方具有完整方剂中药资料。

4. 排除标准

①就诊时诊断明确，治疗目的是其他合并疾病；②未能规范化治疗；③混合性结缔组织病、类风湿关节炎、干燥综合征等。

5. 分析软件

中医传承辅助系统（V2.5）软件，中国中医科学院中药研究所提供。

6. 信息采集

通过医院 HIS 系统，收集病历资料。通过中医传承辅助系统（V2.5）信息采集，每位患者录入信息，主要包括姓名、性别、年龄、就诊时间、主诉、疾病诊断、方药、剂量等，将上述筛选后的信息录入。

双人负责数据的审核，确保数据准确。

7. 数据预处理

参照《中药学》《中药大辞典》，规范中药的用词及分类。

8. 处方录入

筛选处方录入“中医传承辅助平台系统（V2.5）”，双人负责数据的审核。使用“中医传承辅助平台系统（V2.5）”“数据分析系统”中的“方剂分析”，进行用药规律数据挖掘。

9. 数据分析

（1）数据源提取：在“西医疾病”项目中输入“系统性红斑狼疮”，点击查询，提取出治疗 SLE 的全部方剂，共 656 个处方。

（2）统计分析：将 SLE 方剂所有药物使用频次按从大到小排序，并将“频次统计”结果导出。

（3）组方规律分析：共涉及 656 个处方，206 味中药。其中“支持度个数”（表示在所有药物中同时出现的次数）设为 131，“置信度”（表示左边药物 A 出现，右边药物 B 出现的概率）设为 0.6，按药物组合出现频次从大到小排序。

二、结果

1. 四气 - 寒热温凉

656 个处方，共应用中药 206 味；寒性药物使用频次最多，为 4354，占 51.63%；温性药物使用频次为 2252，占 26.7%；平性药物使用频次为 1253，占 14.86%；凉性药物使用频次为 395，占 4.68%；热性药物使用频次最少，为 179，占 2.12%；寒凉药物共计占 56.31%，温热药物共计占 28.83%。

2. 五味 - 酸苦甘辛咸

206 味中药，苦味药物使用频次最多，为 5087，占 40.4%；甘味药物使用频次为 3881，占 30.82%；辛味药物使用频次为 2423，占 19.24%；酸味药物使用频次为 729，占 5.79%；

咸味药物使用频次为 320，占 2.54%；涩味药物使用频次最少，为 153，占 1.21%。

3. 归经－心、肝、脾、肺、肾

206 味中药中归心、肝、脾、肺、肾五脏经药物使用频次占 70.65%，其中归脾经药物使用频次最多，为 4105，占 18.51%；归肝经药物使用频次为 3470，占 15.61%，归肺经药物使用频次为 3329，占 14.99%；归肾经药物使用频次为 2575，占 11.56%；归心经药物使用频次为 2222，占 9.98%；归胃经药物使用频次为 2724，占 12.27%；归胆经药物使用频次为 1124，占 5.07%；归大肠经药物使用频次为 786，占 3.53%；归膀胱经药物使用频次为 784，占 3.52%；归小肠经药物使用频次为 761，占 3.42%；归心包经药物使用频次占 1.53%；归三焦经药物使用频次占 0.008%。

4. 药味使用频次及剂量

206 味中药使用频次在 50 以上的有 34 味药，使用频次位居前 5 位药物分别是柴胡、黄芪、黄芩、白芍、赤芍；柴胡常用量多为 15 ~ 20 g，最大量用至 50 g；黄芪常用量为 30 ~ 40 g，最大量用至 100 g；黄芩常用量为 25 ~ 30 g，最大量用至 50 g；白芍常用量为 30 ~ 40 g，最大量用至 80 g；赤芍常用量为 20 ~ 30 g，最大量用至 60 g。

5. 中药功效使用频次

常用的 34 味中药中补虚药应用频次为 2104，占 31.24%；清热药应用频次为 2229，占 33.08%，两者使用频次最多。补虚药中补气药使用频次最多；清热药中清热凉血药使用频次最多。补气药、清热凉血药、清热燥湿药、清热解毒药、利水渗湿药、发散风热药、活血化瘀药百分比均超过 5%，使用频次较多。

6.“对药”“角药”等使用频次

“对药”使用频次超过 200 次有 27 对，“角药”使用频次超过 200 次有 10 对，四味中药组合使用频次超过 200 次有 4 对。

7. 中药组合用药规则分析

“对药”关联置信度大于 80% 有 14 对，柴胡、赤芍与黄芪、白芍组合使用有 4 对；补虚药黄芪、甘草与温阳药杜仲、当归组合使用有 2 对。清热药柴胡与温阳药仙灵脾、杜仲组合使用有 2 对；补虚药黄芪、白芍、甘草组合使用有 2 对；三味中药关联置信度大于 85% 有 21 对。黄芪、柴胡、升麻、鳖甲组合使用有 4 对。

三、讨论

本研究使用频次最多的药物黄芪，甘温，入脾、肺经，甘补中土，温养肺气，为补脾肺之气要药，补气而生血、摄血、活血；益气而生津、助阳、除热，脾得甘补则健运，肺得温化则肃降，脾肺气足，水湿得化；脾为后天之本，肾为先天之本，脾后天之本得以充实，则先天之本肾脏亦得滋补，脾肾亏虚得以纠正，黄芪补脾，实则脾肾双补。黄芪应用频次、药物组合及相关度分析表明，黄芪为高频且与其他药物高相关药物，体现马玉琛教授论治 SLE 过程中对正气不足、补脾益肾的重视。马玉琛教授应用黄芪常用量为 30 ~ 40 g，最大量用至 100 g，重用黄芪补气利水，补脾肾，增强其护肝保肾等作用。黄芪对细胞免疫、体液免疫及非特异性免疫均有免疫调节作用。

使用频次第二位药物柴胡，苦凉清热，芳香疏泄，解经邪，舒气郁，尤善于疏散少阳半表半里之邪，退热力强。《本草正义》云："约而言之，柴胡主治，止有二层：一为邪实，则为外邪之在半表半里者，引而出之，使达于表而外邪自发；一为正虚，则为清气之陷于阴分者，举而升之，使返其宅，而中气自振。"《本草纲目》云："柴胡行手足少阳，以黄芩为佐。"马玉琛教授应用柴胡的常用剂量为 15 ~ 20 g，用量较大，而重用柴胡，取其和解退热、宣解外邪功效，并根据患者体质、SLE 活动度调整用量，与刘岩等报告结果相似。取柴胡清热功效，药物组合和关联度分析，将柴胡归为清热药物。同时，现代研究表明柴胡多糖、柴胡皂甙 D 具有调节免疫功能，可改善狼疮性肾炎肾组织 IL-6 和 IL-10 mRNA 表达，减少免疫球蛋白肾小球沉积。

数据挖掘药物组合使用频次高，关联度分析显示高度关联，表明此药物组合常用配伍使用。中药配伍使用，通过药味与药味相互作用，增强原有药效，抑制或消除毒副反应。本研究中部分常用药物组合寓含目前临床中常用方剂或常用药对，如升麻鳖甲汤、黄芪建中汤等。黄芪、柴胡、升麻、鳖甲、当归、蜀椒、防风、甘草等中药为高频应用药物，升麻具有升清解毒、辛凉宣散、透邪外出之效；甘草与之同用，加强清热解毒的作用；蜀椒，辛、温，具有散寒除湿、通血脉、温胃消食之效；鳖甲，性甘、寒、咸，具有滋阴潜阳、软坚散结之效，可攻逐瘀滞之邪毒；当归温通走散，助鳖甲以行血脉；共奏清热解毒、活血化瘀之用。从关联规则网络图、药物组合频次及关联度分析表明，这些中药寓含升麻鳖甲汤之意。临床应用升麻鳖甲汤加减对 SLE 亦具有较好的临床疗效，可减轻疾病活动度，改善患者生存质量，延长患者生存期。

综上，对 656 首方剂分析，马玉琛教授辨治 SLE 常用中药共 206 味，使用频次在 50 以上的有 34 味药，使用频次位居前 5 位的药物分别是黄芪、柴胡、升麻、鳖甲、赤芍。SLE 病机复杂，故用药比较分散，核心药物有温阳药、补虚药；常用药物组合有黄芪、柴胡，升麻、鳖甲，黄芪、升麻，柴胡、赤芍，黄芪、甘草，当归、赤芍等，用药相辅相成、标本兼顾，常配伍解毒化痰药、活血药。组方特点是祛除病邪的同时，酌情予以化痰解毒、活血化瘀、扶正补虚，注重温补或维护阳气。中药用药规律分析结果符合马玉琛教授对 SLE 病机认识，较好地验证了马玉琛教授治疗 SLE 的经验。本研究使用中医传承辅助系统挖掘分析马玉琛教授治疗 SLE 的用药规律，有了新的认识。SLE 临床表现复杂，证候各异，临床用药种类多且分散，以往单纯跟师学习的方法总结用药特点较为困难，通过中医传承辅助系统的数据挖掘方法，可更直接学习和体会导师的用药经验，有利于名医经验的传承。数据挖掘所获的结果，尚有待进一步分析及临床验证。希望本研究可以为名医经验的传承提供一种借鉴。

（赵志勇）

第八章　“痰毒”－痰为浊肿之身

“痰毒”理论基本内容：

①“痰”分无形之痰和有形之痰，两者可互生，无形之痰所生有形之痰的最主要特点是稠混浊污，臃膨胀肿，故“痰为浊肿之身”；

②“毒”可坏血浸脉，萎肌腐肉，淫筋蚀骨，常与痰互生共存，故“痰毒共同致病”；

③现代医学直接或借助仪器所观察到的广泛存在的异常代谢产物、肿胀、萎缩、增生、坏死等的组织改变与痰、毒相似，可“痰毒并治”治疗。

中医的“痰”有无形之痰和有形之痰之别。无形之痰可不形不体，无影无踪，致病广泛，变化多端等；有形之痰则有逐蓄渐积，稠混浊污，臃膨胀肿，伏结胶固，黏着缠绵，滞碍形体，经久生变等特点。无形与有形有密切联系，无形之痰，实质为不能感观之痰气，可聚生成有形之痰体，有形之痰体，也可化散为无形之痰气，故曰“痰为浊肿之身”。

“毒”之特点是骤发善变，来势险恶，病损严重，坏血浸脉，萎肌腐肉，淫筋蚀骨。可与痰积互为因果，常与痰积共存，故成“痰毒共同致病”之说。

现代医学疾病几乎都存在着肉眼能观察到的肿胀、萎缩，病理解剖的增生性、坏死性改变，实验室血液、体液成分超出正常指标等的改变，与中医痰、毒及对人体的损害极为相似，故将这些改变的病因、病体、病机归为痰毒，应痰毒并治。“痰为浊肿之身”“痰毒共同致病”“痰毒并治”等观点共同组成痰毒理论。

第一节 “痰”“毒”与现代疾病

历代医家对中医的痰、毒的形成、表现和对人体的损害以及痰、毒之间的关系有较多论述。现代医学疾病所存在肉眼能观察到的肿胀、萎缩，病理的增生、坏死性改变，实验室血液、体液成分超出正常指标的改变，恰好可用中医痰、毒解释，为中医药治疗疾病开辟了广阔的前景。

一、“痰”之起源和致病特点

汉以前医家对“痰”已有一定认知，并付诸临床实践，但尚未提出明确的名称，称为“淡”“唾”“涎”“沫”等。隋唐时期，《诸病源候论》首次提出了“痰”的定义，阐明了消、下、吐、节食、观想行气五种治痰法则。金元时期在原有“痰”概念的基础上，衍生风痰、痰核、老痰等诸多痰的子概念。

致病特点：

①逐渐蓄积，伏结胶固。《诸病源候论·痰候》云：“人皆有痰。少者，不能为害，多则成患。”

②致病广泛，变化多端。《锦囊秘录》曰：“痰之为物，随气升降，无处不到，或在经络，或在脏腑，所以为病多之也。”

③招引外邪，重浊黏滞，经久缠绵，病势难愈。外邪入侵可生痰，成形的痰浊留伏体内，又可招引外邪发展成其他内伤杂病。

④累生赘物，滞碍形体。当肿物体积过大，或停留于机体的重要部位，又可阻碍气血的运行，产生痛、痒、麻、木等感觉，甚至腐蚀血肉，化脓化毒。《丹溪心法·痰》曰：“凡人身中有结块硬核，不痛不红，不作脓者，多为痰浊流注。”

⑤易扰乱神明。痰饮内停，影响及心，往往出现一系列神志失常的病症，如痰迷心窍所致的癫狂、痴呆等。

二、“毒”之来源和致病特点

外毒包括外感六淫之邪侵袭机体，或蕴积不解，日久而化之毒；外感毒疫之邪；接触虫兽药食之毒。内毒与饮食不节、七情内伤、劳逸失调、年老体衰有关，脏腑气血阴阳失调，邪实蕴结体内，久而酝酿化生。《金匮要略心典》云：“毒，邪气蕴结不解之谓。”

毒致病特点：

①骤发善变：毒邪起病急骤，来势凶猛，变证丛生，病情险恶；

②酷烈顽固：毒邪具有强烈的致病性，一旦发病即表现为急、重之象，甚至病危；且病程长，病情顽固；

③依附性强：毒邪在外常依附于六淫侵害人体，在内常与痰、瘀、火等诸邪结聚，壅滞气血，败伤脏腑。

三、痰、毒与现代疾病

现代医学疾病几乎都存在肉眼能观察到的肿胀，病理的增生性改变，实验室血液、体液成分超出正常指标的改变，如人体各部位的良性或恶性肿瘤、息肉，心脑血管的动脉硬化斑块，消化系统胃黏膜的肠化，呼吸系统的肺间质纤维化，风湿病的关节肿胀、关节滑膜增生，以及高血脂、高血糖、高尿酸、高肌酐等。这些人体异常存在的病邪，显然不能简单地认为是风、寒、湿、热、瘀或虚，应是贪食少动，营养过剩，不能被利用或气化分解，成为堆积在人体的污浊之物；或思虑抑郁，气机不畅，抑或外邪内侵，正气与之相搏交争，化火煎灼阴湿，与气火瘀相结，形成增生肿胀；或正虚邪实，阳不化气，代谢产物集聚，久而不散，为积为块。这些浊增积肿的病理产物，皆具有中医有形之痰的特征，皆由痰积结而构成，浊增积肿是外在表现，痰是内在之实，因此可以说，痰为浊肿之原。有形之痰的久存，常伴随机体的萎缩，病理解剖的腐蚀，血液、体液正常成分数量低下等，这些变化，可部分用虚损解释，但非常不完全，尤其是病理解剖的浸淫腐蚀样改变，与中医毒的作用极为相似。因常伴随着组织增生而形成，可认为是痰蕴生毒，毒随痰生，痰毒共害，淫筋浸骨，坏血腐肉的病理过程。因此，痰毒并治是必不可少的。

（马玉琛）

第二节　风湿病属“痹”及“痰”“毒”致痹

风湿病属《素问·痹论》之痹病，临床常有软组织肿胀，骨关节肿胀、畸形，关节周围肌肉萎缩，检验的血常规异常，病理解剖的关节滑膜增生，影像的肺纤维化等增积浊肿和组织坏死等的变化，是典型的痰、毒病机过程的表现。因此，可以风湿病为例，对痰毒理论进行较为详细的论述。

一、对《素问·痹论》痹病的解读

古代中医文献对风湿论述比较系统的首推《素问·痹论》，对五体痹进行了命名：痹“有五者何也”（自此以下由引号所标古文献条目，如无另行注示，皆出自《素问·痹论》）“以冬遇此者为骨痹，以春遇此者为筋痹，以夏遇此者为脉痹，以至阴遇此者为肌痹，以秋遇此者为皮痹。”并描述了症状：“痹或痛，或不痛，或不仁，或寒，或热，或燥，或湿”“在于骨，则重；在于脉，则血凝而不流；在于筋，则屈不伸；在于肉，则不仁；在于皮，则寒”。还分析了原因：一是责之于外因，“风寒湿三气杂至合而为痹”“痛者寒气多，有寒故痛也，其不痛不仁者，病久入深，荣卫之行涩，经络时疏，故不痛，皮肤不营，故为不仁”；二是强调了内因与外因相结合，“其寒者，阳气少，阴气多，与病相益，故寒也。其热者阳气多，阴气少，病气胜，阳遭阴，故为痹热。其多汗而濡者，此其逢湿甚也。阳气少，阴气盛，两气相感，故汗出而濡也”。并据此进行了分类：“其风气胜者为行痹，寒气胜者为痛痹，湿气胜者为着痹也。”在人体阴阳过盛或过衰，感受外邪，即生理功能失调，遭到致病因素的刺激，发生骨、脉、筋、肉、皮等的沉重、血瘀、屈伸不利、麻木不仁、寒冷和疼痛感，显然是现代医学类风湿关节炎、干燥综合征、皮肌炎、硬皮病、红斑狼疮、强直性脊柱炎等多种风湿病肢体的关节、血管、肌腱韧带、肌肉、皮肤等的症状。

进一步涉及五脏痹和六腑痹，即风湿病脏器的改变及病理：“内舍五脏六腑，何气使然”“五脏皆有舍，病久而不去者，内舍于其合也。故骨痹不已，复感于邪，内舍于肾。

筋痹不已，复感于邪，内舍于肝。脉痹不已，复感于邪，内舍于心。肌痹不已，复感于邪，内舍于脾。皮痹不已，复感于邪，内舍于肺”“六府亦各有俞，风寒湿气中其俞，而食饮应之，循俞而入，各舍其府也”。就是说，风湿病肢体关节、血管、肌腱韧带、肌肉、皮肤等病变久之，在致病因素反复刺激下可选择性影响体内脏器。当然还有人体内在因素的作用，“诸痹不已，亦益内也”“阴气者，静则神藏，躁则消亡”“饮食自倍，肠胃乃伤”“荣卫之气，亦令人痹”“逆其气则病，从其气则愈”。就说明先天禀赋不足，劳倦思虑过度抑或饮食失调，使气机紊乱或正气虚弱，即人体生理功能衰退或失调在风湿病内脏损害的重要意义。

文中“凡痹之客五脏者，肺痹者烦满，喘而呕。心痹者，脉不通，烦则心下鼓，暴上气而喘，嗌干，善噫，厥气上则恐。肝痹者，夜卧则惊，多饮数小便，上为引如怀。肾痹者，尻以代踵，脊以代头。脾痹者，四支解堕，发咳呕汁，上为大塞。肠痹者，数饮而出不得，中气喘争，时发飧泄。胞痹者，少腹膀胱，按之内痛，若沃以汤，涩于小便，上为清涕”“淫气喘息，痹聚在肺，淫气忧思，痹聚在心，淫气遗溺，痹聚在肾，淫气乏竭，痹聚在肝，淫气肌绝，痹聚在脾”讲明了脏腑痹的临床表现，包括风湿病呼吸、消化、泌尿等系统，尤其肺、肾、肝、心、脑、脊柱等脏器受损的表现。怎样与其他非风湿病、系统疾病相区别呢？其一：“不与风寒湿气合，故不为痹”，即必伴有五体痹即风湿病肢体关节、软组织、神经、血管症状。其二：“入脏者，死”，预后和转归体现了应具备症状明显、病程缠绵、病势严重、难以治愈的特点。这些痹的病因病机、证候表现、发展演变和预后的独特规律，与风湿病发病的现代遗传、免疫、精神、环境因素，临床症状，病程特点，危害程度，发展预后不谋而合，是对风湿病的全面论述。所以我们认为，现代医学的风湿病，应属于《素问·痹论》痹的范畴。

二、痹病之病机勿忘“痰”“毒”

以上论述，结论如下：

①《素问·痹论》的痹是对风湿病的全面论述；

②痹包括五体痹、脏腑痹（五脏痹和六腑痹），五体痹是对风湿病肢体和一般脊柱损害的概括，脏腑痹是对风湿病严重脊柱和内脏损伤的概括；

③五体痹可导致脏腑痹；

④脏腑痹特点：一是病程长，病情严重，预后差；二是兼有五体痹的表现（含病史）；

⑤风、寒、湿、热分类仅适合初起较轻的五体痹，不能完整解释五体痹的肿胀、畸形、功能丧失和脏腑痹。

不少医家谈痹只考虑五体痹，丢掉脏腑痹的内容；或在涉及脏腑痹时，忽略五体痹，辨证治疗风湿病习惯于风、寒、湿、热分型，祛邪时或加活血和补虚药物。虽然取得了可喜的成绩，且比西药有较少的毒副反应，但大都只起到预防、辅助治疗或相当于非甾体抗炎药的作用，不能完全脱离激素和免疫抑制剂。原因在于理论上的缺失。

中医学将具有致病广泛、变化多端、阻滞气机、重浊黏滞、病程缠绵、臃膨肿胀临床特点的病变统称之为“痰”，其中能被器官感知到的病理性增生改变及病理性代谢产物为有形之痰，五体痹的关节肿胀、畸形、结节等症状和脏腑痹之许多表现都与之相符。中医学把对人体浸淫腐蚀、痛苦剧烈、损伤严重的一类病因称为“毒”，其中外感毒疫之邪，口服毒烈之品，接触虫毒之物等为外毒；气滞血瘀、寒热凝集、痰食积聚等邪实蕴结体内，久而酿生之毒为内毒。

痹表现的发热剧痛，骨节畸形，大肉脱失，功能障碍，不能说没有毒，尤其是内毒。感受风、寒、湿淫邪或外邪化热，脉络痹阻不通，可致机体失养，气滞血瘀，更可造成津液停留，进而化为痰浊；且热邪可煎熬津液为痰，湿邪本身亦为痰的稀薄状态。肺失宣降，脾失运化，肾失开合，痰浊可由内而生，聚积，久之可积结成为顽痰。外毒包含于风、寒、湿外邪之中，皆可由口鼻而入，痰积可蕴生内毒。邪毒浸淫更易生“痰”。因此，无论痹的表现还是发展和演变，都不是单纯风、寒、湿诸淫邪、血瘀和虚损所能解释的，离不开“痰”积与毒蚀并存、相生、互助的病理过程。

风湿病现代影像、检验、病理检查，乃至细胞、分子水平研究的成果，如组织细胞肿胀、增生，类似于肿瘤性质的增生性、侵蚀性改变，血管翳形成、肌肉坏死，软骨侵蚀和关节破坏，免疫指标的系列改变，CT 的肺纤维、条索样改变，也皆非风、寒、湿诸淫邪、血瘀和虚损所能解释，非常符合传统中医痰和毒的特点，可以认为是痰、毒侵袭或内生，痰结蕴毒，毒存助痰，痰积毒淫，蚀筋腐骨，坏血肿肉的过程的微观表现。

三、痰毒并治是风湿病治疗的重要法则

既然痰和毒可以解释风湿病的症状、病因和病理改变，自然可应用于风湿病的治疗，

而且，根据“痰”“毒”在风湿病中的密切关系，两者必须得到等同的重视，缺一不可；古人虽然亦有将痹的关节肿胀与痰相联系的，但重视程度远远不够，对肌肉萎缩、关节畸形，因看不到组织破坏的浸淫腐蚀过程，则过分地责之为筋脉失养，更没有与毒相联系；至于“烦满，喘而呕”“脉不通”“心下鼓”“嗌干，善噫”“厥气上则恐”“夜卧则惊，多饮数小便”“尻以代踵，脊以代头”“四支解堕”“数饮而出不得”“时发飧泄”“少腹膀胱，按之内痛”“涩于小便”“忧思”“遗溺”“乏竭”“肌绝”等脏腑痹的表现，也多用一般外邪和虚损解释，治以祛邪补虚，止此而已，其中所谓化痰之法，多指狭义之痰，至今影响着风湿病的治疗。

我们提出风湿病痰毒并治，作为治疗法则。根据痰毒并治的原则，创立抗炎止痛口服方，筛选羌活、独活、防风、细辛、豨莶草、制川乌等诸多散寒、除湿、祛风药祛除淫邪，以陆英、僵蚕、白芥子活血化痰散结，露蜂房、徐长卿根、九节茶解内外之毒，治疗类风湿关节炎及强直性脊柱炎、皮肌炎、硬皮病、系统性红斑狼疮等风湿病，取得了较好的效果。

（马玉琛）

第三节　类风湿关节炎间质性肺病与痰毒

类风湿关节炎（rheumatoid arthritis，RA）属“痹”的范畴，“风寒湿三气杂至合而为痹”（自此以下由引号所标古文献条目，如无另行注示，皆出自《素问·痹论》），风寒湿三气侵袭为痹的重要病因，根据临床特点，进行分类，“其风气胜者为行痹，寒气胜者为痛痹，湿气胜者为着痹也”，这种取象比类的分类，不但说明疾病的病因，亦为 RA 的辨证施治提供了模式，时至今日仍被普遍遵循。

遗憾的是，现代对 RA 的辨证诊断分类，大多没有对《素问·痹论》痹的论述全面理解，只是注重关节的表现，对 RA 关节外表现没有很好顾及，也未确切、完整地概括 RA 的微细结构如增生性、侵蚀病理变化。类风湿关节炎间质性肺病（rheumatoid arthritis-interstitial lung disease，RA-ILD）就是其中一部分。

一、RA-ILD 中医探源（RA-ILD 属肺痹论）

古代中医文献中，不可能有 RA-ILD 的病名，但我们可找到相关记载。比较系统地首推《素问·痹论》，该文首先描述五体痹：痹“有五者何也”“以冬遇此者为骨痹，以春遇此者为筋痹，以夏遇此者为脉痹，以至阴遇此者为肌痹，以秋遇此者为皮痹”“痹在于骨，则重；在于脉，则血凝而不流；在于筋，则屈不伸；在于肉，则不仁；在于皮，则寒”“痹或痛，或不痛，或不仁”“痛者寒气多，有寒故痛也”。骨、脉、筋、肉、皮是肢体和脊柱的组成部分，故五体痹的发病部位是在四肢和脊背，表现为疼痛、沉重感、麻木不仁、屈伸不利、血瘀。从表现特点分析，包括了皮肌炎、血管炎、红斑狼疮、强直性脊柱炎等多种风湿免疫疾病，当然更包括 RA，对 RA 的描述不只是关节，涉及了肌腱、肌肉、血管、皮肤，比较笼统，不能与现代医学名称完全对号入座。进一步涉及五脏痹和六腑痹，主要是五脏痹，即 RA 脏器的改变及病理，“内舍五脏六腑，何气使然”“五脏皆有舍，病久而不去者，内舍于其合也。故骨痹不已，复感于邪，内舍于肾。筋痹不已，复感于邪，内舍于肝。脉痹不已，复感于邪，内舍于心。肌痹不已，复感于邪，内舍于脾。皮痹不已，复感于邪，内舍于肺”，就是说，五体痹可发生五脏痹，既有环境的外在因素，也有人体的内在因素，脏腑气血功能状态要存在所遭受风寒湿邪气相合的条件，抑或禀赋不足，真元虚弱，抑或饮食失调，劳倦思虑过度，气机紊乱或正气内伤，即“阴气者，静则神藏，躁则消亡”“饮食自倍，肠胃乃伤”“荣卫之气，亦令人痹”，加之骨、脉、筋、肉、皮五体痹时日已久，反复感邪才能发病。“六腑亦各有俞，风寒湿气中其俞，而食饮应之，循俞而入，各舍其腑也”，说明在一定的条件下，通过俞穴经络传递、辐射，是五体痹入内，形成五脏痹或六腑痹的重要途径。这是从病因病机、关节内外症状、发展演变的范围和过程等各个方面对 RA 比较全面的论述。其中“皮痹不已，复感于邪，内舍于肺”所指即肺痹，“诸痹不已，亦益内也”“肺痹者烦满，喘而呕”“淫气喘息，痹聚在肺”“其入脏者，死”则讲明了肺痹的临床症状和预后：一是伴有五体痹（含病史），这是肺痹与一般的外感咳嗽，以及以咳、痰、喘、憋为主症的其他肺病的最大区别；二是肺脏症状明显，病势严重，难以治愈。这些相关记载，说明肺痹在病因病机、证候表现、发展演变和预后有着独特的规律，而且无一不与风湿病肺脏病变发病的遗传、免疫、精神、环境因素，临床症状，病程特点，危害程度，发展预后相像，尤其是 RA-ILD。所以我们认为，现代医学的 RA-ILD，应属《素问·痹论》肺痹。

综上所述，RA 的结论如下：

①《素问·痹论》的痹是对 RA 的完整描述；

②痹包括五体痹、五脏痹、六腑痹（本文未详细论述），五体痹是对 RA 肢体、脊柱和关节损伤的概括，五脏痹和六腑痹是对 RA 关节损伤发展到关节外内脏损伤的概括；

③五脏痹包括肺痹，肺痹既有肺脏病的症状，也有与之联系密切的五体痹的症状，肺痹包括了现代医学的 RA-ILD，在研究 RA 的中医疾病分类或辨证分型时，应将肺痹列入一类疾病或一个证型。不少医家并没有完整理解《素问·痹论》痹的内容和含义，没有认清肺痹和痹证的所属关系、肺痹和五体痹的密切关系，把它们割裂开来，在谈及痹证时，只考虑肢体症状，丢掉五脏痹的内容；或在谈肺痹时，丢掉肢体内容，只考虑肺部症状表现，将肺痹与喘证、痰饮、咳嗽、肺痿、短气等同认识，混淆了 RA-ILD 与慢性支气管炎、肺炎、肺结核等其他肺部病变在中医学的区别，势必对中医药治疗 RA-ILD 造成不良影响，应引起充分注意。

二、RA-ILD 之病机要在痰、毒

如前所述，五脏痹是脏腑气血虚损、气机阴阳失调、久患五体痹缠绵不愈，复感外邪所致。《素问·痹论》谓“痹……在于皮，则寒”“寒气胜者为痛痹”“其留皮肤间者，易已”“皮痹不已，复感于邪，内舍于肺”，说明了肺痹的病机特点：以寒邪为主的外邪侵袭，疼痛明显，感邪部位在皮，较为表浅，容易祛除；若寒邪经久不去，复感外邪，则乘虚入里，肺主皮毛，必然内舍于肺，形成肺痹。临床是否如《素问·痹论》所述，尚需进一步验证。

肺为水之上源，主通调水道，通过宣发肃降，疏通、调解体内水液的输布、运行和排泄，若“淫气”“痹聚在肺”，肺失宣肃，水道不通，或脾运失调、肾脏开合失司，则痰浊内生，壅滞于肺，出现“烦满，喘而呕”“喘息”、痰咳等。因此，肺痹的病理产物，首先归之于痰，与喘证、痰饮、咳嗽、肺痈等并无区别，是狭义的痰。狭义的痰可解释肺痹部分症状，但不能解释肺痹“其入藏者，死”。还有广义的痰，将具有致病广泛、变化多端、阻滞气机、阻碍气血、重浊黏滞、病程缠绵、臃膨肿胀临床特点的病变统称之为痰，广义之痰又有有形之痰和无形之痰之分，其中能被器官感知到的病理性增生改变及病理性代谢产物乃为有形之痰，为了便于论述，我们将广义的有形之痰简写为痰。

中医学还将对人体浸淫腐蚀、痛苦剧烈、损伤严重的一类病因称为毒。痰和毒与其他病邪截然不同，但可由他邪之亢烈、蕴结而产生；痰、毒彼此之间也是截然不同的两个概念，但可作为病因、病理过程和产物同时存在，且可互相影响，痰积可蕴毒，邪毒浸淫则更易生痰。肺痹的一个“死”字，代表了症状之重、病程之长、预后之差，亦即RA-ILD喘憋壅塞、反复缠绵、经年不愈的临床表现，加之RA关节肿胀、萎缩、畸形的改变，虽然与风、寒、湿、热、血瘀、虚损有不同程度的关系，却带有明显痰与毒的特征，症状之间的发展和演变显然离不开痰积与毒蚀并存、相生、互助的病理过程。

借用现代仪器对RA的细微观察更能反映疾病的本质，用中医理论和理解释之，是中医学发展的迫切要求，也符合中医微观辨证的观点。RA影像、检验、病理检查，乃至细胞、分子水平研究的关节滑膜组织类似于肿瘤性质的增生性、侵蚀性改变，血管翳形成、软骨侵蚀和关节破坏，RA-ILD在CT的肺纤维、条索样改变，病理的肺泡结构紊乱、扩张、陷萎，泡腔渗出淤积，泡壁增厚、断裂，肺泡间隔纤维化，胶原纤维增生，以及系列免疫指标的改变，也非风、寒、湿、热诸淫邪、血瘀和虚损所能解释，非常符合传统中医痰和毒的特点，可以认为是痰、毒侵袭或内生，痰积毒淫，痰结蕴毒，毒存助痰，蚀筋腐骨，坏血肿肉的过程。

三、痰毒并治-RA-ILD治疗大法

既然痰和毒可以解释RA-ILD的证候、病因和病理改变，自然可应用于RA-ILD的治疗；而且，根据痰、毒在RA中的密切关系，两者必须得到等同的重视，缺一不可。因此，我们提出RA-ILD痰毒并治作为治疗RA-ILD的基本法则。古人虽然亦有将痹的关节肿胀与痰相联系的，但重视程度远远不够；对于关节萎缩、畸形，因看不到骨质破坏的浸淫腐蚀过程，则过分地责之为筋脉失养，更没有与毒相联系；至于RA-ILD的咳嗽喘憋，多与一般喘证、痰饮、咳嗽、肺痿等相混，注重于止咳、化痰、平喘、清热、润肺等，所谓化痰，也多指狭义之痰。

痰既然有阻滞气机、阻碍气血、重浊黏滞、病程缠绵、臃膨肿胀的特点，就肯定是顽“痰”、积“痰”、“痰”核，不宜清、温、燥、渗、祛、化；非攻、非破、非蠲不可，应攻坚破积、消肿散结、蠲涤冲荡之剂方能建功。毒也有外毒、内毒之分，外毒指外感毒疫之邪，口服毒烈之品，接触虫毒之物等，进入人体迅速，病位表浅，易解易清；内

毒指气滞血瘀、寒热凝集、痰食积聚等邪实蕴结体内，久而酿生之毒，病位深伏，入骨入脏，非蠕动之物，重镇之品不能达其病所，应用有毒之剂，以毒攻毒，或搜筋剔骨，或摧枯拉朽方能奏效。正可谓非毒不足以治痹，如古人所讲："诸积非毒药不得去也"（明代万全《万氏家传保命歌括》），"初为气结在经，久则血伤入络。辄仗蠕动之物，松透病根"（清代叶天士《临证指南医案》）。值得注意的是，以上RA-ILD痰毒并治之法之应用务须谨慎，应遵清代陈士铎《辨证录》所倡"渐移默夺"，因"积之为义，日积月累，非伊朝夕，所以去之亦当有渐"（明代李中梓《医宗必读》）；在药物筛定上以"小毒之药可以二三味并行"（明代万全《万氏家传保命歌括》）为宜；在剂型选择上以丸或散剂为荐，"丸者缓也，欲其缓化，则用丸药""汤者荡也，欲其速行，则用汤药"（清代沈金鳌《杂病源流犀烛》）；在遣药取舍上以吐下药为戒，"凡积不可用下药，徒损真气，病亦不去"（明代周之千《慎斋遗书》）。

肺痹可由五体痹所生，也可与五体痹共存，故治疗肺痹不可不顾及五体痹。"所谓痹者，各以其时，重感于风寒湿气也""凡痹之类，逢寒则痖，逢热则纵""各随其过，则病瘳也"。根据《素问・痹论》治疗痹的原则，分别予以祛风、散寒、除湿、清热之法，祛除淫邪，以通体痹，应特别注意根据五体痹在肺痹中表现的轻重缓急，酌情取舍，使之与肺痹的基本治疗相辅相成。当外邪旺盛，方兴未艾时发病或使原有病情加重，五体痹临床表现常较突出，应特别注重祛除六淫之风寒湿或热之邪。

肺痹所生，与正气不足关系密切，扶正补虚亦不能等闲视制之。病程日久，虽外邪气势渐颓，痰毒之势未减，人体正气益损，虚实夹杂或凸显正虚，肾虚表现为明显，肝肾心脾之虚可互损及相兼，治疗当辅以强筋骨、补肝肾、补益气血之品。注意"补正祛邪，正邪并树无益"（清代叶天士《临证指南医案》），不忘以痰毒并治为要。

肺痹与肺脏其他病变相比，病机和症状皆有不同特征，但咳、痰、喘、憋的表现及肺、脾、肾三脏所主失职的发病过程是共同的，尤其在"皮痹不已，复感于邪，内舍于肺"之初。因此，宣肺、止咳、化痰、平喘是必要的，用桔梗、杏仁、半夏、麻黄之属，但这绝不是痰毒并治意义上的治痰，所治乃肺痹之标也。

痹者闭也，所发之初，即有气血运行不畅，至于痰积而至血瘀，更是不言自喻，如清代叶天士《临证指南医案》所讲："初为气结在经，久则血伤入络""积聚日久，邪必入络"。活血化瘀，在痹的治疗中举足轻重。但从肺失宣降、生痰成积、化毒淫蚀的特点看，RA-ILD所以生，痰毒为其本，故RA-ILD之治，与五体痹相比，更应注重痰、毒。

根据痹病痰毒并治，RA-ILD更重痰毒的原则，在抗炎止痛口服方的基础上，加用少量有毒之品，取《杨氏家藏方》牵正散中僵蚕、白附子化痰散结，《金匮要略》升麻鳖甲方中雄黄消肿攻毒，组成雄附方，治疗RA-ILD，可取得较好的临床效果，为其他疾病的痰毒病因病机分析痰毒并重治疗，提供了较好的范例。

（马玉琛）

第九章　“经痹”－经为痹病之源

“经痹”基本内容：

①按《素问》解释痹病的概念；

②按《素问·痹病》对痹病定义和分类；

③按《素问·痹病》、张仲景《伤寒论》和《金匮要略》以及李东垣《脾胃论》指导痹病治疗；

④将崇阳理论、痰肿理论运用到痹病的病因、病机和治疗。即梳理、贯通上述四部医籍关于痹病内容，结合临床去发扬、传承。

1．概念

对痹的论述最全面、最系统的当属《素问》。按《素问》所说，痹有三个基本含义：疾病的名称、表现、病理过程，即痹病、痹症、痹阻。痹病是中医学的一个重要疾病，按病因对痹病分类：风寒湿邪所致为狭义痹病，无明显风寒湿邪参与，其他各种原因导致气血痹阻不通引起的痹病为狭义外痹。现代风湿病的大多数疾病均属风寒湿邪所致的狭义痹病。从研究现代风湿病目的出发，所说的痹病实质上是狭义的痹病。

2．分类

应以《素问·痹论》原则对痹病分类：按病位分为骨、筋、脉、肌、皮五体痹，五脏六腑痹即脏腑痹，按病性分为风寒湿和风湿热痹。

3．治疗

五体痹（主要是关节肌肉疼痛）按传统的典型方法，可参照《伤寒论》六经辨证，《金匮要略》“痉病”“湿病”“温疟”“历节”和《脾胃论》调理脾胃的辅助方法治疗；脏腑痹应在五体痹治疗的基础上，补益和调节脏腑气血（包括血瘀）功能。

4．崇阳理论和痰肿理论在痹病的应用

阳气在痹病发病、病位、病性、病程、治疗和预后具有重要作用，应按“重阳理论”，注意温补和维护阳气。痹发生发展中，常有痰积毒蚀的病机过程，故应按“痰肿理论”，注重“痰毒致痹”“痹病痰毒并治”及“无毒不足以治痹”的观点，予以“痰毒并治”。

第一节 《素问》痹

中医发展的百家争鸣的大好形势，使对痹的认识出现各种各样的理论和观点，不免存在某些错误和不足。应正本清源，充分重视《内经》《伤寒论》《金匮要略》等经典著作的学习，以其为本，以其思想、理论为依据归纳痹病的病因病机和临床治疗，在此基础上，在实践中使痹病理论得到发展和提高。

《素问》关于痹的论述，除《痹论》外，还散见于其他十余篇“篇”“论”中。《素问》所说的痹有三个基本含义，即疾病的名称、疾病的表现、疾病的病理过程，分别称之为痹病、痹症、痹阻。

一、疾病名称——痹病

在《素问》，痹最多代表的是一种疾病，即痹病。《素问》对痹的论述比较详细，集中表现在《痹论》中，其他“篇”或“论”中，也可见到多方面的补充。作为疾病，应包含病因、病机、病位、症状、预后等多种因素，这些因素应相互对应、具有一定的因果关系。《素问》所论痹病，基本符合疾病构成条件，并根据不同的构成条件，对痹病进行客观合理的分类和命名，对各种因素及它们之间的相互联系等做了比较全面的论述。这些，尤其痹病的命名和分类方法，被世代首肯，沿用至今，为现代风湿免疫疾病的中医药诊治，起了至关重要的基础和支撑作用。

（一）按病因分类和命名

1．狭义痹病（风寒湿痹）

特指风寒湿三气导致的痹病。根据《痹论》“风寒湿三气杂至，合而为痹也。其风气胜者为行痹，寒气胜者为痛痹，湿气胜者为着痹也”“不与风寒湿气合，故不为痹”等论述，诊断狭义痹病应注意两点：其一，风寒湿邪所发挥的作用可各有轻重，但应三种病邪同时侵害；其二，其他各种原因导致痹病的作用可各有不同，但应均有风寒湿邪的参与。

2．狭义外痹（非风寒湿痹）

指无明显风寒湿邪参与，其他各种原因（包括邪盛、正虚、气机失调等）导致气血痹阻不通引起的痹病。

《素问·诊要经终论篇》曰：“冬刺夏分，病不愈，气上，发为诸痹。”说明针刺治疗方法不当可导致痹病的发生。《素问·宣明五气篇》曰：“五邪所乱：邪入于阳，则狂；邪入于阴，则痹。”指各种淫乱之病邪入于肾、脾、肺之阴分可发生痹病，各种淫乱之病邪不仅仅指风寒湿邪，还包括燥、火等。《素问·脉要精微论篇》曰：“胃脉搏坚而长，其色赤，当病折髀；其软而散者，当病食痹”，胃脉软而散，是正气虚弱的表现，可引起中焦不能腐化的食痹。不管是病位，还是病因病机等，都不同于风寒湿痹。因此，上述所举三种痹病应为狭义外痹。

《素问》对痹病的论述，主要体现在狭义痹病（包括《痹论》所论的五体痹、脏腑痹），现代风湿免疫疾病属狭义痹病范畴。随着风湿免疫疾病在遗传、免疫等领域的深入研究，风寒湿邪以外的因素所致痹病（狭义外痹病）也受到越来越多的重视。

（二）按病位分类命名

1．五体痹（骨、筋、脉、肌、皮痹）

（1）因风寒湿邪导致（狭义痹病）

①发病的季节规律：《素问·痹论》曰：“以冬遇此者为骨痹，以春遇此者为筋痹，以夏遇此者为脉痹，以至阴遇此者为肌痹，以秋遇此者为皮痹”。

②症状表现规律及原因：《素问·痹论》曰：“或痛，或不痛，或不仁，或寒，或热，或燥，或湿”“痛者寒气多也，有寒故痛也”“其留连筋骨间者，痛久”“痹在于骨，则重；在于脉则血凝而不流；在于筋，则屈不伸；在于肉，则不仁；在于皮，则寒”。《素问·长刺节论》曰：“病在筋，筋挛节痛，不可以行，名曰筋痹。病在肌肤，肌肤尽痛，

名曰肌痹，伤于寒湿。病在骨，骨重不可举，骨髓酸痛，寒气至，名曰骨痹。”

③预后和转归规律：《素问 · 痹论》曰：“诸痹不已，亦益内也，其风气胜者，其人易已也”“其留连筋骨间者，疼久，其留皮肤间者，易已”“凡痹之类，逢寒则痣，逢热则纵”。

（2）因其他原因发病（狭义外痹病）：《素问 · 宣明五气篇》曰：“所以不能冻慄者，肝一阳也，心二阳也，肾孤脏也。水不能胜二火，故不能冻慄，病名曰骨痹。是人当挛节也”，说明正气虚弱，即便无风寒湿邪参与，也可引起五体痹的发生。

临床五体痹最多见，由风寒湿邪导致，特点：风寒湿痹常同时存在，风寒湿痹首要的和主要的表现是在五体痹；不同五体痹也常同时存在，骨、筋、脉、肌、皮五痹不易分离；不同病邪、不同病位在五体痹各有侧重。五体痹（狭义痹病）常见于类风湿关节炎、皮肌炎、多发性肌炎、脊柱关节炎，有关节、肌肉、肢体症状的其他风湿病，以及骨性关节炎、颈椎病、腰椎间盘突出症等退行性病变。

2. 脏腑痹（五脏及六腑痹）

（1）风寒湿邪所致（狭义痹病）

①发病形式

A. 五体痹传入：五体痹不愈，脏腑虚弱，传入被主脏器。《素问 · 痹论》曰：“五脏皆有合，病久而不去者，内舍于其合也。故骨痹不已，复感于邪，内舍于肾。筋痹不已，复感于邪，内舍于肝。脉痹不已，复感于邪，内舍于心。肌痹不已，复感于邪，内舍于脾。皮痹不已，复感于邪，内舍于肺。所谓痹者，各以其时，重感于风寒湿气也。”

B. 脏腑痹之间互传：脏腑痹经久不愈，影响到其他脏腑。《素问 · 玉机真藏论》曰：“弗治，病入舍于肺，名曰肺痹，发咳上气。弗治，肺即传而行之肝，病名曰肝痹。一名曰厥，胁痛，出食，当是之时，可按若刺耳。”

C. 直接发病：脏腑虚弱或功能紊乱，遇风寒湿邪，脏腑痹可直接发病，五脏经脉气血有余或不足，是引起相关体痹和脏腑痹的内在原因。《素问 · 四时刺逆从论》曰：“厥阴有余病阴痹，不足病生热痹；少阴有余病皮痹隐轸，不足病肺痹；太阴有余病肉痹寒中，不足病脾痹（阴经有余指阴有余阳不足）；阳明有余病脉痹，身时热，不足病心痹；太阳有余病骨痹、身重，不足病肾痹；少阳有余病筋痹胁满，不足病肝痹（阳经有余指阳有余阴不足）。”

D. 风寒湿邪循俞而入（指六腑痹）：《素问·痹论》曰："六腑亦各有俞，风寒湿气中其俞，而食饮应之，循俞而入，各舍其腑也"。

②表现：《素问·痹论》曰："肺痹者烦满，喘而呕。心痹者，脉不通，烦则心下鼓，暴上气而喘，嗌干善噫，厥气上则恐。肝痹者，夜卧则惊，多饮数小便，上为引如怀。肾痹者，善胀，尻以代踵，脊以代头。脾痹者，四肢解堕，发咳呕汁，上为大塞""肠痹者，数饮而出不得，中气喘争，时发飧泄。胞痹者，少腹膀胱，按之内痛，若沃以汤，涩于小便，上为清涕"。

③预后和转归：《素问·痹论》曰："其入脏者，死""五脏有俞，六腑有合，循脉之分，各有所发，各随其过，则病瘳也"。

（2）其他原因所致（非狭义痹病）：《素问·五脏生成篇》曰："赤脉之至也，喘而坚，诊曰有积气在中，时客于食，名曰心痹，得之外疾，思虑而心虚，故邪从之。白脉之至也，喘而浮，上虚下实，惊，有积气在胸中，喘而虚，名曰肺痹，寒热，得之醉，而使内也。青脉之至也，长而左右弹，有积气在心下支胠，名曰肝痹，得之寒湿，与疝同法，腰痛足清头痛。黑脉之至也，上坚而大，有积气在小腹与阴。名曰肾痹，得之沐浴清水，而卧。"所述脏腑痹，多由感风寒湿邪，加之正虚或功能失调所致，是狭义痹病；有的则不然，无外感病邪的因素，如肾痹，可称其为非狭义痹病。

与五体痹相比，风寒湿邪所导致脏腑痹病机和症状更为复杂，往往虚实夹杂，有的脏腑虚弱的表现明显，病情严重，预后不良。风寒湿邪外侵之途径多由表及里，脏腑痹常先有或同时存在五体痹症状，这是与其他脏腑疾病相辨别的一个重要标准。脏腑痹（狭义痹病）常见于系统性红斑狼疮、硬皮病等病变波及肝、心、肺、脑等重要脏器的风湿免疫疾病。

3. 其他痹病

除五脏痹、脏腑痹以外的痹病，《素问》有食痹（前已述）、喉痹、挛痹、偏痹等记载。

《素问·阴阳别论篇》曰："一阴一阳结，谓之喉痹"，一阴，乃厥阴，一阳为少阳，厥阴之上，风气主之，少阳之上，火气主之，阴阳相结，风火炽而肺经痹阻，伤及肺之门户喉，发生喉痹，因其发病原因非"风寒湿邪杂至"，故这是一种非狭义的痹病。《素问·厥论篇》"手阳明、少阳厥逆，发喉痹，嗌肿"的论述，则说明喉痹有嗌肿的症状。

《素问·异法方宜论篇》曰："南方者，天地所长养，阳之所盛处也。其地下，水土弱，雾露之所聚也。其民嗜酸而食胕，故其民皆致理而赤色，其病挛痹，其治宜微针，故九针者，亦从南方来”指因居住地域和饮食习惯所致以抽搐痉挛表现为特点的痹病，亦非“风寒湿邪杂至”所致。

《素问·本病论篇》曰“久而化郁，即大风摧拉，折陨鸣紊。民病卒中偏痹，手足不仁”“是故子午之岁……民病风厥涎潮，偏痹不遂，胀满”，指因风、痰互结，阻滞经络，导致半身不遂、手足不仁为主要表现的偏痹，与“风寒湿邪杂至”所致的痹病也截然不同。

二、疾病表现——痹症

从《素问》诸多论述可以看出，痹病应具有病因、病机、病位、症状、预后等基本条件，具有痹病的症状表现，如五体痹某些或某种症状表现，“或痛，或不痛，或不仁，或寒，或热，或燥，或湿”，骨重，不可举，脉血流而不流，筋屈不伸，筋挛节痛，肉不仁，皮寒等，但达不到痹病应具备的条件，常因内外原因所致机体局部痹阻所引起，在这些情况下，痹的涵义是上述某些症状的表述，应视为痹症。

《素问·平人气象论》曰：“人一呼，脉三动，一吸，脉三动，而躁，尺热，曰温病。尺不热，脉滑，曰病风。脉涩，曰痹”“少腹痛，脉滑者曰风。脉涩者，曰痹。缓而滑，曰热中。盛而紧，曰胀”。两段都未提到脉涩以外与痹病有关的症状，仅有脉涩，所以这里的痹，指的是症状，指明脉涩为痹的症状表现。

《素问·玉版论要篇》曰“搏脉痹躄，寒热之交”，是说机体正邪相持，气机寒热之交，出现搏脉的脉象和或痹或躄的症状。这里痹指的是症状。

三、疾病的病理过程——痹阻

痹，闭也。在《素问》中，痹的另一重要意义是说明血气凝涩不行的病理过程，如此认为，也有名词活用为动词的语法因素。病因有外邪侵袭、内邪壅盛、正气虚弱、气机紊乱、气血瘀滞等。

《素问·脉要精微论》曰“按之至骨，脉气少者，腰脊痛而身有痹也”，是说诊脉若按之至骨，不应于指，脉气少者，此乃身体阴盛阳虚，生阳之气痹涩不行，可出现腰脊疼痛的症状。这里的痹，是指病理过程。

《素问·痹论》曰：“淫气喘息，痹聚在肺。淫气忧思，痹聚在心。淫气遗溺，痹聚在肾。淫气乏竭，痹聚在肝。淫气肌绝，痹聚在脾”，这里没有直接提出肺痹、心痹、肾痹、肝痹和脾痹的病名，说明这些脏器是否已经发生痹病，并不肯定。淫乱之气所导致的上述临床症状，只是因为血气凝涩痹阻的病理过程发生在肺、心、肾、肝、脾等脏器，出现的一些表现。

《素问·本病论》曰“丑未之年……痹而生厥，甚则血溢”的痹，指的是病理过程，做痹阻解释，“痹而生厥”可译为因痹阻而导致了厥的发生。同样，“卯酉之年……民病厥逆而哕，热生于内，气痹于外，足胫酸痛，反生心悸懊热，暴厥而复厥”中，痹的相关语句可译为：外部组织如足径发生气血痹涩，可使该部位发生酸痛。

同理，《素问·金匮真言论》曰“冬善病痹厥”，《素问·五脏生成篇》曰“肝受血而能视，足受血而能步，掌受血而能握，指受血而能摄。卧出二风吹之，血凝于肤者，为痹，凝于脉者，为泣，凝于足者，为厥。此三者，血行而不得反其空，故为痹厥也”，所言的痹，也是说明因痹阻发生厥的病理过程。

《素问·玉机真藏论》曰“或痹不仁，肿痛，当是之时，可汤熨，及火灸刺，而去之”，是讲因痹阻而出现不仁和肿痛的治法。

《素问·逆调论》曰“岐伯曰：是人多痹气也，阳气少，阴气多，故身寒如从水中出”，是说人有痹阻的气机，出现相应的病理改变和症状。

结语：

与《素问》一样，一些古代医籍所提到的痹，也往往有本文所述痹病、痹症、痹阻三种情况，故就《素问》的相关论述，谈谈自己的体会，以期对痹的理解和应用，对风湿免疫病在开拓中医药领域的临床诊治和科学研究有所裨益。

（马玉琛）

第二节 《素问·痹论》痹病分类方法

《素问·痹论》对痹病的病因病机、证候、发展演变和预后的独特规律进行了全面论述。与类风湿关节炎、系统性红斑狼疮、脊柱关节炎、皮肌炎、干燥综合征等现代风湿病的发热，皮肤、肌肉、肌腱韧带、血管、关节、肢体、躯干和重要脏器损害的临床表现，以及发病的遗传、免疫、精神、环境因素，病程特点，危害程度，发展预后不谋而合，所以现代医学的风湿病，应属《素问·痹论》的痹。对于痹病论述最早、最有权威性的还是《素问·痹论》。现代风湿病按中医痹病治疗，可参照本文痹病的分类方法分类。

一、痹病的分类

（一）按病位分类

根据《痹论》的论述，结合临床，痹病分为：

1．五体痹

分皮痹、肌痹、骨痹、筋痹、脉痹。根据有无表证可分为：

（1）五体痹伴表证：又分为五体痹伴表实证、表虚证（与风寒表实、表虚证夹湿不同，该病不属于痹病）。

（2）五体痹无表证。

2．脏腑痹

一般分为：

（1）五脏痹：肝痹、心痹、脾痹、肺痹、肾痹。

（2）六腑痹：胆痹、小肠痹、胃痹、大肠痹、膀胱痹、胞宫痹病。

3．五体痹和脏腑痹合痹

指五体痹和脏腑痹同时出现，部分轻重和主次，也可简称为痹病（但和广义的痹病不同）。

（二）按病因病性分类

按病因病性分类（可包括五体痹和脏腑痹），有行痹、痛痹、着痹、热痹之分，或分为风寒湿痹和风湿热痹。

二、痹病临床表现

（一）病位表现

1．五体痹

（1）五体痹无表证：有皮肤、肌肉、关节、肌腱、韧带疼痛、酸楚、重着、麻木，皮肤黏膜损害、关节屈伸不利、畸形等，这也是痹病的基本表现。如《痹论》曰：“以冬遇此者为骨痹，以春遇此者为筋痹，以夏遇此者为脉痹，以至阴遇此者为肌痹，以秋遇此者为皮痹”“痹在于骨，则重；在于脉，则血凝而不流；在于筋，则屈不伸；在于肉，则不仁；在于皮，则寒”。在骨，则重，以在大关节明显，脊柱关节炎表现；在脉，血凝而不流，血瘀的表现；在筋，屈不伸，应在小关节明显，类风湿关节炎表现；在肉，则不仁，一般痹病表现不明显，继续发展可为痿病；在皮，则寒，皮表寒，身并不畏寒，在 SLE 常见。

《素问·痹论》对五体痹的症状描述并不完全，筋、脉、肌、皮、骨痹不易单独分开诊断。应按其原则，临床参考和发挥，可单独诊断，也可统称为五体痹。有时可伴有脏腑痹，但不以脏腑痹为主，脏腑痹症状不明显，可仅称为五体痹，如强直性脊柱炎——骨痹。

（2）五体痹伴表证：五体痹可伴有或不伴有表证。不管五体痹伴或不伴有表证，都可称为五体痹。

伴表实证：痹病的基本表现，伴有《伤寒论》风寒表实证（《伤寒论》：“太阳病，或已发热，或未发热，必恶寒，体痛，呕逆，脉阴阳俱紧者，名为伤寒”）。

伴表虚证：痹病的基本表现，伴有《伤寒论》风寒表虚证（《伤寒论》：“太阳病，发热，汗出，恶风，脉缓者，名为中风”）。

2．脏腑痹

有脏腑虚弱或功能失调等脏腑辨证的脏腑病证表现，多不同程度地伴有五体痹症状。脏腑症状表现如《素问·痹论》：“肺痹者烦满，喘而呕。心痹者，脉不通，烦则心下鼓，暴上气而喘，嗌干，善噫，厥气上则恐。肝痹者，夜卧则惊，多饮数小便，上为引如杯。肾痹者，善胀，尻以代踵，脊以代头。脾痹者，四肢解堕，发咳呕汁，上为大塞。肠痹者，数饮而出而不得，中气喘争，时发飧泄。胞痹者，少腹膀胱，按之内痛，若沃以汤，涩于小便，上为清涕”“淫气喘息，痹聚在肺，淫气忧思，痹聚在心。淫气遗溺，痹聚在肾。淫气乏竭，痹聚在肝。淫气肌绝，痹聚在脾”。

《素问·痹论》对脏腑痹的症状描述也不完全，可按其原则临床参考和发挥。一般认为，构成脏腑辨证的证型诊断，有痹病的发病原因，与五体痹发病的过程、症状、治疗、预后有密切的连带关系，可认为是脏腑痹。可单独诊断为某脏痹、某腑痹，或可统一诊断为五脏痹、六腑痹或脏腑痹。伴有五体痹，但不以五体痹为主，五体痹症状不明显，可仅称呼为脏腑痹。如风湿性间质性肺病——肺痹。

（二）病性表现

1．行痹、痛痹、着痹、热痹

行痹症状呈游走性，常伴有表证；痛痹症状以疼痛为重，遇冷加重；着痹症状重着、酸楚、缠绵，遇湿加重；热痹症状有红、肿、热的特点，伴汗出、口干、便结等（风寒湿痹伴有表证时非热痹）。如《素问·痹论》：“其风气胜者为行痹，寒气胜者为痛痹，湿气胜者为着痹也。”但因“风寒湿三气杂至，合而为痹也”，三者临床表现不易区别，故常以寒热为界限，分为风寒湿痹和风湿热痹。

2．风寒湿痹

伴有阴寒之象，表现主要是畏寒肢冷、舌淡、苔白、脉沉迟无力等。即便伴有表热，终究是体内寒，故仍属风寒湿痹。

3．风湿热痹

伴有阳热之象，表现主要是身热，汗出，舌红，苔黄，脉弦、滑、数等。与风寒湿痹不同的关键是内外皆热。

（马玉琛）

第三节 《伤寒论》六经辨治风湿病关节、肌肉疼痛

关节、肌肉疼痛是临床常见的证候和症状，也是现代风湿病如类风湿关节炎、脊柱关节炎、皮肌炎、硬皮病、系统性红斑狼疮等多种风湿病常见的症状。关节、肌肉疼痛可归属“痹”（痹病、痹证或痹症）范畴。《素问·痹论》根据病邪性质和发病位置不同，将其分为风寒湿痹和脏腑痹及五体痹。张仲景《伤寒论》，秉承和发挥了《素问》的重阳思想，把关节、肌肉疼痛纳入六经辨证体系。本人运用六经辨证，或取其法，或用其方，临证加减，在治疗风湿病时多有验效。现结合《伤寒论》有关节、肌肉疼痛的六经辨证及治疗的论述和自己应用体会进行粗略梳理，以期对关节、肌肉疼痛及现代风湿病的治疗有所裨益。

《伤寒论》六经病，四个经的病（太阳、少阳、太阴、少阴）有关节、肌肉疼痛的症状，现结合寒热表现和其他症状，用六经辨证方法予以分类，简述病机及中医药治疗。

一、关节肌肉疼痛兼发热（常见于风湿病初发、早期、活动期）

（一）太阳病

太阳经脉分布于人体皮表，经于头、颈、背等部位，有分支入内与腑相连。因经脉分布位置浅表，外邪入侵，皮表首先受病，发生表热。四肢、颈项腰背部肌肉、筋骨与人体皮表乃至太阳经脉相毗近，太阳病也可被扰于或受损于外邪，引起疼痛、强硬等不适。

1．太阳经证之表实证

卫阳不虚，风寒之邪较重，正邪相争化热，表气不宣而病。

（1）麻黄汤证－太阳病表实证

证候：“身痛腰痛，骨节疼痛”“头项疼痛”并见发热恶寒（“发热”“恶风”），“无汗”“脉浮紧”。

病机：风寒之邪重，表阳不虚，外邪与表阳交争，外邪束表，表气不宣，邪气干于肌肉、筋骨所致。

治法：发汗解表。

方药：麻黄发汗，开腠理，祛风寒，宣肺平喘（肺主表）；桂枝通阳解肌，助麻黄发汗祛邪；杏仁利肺气，助麻黄解表平喘；甘草和中，助桂枝通阳。

（2）桂枝二越婢一汤证－太阳病表郁内热证

证候：有麻黄汤证之表现，热象较重，尚有口渴，心烦（“发热恶寒，热多寒少”）等。病机：正气未虚，束表之邪不解，向里侵犯，出现里热所致。

治法：微发其汗，兼清里热。

方药：麻黄汤去杏仁解表，石膏宣泄里热，芍药敛阴，甘草、生姜、大枣补益中气。

（3）大青龙汤证－太阳病表实兼内热烦躁证

证候：具有麻黄汤证，但热象更高，并兼有“烦躁”。

病机：在正邪之气相争皆较麻黄汤证为剧烈，故发热程度较之高，但仍低于阳明病，火热上炎，以致烦躁。

治法：解表清热。

方药：麻黄汤加生姜以助发汗解表之力，石膏辛甘凉，不但里清热，且可濡润发散，大枣维护正气。

（4）葛根汤证–太阳病表实兼项背强几几证

证候：麻黄汤证，热象或高或低，兼有"项背强几几"（项背强急或有疼痛，俯仰不能自如）。

病机：太阳表实之邪热伤及营阴，太阳经气不利，筋脉失养。

治法：发汗解表，升津液，舒经脉。

方药：葛根濡润经输，麻黄汤去杏仁加生姜解表，芍药敛阴和营，以免发汗过度而伤津，大枣益中焦而助胃气。

2．太阳经证之表虚证

卫阳不足，天之六气可相对为邪，仅是轻微风气，即可入侵致病，表现为风寒表虚轻证。如邪气重或多邪合而为患，可越过表皮，深入经脉，为表虚重证。

（1）桂枝汤证–太阳病表虚证

证候："体痛""头项强痛"，兼有"发热，汗出，恶风，脉缓"。

病机：卫表不固，风邪袭表，卫阳不足与风邪交争，邪气干于肌肉，为风寒表虚轻证。

治法：解肌祛风，调和营卫。

方药：桂枝芍药相伍，解表而敛汗，和营而调卫，生姜辛温宣散，甘草、大枣益气调中。

（2）桂枝加葛根汤证–太阳病表虚兼项背强几几证

证候：桂枝汤证，兼有"项背强几几"。

病机：卫阳虚弱，外邪较重，通过体表，深入至太阳经脉，使营阴之气受损而不利，可出现其经脉循行部位项背的强不适，为表虚重证。

治法：解肌祛风，升津液，舒经脉。

方药：桂枝汤调和营卫，解肌祛风，葛根濡润经脉，解痉止痛。

（3）桂枝加芍药生姜各一两、人参三两新加汤证–太阳病表虚兼营气不足身痛证

证候：桂枝汤证，身体疼痛明显，脉不浮数却沉迟（"发汗后，身疼痛，脉沉迟"）。

病机：卫阳之气虚弱，营阴之气亦不足，邪气深入至太阳经脉，进一步伤于营阴之气，亦为表虚重证。

治法：调和营卫，益气和营。

方药：桂枝汤加重芍药以和营血，加重生姜以通阳气，加人参益气和营以补虚。

（二）少阳病

少阳之经脉，分布于人体半表半里，即皮肤、肌肉、筋脉、骨骼之间腠理部位。与太阳病同理，因肌肉、筋骨邻近皮表及手足少阳之经，可受病邪由表及里损害或受太阳病传入少阳经之影响，产生疼痛。

柴胡桂枝汤证－少阳兼太阳证

证候："肢节烦疼，"兼有"发热，微恶寒""胸胁苦满""不欲饮食""心烦喜呕"等。

病机：卫表不固，风邪袭表，卫阳不足与风邪交争，外邪侵入半表半里，并扰于肌肉筋骨。

治法：和解少阳，兼以散表。

方药：桂枝汤调和营卫，解肌发表，小柴胡汤（柴胡、半夏、黄芩、人参、甘草、生姜、大枣）和解表里。

二、关节肌肉疼痛兼畏寒（风湿病活动期及缓解期皆可见）

1．太阴病

手太阴经出于肺，足太阴归于脾，二经分别为手阳明大肠经、足阳明胃经之里，走行位置偏深，经于肌肉之中；太阴脾肺可调节人体燥湿平衡，肺金主宣发肃降、通调水道，脾土主运化、升清、主肌肉，二脏功能皆与水湿代谢相关。故太阴经受病，邪易夹湿，易伤及肌肉，并牵动筋骨疼痛。

（1）桂枝附子汤证－太阴经证之风湿留着肌肉证 1

证候：四肢乃至全身剧烈疼痛，难于转侧，心烦不宁（"身体疼烦，不能自转侧""四肢烦疼"），大便溏，小便不利，脉弱或浮缓。

病机：病邪入太阴之经，太阴经阳气虚弱，不足以抗邪，且气化功能失常，风寒挟湿，留于肌肉之间，阻碍气血运行。

治法：温经散寒，祛风除湿。

方药：以桂枝祛风，温通经络；附子温经扶阳，散寒湿止痛；甘草、生姜、大枣发散病邪，调和营卫。

（2）桂枝附子汤去桂加白术汤证 – 太阴经证之风湿留着肌肉证 2

证候：桂枝附子汤证见“大便硬，小便自利”。

病机：风寒湿邪侵入，风气较轻，湿邪为重，脏器气化功能尚可，而运化功能受损。

治法：温经散寒，健脾除湿。

方药：附子温经扶阳，散寒止痛；白术健运除湿；甘草、生姜、大枣发散病邪，调和营卫。

2．少阴病

手少阴心经起于心，足少阴肾经归于肾，二经分别为手太阳小肠经、足太阳膀胱经之里，行走部位更深于手足太阴之经，经气分布达到人体深部，乃至骨与其髓。且心主血脉，肾主骨生髓。素体虚弱，或其他经病变误治、失治，损伤及少阴，皆可引起骨与关节疼痛。

（1）甘草附子汤证 – 少阴经证之风湿留着关节证

证候：关节剧烈疼痛乃至烦躁不安，牵掣性疼痛，不能屈伸，按之疼痛加重（“关节疼烦，掣痛不得屈伸，近之则痛剧，汗出气短，小便不利，恶风不欲去衣，或身微肿”）。

病机：风寒湿邪袭表，阳卫不固，营卫不利，进而侵入手足少阴之经，气血凝滞，伤及骨与关节。

治法：温阳散寒，祛湿止痛。

方药：以附子温阳散寒，桂枝通阳化气，以白术健脾助运燥湿，甘草补益中焦，调和诸药。

（2）附子汤证 – 少阴寒化证之阳虚身痛证

证候：关节和身体疼痛，畏寒肢冷，脉沉，（“身体痛，手足寒，骨节痛，脉沉”）“心烦，但欲寐”，便稀（“自利而渴”），尿清（“小便白”），口渴。

病机：病邪入侵少阴肾经，肾阳不足，不足以抵抗病邪，使阴寒内盛，气血运行不畅，阳气不能充实于四肢，寒水不化，浸渍于筋脉骨节之间。

治法：温经扶阳，除湿止痛。

方药：附子、人参温阳补气祛寒邪，白术、茯苓健脾燥湿，芍药和营通血痹。

（3）桂枝加附子汤证 – 风寒表虚兼阳虚漏汗证

证候：肢体疼痛，难以屈伸（“四肢微急，难以屈伸”），自汗不止，恶风畏寒，小便不利（“发汗，遂漏不止，其人恶风，小便难”）。

病机：风寒表虚，病邪由太阳经传入少阴，肾阳不足以抗邪，使之进一步损伤肾脏阳气，阳不固表，且不能达于四末。

治法：扶阳解表。

方药：桂枝汤和营止汗，附片温补肾阳。

（4）麻黄附子细辛汤证－少阴兼太阳证 1

证候：“身痛腰痛，骨节疼痛”“头项疼痛”，发热恶寒，不脉浮反脉沉（“少阴病，始得之，反发热，脉沉”）。

病机：上述证候加脉浮当是太阳表实证，今反脉沉，说明病邪入侵少阴，或平素肾阳虚弱，病邪容易入里，如病邪入里，极易发生太阴病。

治法：温肾解表。

方药：以麻黄外解表寒，附子温肾扶阳，细辛温散少阴之寒邪。

（5）麻黄附子甘草汤证－少阴兼太阳证 2

证候：上症经数日，麻黄附子细辛汤之证候依旧。

病机：少阴阳气本虚，病邪侵扰则更虚。

治法：温补肾阳，微汗解表。

方药：麻黄、附子，温肾发表，不用细辛，以甘草缓急，以免发散太过。

（马玉琛）

第四节　《金匮要略》痹病治疗

现代风湿病类风湿关节炎、脊柱关节炎、皮肌炎、多发性肌炎、系统性红斑狼疮、硬皮病、白塞病、干燥综合征等疾病中的关节肌肉症状，在《金匮要略》中归之于阳病，“阳病十八，何谓也？师曰：头痛，项、腰、脊、臂、脚掣痛”，包含于该书的“痓”“湿”“中风”“历节”等疾病中。学习有关论述，对现代风湿病的中医药治疗有一定的指导意义。

一、痓病

“颈项强急”“背反张”“身体强”等症状，《金匮要略》称之为痓病，根据有汗无汗，分为“刚痉”和“柔痉”，分别以“葛根汤方”“瓜蒌桂枝汤方”主之。在颈椎病，脊柱关节炎中颈、胸椎受累时常可出现，为这些现代风湿病的中医药治疗提供了重要的参考。

二、湿病

《金匮要略》湿病主要症状是“关节疼痛”“身痛”，也是现代风湿病最常见的症状。湿邪常伴随风邪侵表，风性善变，在表易除；湿性黏滞，常客留入里。湿病风湿之邪存于表者，称为“风湿”，如“风湿相搏，身体疼烦，不能自转侧”“病者一身尽疼，发热，日晡所剧者，名风湿”。外感风湿后，湿邪由表至里，侵入肌肉、关节时，为“湿痹”“湿”，如“太阳病，关节疼痛而烦，脉沉细者，此名湿痹”“湿家……头痛鼻塞而烦”等。治疗主张发汗、利尿，在表者，“发其汗，但微微似欲出汗”；在里者，“但当利其小便”。根据“关节疼痛”“身痛”及其所伴有的发热恶风或寒、大便快、畏寒的轻重或有无，判断湿病的表里和程度，依此制定了湿病多种不同情况的方剂。如身痛且有关节疼痛，伴发热恶寒，“小便不利，大便反快”，为风湿表实且湿邪入里，予麻黄加术汤发其汗，辅以利尿。如仅有身痛，伴“恶寒，发热（无汗）日晡所剧”，为风湿在表的表实证，以“麻黄杏仁薏苡甘草汤主之”。如“身重，（发热）汗出恶风”，为风湿表虚且湿邪入里，“防己黄芪汤主之”。伤寒表证缠绵不解，“身体疼痛”，伴畏寒，为阳虚、风湿在表风邪偏胜者，以“桂枝附子汤主之”；脉浮、发热等表证稍有缓解，又“大便坚，小便自利（无里湿表现）”，为阳虚、风湿在表湿邪偏胜者，以白术附子汤主之；身痛并“骨节疼烦掣痛，不得屈伸”，伴发热汗出、短气、畏寒、身微肿，为阳虚、风湿在表湿邪入里，以“甘草附子汤方主之”。类风湿关节炎、脊柱关节炎、多发性肌炎等活动期或初起有关节肌肉症状者，可参考应用。

三、温疟

温疟主要症状是关节疼痛，伴发热、微微恶寒，如《金匮要略》所述，“温疟者，其脉如平，身无寒但热，骨节疼烦，时呕”，是表寒并内热炽盛。现代风湿病如类风湿关节炎、脊柱关节炎等的活动期不少见。以“白虎加桂枝汤主之”。

四、历节

历节主要症状是关节疼痛、不可屈伸，可分为风湿历节和寒湿历节。风湿历节伴有发热、汗出，或肿胀、变形，身体消瘦，或两脚肿胀，且麻木不仁。如《金匮要略》所述，“盛人涩小，短气，自汗出，历节痛，不可屈伸”“身体魁羸，脚肿如脱”，当以“桂枝芍药知母汤主之”。寒湿历节主要症状是关节疼痛剧烈，不可屈伸，畏寒，无汗，以“乌头汤主之”。历节病症状最多见于类风湿关节炎、痛风等。

（马玉琛）

第五节 《金匮要略》“阴阳毒”辨治系统性红斑狼疮

重阳思想是《素问》的重要内容，渗透到《痹论》中，使《素问》痹病形成了独特的理论体系，《金匮要略》秉承了这些理论思想。中医阴阳毒属“痹病”范畴，分阳毒和阴毒，《金匮要略》阳毒和阴毒又分别为中医阳毒和阴毒的某一型或个案。《金匮要略》阳毒为风湿热痹，属五体痹的皮痹，可兼有脏腑痹的心痹和脾痹；该书阴毒为寒痹，属五体痹的肌骨痹，兼有脏腑痹的心痹。系统性红斑狼疮（SLE）类似于中医阴阳毒，可以《金匮要略》方为基础，按《素问》痹病原则加减治疗，升麻鳖甲汤加减治疗阳热证表现的SLE，升麻鳖甲汤去雄黄、蜀椒治疗阴寒证表现的SLE。

一、《素问》重阳思想和痹病理论

1.《素问》重阳思想

《素问》认为，阴阳是事物构成和运动的总纲。阴阳是一对特殊的矛盾，阴阳二气是人体的基本构成和活动元素，阳气的征兆是热、是动，始终占据着生命活动的主导地位，是生命产生和活动的最原本动力，是调节机体内外平衡的最重要因素，是抵御和祛除病邪的最有力武器，维护阳气是治疗疾病的根本法则。这构成了《素问》的重阳思想。

2．对《素问》痹病理论的理解

（1）痹病分类：按病位分为五体痹和脏腑痹；按病因病性分为行痹、痛痹和着痹，或分为风寒湿痹和风湿热痹。

（2）痹病临床表现和诊断：《痹论》对各种痹病的临床表现都有大致的描述，诊断也有一定的规则。

就病性讲，风、寒、湿痹可按《痹论》“其风气胜者为行痹，寒气胜者为痛痹，湿气胜者为着痹也”，分别诊断，但因“风寒湿三气杂至，合而为痹也”（《痹论》），三者临床表现不易区别，故常以寒热为界限，诊断为风寒湿痹和风湿热痹。

就病位讲，具有皮肤、肌肉、关节、肌腱、韧带疼痛、酸楚、重着、麻木，皮肤黏膜损害，关节屈伸不利、畸形等，根据病变部位的不同，可分别诊断为皮痹、肌痹、脉痹、骨痹或筋痹，如不易单独诊断，可统称为五体痹；有时可伴有脏腑痹症状，但构不成脏腑痹诊断，可仅称为五体痹，如早期的脊柱关节炎——骨痹。如符合脏腑辨证的证型标准，有痹病的发病原因，与五体痹发病的过程、症状、治疗、预后有密切的连带关系，可认为是脏腑痹。可单独诊断为某脏痹、某腑痹，或可统一诊断为五脏痹、六腑痹或脏腑痹；伴有五体痹，但不以五体痹为主，五体痹症状不明显，可仅称呼为脏腑痹，如风湿性间质性肺病可诊断为肺痹。

（3）痹病的发病：在《痹论》中，重阳思想始终贯穿于痹病的发生发展过程。阳气由外到里，分为卫气、经气、脏腑之气。发病途径一般分由表入里，外邪直中脏腑，五体痹与脏腑痹互传。如人体阳气不虚，“不与风寒湿气合……不为痹（《痹论》）”。正邪相争，阳气和病邪的盛衰决定痹病的病位、病性、病势、病度，其中阳气发挥关键作用。阳气不足，疾病表现为阴寒之象，阳气充盛，疾病表现为阳热之象。

二、《金匮要略》阴阳毒属《素问・痹论》痹病

《金匮要略》阴阳毒“面赤斑斑如锦文……面目青，身痛如被杖”等表现，与痹病的关节肌肉疼痛、酸楚、麻木等主要症状相符，可用《素问・痹论》痹病理论解释。因此，应归属痹病。病名之所以冠之以“毒”，可能与病邪化毒之病机有关。

1．《金匮要略》阳毒按《素问》痹病归类

根据《素问・皮部》“百病之始生也，必先于皮毛。邪之中，则腠理开，开则入客

于络脉”“阳络（络在内为阴，在外为阳）之色变无常”“热多则淖泽，淖泽则黄赤”的论述，《金匮要略》阳毒的“面赤斑斑如锦文”，是外邪侵袭，外邪之毒直接损伤皮肤，或太阳经之经气不虚，与外邪搏击于皮表和阳络，阳热炽烈，煎湿生痰，痰湿化毒，毒热合邪，腐蚀和灼伤皮肤所出现的病变。可兼有表证，也可不兼表证。外邪继续入内，脏腑之阳气御之，毒邪内热，联合为祟，侵入营血，伤及阳络，上述皮肤表现可依然可存。阳毒的“唾脓血”，可能与内热邪毒壅盛，腐肉（化脓）迫血所致，与《痹论》所说“脾痹者，四肢解堕，发咳（含唾？），呕汁（含脓血？）”近似，说明邪热干于脾脏，影响营养肌肉和统血的功能。阳毒的“咽喉痛”，可能为内热邪毒上扰所致，与《痹论》之“心痹者……嗌（咽喉？）干（痛？）……”相似。心主血脉，手少阴心经有分支经于嗌，说明邪热也干于心，由心内沿经脉上达于嗌。

综合上述，阳毒按病性应属痹病的风湿热痹；按部位，皮肤损伤症状明显，符合五体痹的皮痹，又有脏腑（心痹、脾痹）的病变表现，如达到心、脾辨证（脏腑）的证型标准，应属皮痹（五体痹）与心、脾痹（脏腑痹）合痹。

2.《金匮要略》阴毒按《素问》痹病归类

《金匮要略》的阴毒病无皮表证，出现“身痛如被杖”，说明人体之卫阳虚弱，病邪经于皮表，直接侵入肌肉和关节。青主痛、主寒，“面目青”不但是身痛的外在表现，也说明阴毒所感受的主要是寒邪，如《痹论》所说：“痛者寒气多也，有寒故痛也”。阴毒“咽喉痛”与《痹论》之“心痹者，脉不通（面目青？）……嗌干（咽喉痛？）……厥气上……”相似，与阳毒之意同，也是心痹的表现，说明病者虽有卫阳虚弱，但心阳尚未不足。病邪入里，侵袭心脏，与心阳相搏，心脉瘀阻，阳热上炎伤嗌，犹如《伤寒论》之少阴热化之咽痛证。

综上，按病性，阴毒应属痹病的寒痹；按病位，因主要有肌肉和关节症状，兼有心脏病变的表现，如达到心脏辨证（脏腑）的证型标准，可认为是肌、骨痹（五体痹）与心痹（脏腑痹）的合痹。

三、《金匮要略》阴阳毒治疗

1.《金匮要略》阳毒

《金匮要略》以升麻鳖甲汤（升麻、当归、蜀椒、甘草、鳖甲、雄黄）治疗阳毒。

因不伴表证，不用麻黄、桂枝汤之类的发散表邪之剂。对毒邪和蕴热伤及皮肤所致“面赤斑斑如锦文”，用雄黄以毒攻毒，升麻、甘草宣热解毒，二药尚可补益中气，提举阳气，达到补助阳气祛散客于皮肤之病邪的作用。心主血，心火上炎及心脉痹阻必伤及阴血，以当归养血活血，鳖甲滋阴凉血，以利于清除体内之邪热，并减轻“咽喉痛”。脾主运化，脾病运化失司，不但影响阳气后天补给，也影响将病邪祛除到体外。脾恶湿喜燥，故以辛热之蜀椒温补脾脏，并利用其“逐骨节皮肤死肌”（《本经》），“疗喉痹，吐逆，疝瘕，去老血”及“开腠理，通血脉”（《别录》）的作用，治疗阳毒“唾脓血”，也有利于阳毒皮肤、咽喉症状的缓解。阳毒虽为邪热之证，但方中用温热却不用大苦大寒之品，有保护中焦脾胃之阳气之意（符合《素问》的少火生气重阳思想）。

2．《金匮要略》阴毒

《金匮要略》以升麻鳖甲汤去雄黄、蜀椒（升麻、当归、甘草、鳖甲）治疗阴毒。与阳毒一样，没有表证，故不用麻黄、桂枝之类的发散表邪之剂，这也是因为五脏之阳气虚弱，避免发散之品损伤阳气。对“身痛如被杖”“面目青”等阴寒之证候，应用甘缓之甘草补益中气，辛凉之升麻提举阳气，达到补助阳气、祛散肌肉、关节病邪的作用。与阳毒同理，心火上炎及心脉痹阻，必当归养血活血，鳖甲滋阴凉血，以清除体内之邪热，并减轻“咽喉痛”“面目青”等。尽管为阴寒之证，方中不用附子等辛甘大热之品，有防治进一步耗伤心血之意（符合《素问》防治“壮火食气”的原则），也说明阴寒之证应用温热之品必当恰到好处。阴毒之毒明显不及阳毒之严重，故去雄黄以减少药物对人体不必要的毒害，阴毒没有脾痹表现，故不用温补中焦之蜀椒。

四、阴阳毒类似于 SLE

根据《金匮要略》论述，阴阳毒当具有“面目青”或“面赤斑斑如锦文”“咽喉痛，唾脓血”“身痛如被杖”“五日可治，七日不可治”等。所列举症状不会是中医阴阳毒及阳毒或阴毒病的总体描述，应是总体症状的一部分，是个案，或阳毒或阴毒的某个分型。这些症状，类似于 SLE 的关节、肌肉疼痛（身痛如被杖），蝶形或环形红斑（面赤斑斑如锦文），上呼吸道感染（咽痛），肺部病变、血小板减少（唾脓血）、血象异常如白细胞减少、贫血（面目青）等，描述发病时间，说明病程长，并与皮肤过敏、单纯的急性上呼吸道感染等疾病相鉴别（五日可治，七日不可治）。因此 SLE 的中医名称，可冠以阴阳毒，中医药治疗可参考《金匮要略》阴阳毒治疗。

五、SLE 中医药治疗

1．SLE 中医药治疗原则

应用《金匮要略》升麻鳖甲汤去蜀椒、雄黄和升麻鳖甲汤治疗阴阳毒往往会效如桴鼓，但仍存在不少不尽人意之处。《金匮要略》所描述的是阳毒或阴毒的某个型，这个型必定与阳毒或阴毒有共同的病理基础，并代表阳毒或阴毒治疗的基本法则，虽然每个型临床表现会有差异，治疗原则则具有普遍性和不宜更改性，临床应用最好取其方意，在原方基础上酌情加减。既然阴阳毒类似SLE，又属痹病，因此SLE可在“升麻鳖甲汤”或“升麻鳖甲汤去雄黄、蜀椒”的基础上，按痹病治疗。《痹论》对痹病的治疗没有更多论述，根据《痹论》病因病机，参考历代治疗痹病经验，加上自己体会，可概括为：祛邪应注重温补或维护阳气，尤其五脏之气。祛邪：五体痹祛风、除湿、散寒为主，兼有表证则同时解表；有脏腑痹表现，治疗应遵循脏腑辨证原则；与此同时，注意病邪所造成的血瘀、痰积、蕴毒，以及热邪所造成的耗气、伤阴。

2．SLE 阳热证治疗

按《金匮要略》阳毒、《素问》风湿热痹、皮和心脾合痹，并按照上述原则加减，以升麻鳖甲汤加减：《金匮要略》升麻鳖甲汤（升麻、鳖甲、当归、蜀椒、雄黄）加黄芪、桂枝、制川乌、独活、防风、制白附子、僵蚕、川芎、赤芍、百合、知母、甘草，面部红斑加葛根、蝉蜕。该方以制川乌、独活、防风以祛寒、除湿、疏风，制白附子、僵蚕散结，并增加雄黄、甘草的解毒功能；加葛根、蝉蜕、赤芍助升麻发散瘀结于皮肤之热毒；百合、知母助当归、鳖甲滋阴、凉血、补血、养心，可“壮水之主，以制阳光”，达到清内热而不伤阳气的效果；加黄芪、桂枝辅升麻、甘草、蜀椒调理脾胃，增加补气、生肌、运化、升清作用。

3．SLE 阴寒证治疗

按《金匮要略》阴毒、《素问》寒痹、肌骨痹和心痹合痹，并按上述原则加减，升麻鳖甲去雄黄、蜀椒加减：《金匮要略》升麻鳖甲汤去雄黄、蜀椒汤（升麻、鳖甲、当归）加制附片、干姜、黄芪、桂枝、制川乌、独活、防风、制白附子、僵蚕、川芎、赤芍、甘草，对SLE阴寒证治疗。制川乌、独活、防风以祛寒、除湿、疏风；加制附片、干姜、黄芪、甘草，温补脾肾；桂枝、升麻化气升阳；当归、鳖甲补血养阴，调理心脏之痹，制心火上炎；病邪痹阻，血流不畅，以川芎、赤芍活血祛瘀，所造成痰积、毒蕴，可以制白附子、僵蚕化解之。

4．SLE 寒热夹杂证治疗

临床非常典型的阳毒、阴毒并不常见，往往是寒热错杂证，具体表现也千变万化。应根据《素问》痹病理论，在上述二方治疗原则、方法、遣药基础上，灵活变通，酌情加减，以期达到好的治疗效果。

（马玉琛）

第六节 李东垣脾胃病与痹关系和调理脾胃治疗痹病

金元时期，易水学派的李东垣创“脾胃论”学说，成“金元四大家”补土派的代表。所著《脾胃论》多方阐述脾胃与痹的关系，是“脾胃论”思想的重要内容。东垣归纳脾胃受纳五味、腐熟水谷、传导糟粕功能，气机调节枢纽作用，化生精微、升运营养，是人体正气充盛的源泉，说明脾胃功能正常是预防痹病的保证。他总结脾胃病水湿不运、筋骨不坚、经隧不畅、四肢不用的临床表现，与痹病重叠，存在共同病理机制。脾胃病导致卫气不固、元气不足、清阳不升等病理改变也是痹病的内在因素。风湿病西医治疗药物是导致脾胃病的重要原因。东垣所拟补中益气、升阳益胃、清热益气、温补脾胃、化浊醒脾等调理脾胃病方法也是治疗痹病的重要方法。

一、脾胃功能正常–预防痹病保证

李东垣依据《内经》的论述，在《脾胃论》中归纳了脾胃功能：

东垣引《素问·海论篇》“胃者，水谷之海”“人之所受气者谷也，谷之所注者胃也”，《素问·六节藏象论》“脾、胃、大肠、小肠、三焦、膀胱者，仓廪之本，营之居也，名曰器，能化糟粕，转味而入出者也”等，自己也提出：“脾受胃禀，乃能熏蒸腐熟五谷者也”，用以说明脾胃有受纳五味、腐熟水谷、传导糟粕的功能，对保持人体五脏六腑升降有序、气机协调、阴阳平衡，起到重要的枢纽作用。

东垣引《素问·营卫生会篇》“中焦之所出，亦并胃中出上焦之后。此所受气者，泌糟粕、蒸津液、化精微，上注于肺脉，乃化而为血，以奉生身，莫贵于此”，《灵枢·五癃津液别篇》“水谷入口，其味有五，各注其海，津液各走其道”，《素问·经脉别论》“食气入胃，散精于肝，淫气于筋；食气入胃，浊气归心，淫精于脉；脉气流经，经气归于肺，肺朝百脉，输精于皮毛”，《灵枢·决气篇》“上焦开发，宣五谷味，熏肤、充身、泽毛，若雾露之溉”等，说明脾胃化生精微、升运营养的作用，可使饮食五味化生为精微物质，并可运化水谷精微到全身，供应营养，调节水液排泄，是五脏充实、六腑活跃、经脉盈润、骨节滑利、气血旺盛的重要源泉。

“正气内存，邪不可干”“风雨寒热，不得虚，邪不能独伤人”，只有注重调理脾胃，使脾胃发挥正常生理功能，机体得到足够的“后天之本”的保障，风寒湿邪才不易在人体停留，痹病也才不容易发生。

二、脾胃疾病表现与痹病症状有重叠

东垣脾胃病表现，包括胃肠疾病、其他脏腑及气血功能的减弱及功能紊乱，以及导致的多种疾病，包括痹病的表现。按现代医学讲，指肠胃疾病和相关肝心肺肾等脏器及循环、呼吸、神经、血管、内分泌、免疫等系统，功能降低或紊乱等病症，也包括现代风湿免疫病。

1．水湿不运

《灵枢·五癃津液别篇》曰：“水谷入口，其味有五，各注其海，津液各走其道。”《素问·至真要大论》亦曰：“诸湿肿满，皆属于脾。”故脾胃虚弱，一方面，水湿不能气化输布，机体失于润泽；另一方面，水湿停滞于内，或可化生痰浊，除停留肺、大肠，出现咳喘、泄泻等外，还可停留四肢，肌肉重着、骨节肿胀、肢体水肿，水液留置骨节腔内等。

2．筋骨不坚

《素问·经脉别论》曰：“谨和五味，骨正筋柔，气血以流，腠理以密，如是则骨气以精，谨道如法，长有天命”。脾胃不足，五味不和则肝血和肾气之精气来源不足，筋失柔韧，骨欠坚固，筋骨无力、腰腿酸软、肢节疼痛等。

3．经隧不畅

《灵枢经·玉版篇》曰：“胃之所以出气血者，经隧也。经隧者，五脏六腑之大络也。”脾胃失调，气血不足，经脉充盈不利，失于通畅，经筋、肌肉等疼痛、酸楚、重着、麻木、关节屈伸不利等。

4．四肢不用

《素问·痿论》曰：“脾主身之肌肉。”《素问·太阴阳明论》亦曰：“脾病不能为胃行其津液，四肢不得禀水谷气。气日以衰，脉道不利，筋骨肌肉，皆无气以生，故不用焉。”脾病可肌肉痿软，东垣所谓：“肢体沉重，四肢不收，怠惰嗜卧”等。

以上这些脾胃病及相关痹病表现，可单独存在，也可同时存在。单属脾胃病症状，遇风寒湿外邪侵袭，内外合邪，极易产生痹病；单属痹病症状，也可损伤脾胃。常有脾胃病和痹病共同病理机制，临床不易区分。

三、脾胃病理改变－痹病内因（诸病从脾胃而生）

东垣曰“脾胃一伤，五乱互作”，五乱：《灵枢·五乱篇》指乱于心、肺、肠胃、臂胫、头。又曰：“脾胃之气既伤，而元气亦不能充，而诸病之所由生也”“不因虚邪，贼邪不能独伤人，诸病从脾胃而生，明矣”。以“诸病从脾胃而生”立论，阐述脾胃病对其他脏腑和全身组织影响的表现和机制。总之，五脏六腑、气血津液、经筋脉络受病的一个重要病因是脾胃病。痹病也不例外。

东垣以《内经》为依据，在《脾胃论》中，对脾胃功能受损的病理改变进行全面总结，其中大部分可导致痹的证候发生，故提出：“脾病体重节痛，为痛痹，为寒痹，为诸湿痹，为痿软无力，为大疽大痈”（脾病可导致痹病）。因此，脾胃病是痹病发生的主要内因。

1．卫气不固

《灵枢·邪客篇》曰：“五谷入于胃也，其糟粕、津液、宗气，分为三隧……卫气者，出其悍气之剽疾，而行于四末分肉皮肤之间而不休者也。”《灵枢·本脏篇》曰：“所以温分肉，充皮肤，肥腠理，司开合者也。”卫气虚弱，可见自汗、恶风，皮肤失于润泽，易被风寒湿邪所侵袭等。

2．元气不足

东垣认为：“元气之充足，皆由脾胃之气无所伤，而后能滋养元气。若胃气之本弱，饮食自倍，则脾胃之气伤，而元气亦不能充”，出现头晕目眩、少气懒言、疲倦乏力等，进而“诸病之所生也”。风、寒、湿邪乘虚而入，则发生痹病，这也是病邪入里，脏腑痹发生的重要机制。正如《内经》所谓“邪之所凑，其气必虚。”

3．清阳不升

根据《内经》理论，东垣谓：“饮食不节，损其胃气，不能克化，散于肝，归于心，溢于肺……升发之气不行者此也”，“脾病则下流乘肾”。因此，肺、肾气虚，肝、心血虚及这些脏器相关的寒、热、湿、痰、郁、瘀等诸实证证候表现，皆可从脾胃虚弱、功能失调寻找发病根源。以痹病为例，“食气入胃”，不能“散精于肝”和“浊气归心”；“脉气流经”不能“经气归于肺”；脾土克于肾水，肾气虚而寒内生，心、肝血虚而风内生；脾气虚而湿内生，加之肺失肃降、肝失疏泄，病邪不易祛除于体外，遇风、寒、湿邪外袭，则内外合邪，痹病必生矣。肝血不足，不能“淫气于筋”；心血不足，不能“淫精于脉”；肺气不足，“不能输精于皮毛”；脾气血不足，不能濡润肌肉；肾精气不足，不能充养骨骼，则使筋、脉、皮毛、肉、骨容易受邪而发生体痹，体痹不愈，随时可因脏腑虚弱传入相应的脏腑，发生脏腑痹。同时病邪又可进一步加重或导致脏腑气血虚弱、功能失调，造成痹病的热蕴、血瘀、痰凝，或发展为羸瘦、畸形、衰竭等。

四、风湿病治疗药物可致脾胃病

发挥《内经》的理论，东垣认为：“故夫饮食失节，寒温不适，脾胃乃伤。此因喜、怒、忧、恐，损伤元气，资助心火。火与元气不两立，火盛则乘其土位，此所以病也。”说明饮食失节、外感六淫、内伤七情是脾胃病产生的三个主要原因。通常认为，东垣所说“饮食不节”有三，饥饱失调、饮食不洁（如毒、虫侵害）、饮食偏嗜（如寒、热刺激），无论痹病治疗的植物类、虫类、矿物质类有毒药物还是现代风湿病治疗的非甾体抗炎药、免疫抑制剂、糖皮质激素等，都属饮食不洁或饮食偏嗜的范围，按东垣“损其胃气，不能克化”之论，皆可使脾胃正气受损，阴阳失调，升降无常，受纳、腐熟、传导、化生、升运功能不足，造成病理改变，导致痹病发生或加重。因此，从治疗药物毒副反应上讲，调理脾胃更是痹病治疗不可缺失的。

五、脾胃病治疗–痹病治疗重要方法

从《素问·经脉别论》“阴之所生，本在五味，阴之五官，伤在五味”到东垣“至于五味，口嗜而欲食之，必自裁制，勿使过焉，过则伤其正也”“脾胃既和，谷气上升，春夏令行，故其人寿脾胃不和，谷气下流，收藏令行，故其人夭”，都可见到，调理脾胃对全身各个脏腑气血经络疾病治疗都有非常重要的意义，是预防和治疗全身脏腑经络气血疾病的通用法则。从上述脾胃和痹病的关系看，调理脾胃对痹病的防治更是不可或缺。临床应用举例如下：

1．补中益气法

代表方：东垣“补中益气汤”（黄芪、党参、白术、当归、柴胡、升麻、陈皮、生甘草）。

主治：元气不足，气血虚弱。用于痹病的预防和辅助治疗。

对现代风湿免疫疾病：可调解免疫；治疗合并贫血，非甾体类抗炎药、免疫抑制剂导致的外周血白细胞减少、肝功损害；缓解期预防风湿活动复发。

2．升阳益胃法

代表方：东垣“升阳益胃汤”（柴胡、防风、羌活、独活、茯苓、白术、泽泻、制半夏、陈皮、黄芪、党参、白芍、黄连、炙甘草）。

主治：脾胃阳气不伸，风湿之邪停滞，用于风寒湿痹的治疗或辅助治疗。

对现代风湿免疫疾病：活动期的治疗或对西药诱导缓解的辅助治疗，发挥增效和减轻白细胞降低、胃肠道不良反应等作用。

3．清热益气法

代表方：东垣“清暑益气汤”（黄芪、党参、白术、当归、麦冬、葛根、升麻、五味子、苍术、泽泻、陈皮、青皮、黄柏、炒神曲、炙甘草）。

主治：暑湿、湿热之气停滞，脾胃运化失司，用于湿热痹的辅助治疗。

对现代风湿免疫疾病：活动期对西药诱导缓解的辅助治疗，发挥增效和减轻胃肠道不良反应等作用。

4．温补脾胃法

代表方：东垣“温胃汤”（党参、黄芪、干姜、姜黄、砂仁、益智仁、厚朴、白豆蔻、泽泻、炙甘草）。

主治：脾胃虚寒、胃脘痛，用于风寒湿痹的辅助治疗。

对现代风湿免疫疾病：活动期对西药诱导缓解的辅助治疗，发挥增效和减轻胃肠道不良反应等作用。

5．化浊醒脾法

代表方：东垣“藿香安胃散”（党参、藿香、丁香、橘红、生姜）。

主治：“不进饮食，呕吐不待腐熟”，用于风寒湿痹的辅助治疗。

对现代风湿免疫疾病：活动期对西药诱导缓解的辅助治疗，用于减轻胃肠道不良反应。

应注意的是，上述东垣调理脾胃法治疗痹病，风湿病活动期，应作为辅助治疗，目的是调节免疫、增强体质、减少有毒药物毒副反应、治疗或预防并发症、减少有毒药物剂量、对其他中西药物的干预起到增效减毒作用。

（马玉琛）

第七节　“经痹”－辨治风湿病干燥综合征

干燥综合征（sjogren syndrome，SS）为常见的自身免疫性风湿病，在我国的患病率为0.29%～0.77%。累及唾液腺、泪腺等外分泌腺及关节、肌肉、皮肤、肾脏、呼吸、消化、淋巴、神经、血液等多系统、多脏器，严重影响生活质量。中华医学会《干燥综合征诊断及治疗指南》提出用羟氯喹可改善症状，据统计，有效率为50%左右。干燥综合征中医辨证为阴虚内热，滋补阴液治疗SS得到多数业内人士认可，取得一定疗效。临床发现SS患者口干、口渴、咽干、眼干等症状，与甲亢、糖尿病不同，后者多见阴虚，本病则除阴虚证外，还常见畏寒、肢冷、舌淡、脉沉无力为特征的阳气虚弱，病理机制或可用阴损及阳解释，不少患者病史和现证并不见阴虚，应在重阳理论中寻找病机和治疗方法。

一、痹病可致阳虚

SS的口眼干燥，常伴关节疼痛，毫无疑问归属“痹病”范畴。痹病按病性可分为风痹、寒痹、湿痹、热痹，因“风寒湿三气杂至，合而为痹”，所以，常以寒热为界限，分别诊断为风寒湿痹和风湿热痹。

正气不虚，病邪不得入侵或内停，不足以生病，如《素问·生气通天论》曰：“风者百病之始也。清净则肉腠闭拒，虽有大风苛毒，弗之能害。”在一定条件下，外邪侵袭或内邪停滞，不管体内阳气充盈程度如何，都发挥积极的抵御、消灭或祛除作用。阳气分卫气和脏腑之阳气，有不同功能。外邪入侵，阳卫之气首当其冲抵抗之，如《素问·生气通天论》曰：“故天运当以日光明，是故阳因而上，卫外者也。”内邪停滞，包括水湿，脏腑之阳气，并力祛除，如肺主升发肃降，脾主运化，肾为水火之宅，主开合等。

《素问·生气通天论》曰：“阳气者，若天与日，失其所，则折寿而不彰。”阳气功能状态对痹病发生及病位、病性、病势、病度作用关键。阳气不足，自然表现阴寒之象，最易遭受风寒湿邪侵袭，发生风寒湿痹，风寒湿邪又最易损伤阳气，使机体阳气更虚，如《素问·痹论》所说：“阳气少，阴气多……故寒也。”阳气相对不足，遭受风寒湿邪侵袭，起急与病邪抗争，应表现为阳热之象，是谓风湿热痹，也如《素问·痹论》曰“阳气多，阴气少……故为热痹”和《素问·热论》所说“今夫热病者，皆伤寒之类也”。阳热过于亢盛则损伤正气，主要有两个方面：一是火热灼伤阴液，表现为虚热；二是火热消耗阳气，表现为虚寒，如《素问·阴阳应象大论》曰：“少火生气”“壮火食气。”因此，不管是风寒湿痹还是风湿热痹，都可导致或加重阳虚。既然SS属于痹病，也应当符合这个规律。

二、阳虚则津液不能上承

痹病发展遵循由表及里、由外向内规律。肺主皮毛，脾主肌肉，肾主骨，《素问·痹论》“五脏皆有合，病久而不去者，内舍于其合也”，以皮毛、肌肉、骨关节病理症状为主的五体痹，常可导致肺、脾、肾等脏腑痹，使肺、脾、肾的阳气虚弱。津液产生、升腾、输布有赖肺气宣发、肃降，脾阳运化、升清，肾阳温煦、气化才得以实现，如《灵枢·决气篇》曰：“上焦开发，宣五谷味，熏肤、充身、泽毛，若雾露之溉。”《灵枢·五癃津液别篇》曰：“水谷入口，其味有五，各注其海，津液各走其道。”《素问·阴阳应象大论》曰：“阳生阴长，阳杀阴藏”“阳化气，阴成形”“寒气生浊，热气生清”“清阳出上窍，浊阴出下窍；清阳发腠理，浊阴走五脏；清阳实四肢，浊阴归六腑”。肺、脾、肾三脏阳气一旦受损，水液代谢功能紊乱，肾、脾、肺之阳气功能失职，津液不能上承于清窍，出现口干、眼干等，是SS表现阳虚基本病理机制。阳气虚损，也可出现其他病理过程，证候复杂，兼有气虚、阴虚、血瘀等。《素问·痹论》“凡痹之类，逢寒则痖，逢热则纵”，温阳化气为根本法则，温阳补气，生津止渴，并抗击、祛除风寒湿邪。我们选择《金匮要略》桂枝芍药知母汤为基础方，辨证加减治疗本病。

三、桂枝芍药知母汤理论基础

桂枝芍药知母汤，调节用量为附片9 g、桂枝12 g、生姜9 g、白术9 g、甘草9 g、知母9 g、白芍9 g、麻黄9 g、防风9 g，出自《金匮要略》，主证不仅仅为“诸肢节疼痛，身体尪羸，脚肿如脱，头眩短气，温温欲吐……”，也是通阳化气经典方。方中附片温阳气、祛寒邪，桂枝、生姜通阳化气，行阳化气之功，使津液上行，共为君药；白术、甘草补气，助阳化气，知母、白芍为臣，润燥止渴，制正邪交争所化之热，壮水之主，以制阳光，以免壮火食气；麻黄、白术、防风祛风除湿，驱除外邪为佐；甘草调和诸药为使。诸药合用，温阳化气、补气助阳、润燥制火而止渴、祛风除湿并散寒。兼阴虚加生地黄、黄精；兼气虚加黄芪；兼血瘀加红花、土鳖虫，皆常规用量，对阳不化气所致SS具有良好效果。

（马玉琛）

第八节 “经痹”–辨治脊柱关节炎

脊柱关节炎是常见风湿病，病理、临床表现、归转与其他风湿病有不同特点。虽属“痹病”范畴，应进一步分类归属，施以针对性个体化治疗。根据《素问·痹论》，对脊柱关节炎中医诊断定名和分类归属，病名应为痹病：筋骨痹（五体痹）合并肾痹（五脏痹），多数为风寒湿痹，少数为风湿热痹。基本机制是肝肾不足，感受不同程度风寒湿邪，伴有表证、邪热伤阴或伤气、血瘀、痰积、毒蚀等，驱外邪、补肝肾为基本治法，祛风散寒除湿为主，辅以补肝益肾，酌情活血、化痰、解毒、养阴、补气为佐，自拟强脊口服方，效果满意。应用研究证明，强脊口服方对脊柱关节炎有良好效果。

一、脊柱关节炎中医命名

痹病分类归属的原则和方法，早在《素问·痹论》就有记载，具有指导性。按《素问·痹论》分类：

1．按病位

《素问·痹论》将痹病分为：

（1）五体痹：分皮痹、肌痹、骨痹、筋痹、脉痹。

（2）脏腑痹：

①五脏痹：肝痹、心痹、脾痹、肺痹、肾痹。

②六腑痹：胆痹、小肠痹、胃痹、大肠痹、膀胱痹、胞宫痹病。

（3）五体痹和脏腑痹合痹：五体痹和脏腑痹同时出现。

脊柱关节炎有皮肤、肌肉、关节、肌腱、韧带疼痛、酸楚、重着、麻木，皮肤黏膜损害，关节屈伸不利、畸形等不同程度的痹病基本表现。病位主要在肌腱、韧带、骨骼，并以腰背、髋、下肢关节疼痛、活动不利、畸形为重点。根据《痹论》“痹在于骨，则重……在于筋，则屈不伸”“肾痹者，善胀，尻以代踵，脊以代头”，脊柱关节炎按病位命名应为：筋骨痹（五体痹）合并肾痹（五脏痹）。

2．按病因病性

《素问·痹论》有行痹、痛痹、着痹、热痹之分，或分为风寒湿痹和风湿热痹。

脊柱关节炎常见畏寒、肢冷、舌淡、脉沉迟等；有时也可见阳热之象。根据《素问·痹论》“其风气胜者为行痹，寒气胜者为痛痹，湿气胜者为着痹也”和“风寒湿三气杂至，合而为痹也”，常以寒热为界限，分别诊断为风寒湿痹和风湿热痹。

综上，脊柱关节炎中医命名：痹病，筋骨痹（五体痹）合并肾痹（五脏痹）、风寒湿痹（或风湿热痹）。

二、脊柱关节炎－病因病机

《素问》认为阴阳是事物构成及运动的总纲。阳气是生命产生和活动的最原本动力，是调节机体内外平衡的最重要因素，是抵御和祛除病邪的最有力武器，维护阳气是治疗疾病的根本法则。这构成了《素问》的重阳思想。在《素问·痹论》中，脊柱关节炎作为痹病，发病和病情发展渗透了这种思想。

（一）发病

1．致病因素

风寒湿三气。《素问·痹论》曰：“风寒湿三气杂至，合而为痹。”

2．抗邪能力

阳气：卫气，脏腑之阳气。

3．发病条件

阳气是决定因素。阳气虚弱，外邪乘虚而入；阳气不虚，外邪不重则不病。《素问·痹论》曰：“逆其气则病，从其气则愈，不与风寒湿气合，故不为痹”。

4．致病途径

由表入里，与阳气（由外向里：卫阳、营之动气、脏腑之气）分布基本一致。

规律：先病五体痹：肝虚入筋，肾虚入骨；再传入脏腑：筋痹入肝，骨痹入肾。即《素问·痹论》曰“病久而不去者，内舍于其合也”，尤其在“重感于风寒湿气”时。

外邪直中脏腑，一般从俞穴论和饮食论，即外邪由俞穴进入所连通之脏腑，或饮食失节，寒湿之邪侵入脏腑。如《痹论》曰：“五藏有俞”“六腑亦各有俞，风寒湿气中其俞，而食饮应之，循俞而入，各舍其府也”。

五体痹与脏腑痹可互传，并可同时发病。

5．发病机制

正邪相争，阳气和病邪的盛衰决定痹病的病位、病性、病势、病度。

6．病性表现

重以阴寒和阳热论病性。风寒湿三气杂至，阳气虚，表现为阴寒证，阳气不虚，表现为阳热证。

（1）风寒湿邪袭表，卫阳不虚，为五体痹伴表之表实证；卫阳虚，为五体痹伴表之表虚证。病邪深入关节、筋脉，脏腑之阳气虚，筋、骨痹表现为风寒湿痹。脏腑阳气虚弱，病邪传至肝肾，或风寒湿邪直中肝肾，发生肝或肾痹，也属风寒湿痹。《素问·痹论》曰：“其寒者，阳气少，阴气多，与病相益，故寒也”。

（2）风寒湿邪侵于体表、达于筋骨，脏腑阳气不虚，邪气较轻，可被祛除出体外，过程表现为阳热之象，临床可诊为风湿热痹。需要注意的是：风湿热痹之热，不是感受邪热，而是正邪交搏所化生之热，《素问》曰：“今夫热病者，皆伤寒之类也”。有时虽五脏阳气虚弱，但停于体内的风寒湿邪较轻，肾脏阳气足以抗邪；或病邪严重，尽管肾阳不虚，也可传入五藏，或邪气直中肾脏，发生肾痹，也表现为风湿热痹。《痹论》曰：“其热者，阳气多，阴气少，病气胜，阳遭阴，故为痹热。”

（二）病理改变

1．伴表证

尽管平素肾阳不足，卫阳可虚可不虚，风寒湿邪由外到内入侵过程，可伴表实或表虚证，表现为发热、恶风寒、有汗或无汗、畏寒或不畏寒等。

2．邪热伤阴

表证高热，风湿热痹发热，可损伤阴液，见口干舌燥、咽喉干燥、尿黄、便结等。

3．血瘀

病情发展过程，可影响其他组织和脏腑。脉痹“则血凝而不流”是血瘀的表现；心主血、肝藏血、脾统血，心、肝、脾等脏痹之心血不畅、肝气不舒、脾气虚弱皆可为血瘀的成因，表现为刺痛、痛有定处，瘀点、瘀斑等。

4．痰积

骶髂关节髂骨面硬化、骶髂关节融合、脊柱竹节样变等肿胀增生性改变，不足以风寒湿邪、血瘀、气血虚弱等合理解释，只可能因肺、脾、肾等脏腑之宣降、运化、气化、开合功能失司，使湿邪停滞，变生为痰，久而久之，集结而成，有形之痰可说明之。

5．毒蚀

风寒湿邪痹阻，及其化热为邪，尤其痰积等，皆可蕴生毒邪，坏血、腐肉、淫筋、蚀骨，造成溃疡、破损、萎缩、畸形等。

三、脊柱关节炎－中医药治疗

不管风寒湿痹还是风湿热痹，外因皆为风寒湿，祛除外邪皆以风寒湿为主。病位多为筋骨痹和肾痹，邪入筋骨，一般祛风、散寒、除湿之剂往往不足以为用，必投搜风、透骨、定痛之品方能奏效；病及肾脏，补虚必补肾养肝、强筋健骨，才能抓住本质。兼表证，根据表虚、表实辨证解之。表证或风湿热痹邪热伤阴，适当加养阴生津之剂；身有邪热，当以水制火，除非大热，方可酌情用大苦大寒之品。

病邪停滞，久则生变，可致痰积、血瘀，出现筋骨肿胀，肥大增生，进而毒蕴，肌肉萎缩，骨坏筋腐，还可损伤正气，使亏虚之肝肾更虚。酌情蠲痰、化瘀、攻毒、温肾强肝、补益气血、修损生肌等综合治疗；病证为虚实夹杂，治当攻补兼施，切记维护正气，毒品和峻剂尤当恰如其分。脊柱关节炎中医治疗，疏理简述如下：

1．外因治疗

祛风除湿，散寒止痛；活络通痹，透骨搜风。

2．内因治疗

补肾养肝，强筋健骨；温补阳气，扶正培本。

3．加减治疗

（1）化热：以水制火，免伤阳气；甘凉养阴，慎用大寒。

（2）痰积：蠲痰除积，散结消肿；通阳化痰，健运通利。

（3）毒蕴：化痰解毒，扶正驱腐；以毒攻毒，生新消蚀。

（4）血瘀：活血化瘀，温经行气；祛凝通络，达骨入筋。

四、临床研究

根据上述原则，自拟强脊口服方治疗脊柱关节炎，控制风湿活动、缓解疼痛和其他不适、延缓或控制病情发展、预防功能障碍和畸形等。

1．研究方法

采用前瞻性随机对照临床研究，参照1984年美国风湿病学会修订纽约标准和2009年ASAS提出中轴型脊柱关节炎标准诊断，参照《中药新药临床研究指导原则》，分为风寒湿和风湿热两个证型。将98例脊柱关节炎随机分两组，对照组双氯芬酸钠肠溶片及柳氮磺胺吡啶片口服，实验组在西药基础上加强脊口服方。

2．强脊口服方

制川乌、独活、防风、全蝎、杜仲、补骨脂、淫羊藿、僵蚕、白附子、雄黄粉冲服、川牛膝、土鳖虫、陆英、黄芪、白术、生甘草。化热（风湿热痹）加知母，高热加生石膏，表实加麻黄、桂枝，表虚加桂枝、白芍。

按常规水煎至 400 mL，1 剂 /d，分 2 次服。

方中制川乌、独活、防风祛风、散寒、除湿，全蝎透骨搜风，杜仲、补骨脂、淫羊藿补肝肾、壮筋骨，雄黄、白附子、僵蚕化痰、散结、解毒，川牛膝、土鳖虫、陆英活血化瘀、通利关节，黄芪、白术健脾助运，补气生新；生甘草调和诸药。全方在祛除外邪的基础上，注重温肾强肝，佐以化痰解毒、活血补气等，毒品、峻剂与补益、平缓之剂相互配合，共奏除痹护阳之疗效。

连续治疗 24 周为 1 疗程。

3. 观测指标

中医证候疗效。Bath 强直性脊柱炎病情活动指数（BASDAI）、Bath 强直性脊柱炎功能指数（BASFI）、Bath 强直性脊柱炎计量指数（BASMI）、病情活动性指数（BASDAI50）、脊柱痛评分、夜间痛评分、患者总体评价（PGA）、红细胞沉降率（ESR）、C－反应蛋白（CRP）、肿瘤坏死因子－α（TNF－α）、白介素 -1（IL-1）、白介素 -6（IL-6）、核因子－κ－B 受体活化因子配体（RANKL）、骨保护素（OPG）、RANKL/OPG。

ASAS20、ASAS40、Bath 强直性脊柱炎病情活动性指数（BASDAI50）、中医证候疗效。

4. 结果

治疗 12 周、24 周，达到 ASAS20、ASAS40、BASDAI50 标准实验组均高于对照组（$P < 0.05$），中医证候积分、BASDAI、BASFI、脊柱痛、夜间痛、PGA 评分、TNF－α、IL-1、IL-6、血清 RANKL 水平，RANKL/OPG 比值实验组均优于对照组（$P < 0.05$，$P < 0.01$）；ESR、CRP 两组均下降，组间无显著差异（$P > 0.05$）。

5. 结论

强脊口服方可缓解脊柱关节临床症状，调节骨代谢失衡，对脊柱关节炎有较好治疗的作用。

（马玉琛）

第十章 “三维”-病为三维之体

“三维”理论基本内容：

疾病是医学概念，也是物质的，是发展变化的实体，具有特有空间和时间，人体结构和功能变化异常表现是三维的存在形式，即“病为三维之体”。根据《素问·痹论》痹病、重阳、痰毒等理论和临床实践，以辨证施治为基础，联系哲学空间三维（长、宽、高）概念，“长”代表疾病发生发展全过程的临床表现；“宽”代表外界环境及预防、保健、治疗、康复等对疾病的影响和干预；“高”（深），代表临床辅助检查和实验室研究指标。参照物体三维特点，以三维为主线和脉络，从多角度和多层次观察总结疾病中医证型特点，更为细致地分期、分型、分证辨证施治，使辨证施治适应现代科学发展和对疾病干预的需要，是疾病“三维辨证施治”的主旨。

类风湿关节炎（RA）是常见病和多发病，按疾病“三维辨证施治”理论，以RA为例，提出RA三维中医辨证诊疗体系，验证和研究，不断完善规范RA三维分型的中医证型特点和治法方药，形成完整方案。是疾病“三维辨证施治”的一个体例，目的是指导临床，便于向其他疾病推广。

第一节 类风湿关节炎–三维辨证施治系统

寒冷、潮湿、病原微生物等因素常为类风湿关节炎（RA）的发病诱因，身体条件不足是疾病内在原因。人体免疫等功能状态、自然和社会环境影响、诊治态度、手段及服用药物的不同，疾病发生发展变化过程，虽然证型改变多种多样，都有一定规律。当外邪旺盛，方兴未艾，机体正气与其搏击或正虚不能御邪而发病或使原有病情加重，此时处于疾病的活动期，当病程日久，外邪气势渐颓，人体正气渐复或益损，常虚实夹杂或凸显正虚，此时处于疾病的缓解期。RA 风寒湿或风湿热证型表现突出，常为活动期，可见血沉加快，C–反应蛋白升高等。外邪侵袭症状减轻，提示已诱导缓解，炎性指标也常转为正常。兼有血瘀，临床可见与血小板升高呈正相关。痰浊积滞，最易出现关节肿胀、畸形、肺间质纤维化等增生、坏死等病理改变。病邪与气血阴阳之虚可互动及相兼，肾虚时常见骨质疏松；气血虚弱，常表现为贫血；服用泼尼松易出现阴虚，停减过程易出现阳虚；服用免疫抑制剂（慢作用药）的消化道反应、白细胞减少易出现脾气不足。这些 RA 发生发展的某一不同阶段、临床检测指标的某些改变、某些药物毒副反应的表现的中医辨证特点，并按照各自的证型规律，选择中药合理配合，辨证治疗，是“RA 三维辨证施治”方案的基本依据。

一、RA 三维辨证分型

1．基本中医辨证分型

先将 RA 归纳为风痹、寒痹、湿痹、热痹、血瘀、痰积、毒蚀、血虚、气虚、肾虚、阴虚、阳虚 12 个基本中医辨证分型：

（1）风痹（风重型）：全身各关节、肌肉游走窜痛，脉浮缓或弦缓，舌质淡红、苔薄白；刮风时病情加重（酸痛难忍），疼痛部位不固定。

（2）寒痹（寒重型）：肌肉、关节皮肤发凉，固定性剧痛或挛缩拘急；脉弦紧或沉紧，舌质淡，苔白或白滑；遇冷病情加重，遇热则好转。

（3）湿痹（湿重型）：局部沉重，酸楚或麻木不仁，关节屈伸不利，多有骨摩擦音；脉缓或濡，舌淡，苔白腻或微黄腻；遇阴天、下雨或遇冷水时病情加重。

（4）热痹（化热型）：肌肉或关节红肿热痛或伴有低热，口渴不欲饮，烦闷不安，脉滑数或濡数，舌质红，苔黄或黄腻；本型多为湿热，兼有纳呆、倦怠，且无遇冷加重之象（以上四证皆据1988年4月昆明第一届全国中西医结合风湿类疾病学术会议风湿四病中西医结合诊疗标准）。

（5）血瘀（瘀重型）：痛有定处（或久痛、锥刺性痛或不喜按），皮肤黏膜瘀斑、脉络异常，痛经伴色黑有血块或闭经，肌肤甲错，理化检查具有血液、循环瘀滞表现，具有以上一项可诊断为血瘀证（据1988年10月北京血瘀证研究国际会议血瘀证诊断参考标准）。

（6）痰积（痰重型）：胸闷痰喘，呕恶纳呆，大便不爽，关节肿胀，僵硬变形，屈伸不利，舌苔厚，脉滑（据罗仁主编《中医内科学纲要》）。

（7）毒蚀（毒）：关节肿大畸形，经久不愈，周围组织萎缩，筋脉拘紧，不得屈伸，形体虚羸。

（8）气虚：神疲乏力，少气或懒言，自汗，舌胖或有齿印，脉虚无力，具备三项可诊断。

（9）血虚：面色苍白，起立时眼前昏暗，唇舌色淡，脉细，具备三项可诊断（气虚证和血虚证同时存在为气虚血亏证）。

（10）肾虚：腰脊酸痛，胫酸膝软或足跟痛，耳鸣或而聋，脱发或齿摇，尿后有余沥或失禁，性功能减退、不育、不孕，具备三项可诊断。

（11）阳虚：主症为全身或局部畏寒或肢冷，面足虚浮，舌淡胖苔润，脉沉微迟；次症为夜尿频多，便溏而尿清长；具备主症三项和次症一项可诊断。

（12）阴虚：主症为五心烦热，咽燥口干，舌红或少苔、无苔，脉细数；次症为午后升火，便结而尿短赤，盗汗；具备主症三项和次症一项可诊断（虚证皆据1986年5月郑州全国中西医结合虚证老年病专业委员会中医虚证辨证参考标准）。

2．三维分型

掌握RA传统中医基本分型，结合现代医学诊断技术，将RA分为“长”：活动期、非活动期；“高”：贫血、血小板升高、骨质疏松、肺间质纤维化；“宽”：服用泼尼松、服用免疫抑制剂等 8 个三维分型。

3．RA 三维中医辨证分型命名

各三维分型的中医证型可因临床表现的主次定为主证或兼证，一主证可有数个兼证，依此对 RA 三维分型命名证型。如 RA 活动期：风痹（兼寒、湿），RA 贫血：血虚（兼寒、痰）。

二、三维分型中医证型特点、治法、方药

1．活动期型

（1）证型特点：风、寒、湿或热痹为主证，血瘀、痰积、气、血、阴或阳不足为兼证。

（2）治法：根据风、寒、湿邪轻重有所侧重，分别以祛风、散寒、除湿为法，辅以温阳补肾；热痹，祛风、散寒、除湿，滋养阴液，邪热明显，加甘寒辛散之剂，无高热不用大苦大寒之品，以免损伤阳气；酌情佐以活血化瘀、补益正气。

（3）方药：风、寒或湿痹，抗炎止痛方。

独活、防风、细辛、制川乌、豨莶草、陆英、僵蚕、白芥子、露蜂房、徐长卿根、九节茶；热痹加知母、生地黄。

2．非活动期（缓解期）型

（1）证型特点：诸虚、血瘀、痰积，或毒蚀为主证，常互为兼证，并可兼有风、寒、湿邪侵袭表现。

（2）治法：补虚、散瘀、化痰、解毒攻补兼施。酌情泻风、寒、湿之邪。

（3）方药：健骨抗炎方。

补骨脂、仙灵脾、杜仲、牛膝、桑寄生、黄芪、当归、独活、细辛、防风、僵蚕。

3．贫血型

（1）证型特点：易见气血虚弱证，或为主证，或为其他主证的兼证。

（2）治法：补益气血为主或为其他治法之臣佐。

（3）方药：补血抗炎方。

黄芪、当归、熟地黄、阿胶、川芎、赤芍、补骨脂、独活、细辛、防风、僵蚕。

4．血小板升高型

（1）证型特点：易见血瘀证，或为主证，或为其他主证的兼证。

（2）治法：活血化瘀为主或为其他治法之臣佐。

（3）方药：活血抗炎方。

水蛭、土鳖虫、川芎、红花、三七粉、川牛膝、鸡血藤、独活、细辛、防风、僵蚕。

5．骨质疏松型

（1）证型特点：易见肾虚证，或为主证，或为其他主证的兼证。

（2）治法：补肾与其他治法相兼。

（3）方药：壮骨抗炎方。

桑寄生、补骨脂、杜仲、牛膝、生牡蛎、鹿角霜、黄芪、当归、独活、细辛、防风、僵蚕。

6．肿胀增生型

（1）证型特点：易见痰积证，或为主证，或为其他主证的兼证。

（2）治法：宜化痰为主或与其他治法相兼。

（3）方药：蠲痰攻毒方。

制白附、僵蚕、雄黄粉 0.2g 冲服、黄芪、当归、杜仲、川牛膝、细辛、独活、防风。

7．服用泼尼松型

（1）证型特点：过量易阴虚，不足易阳虚。停减反跳易见阳虚。或为主证，或为其他主证的兼证。

（2）治法：分别滋阴、补阳为主或与其他治法相兼。

（3）方药：

服用泼尼松型：激素解毒方。

知母、牡丹皮、生地黄、地骨皮、赤芍、独活、细辛、防风、僵蚕。

泼尼松停减：激素替代方。

制附片、肉桂、麻黄、白术、五加皮、黄芪、当归、独活、细辛、防风、僵蚕。

8．服用免疫抑制剂（慢作用药物）型

（1）证型特点：易出现气虚证，或为主证，或为其他主证的兼证。

（2）治法：补脾益气为主或与其他治法相兼。

（3）方药：主证典型方。

黄芪、党参、白术、茯苓、鸡血藤、仙茅根、羌活、细辛、防风、僵蚕。均用常规量，水煎至 200 mL，1 剂 /d，分 2 次口服。

（马玉琛）

第二节 类风湿关节炎－三维辨证施治系统临床依据

一、类风湿关节炎血小板升高中医辨证规律

2003 年 12 月至 2009 年 5 月，我们研究类风湿关节炎（rheumatoid arthritis，RA）血小板升高中医辨证分型规律，发现 RA 血小板升高与中医辨证兼血瘀呈正相关。

1. 材料与方法

（1）诊断标准

血瘀证：

参照 1986 年 11 月广州第二届全国活血化瘀研究学术会议修订标准。

有血瘀证候，却不达血瘀证标准为兼血瘀表现。每日上午患者饭后 1 小时，平卧，自然光线下三名医师同时检诊，两名以上医师辨证观点相同予以辨证诊断。血沉（魏氏法）：男性≥ 20 mm/h，女性≥ 30 mm/h。血小板高于 300×10^9/L 可诊断为 RA 血小板升高。

RA 诊断：参照 1988 年 4 月昆明第一届全国中西医结合风湿类疾病学术会议修订标准。符合下列标准 4 项以上者为病情处于活动期：

①晨僵时间超过 15 min；

②早晨起床 6 小时之内仍感到虚弱者；

③关节痛；

④有 2 个以上外周关节压痛或活动痛；

⑤有 2 个以上外周关节滑膜肿胀。

2. 结果与讨论

（1）基线资料

纳入样本均为住院和门诊患者。RA 活动期 254 例，男 71 例，女 183 例，年龄 16 ~ 62 岁，平均 39 岁；RA 非活动期 72 例，男 25 例，女 47 例，年龄 26 ~ 70 岁，平均 47 岁。

（2）血小板

活动期 254 例中，血小板升高 95 例，非血小板升高 159 例，血小板升高率 7.40%；非活动期 72 例中，血小板升高 14 例，非血小板升高 58 例，血小板升高率 19.44%。RA 活动期血小板升高发生率高于非活动期（$\chi^2 = 8.12$，$P < 0.05$）。

RA 活动期血小板升高 95 例，兼血瘀 88 例（含兼血瘀证 38 例和兼血瘀表现 50 例，92.63%），RA 活动期非血小板升高 159 例中，兼血瘀 33 例（含兼血瘀证 12 例和兼血瘀表现 21 例，占 20.75%）。RA 活动期血小板升高兼血瘀高于 RA 活动期非血小板升高兼血瘀（$\chi^2 = 123.15$，$P < 0.01$）。提示 RA 活动期血小板升高与中医辨证兼血瘀发生率一致。

RA 非活动期血小板升高 14 例，其中 13 例兼血瘀（含兼血瘀证 6 例和兼血瘀表现 7 例，占 92.86%），RA 非活动期非血小板升高 58 例中，兼血瘀 13 例（含兼血瘀证 4 例和兼血瘀表现 9 例，占 22.41%）。RA 非活动期血小板升高兼血瘀明显低于非血小板升高兼血瘀（$\chi^2 = 24.23$，$P < 0.01$）。提示 RA 非活动期患者，血小板升高与中医辨证兼血瘀发生率一致。

RA 活动期兼血瘀与非活动期血小板升高兼血瘀无显著差异（$\chi^2 = 0$，$P > 0.05$）。提示 RA 活动期和非活动期血小板升高，与中医辨证兼血瘀发生率一致。

RA 血小板升高 109 例兼血瘀 101 例高于非升高 217 例兼血瘀 46 例（$\chi^2 = 149.48$，$P < 0.01$）。

综上，RA 患者的血小板升高和中医辨证血瘀呈正相关。

二、血小板增高在类风湿关节炎活动期中临床意义

RA 是以对称性、多关节疼痛、肿胀为主要表现的慢性、进行性、系统性自身免疫性疾病，活动期对关节的侵袭性破坏进展很快，极易导致关节强直、畸形、功能丧失。平

均红细胞沉降率（ESR）、C-反应蛋白（CRP）、类风湿因子（RF）均已被认为与本病活动性有关。近年来越来越多的证据表明血小板在RA发病过程中起着重要作用。血小板计数与类风湿关节炎病情活动明显相关，在病程中常可观察到血小板（PLT）增高。为了解RA患者PLT增高的临床意义，探讨外周血血小板(PLT)增高与类风湿关节炎(RA)活动性关系，我们对解放军第82集团军医院（原解放军252医院）2011—2012年诊断活动期127例RA进行临床观察，探讨RA活动期患者外周血PLT升高的临床意义。现报告如下。

1. 材料与方法

（1）诊断标准

参照ACR/EULAR 2009年的RA诊断标准。

（2）观测指标

关节疼痛个数、关节肿胀个数、关节疼痛缓解时间、外周血PLT、平均红细胞沉降率（ESR）、C-反应蛋白（CRP）、类风湿因子（RF）及与PLT计数相关关系。

ESR用魏氏法测定，CRP及RF采用免疫增强透射浊度法，仪器为日立Hitachi7600型全自动生化分析仪，试剂购自上海德赛公司；血小板（PLT）用日本SYSMEX-2100型全自动血细胞分析仪测定；RF滴度测定用乳胶凝集法。

（3）统计分析

采用SPSS13.0统计软件，计量数据用均数 ± 标准差（$\bar{x} \pm s$）表示；t检验分析，检验标准为 $\alpha = 0.05$；相关系数行F检验，以 $P < 0.05$ 有相关关系，$P < 0.01$ 有显著相关关系。

2. 结果

（1）基线资料

纳入样本系解放军第82集团军医院（原解放军252医院）中医科2011年7月至2012年6月住院RA活动期患者127例，依血小板计数高低分为血小板增多组（PLT > 300×10^9/L）与血小板正常组。两组性别及年龄具有均衡性（$P > 0.05$）。

（2）关节疼痛、肿胀及关节痛疼时间

关节疼痛、肿胀及关节痛疼时间PLT升高组均明显高于PLT正常组（$P < 0.01$），

见表 10–1。

表 10–1 两组人口学资料及临床特征（关节疼痛、肿胀及关节痛疼时间）（$\bar{x} \pm s$）

组别	n	男 / 女	年龄	平均年龄	关节疼痛 / 关节数	关节肿胀 / 关节数	关节疼痛缓解时间 /h
PLT 升高组	65	22/43	21 ~ 67	37.13 ± 5.34	19 ± 7	21 ± 5	6.87 ± 4.76
PLT 正常组	62	18/44	19 ~ 70	36.24 ± 8.21	13 ± 6	10 ± 9	11.43 ± 3.45
组间比较	$P > 0.05$			$P > 0.05$	$P > 0.05$	$P > 0.05$	$P > 0.05$

（3）ESR、CRP 和 RF

平均红细胞沉降率（ESR）、C– 反应蛋白（CRP）、类风湿因子（RF）PLT 升高组均明显高于 PLT 正常组（$P < 0.01$），见表 10–2。

ESR、CRP 和 RF 与 PLT 计数呈正相关关系，r 分别为 0.512、0.601、0.473；$P < 0.01$。

表 10–2 两组 ESR、CRP 和 RF 检测结果（$\bar{x} \pm s$）

组别	n	CRP（mg/L）		ESR（mm/h）		RF（IU/mL）	
		CRP	组间比较	ESR	组间比较	RF	组间比较
PLT 升高组	65	81.4 ± 41.1	$P < 0.01$	86.9 ± 36.8	$P < 0.01$	107.6 ± 69.3	$P < 0.01$
PLT 正常组	62	51.6 ± 55.3		52.4 ± 47.2		63.2 ± 51.6	

（4）血小板计数与 ESR、CRP 及 RF 之间的相关关系

由表 10–3 可知 RA 患者 PLT 与 ESR、CRP、RF 呈正相关。

ESR、CRP 和 RF 与 PLT 计数呈正相关关系，r 分别为 0.512、0.601、0.473；$P < 0.01$，见表 10–3。

表 10–3 血小板计数与 ESR、CRP 及 RF 检测结果（$\bar{x} \pm s$）

项目	测定值	相关系数（r）	P 值
PLT	348.7 ± 129.5		
ESR（mm/h）	71.6 ± 51.3	0.473	$P < 0.01$
CRP（mg/L）	61.8 ± 47.8	0.601	$P < 0.01$
RF（IU/mL）	83.4 ± 65.5	0.512	$P < 0.01$

3. 讨论

大量临床研究显示，RA 活动时约 70% 的患者 PLT 持续升高，病情缓解时，PLT 降至正常。本研究结果显示 PLT 与 ESR、CRP、RF 均呈正相关关系，与文献报道相似。RA 活动期 PLT 增高的机制一般认为可能是 RA 活动期滑膜组织中甲型及乙型滑膜细胞大量增加，这些活化的滑膜细胞产生大量致炎性细胞因子，致炎细胞因子受体表达亦明显增加。其中 IL-1、IL-3、IL-6 等细胞因子对巨核细胞系统的增生和成熟有促进作用，尤以 IL-3 刺激巨核系祖细胞增生作用为最；IL-6 具有刺激巨核细胞增生和成熟，促进 PLT 生成的作用。

因此，应用 PLT 激活因子抗体治疗 RA 可显著改善 RA 的临床指标。RA 患者的 PLT 来源的小分子物质与健康人相比明显增加且与疾病活动有关，PLT 白细胞复合物在 RA 患者中明显增加。Schmitt-sody 等利用活体微创显微镜动态观察发现，抗原诱导关节炎小鼠 PLT 与滑膜血管内皮细胞的相互作用，滑膜内微血管增强 PLT 黏附结构并使微循环内 PLT 活性提高，提示 PLT 可能具有放大和维持炎症作用。近年研究发现，PLT 不仅具有凝血和止血功能，还参与人体内炎症和免疫反应。本研究活动期 RA 患者 PLT 计数增高组与持续存在的炎症反应临床表现关节肿胀数和关节压痛数等密切相关，提示 PLT 升高与 RA 疾病活动有一定关系。PLT 计数可为临床医生评价 RA 病情活动性和选择治疗方案提供一个经济、简便的参考指标。

三、类风湿关节炎贫血的中医药研究

类风湿关节炎（RA）可归属“痹证”范畴，导致贫血是该病关节外表现之一，发病率高，且可加重 RA 症状。

1．痹证与气血的渊源

《景岳全书·风痹》曰：“痹者，闭也。以气血为邪所闭，不得通行为病也”“诸痹总由真阴衰弱，精血亏损，三气得以乘之而为病”“风痹之证，因虚者多，因寒者多。惟血气不充，故风寒得以人之；惟阴邪留滞，故经脉为之不利。此痛痹之大端也”。《临证指南·痹》曰：“痹者，闭而不通也，正气为邪所阻，脏腑经络不能畅达，皆由气血亏损，腠理疏豁，风寒湿之气得以乘虚外袭，留滞于内，致湿痰浊血流注凝涩而得之。”气血亏虚，三气乘虚侵入，经络闭阻，脉道阻塞，气血不能正常运行，出现局部肿胀疼痛，或遍身走注，或肌肉麻木不仁，或关节屈伸不得，发生痹证。

2．痹证治法与气血

陈修园曰："痛风日久不愈，必大补气血，作为胜邪之本。补气血为治痹之第一要法"；《医通》云："久痹用散风通达之剂，医之过也。痹证有风，风入阴分与寒湿互结，扰乱血脉，身中之阳气不通于阴，故致痹也。古云多用麻黄、白芷，以麻黄能通阳，白芷行营卫，然已入四君、四物等汤中，非专发表也"。

李翰卿在《论痹证治法》中说："痹发之前，气血必亏；三气乘之，关节闭塞"，他认为："新痹当以祛邪为务：痹证新起，多为实证，不可骤用参、芪、归、地滋腻之品，以防气郁湿滞，闭门留寇。宜行湿流气、疏散邪气。痹证初起风、寒、湿三气尚未变热，根据三气之法治之。风气盛之行痹，散风为主，祛寒利湿辅之，参以补血之剂。治风先治血，血行风自灭。寒气盛之痛痹，散寒为主，疏风燥湿辅之，参以补火之剂，非大辛大温不能释其凝寒。湿气盛之着痹，利湿为主，祛风散寒不可缺，参以补脾补气之剂；脾强可胜湿，气足不顽麻。久痹宜补泻兼施，寓散于补：痹证日久不愈，则正虚邪实、虚实间杂，治宜补中兼散，寓散于补。如四君、四物之中加疏散风寒、燥湿化痰、活血祛瘀或行气散结之品。久痹最宜峻补真阴，阴液充足，气血流行，风寒湿邪随血液循环而去。若过用风湿痰滞等药而再伤其阴气，必反增重其疾矣。"

3．现代中医对RA贫血的认识

温伟强等认为RA贫血属"痹证"范畴，为本虚标实，虚实夹杂；气血亏虚、肝肾不足为本虚；风寒湿邪痹阻为标实。治疗以补气血、益肝肾、祛风湿为法，标本兼治，祛邪为主，补益气血为辅；风湿痹阻不除，气血亏虚难纠；风湿活动控制不佳，贫血难以收效。刘健等认为RA贫血也属"痹证"范畴，为气血不足、脾虚湿盛、痰瘀互结；"从脾论治"，健脾化湿通络；RA的血虚、气虚导致免疫力下降，采用益气健脾、化湿通络法治疗。如张秉成云："祛邪先扶正，正旺邪自除。"李华等在治疗RA贫血时，将当归、熟地黄、鸡血藤、黄芪等补益气血之品加入到具有祛风通络、活血化瘀功效的方剂中，起到标本兼治、扶正祛邪的目的。

我们认为RA贫血属痹证气血虚弱，不管RA处于活动期、非活动期，辨证均以邪实正虚为主，出现贫血时，大都存在或兼有气血虚表现。抗风湿中药治疗，注重补益气血、和胃健脾，贫血症状能获得明显缓解。RA贫血，补益气血是必需的。"风寒湿三气杂至，合而为痹”“邪之所凑，其气必虚”。外邪是造成气血虚弱的重要原因，治疗应以独活、威灵仙、伸筋草、细辛、制川乌、防风等祛风、除湿、散寒诸药以对病因；以黄芪、当归、熟地黄、鸡血藤等补气生血。

4．结语

RA 是古之痹证，临床分为风重型、湿重型、寒重型、化热型四型；根据血瘀、气血虚弱、阳虚、阴虚表现，风、湿、寒、热表现明显者，另增血瘀型、气血虚弱型、阳虚型、阴虚型，对气血虚表现，又不足于单独辨证分型者，列为主证的兼证。RA 贫血是痹症中气血虚弱型，治疗需祛风散寒除湿与补益气血并重，方能达到治疗效果。

四、类风湿关节炎相关贫血－中西医理论基础

类风湿关节炎是常见免疫性疾病，以对称性小关节肿胀、疼痛为主要临床表现，进一步发展可出现骨关节破坏及关节畸形。世界发病率为 0.5% ~ 1%，我国发病率为 0.32% ~ 0.36%。贫血是 RA 常见关节外表现，发生率为 30% ~ 70%。RA 属“痹证”范畴，相关贫血主要表现为气血两虚；贫血不仅加重关节症状，还降低患者生活质量，引发头晕、乏力等症状，也会影响 RA 痊愈。

（一）现代医学对 RA 相关贫血的认识

1．RA 相关贫血的发病机制

RA 相关贫血发生率高，分为慢性疾病所致贫血（ACD）和缺铁性贫血（IDA）两大类，以 ACD 多见（≥ 60%）。ACD 发病机制复杂，核心为 ACD 活动时巨噬细胞、T 细胞活化产生 IL-6、IL-1、TNF-α 和 IFN-γ 等细胞因子直接抑制红系造血，促进红系祖细胞和早期前体细胞凋亡，钝化造血细胞对 EPO 的反应。近年发现细胞因子通过下调 MTP1、DMT1 及诱导肝细胞产生铁调素（Hepcidin），抑制肠道铁吸收和巨噬细胞铁的释放，使幼红细胞生成血红蛋白可利用的铁减少，从而导致贫血。

（1）细胞因子抑制骨髓红系造血、钝化骨髓对 EPO 的反应及干扰铁代谢：体外 IL-6、IL-1、TNF-α 和 IFN-γ 能够抑制正常骨髓红系爆式集落形成单位（burst forming units-erythroid，BFU-E）和红系集落形成单位（colony forming units-erythroid，CFU-E）形成，呈剂量依赖性。细胞因子是引起 ACD 的关键因素，能够直接抑制红系祖细胞增生，还能抑制 EPO 的产生，钝化骨髓对 EPO 的反应以及干扰铁代谢等多个环节。TNF-α 可直接

作用于骨髓红系前体细胞，不依赖于对 EPO 的抑制。TNF-α、IFN-γ、IL-1 与 EPO 受体结合，表现为对 EPO 的竞争抑制，使造血细胞对 EPO 的反应钝化。

（2）抑制肠道铁吸收和单核巨噬细胞系统铁释放：肠黏膜也合成和释放 TNF-α，注射 TNF-α 后动物发生的贫血，贮存铁及血清铁都减低。在体外用 TNF-α 处理肠 Caco 细胞，铁吸收峰明显下降，mRNA 的表达及 DMT1 的产生下降。推测 TNF-α 可通过抑制 DMT1 减少肠道二价铁的吸收。

Hepcidin 是在肝脏表达的先天免疫反应及负性铁调节激素，低氧及贫血时，肝脏 Hepcidin 表达下调，单核巨噬细胞系统铁释放及肠道铁吸收增加。炎症时，IL-6 诱导肝脏 Hepcidin 生成，抑制单核巨噬细胞系统铁释放及肠道铁吸收，血清铁降低。研究发现：肝细胞中合成 hepcidin 分泌到血液，可将体内铁需要的信号传至小肠，调控肠铁吸收。铁调素含量增加可减少肠道铁吸收，细胞内铁输出转铁蛋白减少，铁从巨噬细胞释放，使铁隐藏在网状内皮系统内，机体总铁量正常，用于红细胞生成的可用铁却很少。

金属转运蛋白质 1（MTP1）是炎症铁积聚在单核巨噬细胞系统的另一原因，是 DMT1 金属转运体家族一员，与细胞内铁代谢有关的铁调节跨膜蛋白，在人体十二指肠、单核巨噬细胞系统及孕期子宫呈高度表达，主要功能是将铁从细胞中释放出来。上述细胞因子可能通过诱导 Hepcidin 生成及下调 MTP1、DMT1 而抑制肠道铁吸收及巨噬细胞铁的释放，使红系前体细胞合成血红蛋白所能利用的铁减少。

（3）其他：有研究认为血红蛋白水平下降与 RA 慢性炎性消耗，长期服用抗风湿类药物，影响胃肠道，导致蛋白质缺乏。Fukuda W 研究提示 RA 活动度增加，白蛋白进行性下降。RA 贫血患者 EPO 水平高于正常人，但低于同等贫血程度的 IDA，提示 RA-ACD 体内 EPO 生成是相对不足，不是绝对不足。

佐克热·艾山则认为 RA 相关贫血由多个机制或因素综合产生，包括三方面病理生理异常。一是红细胞的寿命不断缩短：①患者细胞因子被激活，导致单核巨噬细胞系统活性增强，细胞吞噬功能加强，大量红细胞被吞噬；②发热损伤或免疫机制攻击使红细胞膜大量短缺；③免疫机制产生抗原抗体复合物致使血管内皮细胞损伤，引发血管内溶血；二是骨髓对贫血代偿不足，引起多种细胞因子增多，间接或直接抑制促红细胞生成素生成。三是铁代谢紊乱：①机体对免疫机制应激反应，单核巨噬细胞系统出现铁元素释放障碍，使肠道系统对铁元素的吸收量降低；②炎性介质刺激，T 淋巴细胞被正式激活，分泌各种类型的细胞因子，提升细胞表面的循环转铁蛋白转换率。

2．RA 相关贫血现代治疗

（1）针对原发病：非甾体类抗炎药加免疫抑制剂治疗 RA，病情缓解后，部分患者贫血改善。治疗后胃肠道反应及肝功能损害多见。

（2）补充促红细胞生成素（Epo）：本病发病机制为 Epo 的相对不足，实验发现贫血 RA 患者血液中 Epo 含量大大高于无贫血者；骨髓对 Epo 的敏感性降低，与受体结合率降低，需大量应用 Epo 方能改善贫血。用量大，疗效不明确。

（3）补铁：本病机制为铁代谢障碍，虽然血液中铁下降，机体内铁含量不低；补充铁剂无助于提高血红蛋白。

（4）肿瘤坏死因子拮抗剂：依那西普有效治疗 RA，疗效可靠，对改善贫血也有一定疗效；但价格高，患者不易接受，难于临床普及。

（5）IL–6 受体抑制剂：托珠单抗 8mg/kg，单用或联合甲氨蝶呤以及其他基础抗炎药治疗 RA 贫血有效，目前临床尚未普遍使用。

（6）造血干细胞移植：技术难度大，价格高，疗效不明确，患者不易接受。

（二）中医学对 RA 的认识

1．病名沿革及表现

类风湿关节炎可归属“痹病”“历节病”“痹证”等范畴。“痹”首见于《内经》，《素问·痹论》曰：“风寒湿三气杂至，合而为痹也”“风气盛者为行痹，寒气盛者为痛痹，湿气盛者为着痹”。《济生方·痹》谓：“皆因体虚，腠理空疏，受风寒湿气而成痹也。”《金匮要略·中风历节病脉证并治第五》谓：“汗出入水中，如水伤心，历节黄汗出，故曰历节。”隋·巢元方《诸病源候论》中痹证分为“风湿痹”“历节风”“风冷”“风不仁”。唐代孙思邈在《千金方》中描述了历节风的典型症状：“夫历节风著人，久不治者，令人骨节蹉跌。”认识到了历节病病势缠绵、骨节变形。《医林绳墨·痹》云：“久风入中，肌肉不仁，所以为顽痹者也。”明代李梴在《医学入门》中说：“周身掣痛麻者，谓之周痹，乃肝气不行也。”《温病条辨·中焦篇》中提出了湿热痹的概念，并创宣痹汤主之。清代罗美在《内经博义》中说：“凡七情过用，则亦能伤脏气而为痹，不必三气入合于其合也”“肝痹者，肝气郁而血不荣筋之症也。”《证因脉治·痹症论》论述了风、寒、湿、热痹之病因、症状、治疗，从而完善了痹病的诊治内容。

2. RA病因病机

痹病与体质因素、生活环境、气候条件及饮食关系密切。内因是正虚卫外不固，外因是外邪侵袭。病机是邪气闭阻经络，病变多累及肌肉、关节、筋骨，甚则脏腑。风、湿、寒、热、瘀、痰等邪气滞留于肢体的筋脉、肌肉、关节，经脉闭阻，是痹证的基本病机。其中水湿、痰浊、瘀血在痹病的发生发展过程中起重要作用。人体正气损伤和肠胃损伤的情况下更容易导致痹证。

（1）外邪侵袭，经络闭阻

《素问·痹论》云："风、寒、湿三气杂至，合而为痹""所谓痹者，各以其时，重感于风寒湿之气也""不与风寒湿气合，故不为痹。"指出了风、寒、湿三种邪气，缺一不可；三气侵袭人体，痹阻经络而为病；外邪侵袭是痹病发生的外因。《中藏经》云："痹者，风寒暑湿之气，中于脏腑之为也。"《金匮要略》指出，"风湿相搏""汗出入水中""汗出当风，或久伤取冷"亦是痹证发生的外因。《诸病源候论·风痹论》说："痹者，风寒湿三气杂至，合而成痹，其状肌肉顽厚，或疼痛，由人体虚，腠理开，故受风邪也。"《儒门事亲》提出"痹病以湿热为源，风寒为兼，三气合而为痹"，《丹溪心法》提出"风湿与痰饮流注经络而痛"，丰富了痹病的病因病机理论。

（2）正气亏虚，外邪乘袭

痹病发生的根本原因是正气不足。《评热病论》曰："邪之所凑，其气必虚。"内因是发病的基础和必要条件，外因通过内因而起作用。《内经·痹论篇》中指出"素体虚弱，正气不足，腠理不密，卫外不固者，易受外邪侵袭，感受风、寒、湿邪，关节、肌肉、经络痹阻而成痹证"，《医林绳墨·痹》曰："大率痹由气血虚弱，荣卫不能和通，致令三气乘于腠理之间。"《类证治裁·痹证》云："诸痹……良由营卫先虚，腠理不密，风寒湿乘虚内袭，正气为内所阻，不能宣汗，因而留滞，气血凝涩，久而成痹。"均指出正气不足、气血虚弱、腠理不密、外邪侵袭而发为痹病。《诸病源候论·风湿痹候》认为风湿痹"由血气虚，则受风湿，而成此病"，指出气血虚弱是发病的根本原因。明代龚信在《古今医鉴·痹痛》中说："夫痹者……盖由元精内虚，而为风寒湿三气所袭，不能随时祛散，流注经络，入而为痹。"宋代严用和在《经生方·诸痹门》中说："皆因体虚，腠理空疏，受风寒湿气而成痹也。"《临证指南医案》曰："痹者，闭而不通之谓，正气为邪所阻，脏腑经络不能畅达，皆由气血亏损，腠理疏豁，风寒湿三气得以乘盛外袭，留滞于内，致湿痰浊血，留注凝涩而得之。”均认为正气亏虚，加之风寒湿邪外袭，痰瘀痹阻经络是痹证发生的病理机制。

（3）痰浊、瘀血内生

胡荫奇认为：痰浊与瘀血既是病理产物，也是病因。痹病久治不愈，病邪可由表入里、由轻到重，脏腑功能失调，产生瘀血和痰浊。风寒袭肺，肺气郁闭，肺津凝聚成痰；寒湿困脾，脾失运化，湿聚则成痰；痹证久治不愈，伤及肾阳，水道不通，水湿上泛，聚而成痰；伤及肾阴，虚火灼津则成痰浊；肝气郁滞，气郁化火，炼津为痰。加之风湿闭阻心气，血脉瘀滞，气滞血凝，五脏气机紊乱，升降无序，气血痰浊交阻，痰瘀乃成。痰瘀形成，胶着于骨骱，闭阻经络，关节疼痛、肿大、变形，皮下结节，肢体僵硬、麻木不仁。痰瘀痹阻也是痹病发生的病因病机。

（4）痰毒致痹

马玉琛教授从宏观及微观角度详细阐述RA发病机制。

类风湿关节炎表现关节肿胀、畸形、结节等都与广义有形之痰相符。对人体浸淫腐蚀、疼痛、损伤病因称为毒；外感毒疫之邪，接触虫毒之物，口服毒烈之品为外毒；寒热凝集、痰食积聚、气滞血瘀等邪蕴结体内，久而酿生之毒为内毒。痹病表现的高热剧痛，骨节畸形，功能障碍，大肉脱失，很大一部分病因是毒，尤其内毒。感受风、寒、湿、热淫等邪，脉络痹阻不通，机体失养，气滞血瘀，津液停留，化为痰浊；热邪煎熬津液为痰，湿邪本身亦为痰。肺失宣降，脾失运化，肾失开合，痰浊内生、聚积，久之积结为顽痰。外毒处于风、寒、湿、热外邪之中，皆可由口鼻而入；痰积可蕴生内毒，邪毒浸淫则更易生痰。因此，痹发生、发展、演变，离不开痰积与毒蚀相生、并存的病理过程。

类风湿关节炎微观的组织细胞肿胀、增生，类似肿瘤增生性、侵蚀性改变；关节内血管翳形成，软骨侵蚀和骨关节的破坏，以及免疫指标的系列改变，非风、寒、湿、热诸邪、虚损和血瘀所能解释，非常符合痰和毒的特点，可认为是痰、毒侵袭或内生，痰结蕴毒，痰积毒淫，毒存助痰，蚀筋腐骨，坏血肿肉的微观表现。

（三）中医对RA相关贫血的认识

RA相关贫血是“痹病”常见证型，为正气不足，风、寒、湿、热、瘀、毒侵袭四肢关节经脉，正虚是本，邪滞关节为标。面色萎黄、头晕、心悸、体倦乏力等虚象，正是“本虚”表现，气血两虚的典型症状。气血阴阳不足，无力拒邪，加之风、寒、湿、热之邪侵袭，合而为痹；尤以气血、肝肾亏虚为发病之本。寒、湿等邪气可导致血行受阻，筋骨失养，全身多关节受累，关节肿胀、疼痛；湿邪重浊黏滞，病情缠绵，难以根治。

1．古代医家对RA相关贫血的认识

古代文献中无RA贫血病名。根据RA贫血的临床表现，倦怠乏力、头晕、眼花，心悸、面色萎黄、唇甲色淡等气血虚弱等，亦是痹的临床表现。与痹的关系，文献中多有描述。《景岳全书·风痹》曰："诸痹总由真阴衰弱，精血亏损，三气得以乘之而为病""风痹之证，因虚者多，因寒者多。惟血气不充，故风寒得以人之；惟阴邪留滞，故经脉为之不利。此痛痹之大端也"。《临证指南医案·痹》曰："痹者，闭而不通也，正气为邪所阻，脏腑经络不能畅达，皆由气血亏损，腠理疏豁，风寒湿之气得以乘虚外袭，留滞于内，致湿痰、浊血，流注凝涩而得之。"阐述痹以气血亏虚为本，三气侵袭为标，痰浊、瘀血闭阻经络、脉道，气血不能正常运行，凝涩肢体、关节，出现局部肿胀、疼痛，或肌肉麻木不仁，或遍身走注，或关节屈伸不得，而成痹病。

2．当代中医对RA相关贫血的阐述

温伟强等认为RA贫血可归属"痹证"范畴，为本虚标实，虚实夹杂；气血亏虚、肝肾不足为本虚；风寒湿邪痹阻为标实。李翰卿在《论痹证治法》中说："痹发之前，气血必亏；三气乘之，关节闭塞"。刘健等认为RA贫血病机为气血不足、脾虚湿盛、痰瘀互结。气血虚弱是发生类风湿关节炎的先决条件，机体脾虚湿盛、痰瘀互结，或受风、寒、湿邪外袭，引发RA贫血。治疗新痹当以祛邪为务，行湿流气、疏散邪气；久痹宜补泻兼施，寓散于补。有以补气血、益肝肾、祛风湿为法；也有"从脾论治"，健脾化湿通络之法。一定程度上改善了贫血症状，尚无大样本临床观察报告。

马玉琛将类风湿关节炎分七型，贫血是其中的一型，临床以气血虚弱为多，贫血与气血虚弱正相关。外邪是造成气血虚弱的重要原因，外邪伤人，始而伤气，继而伤血。风为阳邪，风盛血燥，伤气耗血，可见血行瘀滞；寒主收引，风寒外袭，影响机体气化功能，可见血寒、血瘀、气滞。风热外袭，耗气伤血伤津，气血两伤；炼液成痰，阻塞脉道，血行不畅成瘀。寒湿困脾，脾失运化，湿聚成痰。痰瘀胶结、积聚日久化毒，阻于脉络，则伤气血；阻于关节、肌肉，则蚀筋腐骨，坏血肿肉。

《医林改错》曰："久病入络为血瘀。"马玉琛还认为：痹病日久，气血痹阻，血行不畅，瘀血内停，加重气机瘀滞；瘀血阻络，血不归经；瘀血不去，新血不生，血虚日甚。痹病日久，痰浊凝滞，阻于经脉，气血运行不畅；阻于脏腑，功能减弱，影响气血生成。痹病日久，内生之毒邪深痼，结于关节则肿胀、蚀筋腐骨，结于脏腑，则为脏痹，影响气血化生。总之，风、寒、湿、热等邪及痰、瘀、毒皆可伤气耗血，而致气血两虚。治疗上提出补血祛邪法，以补益气血为主，淫瘀痰毒同治。

（马玉琛　王勇）

第十一章　“气热”－气为火热之根

“气热”理论基本内容：

发热是人体对环境条件异常变化的抵御、调整和适应过程，是人体内外阴阳动态变化的一种表现。正气（简称气）是人体功能活动的物质基础和动力，气对发热起决定性作用。气被分为阳气和阴气。具有温热功能的阳气为人身之火，有少火和壮火之分；正常之火为少火，表现为生理之热；亢盛之火为壮火，壮火表现为病理之热。

火生热，热源于火；气生火，火源于气，故“气为火热之源”。临床外感或内伤发热，皆由火在与异常自然和社会环境变化斗争中引起人体与环境的内外平衡失调所致。预防要保持调养正气，治疗要适时清热护阳。针对外因，要祛邪清热；针对内因，要调节气态。

1．气（正气）

气是人体功能活动的物质基础和动力，气与被它所组成的天地万物一样，具有阴阳特性。阴阳原本并不是指物体，只是对包括气的物质存在的状态、功能和性质的描述、划分和归类，因此阴阳是相对的。

习惯或为了应用、描述、归类甚至研究的方便，人以正常的生存环境为参照物，对经常具有阴或阳的征兆的司空见惯的物质及性质将阴阳物体化和固定化。把具有热、动、散、升性质的气归结为阳气，把这些性质产生的原因归结为阳气的作用。其中阳气及产生的温热的性质和功能被固定化地称之为火，是人身之火，生命中的火，是阳气及产生和表现的性质的重要组成部分。如同自然界万物受太阳与火的温煦一样，始终占据了生命的主导地位。

2．人身之火（简称火）

分少火和壮火，少火为生理状态阳中之火，壮火为病理状态之火。

3．少火

源于元气、宗气、水谷之精气。人体各部位皆有少火，且在阴阳平衡时，各部位阳气中所含少火有多寡之分，与阴气比例、大小、顺序按六经应是：阳明、太阳、少阳、少阴、太阴、厥阴。少火是生命产生和活动的最原本动力，是调节机体内外平衡的最重要因素，是抵御和祛除病邪的最有力武器。寒热是正气与病邪相争的主要表象，少火是人体寒热的决定因素。机体少火气盛发病，一般表现为热证，少火功能活动外在表现之热象超过人体阴阳平衡状态，就会出现亢盛之火，壮火就是人体的亢盛之火。

4．壮火

也是人体抵御病邪的一种表现，壮火可对人体造成危害，耗气伤阴，扰乱气机，坏血腐肉，生浊聚积。

5．发热病机和治疗

少火是人体调节适应能力的重要组成，外感六淫、内伤七情皆可化热，外感还易导致高热，发热是壮火的外在表现。正邪相争是发热产生的病机，人体正气中之少火是发热的决定因素，自然和社会环境的异常变化只是导致发热的条件。

发热依此分为：

①内火亢盛：多为神极、过食、浊肿，治疗应分别注重调神、节食、化瘀散积。

②六淫化火：邪在表常发表热，卫气之少火盛衰和六淫的性质和强度不同，分风寒表实证、风寒表虚证、风热卫分证，疏散表热应注意维护人体之少火。

③邪盛高热：邪人里可发高热，一般在阳盛感邪，邪重时发病，为阳气充盛之少火与严重之病邪交织相搏。影响高热条件：温邪增热、内火助热、气虚产热、阴虚生热、湿浊留热。壮火治疗归纳为八法：寒凉清之、甘温除之、大便泻之、小便利之、发汗排之、疏肝解之、化瘀散之、攻毒驱之，根据病位（上下内外）、病势（轻重缓急），酌情施之，并注意护卫少火，维护人身之火是维护健康和治疗疾病的根本原则。外感发热，预防要保护正气，保持人体在不同季节对环境变化的调节和适应能力。治疗要适时清热、保护阳气；针对外因，祛邪清热；针对气态，调节体质。高热治疗应“急则治其标”，及时清热，针对影响因素酌情予以温、清、消、补，但不要清泻过度，注意维护人体正气，

避免损伤少火。

（马玉琛）

第一节　气与热

发热是人体对环境条件异常变化的抵御、调整和适应过程，是人体内外阴阳动态变化的一种表现。正气是人体功能活动的物质基础和动力，对发热起非常重要的作用。气与天地万物一样，具有阴阳特性，分为阳气和阴气。阳气有躁动、生长、升发、疏泄、固摄、温热等诸多方面性质，具有温热功能的阳气为人身之火。人身之火又有少火和壮火之分，正常之火为少火，表现为生理之热；亢盛之热为壮火，表现为病理之热。热源于火，火源于气，故“气为火热之源”。

一、气

气在古代是人们对自然现象的一种朴素认识，是能被人体器官所感观到的弥散状态的物质，逐渐被赋予哲学含义，气增加了不能感观的内容。为总结经验，表述思想、理论、学说、观点，指导医疗实践，中医学运用了气的概念。气有微小、分散、流动等多种特性，靠气的运动，人体才能产生活动的功能，气是人体特殊性和普遍性的功能活动的物质基础和动力。《难经·八难》说：“气者，人之根本也。”

1．气分阴阳

以老子“道”“无”“有”等哲学概念，气分“有”“无”。“有”是人体可感观到的气，“无”不是什么也没有，也是客观存在的物质，只是小得不能被感观到，才被称作“无”，是不能感观之气。

“气”从无到有，由小到大，聚合、演化成天地万物，又可由天地万物所还原，并可一分为二，无限可分，从“有”到“无”；不管是否能被感观，气与气内部组织结构，既对立斗争，又依存互根和消长转化，与被它所组成的天地万物一样，具有阴阳特性，气分阴阳。

2．阴阳是相对的

气既然是物质，就具备物质的共同属性。物质与物质之间、一个物质内部的各种组织结构之间总会存在差距，总会有上下、内外、动静、升降、明暗、寒热等的差别。如何判定这些特点？最常用的标准就是在一定条件下，物质与物质之间、一个物质内部的各种组织结构之间彼此参照，互相对比。相对于参照物，一般地说，在上的、在外的、活动的、上升的、明亮的、温热的属阳；在下的、内在的、静止的、下降的、晦暗的、寒冷的属阴；这就是阴阳的征兆。征兆是相对的，是变化着的，不同的物体，在不同的条件下，与不同的参照物比较，阴阳的征兆都是不同的。何为阴，何为阳？没有统一标准，因此，阴阳原本并不是指物体，只是对包括气物质存在的状态、功能和性质的描述、划分和归类。

3．物质可按征兆被固定化地称为阴、阳

既然阴阳是相对的，任何物质都可分为阴阳，为什么有些物质被认为是阴性的物质，有些物质被认作阳性的物质？如太阳与其他星球相比，可以是阴，可以是阳，自身亦可分为阴阳，但即便在云雾遮掩，看起来朦胧不清时，也被称作阳；同理，月亮即便是在晴空万里的十五之夜，也被称之为阴；火，哪怕是温度很低的磷火，也被称之为阳；水，已经沸腾了的水，温度很高，也被称之为阴。这就是习惯或为了应用、描述、归类甚至研究的方便，人以正常生存环境为参照物，对经常具有阴或阳征兆的司空见惯的物质性质将阴阳物体化和固定化。

《素问》以生存环境为参照物，对天体、对时间、对物质、对运动、对生命、对人体等都冠以了阴或阳的名称的内容。

物质：火总是给环境以热量、光明，固定为阳；相反，水为阴，《素问·阴阳应象大论》曰：“水火者，阴阳之征兆也”。

人体：五脏位于里，藏精气而不泄，六腑位于五脏之外，传化物而不藏，故“脏者为阴，腑者为阳”（《素问·金匮真言论》）。

血：有形，像水一样流动，总被认为是阴。

气：凡是具有热、动、散、上升性质的都称作为阳，把脏器所具有的这种功能、性质固定化地称作肾阳、脾阳、心阳等；相反，脏器所具有的冷、静、聚、下降性质固定化的被称作为阴，如肾阴、肝阴、心阴等。

4．阳气占生命活动的主导地位

阴阳是一对特殊矛盾，阴阳二气是人体基本构成和活动元素，气以热、动、散、升性质的为阳，在生命活动之表现就是热、动、散、升，故阳气始终占据生命的主导地位。阳气是生命产生和活动的最原本动力，是调节机体内外平衡的最重要因素，是抵御和祛除病邪的最有力武器，维护人体阳气是治疗疾病的根本法则。

二、人身之火（简称火）

1．火为阳气的重要组成部分

阳气有躁动、生长、升发、疏泄、固摄、温煦等诸多方面功能，生命要有温度，活动要有热能，都要靠有温热功能的物质维持。这种具有温热功能的物质对人体如自然界中普遍存在的太阳与火对自然界一样重要，在身体内，终身燃烧，生生不息，直至生命终止。取类比象，在自然界，对阳的性质物体化和固定化最典型的物质是火，在人体，具有温煦作用的物质应该像自然环境中的火一样，也被固定化地被称之为火，这是生命中的火，是人身之火。

2．人身之火分少火和壮火

人身之火为阳气的一部分，与躁动、生长、升发、疏散、固摄等阳气不同，是维持生命活动的能量，生命中不能没有火温煦；与阴阳相对应的阳也不同，那是相对的阳，相对的阳有时可没有温热。人身之火是生命中的绝对的火、永恒的火，任何时候都体现自然界中实实在在的火的性质。自然界的火有小火、大火，有益的火、有害的火。人身之火也有大小益害之分，按功能和性质，人身之火分少火和壮火。

3．少火为生理状态阳中之火

人体是阴阳结合体，生成和功能活动又是阴阳二气运动的结果。虽然阴阳二气是不可分割的，生命中阳气始终占据主导地位，包含于阳气中的火起着极其重要的作用。生命是不断运动的，阳属“躁”，属动，阳气支持机体生长、活动，阳气所消耗能量毫无疑问是火所化生；生命也是温热的，阳属热，阳气保持生命热量，毫无疑问也源于人身之火。但阳气要与阴气保持动态平衡，阳气中的火不能过于亢盛，保持生理状态、维持人体阴阳平衡的火即为少火。人体亢盛之火则为壮火，壮火是少火与病邪相搏的一种反应状态，一方面有利于抗邪；另一方面，可造成对人体的损害。

（马玉琛）

第二节　人体生理之火——少火

气是人体功能活动的物质基础和动力；气分阴阳，在人体功能活动中，阳气占主导地位；阳气有热、动、散、上升的性质，对人体有生长、生发、温煦、固摄等功能，其中具有温煦作用的阳气为人身之火，简称火；火又分为少火和壮火，少火为人体阴阳平衡状态的火，是生理状态之火，是人体健康的重要衡量标准，也是维持人体健康的最重要的物质基础。

一、少火源于元气、宗气、水谷精气

《素问·上古天真论》：“二八，肾气盛，天癸至，精气溢泻，阴阳和，故能有子。”《灵枢·邪客篇》曰：“五谷入于胃也，其糟粕、津液、宗气，分为三隧：故宗气积于胸中，出于喉咙，以贯心肺而行呼吸焉。营气者，泌其津液注之于脉，化而为血，以营四末，内注五脏六腑，以应刻数焉。卫气者，出其悍气之慓疾，而行于四末分肉皮肤间而不休者也。”少火来源：

1．元气

又曰真气，亦为《素问·上古天真论》所说的天癸。分元阴、元阳，先天即有，先天带予后天，为先天之本，赖后天滋养，为肾脏主之。是生命赖以产生的原本、成长和功能活动的基本动力，其中包含着阳气的火。

2．宗气

呼吸入胸中之营养之气，为肺脏主之。是维持、长养、强壮生命之火的最重要的物质。

3．水谷之精气

食入胃肠，被腐熟吸收，为脾脏主之，也是维持、长养、强壮生命之火的最重要的物质，为后天之本。

二、人体各部位皆有少火

《素问·经脉别论》“食气入胃，散精于肝，淫气于筋；食气入胃，浊气归心，淫精于脉。

脉气流经，经气归于肺。肺朝百脉，输精于皮毛。毛脉合精，行气于腑。腑精神明，留于四脏，气归于权衡”所论，元气、宗气、水谷之精气在人体脏器的共同作用下，形成人体正气，随经络遍布全身脏腑组织，维持、长养、强壮生命活动。按所达位置，分别为经气、五脏（肝、心、脾、肺、肾）、六腑（胆、小肠、胃、大肠、膀胱、三焦）之气，又被分为该部位的阴气和阳气。运行于经络之外，“循皮肤之中，分肉之间，熏于肓膜，散于胸腹”之气为卫气；“熏于肓膜，散于胸腹”之卫气，根据位置不同，也可分别认为是上、中、下三焦之气。相对于循行于经脉中之营气，卫气、三焦之气应为阳气。每个部位的阳气皆含有少火，和阴阳二气共同维持人体的生理功能。

《内经》《伤寒论》分太阳膀胱、小肠经腑之气，少阳三焦、胆经腑之气，阳明胃大肠经腑之气，少阴心肾经脏之气，厥阴肝、心包经脏之气。在该部位，又被分为该部位的阴阳二气，阳气中皆包含少火。不同的是，按六经分类，说明了分布到各个不同部位的正气在阴阳平衡时，该部位的阴阳二气和阳气中所含少火有多寡之分，阳气（含少火）与阴气比例大小顺序应当分别是：阳明、太阳、少阳、少阴、太阴、厥阴。

三、少火 – 生命产生和活动的最原本动力

《素问·阴阳离合论》“天覆地载，万物方生，未出地者，命曰阴处，名曰阴中之阴；则出地者，命曰阴中之阳”，《素问·阴阳应象大论》“阳化气，阴成形”，《素问·生气通天论》“阳气者，若天与日，失其所，则折寿而不彰”，像自然界的和煦阳光和生活之火一样，少火是生命产生的最重要的原始物质和动力，如种子发芽需要土壤中的温度一样，有少火，人体才能成形，婴儿才呱呱落地。《素问·阴阳应象大论》“少火生气”“阳生阴长，阳杀阴藏”，即靠少火的生长、旺盛、衰弱，人走过正常的生命过程。《素问·生气通天论》又说：“天运当以日光明，是故阳因而上，卫外者也。”《素问·阴阳应象大论》：“阴在内，阳之守也；阳在外，阴之使也”“寒气生浊，热气生清”“清阳出上窍，浊阴出下窍；清阳发腠理，浊阴走五脏；清阳实四肢，浊阴归六腑。”也是靠像光明的太阳一样的少火，人才具有各种各样的功能活动，少火越旺盛，则生命力越强盛。

四、少火 – 调节机体内外平衡的最重要因素

在漫长的进化过程中，机体形成了阻挡外界不良环境因素的影响和调解身体内部结

构平衡与身体与外部环境平衡关系的能力，其中机体内少火是最活跃的因素，如《素问·生气通天论》所说：“阳气者，若天与日”“天运当以日光明，是故阳因而上，卫外者也。”寒冷气候降临，少火就活跃起来，使人体功能旺盛，增加热量，不至于因寒冷刺激降低体温，如《素问·生气通天论》曰：“因于寒，欲如运枢。”暑热气候，少火也变得活跃，使皮肤、腠理开泄，散发热量，不至于因暑热影响体温升高，如《素问·生气通天论》曰：“因于暑，汗”。同理，外邪侵袭或病邪内存时，少火皆可被动员起来，腐熟气化精微、增强代谢、提高抵抗能力等将内、外邪气化或祛除出体外。因此，少火的调节作用，达到阴阳平衡是身体健康的基本表现。如《素问·生气通天论》云：“凡阴阳之要，阳密乃固”“阴平阳秘，精神乃治；阴阳离决，精气乃绝”。

五、少火–抵御和祛除病邪的最有力武器

人体少火从外到里有层次之分，即卫阳之火、脏腑之火，皆有不同功能。《素问·痹论》说：“荣者水谷之精气也……乃能入于脉也，故循脉上下，贯五脏、络六腑也。卫者水谷之悍气也，其气慓疾滑利，不能入于脉也，故循皮肤之中，分肉之间，熏于肓膜，散于胸腹。”外邪入侵，阳卫之火首当其冲，鼓动卫阳，将外邪抵御于表，并祛除客于分肉之间、熏于肓膜、散于胸腹的体内之邪。《素问·五脏别论》曰：“所谓五脏者，藏精气而不泄也，故满而不能实。六腑者，传化物而不藏，故实而不能满也。”病邪经由经脉或直接停滞于脏腑，脏腑之火则调动脏腑之阳气，并力祛除，如肾主温化，脾主运化，肺主肃降，肝主疏泄，并运用经脉互相联通、协调，调节人体内部及其与外部环境的阴阳平衡。

（马玉琛）

第三节　人体亢盛之火——壮火

气是人体功能活动的物质基础和动力。气分阴阳，在人体功能活动中，阳气占主导地位。阳气有热、动、散、上升的性质，有生长、生发、温煦、固摄等功能，其中具有

温煦作用的阳气为人身之火，简称火，火又分为少火和壮火。正气在抵御病邪时，重要的表现是寒热，寒热的决定因素是少火，少火越充盛，人体热象就越明显，火热超过人体阴阳平衡状态，就成了亢盛之火，亢盛之火即为壮火，壮火是少火与病邪相搏的一种反应状态，一方面有利于抗邪；另一方面，可造成对人体的损害。在治疗疾病的时候，要注意处理好纠正壮火和保护少火的关系，即要避免因壮火过热和药物过寒而损伤少火。

一、壮火生成

1．寒热－正气与病邪相争主要表象

正气不虚，适应和调节功能正常，致病因素就不能入侵或内停，不足以生病。《素问·上古天真论》曰："虚邪贼风，避之有时，恬淡虚无，真气从之，精神内守，病安从来。"是说，正气浩然，能抵抗过激的社会心理刺激，就不容易患心等脏器之火旺盛等心理疾病；《素问·生气通天论》曰："风者百病之始也。清净则肉腠闭拒，虽有大风苛毒，弗之能害。"是说，正气充盛，正常自然条件，外邪就不容易侵袭或停滞于体内；寒热变化表现就不会明显。正气虚弱或阴阳失衡，致病因素入侵，阳气发挥调节、抵御、消灭或祛除作用，寒热变化就会出现表象。但在强烈的社会心理因素刺激或异常自然环境因素侵袭，超出正气抵御能力，病邪侵入人体，寒热的变化也会明显地表现出来。

2．人体寒热决定因素－少火

《素问·阴阳应象大论》曰："少火生气""气食少火""少火之气壮。"是说气为少火所生，由少火所养，因少火所壮。说明少火与正气，正气与阴阳的关系。正气之所以抗邪，主要原因是正气中包含阳气，阳气对外界环境变化（包括自然环境和社会环境）敏感反应并随之变化而变化，也会导致多种人体功能变化，如《素问·生气通天论》"因于寒，欲如运枢，起居如惊，神气乃浮。因于暑，汗，烦则喘喝，静则多言，体若燔炭，汗出而散。因于湿，首如裹，湿热不攘，大筋软短，小筋驰长。软短为拘，驰长为痿。因于气，为肿，四维相代，阳气乃竭。阳气者，烦劳则张，精绝，辟积于夏，使人煎厥；目盲不可以视，耳闭不可以听，溃溃乎若坏都，汩汩乎不可止。阳气者，大怒则形气绝而血菀于上，使人薄厥"等，其中寒热的变化最为明显，阳气抗邪过程中，之所以出现热，是因为激发了阳气中所包含的少火。寒热变化条件是外部的环境因素，决定因素是人体内的少火。

3．人体亢盛之火－壮火

体内少火盛衰不同，在不同脏器对不同病邪抵抗有不同表现。就普遍存在的寒热性质，少火是决定性的原因。不管情志怒、喜、思、悲、忧、恐、惊的改变，还是身体遭到风、寒、湿、燥或热邪的侵袭，病邪可潜伏于内成为伏邪，可不出现寒热的异常变化，如《素问·生气通天论》“春伤于风，邪气留连，乃为洞泄。夏伤于暑，秋必痎疟。秋伤于湿，上逆而咳，发为痿厥。冬伤于寒，春必温病。”如果因先后天原因，少火虚弱，遇内外因发病，一般表现为寒证，如《素问·阴阳应象大论》：“阴盛（即阳气不足）则身寒，汗出，身常清，数栗而寒，寒则厥，厥则腹满，死，能夏不能冬”，《素问·生气通天论》曰：“阳不胜其阴，则五脏气争，九窍不通（阴寒表现）”。机体少火气盛发病，一般表现为热证。少火功能活动外在表现之热象超过人体阴阳平衡状态，就会出现亢盛之火，壮火就是人体的亢盛之火。如《素问·阴阳应象大论》：“阳盛则身热，腠理开，喘粗为之仰，汗不出而热，齿干而烦冤，腹满死，能冬不能夏”，《素问·生气通天论》曰：“阴者藏精而起亟也，阳者卫外而为固也。阴不胜其阳，则脉流薄疾，并乃狂（阳热表现）。”

二、壮火特性

1．壮火－人体抵御病邪表现

在阳气与病邪交搏过程中，热象来源于少火，少火虚弱，多出现寒，少火充盛或相对不虚，才出现热象。少火越充盛，病邪越严重，热象越明显。从抗邪角度，壮火是非常有益的。感冒初期发热，主要是人体调节、适应异常自然条件变化或抵抗病原微生物的表现，肿瘤患者表现舌红、脉数，说明人体还具有一定的祛除体内异常物质的气化能力。《伤寒论》病邪经表入里，六腑少火充盛，可出现少阳病、阳明病；往来寒热、阳明经证、腑证的高热，都是人体抵御病邪的表现；六腑气虚，病邪入脏，五脏少火充盛，可出现少阴病热化证。《脾胃论》所说的阴火，也是人体抵御病邪的表现；表里脏腑少火俱虚，无力抵抗病邪，病邪由外传入或直接中于五脏，就不会出现壮火，而会发生阴寒内盛的太阴、少阴、厥阴的三阴病证。

2．壮火可对人体造成危害

任何事物都具有两面性，壮火也能造成对人体的危害，如《素问·阴阳应象大论》曰：“壮火之气衰”“壮火食气”“壮火散气”“寒伤形，热伤气”。《素问·至真要大论》

病机十九条关于火热致病的论述有十条："诸湿肿满，皆属于脾""诸热瞀瘛，皆属于火""诸痛痒疮，皆属于心""诸禁鼓栗，如丧神守，皆属于火""诸逆冲上，皆属于火""诸胀腹大，皆属于热""诸燥狂越，皆属于火""诸病有声，鼓之如鼓，皆属于热""诸病胕肿，疼酸惊骇，皆属于火""诸转反戾，水液浑浊，皆属于热""诸呕吐酸，暴注下迫，皆属于热"。说明壮火对人体的危害之广、之重，也说明"壮火食气"与疾病发生的密切关系。

（1）耗气伤阴：一是火热消耗阳气，包括少火；二是火热灼伤阴液。《伤寒论》阳明病之经证、腑证，少阴病的热化证，以及《温病学》气分证、营分证的口渴欲饮，或咽痛、舌红瘦、脉细数等，都是热伤阴液的典型表现。这些病证也可出现乏力、气短、畏寒等，说明邪热引起了阴气或阳气的不足。人体阴气或阳气的不足，影响脏腑气血功能，可导致诸多内外伤疾病（所致疾病在此不赘述）。

（2）扰气乱机：阳热过盛，干扰正气的升降出入，气机失调，影响五脏六腑、四肢百骸生理功能。常见有：

肺失宣降：痰湿积聚，气喘、发憋、咳嗽、咳痰。如急性支气管炎、肺炎。

脾失运化：水湿停留，消化吸收功能失常，可出现呕吐、腹泻、腹痛。如急性肠道感染性疾病。

肝失疏泄：气郁不畅，气滞血瘀，郁而生痰，郁而化热，化热生风等，致急性黄疸、高热抽搐、角弓反张。如《温病学》热盛生风、急性病毒性肝炎、脑炎、脑膜炎。

肾失通调：水液代谢失调，致尿痛、尿急。如急性泌尿系感染。

心失神明：火热亢盛，上扰神明，或夹痰夹湿，可致神昏、狂躁。如急性病毒性肝炎、脑炎、脑膜炎、脑卒中等。

（3）坏血腐肉：火向上、向外，阳热过盛，可迫血妄行，冲损血管，出现脏腑、器官、皮肤多部位出血，《温病学》热入血分、白血病、DIC。火有熟腐特性，阳热过盛，组织因煎熬、灼烧而变形、坏死；灼伤脉络，营血外渗，致组织充血、水肿，浆膜积液；组织发炎红肿，炎性胸膜、腹膜、关节腔积液；壅滞不散，腐化成痈疽、脓肿。如刘完素所说："骨肉果菜，至于热极，则腐烂而溃为污水也，溃而腐烂者，水之化也，所谓五行之理，过极则胜己者返来制止之。"如乳痈、肠痈、肺脓肿、肝脓肿，皮肤、皮下组织化脓性疾病等。

（4）生浊聚积：火热之性使人体脏腑气机失调，化气、疏泄、排泄功能失职，代谢产物集聚，过剩的物质集聚为浊物，变为对人体有害的成分，如刘完素谓：“脾土，地之体也”“热极盛则痞塞肿满，物湿亦然”。可见于高血糖、高血脂、高尿酸血症，血尿素氮、肌酐增高，高血液 T_3、T_4 含量等。

火热之性，也可煎熬痰浊，使原本聚合起来的痰浊不得湿化、松解，气血痰热集结在一起，形成结节，肿瘤。如多种恶性肿瘤、急性肾炎、甲状腺炎、类风湿关节炎、间质性肺病、结节性红斑、多发性硬化、痛风等风湿免疫性疾病。

三、壮火治法

1．治火八法

“开鬼门（汗孔），洁净腑（前阴）”“魄门（后阴）亦为五脏使”“热者寒之”“郁而发之”“结而散之”，上而湧之，下而泻之，以及太阳、卫分宜解，阳明、气分当清，太阴心肾重润，汗、下、吐、寒重补等。总结以下八法：

（1）寒凉清之：里实热证，清热解毒，清热泻火；阴虚发热证，清热凉血，滋阴清热。

（2）甘温除之：甘温除热，如气虚发热证。

（3）大便泻之：清热泻下，如阳明腑实证。

（4）小便利之：清热利湿，如太阳腑证。

（5）发汗排之：发汗解表，如太阳表证。

（6）疏肝解之：疏肝解郁，如少阳病，肝火旺盛证。

（7）化痰散之：化痰散结，如癥瘕积聚，症瘕浊增。

（8）攻毒驱之：解毒攻毒。

在应用诸法治疗壮火，应根据病位的上下内外，正确应用标本缓急治疗原则。发热初起，利大于弊，不急于除热；久热不退或出现高热，弊大于利，重视壮火食气，重视热对人体的损害，首当其冲的是积极退热。

在除热祛邪之时，要时刻注意保护少火，认识壮火的积极作用，并避免壮火耗气。

2．维护人身之火——维护健康和治疗疾病的根本原则

因火的危害性，治疗中极易忘记火的积极作用，滥用大苦大寒之品，造成清火过度，损伤生命之根——少火。《素问·至真要大论》告诫我们，要“谨守病机，各司其属，

有者求之，无者求之，盛者责之，虚者责之，必先五胜，疏其血气，令其调达，而致和平，此之谓也”。也就是说，对人体，处理好对火的补泻关系，时刻不要忘记维护阳气，对维护健康、治疗疾病是至关重要的。有一分阳气，就有一分活力；对预防，有一分阳气，就有一分健康和康复；对救治，有一分阳气，就有一分生机。万物生长靠太阳，生命活动靠阳气，无论何时何地，都要注重维护阳气。《素问·生气通天论》曰：“阳气者，若天与日（火的代表），失其所，则折寿而不彰。”火是阳气的重要组成部分和征兆，维护阳气，主要是维护人身之火。一是时刻不要伤害少火，二是注重适当保护壮火，这是维护健康和治疗疾病的根本原则。阳气可以抵抗病邪，病邪可以伤及阳气，故维护阳气有祛邪和补虚两方面内容，包括清热泻火的祛邪之法也可维护阳气，如外感六淫重于散邪；痰湿积聚重于祛邪，肝气郁结重于疏邪；阴血凝滞重于化邪；饮食不调重于消导；思虑劳神重于养阴；关键是把握好尺度，孰重孰轻应酌情掌握。

四、壮火 – 分类和产生条件

少火是壮火产生的根本因素，正邪相争是壮火产生的病机，病邪只是壮火发生的条件，正邪某些特定的状态促进了壮火的生成。

（一）内火亢盛

1．神极

《素问·生气通天论》曰：“阳气者，烦劳则张”“阳气者，大怒而形气绝，而血菀于上，使人薄厥。”是指阳气对强烈的社会因素刺激的反应后对人体的不良影响。强烈的社会因素刺激导致强烈的情绪变化，虽起源于外部刺激，但被称之为内因，如怒、喜、思、悲、忧、恐、惊等。在强烈的情绪变化过程中，人体自然地、主动地产生预防性的抵御、反应，增强能量代谢、加快心跳、提高免疫、收缩或扩张血管、改变内分泌等，使原本与阴气平衡的阳气亢盛起来，原本不虚弱的少火即可转变成壮火，虽无发热，无体温升高，却可见舌红、苔黄、脉数等阳热证候，应对可能发生的环境变化，与新的环境条件达到新的平衡，临床可见于心、肝、胃等脏腑火旺，壮火食气的过程，此时最常见的是阴血内耗，心血不足、肝肾阴虚等，治疗当滋养阴血；其次可酌情辅以清心、疏肝、和胃（李东垣治法之一）。平素阴血本虚，更易造成此证，此时滋阴养血更是首要。不管壮火食气是轻是重，清热都应慎重，恰到好处，以免伤及少火，削弱人体对环境条件变化的抵御、反应、适应能力。平素少火虚弱，不足以转变为壮火，可出现肝胆、脾、肾阳气虚弱之证，宜补气或温阳。最重要的还是不要忘记调节精神、情志，从病因上切断阳亢的源头。

2．过食

《素问·生气通天论》曰：“膏粱之变，足生大疔。”营养过剩可造成壮火。目前这种情况非常多见，如肥胖、高血脂、高血糖、动脉硬化、脂肪肝等。脂肪是人体必需的营养物质，营养过剩就会造成血液中葡萄糖或脂类含量过多和脂肪在体内堆积，中医把体内臃膨浊肿之物称为痰，这些存在于人体的多余物质是痰浊、痰积、痰结，会影响人体的生理功能，达到一定程度，导致疾病。为防止疾病发生和发展，人体会发挥自身的天然和主动的调节功能，阳气会活跃起来，少火会发挥温煦、气化等功能，力图将这些多余的物质化解祛除掉，以保持人体内部的阴阳平衡，这个过程包括现代医学的能量代谢增强、心跳加快、血压升高等，是产热的过程，人体会出现舌红、脉数等阳热证的证候，是壮火的一种表现。肥胖、高血脂、高血糖、动脉硬化、脂肪肝等患者，有阳热证候，说明阳气不虚，君火充盛，正在发挥应有的作用，治疗可化痰散积，助火攻邪；脾主运化，辅以健脾助运、淡渗利湿之品；有阴虚表现，是壮火伤及津液，可适当滋养阴液，但勿轻易清热泻火，以免君火受损。出现阴寒之证候，说明君火不足，应在化痰散积的同时，注重温补阳气，调理脏腑气机，以“壮火之主，以消阴翳”。

3．浊肿

臃浊肿增之物内存，少火化之，可生壮火。形体的肿胀、肿物，乃至用现代仪器检测到的组织及异常细胞的肿胀、肿大、增生，以及存在于血液中的异常代谢物质和病理产物，不能用风、寒、暑、湿、燥、火解释，也不是怒、喜、思、悲、忧、恐、惊表现形式，只能认为是痰浊、痰积、痰结。可由外感六淫邪停体内，正邪相搏化生新邪，七情内伤干扰气机，气血运行失于正常；或病邪伤及正气，影响脏腑功能，脾胃运化、肺脏宣降、肾主水液、肝主疏泄、心主血脉失职，虚实夹杂，郁瘀相助，滞止叠加，寒热互错，煎凝交织，血肉共坏，损腐同生等病理过程所致。如肿瘤，空腔器官息肉、结石，肝硬化，肺间质纤维化等。虽然病理产物，与高血脂、高血糖一样，也是阳气化解祛除的对象，人体通过发挥自身的天然和主动的调节功能，活跃阳气，激发少火，力图使人体内部的阴阳恢复平衡，这个过程也要通过提高代谢水平、加快心跳、升高血压，活跃内分泌和免疫功能等完成。少火虚弱，会出现阴寒证候，说明人体调节阴阳失衡的功能不足。少火不虚，必定增热，出现壮火，可见舌红、脉数等，是有力抗击病邪的表现，应该是好的现象。但此时仅靠人体少火的作用并不能将这些臃浊肿增之物化掉，治疗原则不同于营养过剩一段所述，应着重祛邪，以化痰、散积、软坚、攻毒之法治之。

（二）六淫化火

“六淫皆可化火”（刘完素），六淫感而化火，与太阳、少阳、阳明三经少火相关。按三阳经分布部位：太阳膀胱与小肠经循行于表，少阳胆与三焦经循行半表半里，阳明胃与大肠经循行于里，故热先由表生，发生六经辨证之太阳病、卫气营血辨证之卫分证，再入半表半里，出现少阳病，或伤寒之阳明病、温病之气分、营血分证。按三阳经少火多寡：因阳生阴长、阴平阳秘之故，少阳为一阳，少火为初生，少阳经与厥阴经相表里，得厥阴风木阴精之饲最少，火力最弱，故出现寒热往来；太阳为二阳，少火长成，太阳经与少阴经相表里，得少阴经君火之饲充足，火力充盛，故表热可较高，且邪热极易入里。阳明为三阳，少火盛极，阳明经与太阴经相表里，得太阴湿土之饲最多，火力虽将衰却最旺，表现为大汗、大热、脉洪大等。

风、寒、暑、湿、燥、火入侵之初，少火抗之，可生表热，也为壮热的一种表现。

1．表热

（1）表热与循行于表的少火相关：风、寒、暑、湿、燥、火入侵之初，卫阳之少火抗之，可生表热，也为壮热的一种表现，风寒、风热或夹湿、夹燥侵袭是常见的致热条件，往往发生在病之初起阶段。汉代张仲景和清代温病学派有比较完整的论述，多为六经辨证的表证或卫气营血辨证的卫分证。卫气不虚，正常环境的外邪不足以致病。外邪虽寒，少火与之交争，表现为热。风寒较重，卫阳之少火足以与之抗争时，成太阳病之表实证；卫阳之少火虚弱，营卫失调，稍有风寒即可致病，为太阳之表虚证。

（2）疏散表热应注意维护少火：《伤寒论》表证，以麻、桂之属，疏散风寒之邪，虽为热证，不用寒凉，却辅以草、枣之类充实胃气，以壮火之主，说明少火在致热中的重要和抗邪中的积极作用。风热侵袭之初，发为《温病学》的卫分证，邪热助火，卫分证之表热常比风寒表证相对为重，邪热伤津的情况也较风寒表证相对常见，且可化毒，坏血腐肉。当辛凉解表，辅以养阴生津，必要时清热解毒。以上表、卫之证，可与现代医学上呼吸道感染对应，体温一般不超过38℃，小儿为纯阳之体，体温常比成人高；一部分老年体虚者，少火不足，可不上体温。风寒表证，一部分为乍遭风寒，皮肤血管收缩不张，汗腺密闭，散热障碍所致，辛温解表，护鼓胃气，一至数剂可愈。表热数日不退，或咳嗽咳痰，或关节肌肉疼痛，或转入少阳、阳明证，常会具有或继发病原微生物感染，酌加抗生素抗邪，以助少火力之不足；或患有风湿免疫疾病，当进一步检查，明确诊断，给予更全面和恰当的治疗。风热卫分证一般都为感染性疾病，当然，主要是上呼吸道感染，不除外西药抗菌、抗病毒治疗。

2．高热

亦属于壮火，一般在阳盛感邪，邪重时发病，为阳气充盛之少火与严重之病邪交织相搏所致，病邪是生火条件，少火是决定因素。少火不足，正常的环境条件下，即可发病。少火充盛，只有环境条件变化超过正常变化的范围才导致疾病，此时外感极易出现高热，可见于散发性感染性疾病。长期以来，人体形成了能适应自然环境条件有规律变化的能力，人体在每一年、每一季节、每一个月甚至每一天都具有不同的生理状态，并表现为一定的周期性，以便主动调节人体内环境、适应正常变化的自然环境变化，保持动态的阴阳平衡，这就是所谓的人体的“生物钟”。过度的异常自然环境变化不只是气温的改变，各种生物包括微生物皆可发生异常变异，原本不致病的细菌、病毒都可能变异为病原微生物，原本危害性很小的病原微生物可能变异得繁殖力、毒性、传播性很强，都可包含于外感六淫之中。常见于冬春或夏秋季节寒热、湿燥剧烈变化之时。有时这种异常环境条件变化除引起散在的或群体的少火虚弱的人发病外，还足以导致一定范围或较大范围的大量少火充盛的人群发病，这就是所说的急性流行性感染性疾病。发病突然，持续发热通常可达 39℃以上，如 2003 年国内所流行的“非典”，每年都可见到的局部流行的“禽流感”等。流行范围、扩散速度、对群体或个体的危害程度与病邪的性质、强度，人体正气、阴阳、少火的状态密切相关。

五、影响壮火因素

1．温邪增热

六淫皆可感而化火，发热的特点和程度与外邪性质相关。温热之邪可助火，外感风热与外感风寒相比：外感风热发病和壮热出现较快，化毒较多，往往突然出现发热、咽喉肿痛等；传里较速，温病气分证较伤寒阳明病出现较早，甚至感邪后直接出现卫分或营血分证；耗津较重，病势较险，可出现津液耗竭、生风、动血。如温病学“温邪上受，首先犯肺，逆传心包”之谓。急则治其标，应在发热之初就疏风散热或清泄邪热，以免邪热造成对人体的进一步损害。

2. 内火助热

气(郁)血(瘀)痰(积)食(积)内存可蕴火; 辛辣温热饮食入胃可长火; 焦虑烦躁(心)可生火，愤闷恼怒(肝)可动火。这些旺盛之内火(壮火的一种状态)皆可使本不发热的出现发热，使已经出现的发热更热。如小儿食积后感冒可出现高热，劳神、情绪紧张、焦虑容易发生感染性疾病而发热。治疗时消除助热之因是非常必要的，如上列可分别予以消导和情志调节，有助于退热。

3. 气虚产热

误诊误治，汗下过度，年老或久病体衰，邪实而病入膏肓，谷气下流，或外邪经经脉传入或直中下焦，牵动太阴、少阴、太阴之火(即李东垣所说的阴火？)，时有显火而独燎其面，而现发热(李东垣)。可能是一种气虚导致体温调节中枢失调的表现。恶性肿瘤晚期，发热，甚至出现高热，白细胞不高，无病原微生物感染的依据，可能是气虚发热的典型例证。此时，不宜清热，当以甘温除热法治疗。

4. 阴虚生热

素体阴虚阳亢,或内火旺盛,外感温热,内外合邪,风火相煽,可使发热更为迅速、严重、凶险，预后更为不佳。《温病学》热病很可能立即进入营血阶段，也可见于甲状腺炎、肺结核等。治疗应滋阴为主,阴虚也易伴有少火不足,为不伤及少火,当慎用苦寒燥烈之品。

5. 湿浊留热

湿性黏滞，阻遏气机，热夹湿邪，就增加了退热的困难。久热不退，应注意是否忽视了湿的因素，退热不忘除湿。《金匮要略》曰：“法其汗，汗大出者，但风气去，湿气在，是故不愈也，若治风湿者，法其汗，但微微似欲出汗者，风湿俱去也。”说明了湿不易除的现象和邪客于表、湿热相间、除湿去热的方法，湿热在里，酌情芳香化湿、苦寒燥湿、淡渗利湿诸法辅助退热治疗，宜缓不宜急，不可急于求成。

(马玉琛)

第四节　外感发热－病机和防治

人体是在环境包括正常气候变化下形成的与相对的和动态的阴阳平衡体，人体的生理状态要随着气候变化而变化，通过自身的调节和适应功能，与气候变化保持人体内外的阴阳平衡。正气不足或阴阳失衡是正常环境条件下发病的根本原因，异常环境气候变化易导致人体与环境的内外阴阳平衡失调，最常见表现是外感发热，发热程度决定因素是阳气中的火盛衰。外感发热，要保护正气，以保持人体在不同季节对环境变化的调节和适应能力。治疗要适时清热、保护阳气；针对外因，祛邪清热；针对气态，调节体质。

一、病机

1．不同季节气候变化是形成人体调节适应能力的重要条件

《素问·四气调神论》曰：“春三月，此为发陈。天地俱生，万物以荣”“夏三月，此为蕃秀。天地气交，万物华实”“秋三月，此谓容平。天气以急，地气以明”“冬三月，此为闭藏。水冰地坼”。四季气候变化，为“风、寒、暑、湿、燥、火”六气，给万物以生、长、化、收、藏等功能，人体就是在这样的气候条件下生成、生长、繁衍下去的。在这个过程中，人体生成正常的生理功能，也就是正气，以正常的生存条件为参照物，与按生长、活动、功能亢进等阳的性质或死亡、静止、功能低下等阴的性质的不同，正气又分为阴阳二气。保持正气内存，“阴平阳秘”，人体才能保持正常生理功能，才能通过天然和主动的自我调节，与包括四季气候条件的环境变化的“风、寒、暑、湿、燥、火”六气保持内外阴阳平衡，发挥正常的新陈代谢、预防、免疫、抗病等功能。

2．人体对环境变化调节和适应随季节变化

人体对环境变化的调节、适应能力具有三个显著特点：

①在正常环境条件下才能保持自身的阴阳平衡；

②平衡具有相对性和动态性，正常环境条件下时刻存在着失衡—再平衡的过程；

③随六气变化，不同季节有不同平衡状态，亦即正气内存表现不同，形成季节性生

理变化——生物钟。

人体阴阳平衡的表现是多方面的，脉象如《素问·平人气象论》曰："平人之常气禀于胃；胃者，平人之常气也""春胃微弦，曰平""夏胃微钩，曰平""长夏胃微软弱，曰平""秋胃微毛，曰平""冬胃微石，曰平"。正气内存表现不同，对外部环境刺激反应就不同。

冬季主藏、主寒，此时，在正常情况下，人体阳气会潜伏于内，对环境变化的调节适应能力较迟钝；过度自然环境条件刺激，患病较易入里并寒化；春季主生、主风，人体阳气生长宣发，对环境变化调节适应能力仍然不甚有力，易遭风邪侵袭；夏季是阳气生长的旺盛季节，有较强的抗邪能力，一旦外邪侵入，最易出现高热，如《温病学》的"暑温""暑湿"既是。

3．正气不足或阴阳失衡是发病的根本原因

先天和各种后天因素皆可造成正气不足，阴阳失衡，对正常的六气变化不能调整和适应，从而造成疾病的发生。如《素问·四气调神论》曰："逆春气则少阳不生，肝气内变。逆夏气则太阳不长，心气内洞。逆秋气则太阴不收，肺气焦满。逆冬气则少阴不藏，肾气独沉。故与万物沉浮于生长之门。逆其根则伐其本，坏其真矣""故阴阳四时者，万物之终始也；生死之本也；逆之则灾害生，从之则苛疾不起，是谓得道"。

正气不足，体内阴阳失衡，正常的六气也相对成了邪气，或曰"虚邪贼风"，或曰"外感六淫"。所谓"正气内存，邪不可干；邪之所凑，其气必虚"就是这个道理。一般常见疾病，包括呼吸、消化、心脑血管、风湿免疫、肿瘤及肝炎、结核等病原微生物感染性疾病，都符合这种情况。正常人体外部生活环境、空气存在大量微生物，身体内部的呼吸道、消化道也存在大量微生物，这些微生物也包含于六气之中，也是影响人体对正常环境变化调节和适应能力的因素，人体对它们具有依附和免疫能力，并不被感染，一旦人体正气、主要是阳气虚弱，或阴阳失调，免疫能力下降或紊乱，六气成为相对的六淫，本不足以致病的微生物变得可以致病，乘虚侵入人体，即可发生疾病。六淫差异和季节因素造成的正气不足各不相同，故疾病发生常带有季节特点和规律，如《素问·四气调神论》所说，逆春气"则伤肝，夏为寒变，奉长者少"，逆夏气"则伤心，秋为痎疟，奉收者少，冬至重病"，逆秋季"则伤肺，冬为飧泄，奉藏者少"，逆冬气"则伤肾，春为痿厥，奉生者少"。《伤寒论》和《温病学》讲，冬病"伤寒"，春病"风温""春温"，夏病"暑温""暑湿"、秋则病"秋燥"。病性、病度、病程、疾病转归各异。

4．异常环境变化易导致人体与环境阴阳平衡失调

每个季节都会出现异常的六气变化，此时作为人体外部环境的风、寒、暑、湿、燥、火不再是正常季节气候下正气不足时所说的相对六淫，是超出人体正常调节适应能力，超出正气的抵御和抗击能力的名副其实的“外感六淫”了。包括微生物在这种异常气候条件下的变异，原本未活化的活化起来，原本无致病能力的产生致病能力，原致病能力小的增强了致病能力，原本繁殖能力小的大量繁殖起来。如《素问·四气调神论》曰：“天明则日月不明，邪害空窍。阳气者闭塞，地气者冒明，云雾不精，则上应白露不下。交通不表，万物命故不施，不施则名木多死。恶气不发，风雨不节，白露不下，则菀不荣。贼风数至，暴雨数起，天地四时不相保，与道相失，则未央绝灭。”

毫无疑问，人体正气不足者最不易调整，最易发生不适应。值得注意的是，正气充盛的人，也会发生环境异常变化的内外阴阳失衡。人体无力调整适应外部环境异常变化的情况可发生在个体，也可发生在群体。发生在个体的常见于某一个人的急性感染性疾病，如急性上呼吸道感染、大叶肺炎、散发性脑炎等，也可见于急性肝炎、肺结核等。导致群体常见于一定范围的急性传染性疾病。不管个体或群体，皆因对局部或相对广泛的异常环境变化无意识的、被动的防护不当，对生存、生活条件改善不利所引起。

5．对六淫反应失调和不适应最常见表现－发热

阳气有躁动、生长、升发、疏泄、固摄、温热等诸多方面特性功能，其中具有温热功能的阳气为人身之火（简称火）。环境变化之外邪不管是风、暑、湿、燥还是寒，性质决定于外邪侵入后，人体正气、主要是阳气与之交争所发生的人体感觉和外在表现的是什么性质，风、热、湿、燥、寒证的致病过程虽可出现其他病理表现，但一般能发现是相对应的风、热、湿、燥、寒的性质。因阳气中火的作用，发热症状都较为突出，被称为“热病”，病因当然就不仅是“热邪”了，故曰六淫皆可化火。发热轻重和急慢性程度一是取决于环境异常变化的程度；二是取决于人体的正气、主要是阳气中火的盛衰。六淫之邪入侵，人体之火旺盛，一般发病急、热度高，病邪和高热过程均可引起严重的病理损害；人体之火相对虚弱，一般发病稍缓，热度偏低，外邪可直接导致病理损害；人体之火极虚，甚至可无发热表现，外邪入里，直接引起严重的病理过程，不良预后往往被忽视。这在急性感染性疾病中非常多见，如大叶性肺炎常是体格强壮之人突然冒雨，过度受凉之后发病，发病急，热度高，肺部感染严重。免疫能力强的人，接触少量乙肝

病毒不会发病，只有感受过多的乙肝病毒才发生乙肝，急性中毒性乙型肝炎往往发生于体格强壮之人，估计是感染了过多的乙肝病毒，发热较其他形式的乙肝高，或与病毒毒性，或与免疫反应相关，对肝细胞的损害不是病毒本身，是免疫反应，也就是正气与病邪把肝细胞作为战场，相互抗争时对肝脏的损害。在急性爆发性传染性疾病的群体发病，这种情况也非常多见。因此，正气强弱是疾病发热最重要的因素，热是正气抵御邪气的正常反应，也是造成身体进一步损害的病因，因此可成为邪热，人体的正气，简言说，“气”为邪热之源。

二、防治

1．保持人体对不同季节环境变化的调节和适应能力

人体正气内存，即体内阴阳二气的平衡，是调整、适应六气正常变化、保持与正常六气阴阳平衡的根本原因，应当有意识地保持和提高这种自然、主动的自我调节能力，不同的季节方法也当各有不同，如《素问·四气调神论》曰：“四时阴阳者，万物之根本也。所以圣人春夏养阳，秋冬养阴，以从其根”“夜卧早起，广步于庭，被发缓形，以使志生，生而勿杀，予而勿夺，赏而勿罚，此春气之应，养生之道也”“夜卧早起，无厌于日，使志勿怒，使华英成秀，使气得泄，若所爱在外，此夏气之应，养长之道也”“早卧早起，与鸡俱兴，使志安宁，以缓秋刑，收敛神气，使秋气平，无外其志，使肺气清，此秋气之应，养收之道也”“勿扰乎阳，早卧晚起，必待日光，使志若伏若匿，若有私意，若已有得，去寒就温，无泄皮肤，使气极夺。此冬气之应，养藏之道也”“唯圣人从之，故身无奇病，万物不失，生气不竭”。

2．适时清热、保护阳气

正气，尤其是阳气是调节机体内外平衡的最重要因素，是抵御和祛除病邪的最有力武器，是决定病证寒热的主要原因，发热是阳气抗击病邪的直接外在表现，所以不宜轻易退热。持续高热会造成人体的继发性损害，伤阴、耗气、生风、动血等；体温超过39.0℃，应适时降低体温，更应明确此乃治标之策，应急之用，防治降温过度，慎用大苦大寒之品，或应用大苦大寒之品时，适当加入少许补气温阳之剂，以保护和避免损伤阳气。

3．针对外因，祛邪清热

祛除邪热是治疗热病的基本原则。针对外感六淫发病和发热过程所导致的病理变化

常用退热方法，有发表散热、苦寒泻热、甘凉透热、解毒清热、凉血解热、疏肝泄热、扶正（滋阴、补气、养血）制热等。可灵活运用《伤寒论》《温病学》《脾胃论》之法。

（1）风寒表实证

发热初起，无汗，常因突冒风寒，皮肤汗腺闭塞，毛细血管收缩，失去对体温调节功能，宜发汗而去热，辛温解表，最简单方法：生姜、葱白、红糖，开水泡温服。典型方剂：麻黄汤。高热不退，可伴有感染，加生石膏，辛甘凉透达里热，典型方剂：大青龙汤。

（2）风寒表虚证

发热初起，有汗，常因平素体虚，稍有常人能耐受的风寒，即影响皮肤对体温的调节，调和营卫，典型方剂：桂枝汤。

（3）伤寒少阳证

退热不利，往来寒热，伴一定程度感染，当和解少阳，典型方剂：小柴胡汤。

（4）伤寒阳明证或风热气分证

高热，大汗，外邪入里，阳气抗争，一般都存在较严重感染，典型方剂：白虎汤（或加党参），可酌加清热解毒药，见效即收。

（5）伤寒阳明腑实证

高热，大便不通，外邪入腑，腑阳抗争，一般存在较严重的感染，可通便以泄热，典型方剂：三承气汤，其主要目的是急下清热而保存阴液，可酌加清热解毒药，不可多服。

（6）风热卫分证

发热初起，咽喉疼痛，常有上呼吸道感染，为温邪上受，首犯肺之门户，温热之邪所致以凉解为宜，易感之肺以辛宣为补，当辛凉解表、宣肺利咽，典型方剂：银翘散。

（7）热入营分证

发热不退，热入经脉，伤及营液，一般都存在感染，宜滋阴凉血、清热解毒，典型方剂：清营汤。热止药止，免伤阳气。

（8）热入血分证

持续高热，热入血脉，迫血妄行，出现出血或出血不畅而瘀血，一般存在严重感染，宜养阴清热、凉血止血，典型方剂：犀角地黄汤。如热邪生风，加重镇之品（如石决明、生牡蛎），注意保护阳气。

（9）气虚发热证

外邪入侵或下、汗后或邪热伤气或饮食失节而伤及脾胃，谷气下流，干及肾脏，阴火上行，发热明显，“时有显火独燎其面”，为阳明、太阴之脏腑阳气虚弱，不足以抗邪，邪入少阴而化热所致，常有感染存在，年老多病久病体虚者多见，应补气升阳，甘温除热，典型方剂：补中益气汤。

（10）痹病

“风寒湿三气杂至，合而为痹。”正邪交争，化为风湿热痹，或化热兼燥，为风热燥痹，仍应不忘祛除外邪：酌加祛风（防风）、除湿（薏苡仁）、散寒（制川乌）之剂。邪热易伤阴，宜加滋阴药（知母），因化热为阳气抗邪之表现，内热有助于祛邪，不当妄议清热，唯邪热过旺，方可酌用苦寒、甘凉，解燃眉之急，终以“壮水之主，以制阳光”为要。

（11）湿热、暑湿

邪热夹湿，中焦宜加辛温燥湿（制半夏）、上焦宜加芳香化湿（藿香）、下焦宜加淡渗利湿（滑石粉）之品；痰热壅肺，宣肺化痰；肝胆湿热，疏肝利胆；热极方可投极甘凉、大苦寒、甚燥烈药物（生石膏、黄柏、大黄）。

4．针对气态，调节体质

治疗邪热，应遵循以上基本原则，根据人体正气充盛时在不同季节的不同表现形式，酌加辅助治疗。

春季属肝，主生，主风，主升发，阳气初生，易失条达，易肝气不疏的证候，可酌加疏肝理气（柴胡）之品；风生燥煽火，易伤津液，疏泄太过，可津液不足和阴虚内热，酸入肝，宜酌加酸性收敛（白芍、五味子）和生津止渴（天花粉）之品。

夏季属心，主长，主热，阳气正当旺盛之时，易出现心火旺盛，子火及肝，壮火食气证候；苦入心，宜酌加轻升小苦之寒剂（黄芩）、补气（黄芪）养阴（麦冬）之甘品。

长夏属脾，主化，主湿，其性黏腻，易出现阳不化气、湿困脾土所形成的证候；甘入脾，宜酌加甘温化气（桂枝）和甘淡利湿（茯苓）之品。

秋季属肺，主收，主燥，其性肃杀，易出现阳气不生、卫气不足等肺气肃杀过度和燥伤阴液所形成的证候；辛入肺，宜酌加辛散生发之品（苏叶或薄荷）和润养津液（沙参）之品。

冬季属肾，主藏，主寒，易出现阳气遮藏、不得透达和肾气不足证候，宜酌加辛散通阳（细辛）和温补肾气（制附片）之品。

（马玉琛）

第十二章　“脊刺”－脊为针刺之重

“脊刺”基本内容：

①理论依据：穴位（腧穴）是人体脏腑经络气血输注出入的特殊部位，按一定规律连接起来就成了经脉。经络系统可能是抽象的概念，或由生物进化学推断，或从组织胚胎学想象；却具有唯物的哲学基础，与神经血管相联系；脊穴在经络或针灸学具有鲜明的特性，脊穴点段针刺疗法具有更好的治疗效果；

②基本内容：创造性地提出穴点、穴段的概念，尤其将相连几个相同功能的穴点组成的穴段应用到临床；以穴位名称代表和说明穴点和穴段。发现 24 个夹脊别穴、21 个俞别穴，分别拟定穴点和穴段，确定脊穴位置及主治和刺法。

③重点阐述临床常用脊穴及功能。

第一节　“脊刺”理论依据

经络系统包括十二经脉、奇经八脉、十五别络、浮络、孙络，以及经脉分布的十二经穴、督穴、任穴、经脉之外的经外奇穴、阿是穴等。通过针、灸、推拿等物理方法作用于经络，主要是穴位，沟通脏腑组织，调节阴阳气血，补正养神护体，祛邪化瘀除积，达到养生保健和疾病预防、治疗、康复的目的。脊穴点段针刺是效果最佳的。

一、经验总结

经络系统的解剖至今仍是个谜，可能是人们在漫长的生活和医疗活动中，发现人体脏器的病变在它远离这个病变脏器的某些浅表部位有时会出现一些疼痛、酸楚、冷热、颜色变化等感觉的反应点，如《素问》“真心痛，手足青至节”。这些反应点被发现得越来越多，把这些反应点和与其相关联的脏器连接起来，就有了经脉的雏形，有些反应点即成了穴位。

二、概念

古代没发现腧穴反应点与脏器连接的神经、血管等的解剖依据，就是现在也没明确原理，如不知道急性心肌梗死为什么有时心前区无感觉，有肩部、头部甚至牙齿的疼痛。因此，古人在抽象思维上下功夫，在脏象学说的基础上，运用古代哲学阴阳、八卦、五运六气等理论，完成中医的经络系统的阐述。可能经络本身就是一个抽象的感念，用解剖等研究物质的方法研究抽象的概念，只能发现其中合理的内容，很难得到理想的客观依据。

三、生物进化 – 推断

人类是由单个细胞变化成多个细胞，靠细胞的不断增生，由单细胞生物逐渐进化而来的。就单个细胞来说，细胞膜担负了氧气、营养物质吸收和代谢产物排泄的多种功能。进化过程中，随着细胞数的增加、脏腑器官的生成，新陈代谢的功能也就逐渐出现分工，人的皮肤虽然保留着像细胞膜那样的一些功能，但氧气的吸收和二氧化碳的排泄就逐渐由呼吸系统担负，饮食营养的吸收和食物残渣的排泄逐渐由消化系统担负。可以认为，呼吸和消化系统是单细胞生物所演化的多细胞生物皮肤的塌陷部分，是皮肤的延续。这就可以简单地解释，为什么一般感冒，并没有气管、肺的感染，也会出现咳嗽，为什么会有胃肠型感冒，因为呼吸、消化系统的黏膜与皮肤本为一体，皮肤对外界刺激有反应，它们有时也会出现反应。由此可推断，穴位与相关脏器的关系，是否也与进化相关呢？

四、组织胚胎 – 想象

在受精卵发育、胚层形成和分化、各器官系统发生到胎儿成熟的过程中，原始组织可分裂并生长成人体不同的组织，虽然生理功能不同，却可保留原始组织的某些特性；原始组织也可生长到人体的不同部位，虽然不在一个系统和器官，却产生相同或相近的功能。子宫内膜异位症可以在经期出现腹膜或鼻腔出血，就是一个明显的例证。穴位与相关脏器的关系，是否可以想象用组织胚胎学知识解释呢？

五、唯物－哲学基础

目前对经络理论研究基本上是在直接或利用现代科学仪器间接地、在可感观物质如细胞、亚细胞、分子等水平上进行的。一般认为，在此水平上研究被证实的就是科学的，这种认识有一定片面性。按哲学、也是中医阴阳理论讲，物质的小是无止境的，细胞、亚细胞、分子对小得多的物质来说，也是宏观的。如果经络是物质的，有可能不在现在客观的物质水平上，是在更小的物质的层面才能被证实，现代科学仪器不能证实的，不能就认为它是不科学的。对经络理论探索的任务任重而道远。

六、与神经血管相联系

穴位的得气、经脉的感传，往往与相应的神经干和较大血管的分布和与该部位神经干的神经传导大体一致，不能不引起经气的传导是否是对神经纤维传导的误解、代名词、自体感受的一种相对模糊的表述。人的体质不同，患病种类不同，对刺激感受能力亦不同。刺激的环境条件、部位和强度不同，而且不管是大的还是小的血管都有自主神经纤维的分布，当血管受到刺激，传导引起自体感受会与支配骨骼肌的神经受到刺激的自体感受有一定区别，故每个人对针刺的反应会有差别。当刺激作用点在神经、血管干的周围组织如肌肉、浆膜时，可间接地牵扯到附近的神经、血管，也会出现与直接刺激神经、血管类似的感觉，发生类似的生理效应。在没有确切的其他有物质基础理论的可靠支持情况下，经络与神经、血管的密切关系的认识应该得到现实的认可，穴位的得气、经脉的感传可能是神经、血管受刺激后自体反应的综合表现和感受。

七、脊穴－特殊性－闸门学说

脊髓是大脑的延续，和大脑一起组成中枢神经系统。脊髓位于脊柱之中，躯干、四肢、头以下重要器官都是由脊髓发出的运动、感觉和自主神经支配的，这些在不同脊神经发出的神经干对支配的组织器官有一定的重叠性，即一个组织脏器可能接受从多个相邻脊神经孔发出不同的神经干所支配。脊柱疾病，因影响周围神经的“指令”发出，所以会影响躯干、四肢和重要脏器的功能。脊柱与这些组织器官关系如此密切，以至于有人称躯干、四肢和重要脏器的疾病为脊柱相关疾病。

脊柱之间的经脉为奇经八脉的督脉，督脉之上，各个椎体之间分布穴位，脊柱稍靠外的穴位为经外别穴华佗夹脊穴；再靠外，脊柱两旁的经脉为十二经的足太阳膀胱经，膀胱经之上，分布有诸俞穴为主的穴位。这些经脉和穴位最靠近脊髓和脊髓发出神经近端的神经根，脊髓不用多说，神经根部的周围神经最大，纤维最粗，传导最敏感、最迅速，一旦受到刺激，反应就最强烈，对组织器官的调节功能就最好。这些穴位一旦受刺激，传导就会像水库或水渠闸门放开一样，很快就会把中枢神经和支配的组织器官沟通起来，起到非常好的调节作用，为了很好地形容这个作用，我们把它称为“闸门学说”。由于督脉穴位受棘突影响，不易针刺到脊髓上；如果刺到脊髓，因中枢神经的重要生理作用，受到病理损害的危险性较大，一般情况不提倡刺激它。

华佗夹脊穴距离脊髓最近，也受脊柱结构影响，不易针刺到神经干；足太阳膀胱经穴位虽然分布脊柱两旁，却不在便于针刺神经干的最近位置，针刺效果就可能不是最好的。综合以上的优缺点，在针灸临床经验的基础上，我们提出了“脊刺－脊为针刺之重”，在此理论的指导下，发明了脊穴点段针刺疗法。

（马玉琛）

第二节　脊穴点段针刺疗法

阐述穴位的新含义，创造性地提出穴点、穴段的概念，尤其将相连几个相同功能的穴点组成的穴段应用到临床，明显提高了疗效。经治疼痛，关节、肌肉、软组织、血管、神经和部分脏器疾患5000余例，效果立竿见影，操作方法简便，无毒副反应，易于推广，尤其适用于基层。

一、脊穴点段针刺疗法－基本概念

1．定义

脊穴点段针刺疗法是从脊穴进针，达到穴点、该穴点所属穴段，解除、缓解疾病痛苦的一种新针刺治疗方法。

2．脊穴

为脊柱周围的腧穴。包括传统的和新发现的腧穴。上下包括颈、背、腰、骶四部分；左右在督脉两旁二寸之内。

3．脊穴的结构特点

每个脊穴包括穴位、穴点（中点）、穴段（节段）三部分。

（1）穴位：与传统针灸穴位意义不同，这里的穴位指毫针可达穴点的体表定位，一个脊穴有一个穴点，但可有若干个穴位。

（2）穴点：也可称为穴心、穴核、穴窝、穴根，是脊穴的主体，脊穴的中点、核心（概念可扩大到传统针灸学），对针刺反应最为敏感，是治疗效果的根本点。常处于大的经脉、脊神经根、自主或交感神经干、大血管、部分器官或器官自身外部的所属管道、肌肉、肌腱、韧带之上或邻近部位，深度一般距离穴位 1 ～ 2 寸。

（3）穴段：穴点沿经脉、神经、血管、器官延续管道、肌肉等走向的延伸部分，一般上下各波及 1 ～ 3 个椎体，穴段可包含若干穴点，一个穴段的穴点有相同的主症，并对某一个病症有协同治疗作用。

4．脊穴命名原则

以穴位名称代表和说明穴点和穴段。位置、功能与夹脊和俞穴近似，又不同于夹脊和俞穴，所以用夹脊别穴和俞别穴作为脊穴的名称。

（1）根据脊穴靠近椎体的名称命名：如第一颈椎（vertebrae cervicales 1，C1；其他颈椎按由上到下顺序在 C 后加相对应的阿拉伯数字）椎体旁开 1.5 寸的穴位为第一颈椎夹脊别穴（vertebrae cervicales 1 Jiajibie Point，C1j）的穴位，经过此穴位可达到 C1j 穴的穴点，如果还有其他穴位可达到 C1j 穴的穴点，可按希腊字母排列顺序在 C1j 后加小写希腊字母，命名为 C1jα、C1jβ 等。

（2）根据穴点和穴段治疗作用命名：如 C1j 穴点可治疗枕部疼痛、舌活动不灵，故称为枕舌穴，下方有一个椎体的脊穴有与之相同或相协同作用，这两个脊穴构成枕舌穴段。

5. 夹脊别穴、俞别穴与夹脊穴、俞穴区别

传统夹脊穴、俞穴体表位置分别在相邻两个椎体棘突之间陷窝旁开 0.5 寸、1.5 寸，因椎体横突、肋骨起始与之处于同一水平线上，按此位置直刺过程中，毫针常达不到相应的相邻两个肋骨间隙之中，被椎体横突、肋骨体阻挡住。

夹脊别穴、俞别穴可避开椎体横突和肋骨体的阻挡，直刺正好能经过相邻两个肋骨间隙之中，且俞别穴都分布在脊中线旁开 1 寸处，比俞穴稍靠里，针刺治疗效果更好。

二、脊穴名称、位置和功能

根据经络理论，现代解剖、生理、病理学知识，结合长期临床实践，探索出了与传统背俞和华佗夹脊穴不同、独具特色的“脊穴点段针刺疗法”。首次发现了 24 个夹脊别穴、21 个俞别穴，分别拟定穴点和穴段，确定位置及主治和刺法。

C1j（枕舌穴）

位置：C1 棘突旁开 1.5 寸处（天柱穴外侧），直刺 2 寸达穴点，与风池穴（平 C1 椎体上缘）、第二颈椎夹脊别穴（C2j）共同组成 C1j 穴段。

主治：枕部疼痛、舌活动不灵。

C2j（颈病穴）

位置：C2 棘突旁开 1.5 寸处，直刺 2 寸达穴点，与 C1j 和第三颈椎夹脊别穴（C3j）共同组成 C2j 穴段。

主治：颈部疼痛、酸楚、活动不利，如颈椎病、落枕、颈部带状疱疹等。

C3j（膈病穴）

位置：C3 棘突旁开 1.5 寸处，直刺 2 寸达穴点。与 C2j、第四颈椎夹脊别穴（C4j）共同组成 C3j 穴段。主治：膈逆等膈部疾患，胸膜炎胸痛，胆囊炎、胆石症胆绞痛。

C4j（肩病穴）

位置：C4 棘突旁开 1.5 寸处（后发际下方 1.5 寸直对风池有凹陷，相当于新设穴），

直刺 2 寸达穴点，与 C3j、第五颈椎夹脊别穴（C5j）、第六颈椎夹脊别穴（C6j）共同组成 C4j 穴段。

主治：肩部疼痛、酸楚、无力、活动困难，如肩周炎等。

C5j

位置：C5 棘突旁开 1.5 寸处，直刺 2 寸达穴点。

主治：

C6j（胸背穴）

位置：C6 棘突旁开 1.5 寸处，直刺 2 寸达穴点，与 C5j、第七颈椎夹脊别穴（C7j）共同组成 C6j 穴段。

主治：胸部和背部疾患。

C7j（手臂穴）

位置：C6 棘突下旁开 1.5 寸处，直刺 2 寸达穴点，与 C5j、C6j、第一胸椎夹脊别穴（T1j）共同组成 C7j 穴段。

主治：上肢关节、肌肉、软组织疼痛、麻木、酸楚、无力，关节屈伸不利。

第二、三颈椎俞别穴（Cervicale 2~3 Shubie Point，C2 ~ C3s）

位置：C2、C3 棘突之间旁开 1.5 寸处，向内斜刺 2 寸达穴点。

第四、五颈椎俞别穴（C4 ~ C5s）

位置：C4、C5 棘突之间旁开 1.5 寸处，向内斜刺 2 寸达穴点。

第六、七颈椎俞别穴（C6 ~ C7s）

位置：C6、C7 棘突之间旁开 1.5 寸处，向内斜刺 2 寸达穴点。

心阳穴段：由 C2 ~ C3s、C4 ~ C5s、C6 ~ C7s 三脊穴组成。

主治：心脏以上人体外部组织器官的疾患：

①头痛，头晕，失眠，头部多汗、少汗；

②上肢多汗、少汗，双手发冷，雷诺症；

③上呼吸道感染，慢性鼻炎、咽炎、扁桃体炎，口、眼干燥，流泪、多涎，吞咽困难；

④心悸，胸闷，冠心病心绞痛、冠状动脉供血不足，心律失常，心肌炎等。

第七颈椎俞别穴（C7s）

位置：穴位在 C6 棘突下旁开 1 寸处，直刺 2 寸达穴点。

第一胸椎（Vertebrae Thoracicae 1，T1；其他胸椎按由上到下顺序在 T 后加相对应的阿拉伯数字）俞别穴（T1s）

位置：C7 棘突下旁开 1 寸处，直刺 1.5 寸达穴点。

第二胸椎俞别穴（T2s）

位置：T1 棘突下旁开 1 寸处（大杼穴内上方），直刺 1.5 寸达穴点。

第三胸椎俞别穴（T3s，上焦穴）

位置：T2 棘突下旁开 1 寸处（风门穴内上方），直刺 1.5 寸达穴点，T1s、T2s、第四胸椎俞别穴（T4s）、第五胸椎俞别穴（T5s）共同组成 T3s 穴段。

主治：食管炎，气管、支气管炎，支气管哮喘，肺炎，心律失常，冠心病心绞痛、冠状动脉供血不足，心肌炎，梅核气，咳嗽，心悸，胸闷等，尤其对冠心病心绞痛效果尤为明显，故称为痛静穴。

T4s

位置：T3 棘突下旁开 1 寸处（肺俞穴内上方），直刺 1.5 寸达穴点。

T5s

位置：T4 棘突下旁开 1 寸处（厥阴俞穴内上方），直刺 1.5 寸达穴点。

第六胸椎俞别穴（T6s）：穴位在 T5 棘突下旁开 1 寸处（心俞穴内上方），直刺 1.5 寸达穴点。

第七胸椎俞别穴（T7s，脾胃穴）

位置：T6 棘突下旁开 1 寸处（督俞穴内上方），直刺 1.5 寸达穴点，与 T6s、第八胸椎俞别穴（T8s）共同组成 T7s 穴段。

主治：上腹疼痛、上腹胀满、恶心、呕吐、纳差等上消化道症状，尤其对上腹部疼痛效果尤为明显，故又称为痛平穴。

T8s（肝胆穴）

位置：T7 棘突下旁开 1 寸处（膈俞穴内上方），直刺 1.5 寸达穴点，与 T7s、第九胸椎俞别穴（T9s）共同组成 T8s 穴段。

主治：胆囊炎、胆石症，尤其对胆绞痛效果尤为明显，故又称为痛舒穴。

T9s

位置：平 T8 棘突旁开 1 寸处，直刺 1.5 寸达穴点。

第十胸椎俞别穴（T10s）

位置：T9 棘突下旁开 1 寸处（肝俞穴内上方），直刺 1.5 寸达穴点。

第十一胸椎俞别穴（T11s，肾病穴）

位置：T10 棘突下旁开 1 寸处（胆俞穴内上方），直刺 1.5 寸达穴点，与 T10s、第十二胸椎俞别穴（T12s）共同组成 T11s 穴段。

主治：慢性肾炎、水肿等。

T12s（小肠穴）

位置：平 T12 棘突旁开 1 寸处，直刺 1.5 寸达穴点，与 T11s、第一腰椎（Vertebrae Lumbales 1，L1；其他腰椎按由上到下顺序在 L 后加相对应的阿拉伯数字）俞别穴（L1s）共同组成 T12s 穴段。

主治：急、慢性肠炎，阑尾炎，消化不良，腹胀，脐周疼痛等。

L1s

位置：平 L1 棘突旁开 1 寸处，直刺 3 寸达穴点。

第二腰椎俞别穴（L2s，前阴穴）

位置：平 L2 棘突旁开 1 寸处，直刺 3 寸达穴点，与 L1s、第三腰椎俞别穴（L3s）共同组成 L2s 穴段。

主治：泌尿系感染、结石，慢性前列腺炎，阳痿，早泄，性功能减弱，妇女盆腔炎、阴道炎，月经失调等。

L3s（大肠穴）

位置：L3 棘突旁开 1 寸处，直刺 3 寸达穴点，与 L2s、第四腰椎俞别穴（L4s）共同组成 L3s 穴段。

主治：结肠炎，直肠炎，腹泻，便秘，大便失禁等。

L4s

位置：L4 棘突下旁开 1 寸处（大肠俞穴内上方），直刺 3 寸达穴点。

第五腰椎俞别穴（L5s）

位置：L5 棘突下旁开 1 寸处（关元俞穴内上方），直刺 3 寸达穴点。

第一胸椎夹脊别穴（T1j）

位置：C7 棘突下旁开 0.5 寸处（同部位夹脊穴上方），直刺 1.5 寸达穴点。

T2j

位置：T1 棘突下旁开 0.5 寸处（同部位夹脊穴上方），直刺 1.5 寸达穴点。

T3j

位置：T2 棘突下旁开 0.5 寸处（同部位夹脊穴上方），直刺 1.5 寸达穴点。

T4j（乳病穴）

位置：T3 棘突下旁开 0.5 寸处（同部位夹脊穴上方），直刺 1.5 寸达穴点。与 T2j、T3j、T5j、T6j 共同组成 T4j 穴段。

主治：乳痈、乳痛、乳腺增生，乳汁分泌不足等。

T5j

位置：T4 棘突下旁开 0.5 寸处（同部位夹脊穴上方），直刺 1.5 寸达穴点。

T6j

位置：T5 棘突下旁开 0.5 寸处，直刺 1.5 寸达穴点。

T7j

位置：T6 棘突下旁开 0.5 寸处（同部位夹脊穴上方），直刺 1.5 寸达穴点。

T8j

位置：T7 棘突下旁开 0.5 寸处（同部位夹脊穴上方），直刺 1.5 寸达穴点。

T9j

位置：平 T8 棘突旁开 0.5 寸处，直刺 1.5 寸达穴点。

T10j

穴位在 T9 棘突下旁开 0.5 寸处（同部位夹脊穴上方），直刺 1.5 寸达穴点。

T11j

位置：T10 棘突下旁开 0.5 寸处（同部位夹脊穴上方），直刺 1.5 寸达穴点。

T12j

位置：平 T12 棘突旁开 0.5 寸处，直刺 1.5 寸达穴点。

第一腰椎夹脊别穴（L1j，坚柱穴）

位置：平 L1 棘突旁开 0.5 寸处，直刺 3 寸达穴点，与 T12j 共同组成 L1j 穴段。

主治：内脏下垂，小肠疝气，强直性脊柱炎，股骨头坏死，髋关节伸屈不利等。

第二腰椎夹脊别穴（L2j）

位置：平 L2 棘突旁开 0.5 寸处，直刺 3 寸达穴点。

第三腰椎夹脊别穴（L3j，下肢穴）

位置：平 L3 棘突旁开 0.5 寸处，直刺 3 寸达穴点，与 L2j、第四腰椎夹脊别穴（L4j）组成 L3j 穴段。

主治：膝、踝关节炎，下肢关节、肌肉、软组织疼痛、酸楚、麻木，髋、膝关节伸展不利。

L4j

位置：L4 棘突下旁开 0.5 寸处（同部位夹脊穴上方），直刺 3 寸达穴点，与 L3j、L5j 共同组成 L4j 穴段。

主治：泌尿系感染，结石，肾绞痛，性功能减弱，阳痿，早泄等，尤其对泌尿系结石、肾绞痛效果尤为明显，故又称为痛敏穴。

L5j

位置：L5 棘突下旁开 0.5 寸处（同部位夹脊穴上方），直刺 3 寸达穴点。

上髎穴

位置：第一骶椎棘突下旁开 0.5 寸、第一骶椎孔处，直刺 3 寸达穴点，与 L5s、次髎共同组成上髎穴段。

主治：

①腰骶部疼痛，髋关节炎，强直性脊柱炎，股骨头坏死等；

②坐骨神经痛，下肢关节（含膝、踝）、软组织、皮肤疼痛、酸楚、麻木，关节屈伸不利，肌肉无力等。

次髎穴

位置：第二骶椎棘突下旁开 0.5 寸、第二骶椎孔处，直刺 3 寸达穴点。

中髎穴

位置：平第三骶椎棘突旁开 0.5 寸、第三骶椎孔处，直刺 3 寸达穴点，与次髎、下髎共同组成中髎穴段。

主治：

①睾丸炎，性功能减弱，阳痿，早泄，盆腔炎，月经不调；

②腹泻、脱肛，便秘等。

下髎穴

位置：平第四骶椎棘突旁开 0.5 寸、第四骶椎孔处，直刺 3 寸达穴点。

（马玉琛）

第三节　临床常用脊穴及功能

口诀：

一舌二颈膈肩胸，手臂心阳上焦平，
四乳七胃八肝胆，肾与小肠前阴行，
大肠坚柱下肢稳，痛敏上髎中髎明。

枕舌穴（含穴点、穴段）

主治：脑卒中舌体歪斜，语言不利，吞咽困难。

颈病穴（含穴点、穴段）

主治：颈椎病颈部疼痛、酸楚、活动不利，落枕。

膈病穴（含穴点、穴段）

主治：膈肌痉挛。

肩病穴（含穴点、穴段）

主治：肩周炎，肩关节炎，多发性肌炎抬肩无力。

胸背穴（含穴点、穴段）

主治：胸、背部肌肉疼痛、酸楚。

手臂穴（含穴点、穴段）

主治：风湿、类风湿关节炎，多发性肌炎、神经根炎，末梢神经炎，脑卒中等上肢关节、肌肉、软组织疼痛、麻木、酸楚、无力，关节屈伸不利。

心阳穴段

主治：

①头痛，头晕，失眠，头部多汗、少汗；

②上肢多汗、少汗，双手发冷，雷诺症；

③上呼吸道感染，慢性鼻炎、咽炎、扁桃体炎，口、眼干燥，流泪、多涎，吞咽困难；

④心悸，胸闷，冠心病心绞痛、冠状动脉供血不足，心律失常，心肌炎等。

痛静穴（上焦穴；含穴点、穴段）

主治：食管炎，气管、支气管炎，支气管哮喘，肺炎、心律失常，冠心病心绞痛、冠状动脉供血不足，心肌炎，梅核气，咳嗽，心悸，胸闷等，尤其对冠心病心绞痛，效果尤为明显，故称为痛静穴。

痛平穴（脾胃穴；含穴点、穴段）

主治：急慢性胃炎、上消化道溃疡以及上腹疼痛、胀满、恶心、呕吐、纳差等上消化道症状，尤其对上腹部疼痛效果尤为明显，故称为痛平穴。

痛舒穴（肝胆穴；含穴点、穴段）

主治：胆囊炎、胆石症，尤其对胆绞痛，效果尤为明显，故称为痛舒穴。

肾病穴（含穴点、穴段）

主治：急慢性肾炎、水肿等。

小肠穴（含穴点、穴段）

主治：急慢性肠炎，阑尾炎，消化不良，腹胀，腹泻，脐周疼痛等。

前阴穴（含穴点、穴段）

主治：泌尿系感染、结石，慢性前列腺炎，尿痛，尿频，尿急，小便困难、失禁，阳痿，早泄，性功能减弱，妇女盆腔炎、阴道炎，月经失调等。

大肠穴（含穴点、穴段）

主治：结肠炎，直肠炎，腹泻，便秘，大便失禁等。

痛消穴（乳病穴；含穴点、穴段）

主治：乳痈、乳痛、乳腺增生，乳汁分泌不足等。尤其对乳腺增生引起的乳房疼痛，效果尤为明显，故称为痛消穴。

坚柱穴（含穴点、穴段）

主治：内脏下垂，小肠疝气，强直性脊柱炎，股骨头坏死，髋关节伸屈不利等。有对人体大厦支撑，防止塌陷之意，故称坚柱穴。

下肢穴（含穴点、穴段）

主治：膝、踝关节炎，下肢关节、肌肉、软组织疼痛、酸楚、麻木，髋、膝关节伸展不利。

痛敏穴（含穴点、穴段）

主治：泌尿系感染、结石，肾绞痛，前列腺炎等，尤其对泌尿系结石、肾绞痛，效果尤为明显，故称为痛敏穴。

上髎穴（含穴点、穴段）

主治：

①腰骶部疼痛，髋关节炎，强直性脊柱炎，股骨头坏死等；

②坐骨神经痛，下肢关节（含膝、踝）、软组织、皮肤疼痛、酸楚、麻木，关节屈伸不利，肌肉无力等。

中髎穴（含穴点、穴段）

主治：

①睾丸炎，性功能减弱，阳痿，早泄，盆腔炎，月经不调；

②腹泻、脱肛，便秘等。

脊穴图见图 12–1。

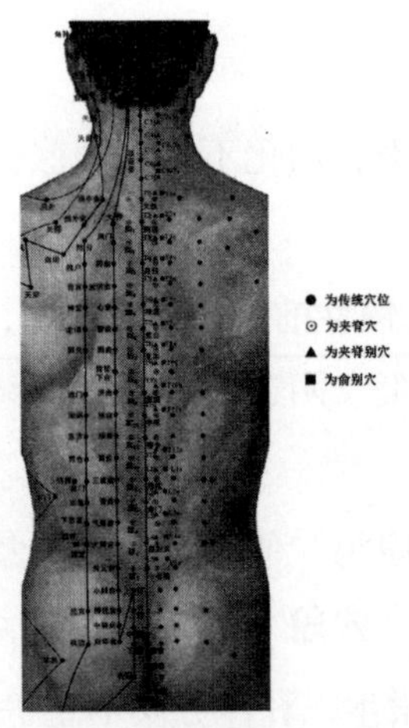

图 12–1　脊穴点段针刺穴位图

（马玉琛）

第十三章　科研教育管理

第一节　促进中医药发展

在党和国家的高度重视和大力扶持下，中医药事业得到蓬勃发展，成绩令世人瞩目。如何适应当前社会发展新形势的要求，谈一下自己的体会和认识。

一、端正认识

目前少数人对中医药的认识仍存在偏见，相对比较多的情况是，一边应用中医药，一边又说中医药不科学。

1．深刻了解中医药

中医药学历史悠久，理论独特，作为医学门类的一级学科，具有以生物学为基础，与理化数学交融，与人文哲学渗透的鲜明的学术特征，是集哲学、文学、社会学、逻辑学、心理学、天文学、地理学、气象学、化学、物理学等多种科学为一体的、独立深奥的知识体系。中医药思维方法与西医完全不同，这些特征增加了神秘感；是实践性非常强的学科，诊疗疾病靠医生本人丰富的临床经验及多学科知识综合和判定能力，不容易被掌握。此外，中医药讲究因时、因地、因人而异，同一种疾病在不同环境、不同时间、不同人，处方会有很大差别，是以个体化的具体治疗作为临床评价的学科，可重复性差，很难用现代实验医学方法判断结果。评价一门科学，必须首先了解，否则就没有发言权，中医药是不容易被深入了解的，出现一些误解和非议就不足为奇了。关键是中医药工作者本身的态度，不但要不断提高对中医药正确性的认识，还要身体力行地树立、维护中医药的良好形象，勇敢地反对诋毁和否认。

2．中医药亦在逐渐完善

中医药是随着中国社会的发展而发展起来的科学，人类社会发展本身也是从不完善到逐渐完善的过程。受历史条件限制，生产力水平和人类对事物认识能力的低下，中医药学也会掺杂一些不合理的内容，唯心主义、封建迷信等，这并不影响它的科学性，为中华民族的生息繁衍所做的贡献是不可争辩的明证，不愧为我国人民生产、生活以及同疾病斗争实践的经验结晶，不愧为我国文化宝库的重要遗产。

任何一门科学，都不可能是十全十美的，都是在理论和技术不断革新、不断消除谬误的过程中发展起来的。广大中医药工作者已经和正在做着大量去粗取精、去伪存真的工作，实现总书记提出的“传承精华，守正创新”。既要勇于承认中医药学自身的不完善，更要坚决反对利用某个学科的不足，全盘否定这门学科。

3．中医药缺陷

（1）队伍不整齐：民间流传的中医药防治疾病的方法非常普遍，中草药种植、采集、应用方便，价格便宜，治疗工具简单，自然、原始的使用方法容易被掌握，有时会收到意想不到的效果，对于疾病，民间应用中草药自治互治的情况非常多，尤其是医疗条件较落后的边远农村、山区，一些人在这方面经验积累到一定程度，就跨入中医药行业的门槛，非正规培训加入中医药队伍的也不在少数，因此中医药专业人员的知识结构和基本医疗水平参差不齐，不可避免地出现医疗差错和失误，毫无疑问地影响对中医药的信任。

如何纯洁中医药队伍，不断提高基层中医药人员的素质和技术水平是摆在我们面前的重要课题和任务。除改革和加强院校教育外，现正在实行的中医师承教育应该是一个较好的方法，应注意建立完善的准入、出师、考核和资质评定制度。

（2）打中医药旗号欺骗活动：国家对中医药机构、组织和从业人员存在监管制度和制度落实不到位的情况，对中药汤剂和个体化应用的丹、散、丸、膏的管控存在漏洞，对中药制剂质量控制技术还欠成熟，被一些利欲熏心之人钻了空子。自行配制一些简单的制剂，组成成分不十分清楚，就吹嘘成家传秘方、宫廷秘方、老中医验方，有些生产厂家把成批生产出的食品、保健品随意标明能防治什么疾病，招摇撞骗；有些非医疗保健机构超出经营范围进行医疗活动，甚至用创伤性操作治疗疾病等，严重损坏了中医药的形象。应大力加强中医药行业和中医药市场的管理，越是重视、提倡、发展中医药，越是人们接受、喜爱中医药，越要重视、加强这方面的工作。

二、界定涵盖范围

随着中西医结合事业的发展，中医所涵盖的部分内容正被边缘化或被西医蚕食，有些东西，究竟属中医还是属西医，目前在医学界也混淆不清。中药有效成分提取物的制剂，有人认为是中药，有人则认为属西药。

总体上讲，中医仍处于西医的层层包围之中，应该合理界定中医与西医的内容，主动地、有意识地去扩展中医药的空间，否则，单从规模上讲，中医与西医相比也都无足轻重；随着科学的发展，能被现代科学解释的中医的东西如果都被认作为是西医的，中医将越来越萎缩，最后趋于消亡，这是一个值得引起重视的问题，应达到行内共识并取得领导和业外人士的广泛支持。

我们认为，首先应该认定中医药的合理性，如肝、心、脾、肺、肾是由 Liver、Heart、Spleen、Lung、Kidney 等翻译时利用的中医名称，如果我们的祖先能运用专利法，现代西医的大部分内容都应该属于中医的。

然后再考虑如何界定，我们认为，凡是中医已有的，被现代科学证实是正确的，或是运用现代科学发展的，不管是否与西医重叠，都应该被看作是中医的内容；有些专科从内容和形式上靠近中医，也应该争取列到中医范畴。针灸、针刀（九针之铍针）、推拿按摩（含牵引）、药物外敷、熏蒸等虽然汲取了现代科学知识，进行了许多改进，取得了长足的发展，雏形是古老和传统的，还是理所应当地归属中医专业。理疗是中医外治的现代化延伸，与中药配合，更便于提高疗效；外感六淫，内伤七情（心理因素）是中医并驾齐驱的两大病因，中医自始至终强调的是外因是条件，内因是根本，《内经》谓：“恬淡虚无，真气从之，精神内守，病安从来？”西医至今才领悟到这一点，心理保健和治疗应是中医的重要优势；预防为主，“不治已病治未病”，是中医学的精髓；气功、太极拳、健身活动就体现了中医的基本思想；康复训练是为了调动机体的内在活力，适应“正气内存，邪不可干”的理论，这些内容，与中医专业密切相关，应尽可能将其纳入中医专业范畴，只有这样，才有利于不遗余力地挖掘祖国医学遗产。

在这种认识的主导下，解放军第252医院中医科将中医药、针灸针刀、康复、理疗、心理五个专业整合，人员、设备均归属中医科，由中医科主任统一领导，为中医专科建设及特色发展提供了丰厚的条件。

三、满足人民需求

“全心全意为人民服务，是我们这个队伍的唯一宗旨。”尽管市场经济的方式渗透到了医院，但中医学科建设却不能偏离了这个大方向。随着现代化的进展、人们生活水平的提高、思想观念的转变，返璞归真、回归自然悄悄成为一种时尚；贫困地区人民对医疗不堪重负，他们都想在祖国医学宝库中寻求对预防、医疗、康复、保健效果好、毒副反应小或价格低廉的灵丹妙药。一些传统简便易行的中医药方法深入人心。作为中国人，他们有享受祖国医学遗产的权利。但是中医诊疗疾病，多数还是靠着传统的、手工操作的方式进行，经济效益比较低，在医疗市场的竞争中表现了先天不足。作为中医药工作者，我们没有理由剥夺和牺牲人民享受中医药服务的权利，不能见利忘义。要加倍工作，要专业全面、技术全面、设备全面，凡是在中医药领域里，人民想得到的服务项目，都应在力所能及的情况下达到满足。

作为综合医院中医科，我们开展了中医药、针灸、针刀、推拿按摩、理疗、包括中医药一条龙，利用环境搞绿色科室，绿色治疗，食疗（药粥），舒怡病房、音乐、体育、健身、气功、太极拳、心理咨询等多种预防治疗和康复方式。各级相关领导部门在研究中医药工作时，应该考虑中医药工作者的个人收入保障。

四、突出专科特色

1．选准发展方向，形成特色优势

中医学博大精深，涉及面非常广泛，必须利用有限的人力、物力去集中精力钻研某一点，选准专科发展方向，形成特色优势，才能提高技术水平，更好地为患者服务。

中医专业如何选择专科方向？

①必须是常见病、多发病，有充足的专科患者资源；

②必须容易利用现有主客观条件，发挥自己的优势；

③选择本地区、本院西医的薄弱环节，与相关西医专业形成互补。

到解放军第252医院中医科就诊的部队官兵中，关节疼痛所占的比例大，患者来源广泛，很大一部分患者不采用手术，内科与外科可形成互补，医院西医风湿专业力量薄弱，中医科齐全的理疗设备、传统的方法，针灸针刀、推拿按摩、热敷熏蒸等可直至病所。在服务宗旨、患者来源、治疗手段上，都有搞风湿病和相关疾病的有利条件。我们选择风湿病作为专科发展方向。发掘中医学遗产，将现代医学与中草药偏方、验方，针刀、针灸、推拿、按摩、牵引、熏蒸、外敷等传统方法相结合，集中精力，治疗风湿专科疾病，形成了明显的特色。创建中医三联辨证法、从痰毒论治法，自制系列抗炎口服液，治疗类风湿关节炎，自拟狼疮饮及1、2、3号方治疗系统性红斑狼疮，开展针刀整脊疗法治疗颈肩腰腿痛等，特色突出，疗效显著，在群众中颇有影响，被批准为国家中医药管理局中西医结合风湿病重点专科。

2．不离中医本色，注重临床效果

市场经济冲击，不少医疗机构的中医科室被缩减、合并甚至取消。因此，要求每个中医工作者要坚守和扩大自己的阵地，树立信心，自强自立，始终做中医药的捍卫者，即便是中西医结合，也不脱离中医本色，以中为体，以西为用，这是发展专科特色的基础。

中医是实践医学，生命力在于临床疗效，“千条理，万条理，取得疗效才是硬道理”，这是发展专科特色的保证。一定要努力学习前人的经验，认真临床实践，在提高疗效上下功夫。只有这样中医科才有市场，才有患者，才有发言权，理直气壮地宣传自己的优势，与西医同行一比高低。科学研究也要以提高疗效为目的，不脱离中医药特色，以临床研究为主，围绕重点疾病，瞄准普遍存在的难点和科室在这些方面的亮点，充分利用现有技术和设备条件，有选择地进行。在保证任务、提高质量的前提下，量力而行，不单纯追求高、精、尖。适当地进行中西医病证发病机制及中药和非药物治疗机制的研究，逐渐提高科研档次。

（马玉琛）

第二节　如何中西医结合

中医学之所以博大精深，因为是在几千年的医学实践中，吸收了哲学、天文、历法、数学、生物等多种学科的内容发展起来的。不仅仅是医学，更是一门综合科学，还是一种文化。要发展中医，必须继承海纳百川的精神。

近现代发展起来的西医学是距中医学最近的一门学科，中医学没有理由把它排斥出自己的怀抱。作为一名中医药工作者，应该正视这个现实，在保持中医信念、传统、理论、方法的基础上，继续吸收其他科学和文化的过程中，接纳、学习、消化西医学内容，为中医学服务，让中医学的内涵更加丰富。不管是在医院、科研单位、基层，每一个中医工作者都会涉及这个不能回避的问题。如何看待和学习西医，如何进行中西医结合呢？谈谈我们的粗浅看法。

一、中西医结合－中医发展重要选择

中医学是伴随其他自然科学和社会科学的发展而形成的一门科学，是自然科学和社会科学结合的产物，有鲜明独到的特性和西医所不具备的优点。历史的局限，在形成和完善过程中会存在不足，作为一门科学，发展是永无止境的。

传统的观察和思维方法，使中医学理论总是在一定的水平上徘徊，这与当前日新月异的科学发展时代很不合拍。如何使中医学更快、更好地发展，更适合和满足人民群众日益增长的需求，是我们中医药工作者的责任和任务。必须继续从其他科学中汲取营养，加强与其他科学，尤其与自己学科最接近的科学——现代医学科学之间的联系，坚持走中西医结合的道路，用西医的知识开阔视野，吸取现代医学最新发现，挖掘自己的知识宝库，完善自己的理论体系，充实自己的内涵，探索生命的无穷奥妙，提高对疾病的认识水平和处理能力，充分体现出中医自身的优势。与西医学融会贯通，取长补短，共同进步，才能在人民群众中站稳脚跟，保持旺盛的活力，永远绽放璀璨的光彩，这是中医发展的重要选择、途径和方法。

二、中西医结合 – 提高诊疗效果的必要手段

中医判定疾病的基本程序是用感觉或直观的方法诊断，用抽象思维方法辨证分类，对疾病的认识往往是矛盾的普遍性，感观层面矛盾特殊性认识不足，无法全面反映细胞、分子等水平的病理变化实质，很难满足临床治疗需要。

肾阴虚可表现在甲亢、高血压、糖尿病、肝硬化等多种疾病中，搞清多种病共存的肾阴虚普遍特点，清楚各病证之间本质差异和不同规律，明确西医诊断，辨证和辨病结合，才能避免片面性，达到治病求本的目的。以现有科学技术做依据，是科学发展到现阶段证明中医科学性、提高患者信任度的非常必要的手段。各级综合性医院和大部分省、市、县级中医院，现代化诊疗仪器设备齐全（或具有一定的装备），中医应认真学习西医基本知识和诊疗手段，善于利用现代诊疗仪器设备和西医专业技术力量，掌握相关疾病诊治的国内外动态，在明确疾病的西医诊断的基础上，发挥中医的长处，熟练运用但决不囿于望闻问切、辨证施治等经典中医方法，酌情运用中西医结合方法，才能使疾病的治疗效果不断得到提高。

三、中西医结合 – 急重症救治的可靠保证

综合医院中医科、中医医院、诊所、门诊或住院患者的危急情况随时都可出现，随时都存在医疗安全的隐患。目前中医药急病诊断、救治的方法措施并不完善和成熟，望闻问切和辨证施治手段和对急症诊断和预后的判断存在很大的局限性，针灸和中药注射剂只是起急救的辅助作用，中药汤剂的煎煮和灌服不能及时，也不方便危重患者应用，心电图、影像学检查、血压监测、心电监护、电除颤等措施和强心、利尿、升压、呼吸兴奋、抗心律失常等药物的应用必不可少。不掌握一些西医诊断和急救技术，就不能正确把握是否转诊、是否就地救治，不能保证快速有效救治患者。

随着人们法律观念越来越增强，举证倒置制度的实施，给医务工作者增加了工作强度，不光是危重患者的处置，即便是普通就诊患者，中医诊断名称和治疗方法也没有完全得到法律认可，只能以西医诊断治疗作为法律依据。没有西医诊断和脱离西医治疗原则，一旦患者出现问题，被控告误诊误治，医生则无从举证。因此，必须懂得一些必要的西医知识，从接诊、医疗文书的书写、诊断、治疗乃至危重患者的急救，掺入一定的西医

内容，才能有效地保护自己。

四、中西医结合－中医有效补充

中医是在古代科学知识相对贫乏的情况下，通过感官对人体表面形象的观察体验，推测内部结构、功能和病理改变。借助生物、物理、化学、遗传、病理、基因等现代科学手段检测的微细结构改变，不能用人感官直接认知，反映到人体表面征象特点也不易被人们发现和总结，也没有纳入中医辨证体系。用中医辨证方法归纳总结这些微细结构改变反映到人体表面的征象，或用中医辨证的名词概念对这些微细结构改变直接命名，已经成为中医学全面、科学的发展所需要解决的一项重要任务。从传统古老的症状辨证到对疾病的分期、药物影响辨证，以及病理解剖、检验指标等细胞、分子水平变化的中医辨证，可使中医方法的普遍性向特殊性迈出一大步，拓展中医传统概念的内涵。在细胞、亚细胞、分子水平的现代医学研究还无法解释阴阳、五行、气血、经络等基本原理，应在更深的层次探讨，丰富中医内含，这些都不能脱离现代科学尤其是医学知识的学习和应用。

五、中西医结合－临床科研基本途径

中医观测方法和指标，由患者或医生主观感觉构成，作为科研手段和依据，目前还难以被现代科学普遍认可；因时、因地、因人的单一个体化治疗，干扰因素过多，也不易评价治疗效果。西医的科研程序，虽并不完全适合中医药科研，但当前没有更适合中医特点的更优越的科研设计、方法和评价体系，只能延续现代科学尤其是西医的套路，在实践中不断扬弃，寻找客观依据、先进方法，总结出全新的、无可争议的、科学界基本认可的科研途径，挖掘中医药宝库，解释疑惑现象，证实科学性，发扬光大，亦可促进现代科学的发展。

六、中西医结合－临床诊疗实际需要

综合医院、中医医院，尤其是基层，医生的专业虽不同，但却要完成一个共同任务，即救死扶伤，实行人道主义。要求中医医生除熟悉中医专业知识外，还要掌握西医的诊断、

治疗、急救、预防、康复等多方面知识；中医科应成为以某一专科疾病为重点，集诊疗、教学、科研为一体的中西医结合综合性科室。

首先符合中医整体观要求，避免头痛医头，脚痛医脚。

其次，为特色专科疗效的提高铺垫充分的技术基础，也是保证病房医疗安全，满足门诊、会诊、执行各种任务的需要。

任何专科疾病都不是独立于人体各个组织系统和器官之外存在的，住院患者各个系统的危急情况都可随时出现，不能不会抢救；全院各科室都会要求中医会诊，应随叫随到；执行紧急任务、支边、下基层巡诊等，中医医护人员也有责任参加。不在中西医技术上全面要求，就不可能完成这些任务，也不配做一名合格的中医药医务工作者。

（马玉琛）

第三节　中医养生保健

养生保健对提高人民群众生活和健康水平，预防疾病的发生、既病加重、瘥后复发具有非常重要的作用。现养生保健机构如雨后春笋般出现，养生保健从业者也在迅猛增加。

一、养生保健

应对养生保健的定义、服务对象、与中医治未病的关系有一个较为清楚的认识。

1．定义

养生保健是运用养生保健理论、理念及手法和手段，保养身体、预防疾病、增进健康、延年益寿和辅助治疗，促进康复的非医疗措施。

养生保健不是医疗，可对医疗起辅助作用，医疗包含养生保健。

2．服务对象

所有人群，可是健康人，也可是患者，面很广。疾病患者，治疗在主要位置，养生保健仅起到辅助治疗、促进康复作用。养生保健更适合的是没有疾病的人，养身、防病、保健、延寿。

3. 与“治未病”的关系

“治未病”属预防为主范畴（未病先防、既病防变、瘥后防复皆可采取医疗手段进行干预），包括医疗和非医疗手段。非治疗手段具有天然、效果持续稳定、无毒副反应等特点，是中医“治未病”的重要方法。养生保健常用方法也是中医“治未病”的非治疗手段，因此养生保健与中医“治未病”有不解之缘，互相重叠、互相联系、互相渗透、不可分割。

二、相关规定

保定市养生保健协会将两者结合起来，以中医养生保健为重点，把中医保健按摩、中医美容服务作为搞好养生保健工作的突破点和抓手，建立、完善、规范了养生保健平台。两个项目的从业者很幸运，有了可以依靠的组织，什么样的人能够干？怎样干？有法可循，有理可据；不会干，有师可学；一旦出现纠纷，有组织协调处理。当然，受益的肯定是老百姓。因为成绩突出，成了全国的典型。

1. 申报审批（怎么开办，在什么地方干）

个人开办中医养生保健及中医美容机构，或在医疗机构（医院、门诊部或所、社区卫生服务中心或站、乡镇卫生院、社区卫生服务站等）开设中医养生保健及中医美容服务项目，应符合从业人员配置、工作用房、设备、名称相关规定条件，经县（市、区）行政部门审核，报市卫生行政部门批准，取得《服务项目执业许可证》（前者）、《医疗执业许可证》（后者）后方能从业。

2. 从业人员（谁能干？持证上岗）

申请养生保健从业人员必须参加由保定市卫健委指定的、保定养生保健学会组织的上岗资格培训，参加保定市卫健委上岗资格考试考核，内容包括中医理论考试和实践技能考核，考试考核合格、获得上岗资格后，方可上岗。医疗机构从事医疗工作的，也要获得养生保健上岗资格，才能从事养生保健工作。

3. 服务方法（怎样干？）

所有养生保健人员中都不能在养生保健执业机构进行医疗活动。执业证上注明的是中医医疗性养生保健相关字样，“医疗”和“医疗性养生保健”“养生保健”是不同概念，前者是纯医疗，后两者是保健；执业证加“医疗性”这个定语，是因为养生保健与医疗有联系。首先从业人员要通过医学相关培训，方法是医学方法，目的跟医学相关，与浴池一般按摩、掐脚有区别。目前不少养生保健人员超出了自己的业务权限，宣传说自己能治疗某病，甚至说对某病有效率、治愈率多少；方法采取治疗手段，如外治应用有创技术，内治、外治应用治疗的中西药物，原则上是不允许应用的。

三、养生保健－注意事项

保定市对中医保健按摩、中医美容服务做了明确规定：两者是根据中医理论、全息系医学及神经发射理论，用手法、特制器具、外用中草药和物理疗法（如电磁）作用于人体体表特定部位，调节机体表现、病理状况，防病、祛病、健身美容的医疗保健方法。服务项目规定限制：质询指导、按摩、熏洗、艾灸、贴敷、拔罐、刮痧和其他以中医理论理念为指导的各种物理疗法、自然疗法等；中医美容包括瘦身、减肥等。

1．禁止医疗行为

不允许针刺、电针、放血等刺破皮肤的医疗行为，整骨、牵引、复位等中医医疗活动，使用自制药茶、自制药酒、自制滋补饮品、没有准字号的保健食品和保健器械等活动，擅自把脉、开具处方等医疗活动（亦即在养生保健执业机构内，不允许聘任专家、医务工作者从事开方、针灸、手术等医疗活动），开店推销或直销养生产品和器械，未经批准擅自搞所谓养生讲座、义诊、义卖等虚假宣传等。

2．仅限于使用“健”字号商品

能否应用口服保健品养生保健？理解可以，但应仅限于国家卫健委公布的既是食品又是药品的物品（87 种）和可用于保健食品的物品（104 种）。应用外用和口服制剂，只能应用“健”字号商品，不能应用“准”字号的药品。

3．强调养生保健的健康促进作用

如果服务对象是患者，通过服务，疾病得到了好转，可以说是调养的作用，不要说成是你的治疗作用，是养生保健的健康促进作用。

4．文献支撑，遵循依据

如果养生保健方法对某病果真能起到改善客观指标、缓解病痛的作用，应有相关文献支撑，应确实掌握相关资料，有据可查。不能空口无凭说自己的经验体会，如：有人说，某患者，通过我的服务，把某病治好了。

首先，每一种疾病都有严格的诊断和疗效判定标准，有些是世界性的，有些是全国性的，最起码是同行内普遍认可的，不能随便说，有一个广告，说服用某药，类风湿关节炎治愈率达到95%，类风湿关节炎本身没有治愈标准，仅有临床缓解标准；其次，要验证一个干预措施对一种疾病是否有效，是要经过科学的、严格的、复杂的研究方法，通过正确的、前瞻性的、有明确的诊断和疗效判定标准、有准确统计分析的对照观察才能获得，不是一口气吹起来的。

5．养生保健人员业务要求

虽然养生保健不是医疗行为，但从业人员应该懂医，进行养生保健之前，要知道他患不患病，可能或正在患什么病，到什么程度，什么情况下可进行保健，使用什么样的方法保健，保健效果大致会怎样，有没有安全隐患，什么情况不能给他保健，搞清楚这些，才能保证效果，保证安全。可让他到医院开具诊断证明，千万不要盲目操作。比如，肿瘤骨转移引起颈部疼痛，如果你在不知情的情况下给予颈部推拿，万一发生高位截瘫，就会给自己造成大麻烦。

6．特殊说明

具有相应类别执业医师或助理执业医师资质，并取得养生保健上岗资格，在医疗机构的养生保健项目（具有医疗机构执业许可证）科室工作，除养生保健执业机构可允许的项目外，可应用针灸、复位等方法进行养生保健活动。

归纳：医师执业证书＋养生保健上岗证书＋医疗机构养生保健场所。

（马玉琛）

第四节　当好中医

目前，养生保健、医疗、康复等多个领域学习运用中医药的浪潮涌起，中医医院、中医养生保健机构如雨后春笋般出现，各级中医师承教育作为院校教育的补充也普遍展开，必须加强中医药科学性、重要性等方面的宣传教育，才能保证这种大好局面持续发展下去。不管从事临床、科研还是教育，不管在综合医院、中医医院还是基层，不管是博士、学术继承人还是自学成才，在新形势下，怎样才能当好一名名副其实的中医呢?谈谈以下几点看法。

一、坚定中医药信念

1．深刻了解中医药特殊性和复杂性

中医药学作为医学门类的一级学科，具有以生物学为基础，与理化数学相交融，与人文哲学相渗透的鲜明的学术特征，是集哲学、文学、社会学、心理学、天文学、地理学、气象学、化学、物理学、数学等多种科学为一体的，不同于自然科学，也不同于社会科学，独立深奥的知识体系;思维方法与西医学不完全相同，增加神秘感。中医药实践性非常强，诊疗疾病靠医生丰富的临床经验及多学科知识综合和判定能力，不容易被掌握；讲究因时、因地、因人而异，同一种疾病在不同环境、不同时间、不同人，干预方法会有很大差别，是以具体的、个体化的标准进行临床评价的学科，可重复性差，很难用现代实验医学的方法判断结果，是一门具有非常特殊性和复杂性的科学。只有了解这些，才能理解、坦然面对误解、怀疑、非议、反对，树立坚定不移的信念，一生投入，义无反顾，刻苦钻研，博览群书，认真实践，深刻领会，回味乐趣，大胆创新，在从事这门古老的、凝聚中华民族智慧、为中华民族的繁衍和发展做出巨大贡献、博大精深的科学的崎岖坎坷道路上做出成绩。一些人对中医药抱有怀疑态度，一边用中医药治疗保健，一边又说中医药不科学，主要是对中医药不了解。

2．客观看待中医药学发展不完善

中医药学是随着中国社会发展而发展起来的科学，人类社会发展本身也是从不完善到逐渐完善的过程。历史条件限制，包括生产力水平和人类对事物认识能力的低下，汗牛充栋的中医药典籍必然掺杂一些不合理内容，唯心主义、封建迷信等，这并不影响中医药学的科学性，它为中华民族的生息繁衍的贡献是不可争辩的，不愧为我国人民生产、生活及同疾病斗争实践的经验结晶，不愧为我国文化宝库的重要遗产。

任何一门科学都不可能是十全十美的，都是在理论和技术不断革新、不断消除谬误的过程中发展起来的。广大中医药工作者已经和正在做着大量去粗取精、去伪存真的工作，实现总书记提出“传承精华，守正创新”。应坦然承认中医药学自身的不完善，旗帜鲜明地反对全盘否定、诋毁中医药这门学科，并身体力行地树立、维护中医药学的良好形象。

3．主动弥补中医药学的漏洞和弱点

中草药种植、采集、应用方便，自然、原始的方法，容易被掌握，价格便宜，有时会收到意想不到的效果。民间应用中草药自治互治的情况非常多，一些人经验积累到一定程度，就跨入到了中医药行业的门槛，其他非正规培训加入中医药队伍的也不在少数。中、高级中医药人才的培养基本延用西医模式，中医药科研单位、院校学生很多是埋头于实验室、课堂，脱离临床实践，去喂老鼠、背死书，研究生、大学生毕业后好高骛远，却不会望闻问切，不会遣药组方，不能被用人单位接受，或不能胜任中医药工作，或看不起中医药工作，改为西医专业，或中医西化，以中医药之名，行西医专业之实，甚至从事与医疗毫不相关的行业。中医药专业人员的知识结构和基本医疗水平参差不齐，中医药队伍的蓬勃壮大不容乐观，中医药科学的传承发展面临严重考验。作为一名中医人，对这些决不能熟视无睹或怨天尤人，要自觉地、责无旁贷地担当起提高中医药人员的素质和技术水平、继承中医药科学的艰巨任务。

二、理清中医药工作思路

1．合理界定中医药学内容

现代医学的发展，使中医涵盖的部分内容正被淡化或被蚕食，有些东西，究竟属中医还是属西医，就是在医学界也混淆不清。中药有效成分提取物制剂，有人认为是中药，有人则认为应属西药。

应合理界定中医药的内容，否则，中医药工作者将无所适从；况且中医药处于西医的层层包围之中，不主动地、有意识地去保留自己的空间，在医学领域将无立足之地；进一步说，能被现代科学知识解释的中医药内容，如都被认为是西医或其他科学的，中医药学将越来越萎缩，最后趋于消亡，这是一个值得引起深思的问题。

我们认为，凡是中国古代文献有关从事医药学活动的记载都应该包含在中医药学范围。包括中医药名称和内涵两部分，前者如西医学常见如“炎”“癌”“疝”等都是套用了中医名称，与其说是西医的病，不如说是中医病赋予了西医的内容。那些被现代科学证实是正确的，或运用现代科学发展的，不管是否已冠以西医药名称，只要不脱离中医药学理论、方法和实物，都应被视为中医药学内容，如中药有效成分提取物注射剂、胶囊、肠衣片等。这样，我们就明确了应该继承和发展哪些东西了。

2．永远保持中医药学特色

中医药特色表现在中医药思想方法指导和中医药实施方法的应用。

诸多因素导致中医药发展不平衡，形势不景气，与西医相比处于劣势，不被重视；有的人员、床位被缩减，有的医院、科室被合并甚至取消，这些认真考虑中医药人员是否保持了中医药特色。

其一，是否站在中医药学的立场上，认识自我，自强自立，为自己贴上中医药工作者的闪亮“标签”，理直气壮、大张旗鼓、名副其实地做中医药工作。

其二，是否认真学习中国古典医籍和中医药基本理论，指导中医药临床实践，努力挖掘、研究中药古方古法、土法绝活，丰富自己的中医药知识。

其三，是否勇于实践，总结经验，取得疗效，赢得人民的信赖。

中医药学是实践医学，生命力在于临床疗效，只有功夫到家，才能取得好的疗效，千条理，万条理，疗效才是硬道理。

政策支持是必要的，但自身放弃是最可怕的，应永不放弃、竭尽全力发挥中医药特长，熟练运用中医药方法为患者服务。即便是中西医结合，也不脱离中医特色，以中为体，以西为用。科研更应以中医药为内容，以临床研究为主，以提高疗效为目的，围绕重点病证，瞄准普遍存在的难点，发挥自己所具备的优势，充分利用现有技术和设备条件，有选择地进行。

三、明确中医工作目的

1．充分发挥中医药学优势

不同疾病中医药学发挥作用的大小不同，优势是在对疾病诊断和干预中能发挥主导或关键作用，表现出明显优点；风湿免疫、骨关节、消化、肾脏、肿瘤等多种专业都能不同程度地体现中医药治疗和预防的优势。有些专业体现得非常充分，风湿免疫和骨关节病，中药、针灸、针刀（九针之铍针）、推拿按摩（含牵引）、药物外敷、熏蒸等效果好，没有毒副反应或很小。有些专业，更便于中医药发挥作用。理疗是中医药外治的现代化延伸，配合中药透皮，疗效可明显提高；外感六淫，内伤七情（心理因素）是中医并驾齐驱的两大病因，中医自始至终强调的是外因是条件，内因是根本，《内经》谓："恬淡虚无，真气从之，精神内守，病安从来？"接纳中医思想方法心理治疗顺理成章；预防为主，"不治已病治未病"是中医学精髓，气功、太极拳等运动疗法就充分体现了；康复训练则调动机体内在活力，"正气内存，邪不可干"。上述专业，就是中医药优势专业，在这些专业应用中医药，容易得到患者认可，做出成绩，应引起充分重视。但这些专业，往往规模小，在地区、部门、单位、医疗机构处于劣势，应注意在这些项目上，弱弱结合，互相依托，扬长避短，做强做大。很多中医药工作者，知难而进，大胆探索疑难和危重疾病治疗，在一些中医药非优势项目中取得了突破性进展，坚定了信心。希望未来中医药在医学各个领域都能展示优势。

2．依托中医药学群众基础

"全心全意为人民服务，是我们这个队伍的唯一宗旨"，人民群众的信赖和支持，是中医药赖以生存发展的基础。随着现代化进展、人们生活水平的提高、思想观念的转变，返璞归真、回归自然悄悄成为一种时尚；贫困地区人民对医疗不堪重负，迫切希望在中医学宝库中寻求对预防、医疗、康复、保健效果好、毒副反应小、价格低廉的灵丹妙药。一些传统的简便易行的中医药方法深入人心，作为中国人，他们有享受中医学遗产的权利。

但是中医诊疗疾病，多数还靠传统的、手工操作方式，经济效益比较低，个人经济利益往往受到影响。作为中医药工作者，我们没有理由剥夺和牺牲人民享受中医药服务的权利，不能"孜孜汲汲，唯名利是务"，因经济效益低而偏离中医药工作。要全面掌握专业技能，敬业奉献，加倍工作，凡是在中医药领域里，人民想得到的服务项目，都应努力满足。

国家对中药汤剂和个体化应用的丹、散、丸、膏没有严格管控。中药制剂质量控制技术欠成熟，容易被一些利欲熏心之人钻空子，打中医药旗号招摇撞骗，非法赢利，严重损坏中医药形象。我们应大力支持政府加强对中医药行业和市场的管理。对学术水平高、诊疗技术精湛、知名度大的中医，更要廉、德、法兼顾，严于自律，"大医精诚"，永远把人民的健康放在第一位。

（马玉琛）

第五节　临床科研

中医药工作者，要把理论和实践密切结合，深入思考，刻苦钻研，总结经验，才能不断提高、不断进步；搞好科研是非常重要的。

一、认清 – 重要意义

1．科研 – 临床疗效的基本技能

科研能有效提高临床医疗质量，是临床医生应该掌握的最起码的能力。是否用最好的方法、最低的价格、最短的时间、最少的痛苦、最小的毒副反应治疗好了患者，只有较好地掌握了科研方法，才能给以正确评价。

2．科研 – 技术提高的有效途径

通过科研，可启发、带动我们从医疗工作中主动寻找、发现问题，促使从临床和书本中寻找答案。

3．科研 – 获得认可的重要条件

职称、级别的提升、学术职务的获得，有无科研课题和科研奖项是非常重要的。即使是科室、医院也是如此。

二、树立 – 科研意识

1．时时想着科研

临床医生，必须把自己看作一个科研工作者，无论你在住院部还是在门诊，应时刻考虑到在工作中，是否有适合自己的科研课题。只要头脑中时时装着科研，处处都可发现值得研究的课题，可随时选课题，随时做课题。

2．重视课题申请

国家、省、市行政、业务主管部门对科研投资非常大，每年都有大幅度增长。要了解动态，积极申请，争取获得基金资助。

三、坚持－科研积淀

1．坚持精究知识技术

深厚的专业技术知识铺垫是搞好科研的基础，需要长期的、艰苦的、持之以恒的学习和积累。比如，我在从事本专业工作中，从细胞、分子、免疫、遗传多方面学习类风湿关节炎的机制，掌握古代中医名家和当前对痹病认识的几十个观点，一百余个治疗方药，提出独特的痰毒致痹、风湿病痰毒并治等中医理论和方法，进行相关研究，文章在全国中西医结合风湿病大会的论文中获奖，并被选为中国中西医结合学会抗风湿病联盟副主席。

2．注重学科结合交叉

要注意学习包括自然和社会科学中与专业知识相关或不相关的各种知识，在科研思路、方法、选题等方面，能从中获益。寻找相关知识交叉或结合部，避开科研热门课题，减少科研重复。我们进行的类风湿关节炎血小板升高、贫血和间质性肺病的研究，分别是风湿病与血液病、风湿病与呼吸系统疾病的学科交叉的研究。中西医结合也是学科交叉，把风湿、康复、理疗、颈肩腰腿痛等专科与中医密切结合起来，科研课题、成果和获奖方面获益匪浅。

3．不断提高科研能力

科研方法、水平也是由浅入深、由简到繁、由低到高的积累过程，这不光是科研内容本身，还包括文字水平、语言综合能力、申报程序等。不能想象一下子就能获得一个高水平的科研资助课题或奖项。就课题讲，可从自选课题、院课题开始，到申报更高级别的课题，从报奖来说，可从申报院奖、市将开始，再考虑省部级奖。

四、选准－科研方向

1．发挥临床科研优势

客观估计现有条件，包括科室人才结构、技术水平、仪器设备，以及努力所能达到的条件，能共享的医院、附近大专院校、科研机构的资源，充分发挥主客观优势，实事求是、恰如其分地选择科研方向和科研课题。临床医生，应以临床研究为主，以提高疗效为目的，以解决本专业某一难点作为突破口。

2．开拓科研视野

任何事物，不管大小，都有动态、时空的性质和多因素、多层次、多界面的特点，应该联系哲学三维（长、宽、高）的概念，在某一事物三维的无限延伸中，拓宽自己的科研视野，寻找自己所需要的点。我们提出类风湿关节炎三维中医辨证诊疗系统，以“长”代表疾病发生发展的全部过程；“宽”代表外界环境及医疗干预过程对疾病的影响；“高”代表临床辅助检查和实验室研究指标，从三维图像中重点地选择八个点，分成八个三维分型，观察辨证特点，探讨有效治疗方法。总后看到课题设计后，把全军中医药重大临床攻关课题“类风湿关节炎中药主治方案的研究”交给了我们。共资助 30 万元。经过努力，为基层、中医或风湿病专业类风湿关节炎的治疗提供了较好的方法和经验。

3．保持课题延续

有长远规划，圆满完成一个课题后，即刻转入密切相关的内容，扩展关联研究，可取得事半功倍的效果。比如：我们的课题“痹病痰毒并治论基础和应用研究”获中华中医药学会二等奖。

在这个题目取得的理论、临床基础上，又进行了 4 个与痰有关的题目的研究：

①“蠲痰解毒法治疗类风湿关节炎研究”获军队二等奖；

②“雄附方治疗风湿病间质性肺病”获中国中西医结合学会二等奖；

③“清痰泄毒法治疗热痹”“温痰化毒法治疗寒痹”的研究正在进行之中。

五、培养 – 钻研精神

1．协调处理时间冲突

科研和临床工作时间是冲突的。不加班加点，占用休息时间，科研计划任务是不可能完成的，必须做出诸多付出。要树立两种精神：一是勇于吃苦；二是以苦为乐，从科研的付出中享受到充实、愉悦的乐趣，就一定能在科研上获得成功。

2．和谐工作生活矛盾

我岳父病重期间，夜间半个小时就翻身一次，陪床一夜睡不了觉；干脆边陪床，边学习。结合自己经验，翻阅大量资料，总结出独特的脊穴点段针刺疗法，纳入临床研究。目前相关内容已写出十余篇文章，获 1 项军队三等奖，培养了 3 名硕士研究生，方法在中医中药军营行活动中，向部队基层推广。

六、掌握－科研方法

1．抓住科研灵感

科研灵感像雷电一样，一闪即逝，临床、学习、写文章、听报告，甚至休闲中，随时都可迸发科研火花，应随时记录，“趁热”落实。缺乏钻劲和挤劲，有想法，不落实，想到了别人前面，走到了别人后边。

2．大胆假设验证

西药非甾体类抗炎药具有发汗止痛、抗炎作用，运用象思维，发汗中药也可起到止痛、抗炎作用？用汗法代表方麻黄汤治疗类风湿关节炎，收到较好疗效，并解决西药胃肠道反应问题。查阅资料发现有肌肉是代谢器官说法，设想通过发汗，促进肌肉不良代谢产物由皮肤排除，提出汗法养颜、汗法健身、汗法益寿假设，指导学生深入研究，弥补泻下法排毒养颜的不足。

3．充分查阅资料

查阅资料是科研开始的最基本过程：

①科研灵感－查阅资料－掌握动态－合理设计；

②发现问题－寻找答案－答案不理想－自己寻找解决问题的方法。

4．严谨前瞻设计

科研最重要的是注重细节，选题得当，立题新颖，具有先进性和实用性，不做过高要求，在疗效、价格、毒副反应、方法等方面有一点值得称道的地方即可；观察例数满足统计学要求，过多过少都不好；有明确诊断、疗效判定和纳入排除标准；合理分组；符合伦理要求；选择正确的统计分析处理方法等。

（马玉琛）

第三篇

经验集萃

马玉琛教授在从事中医药临床工作的四十余年中，刻苦钻研《内经》《伤寒论》《金匮要略》《脾胃论》《老子》等古代经典著作，深刻领悟精髓，应用于临床实践。坚持在一线门诊和病房查房，指导博士和硕士研究生、学术传承人及其他跟师人员临证学习和治疗。恪守中医理论，结合临床实践，提出独特的思想、理论或观点，创立治疗风湿病等内科疾病系列方法和方药，治疗常见病、多发病、疑难病，尤其是风湿、消化系统疾病取得了显著效果，积累了丰富临床经验。对一些代表性理论、治法方药临床应用同时，进行了临床科研观察和动物实验研究，不但有效地为患者解除了病痛，而且促进了医教研的开展，验证了所提出的理论。现将亲自或指导学生对儿个病种的遣药组方、治疗方法、总结体会，按临床应用和理论研究顺序分别叙述，对自己和所带研究生、学术继承人整理的一些临证方法和体会，以医案医话的形式，选择介绍。

第十四章 “崇阳”理论临床应用和机制研究

重阳理论认为，阴阳二气是人体的基本构成和活动元素，阳气始终占据主导地位。阳气是生命产生和活动的最原本动力，是调节机体内外平衡的最重要因素，是抵御和祛除病邪的最有力武器，维护阳气是治疗疾病的根本法则，在《内经》中得到了充分体现，又得到历代医家的传承和发展。崇尚重阳理论，指导临床治疗多种疾病，都收到良好效果。

第一节　升麻鳖甲汤联合羟氯喹等治疗系统性红斑狼疮

一、材料与方法

1. 科研设计

采用随机对照试验研究。

2. 伦理审查

严格遵循“赫尔辛基宣言”和中国有关临床试验研究法规，确保受试者权益和安全，知情同意，签署知情同意书，获取知情同意书的过程符合药品临床试验管理规范（good clinical practice，GCP）的要求。

3. 随机分组

纳入样本随机编码，随机分配到治疗组和对照组中。

4. 诊断标准

（1）西医诊断

参照 2009 年 SLE 国际协作组（systemic lupus international collaborating clinics，SLICC）分类标准。

SLE 活动性：参照 SLEDAI（systemic lupus erythematosus disease activity index）。

（2）辨证分型

参照 2002 年国家卫生部《中药新药临床研究指导原则》中 SLE 中医辨证标准。

5. 纳入标准

①符合中度活动型 SLE 诊断标准；活动期（5 分≤ SLEDAI 积分≤ 14 分）；

②当前起始糖皮质激素（甲泼尼龙）用量为 1 mg/（kg · d）；

③年龄 16 ~ 65 岁；

④无严重重要脏器受累；

⑤知情同意，签署知情同意书。

6. 排除标准

①重度活动型、长期静止型 SLE；

②重叠其他风湿病者；

③合并心血管、肝、肾、脑和造血系统等严重原发性疾病者；

④妊娠或哺乳期妇女、精神病患者等；

⑤已知对本药组成成分过敏者。

7. 退出标准

①不符合纳入条件，纳入错误 / 未按规定实施干预措施；

②擅自服用其他可能影响疗效的药物；

③资料不全，无法判定疗效或安全性；

④过敏反应或严重不良事件。

8. 不良事件

每天填写不良反应记录表，如治疗过程中出现发热、恶心、呕吐、腹痛、腹泻、皮疹等不良反应，记录发生时间、持续时间、处理措施及转归，同时定期监测患者身体各项相关指标。

9. 治疗方法

连续治疗 3 个月为 1 疗程。均西医一般治疗及对症处理，包括保护胃黏膜、补钙、抗感染；伴发高血压、糖尿病者给予控制血压和降糖处理。

（1）对照组

硫酸羟氯喹 200 mg，2 次 /d，口服。甲泼尼龙初起量 1 mg/（kg · d），病情稳定 1 ～ 2 周后根据病情及激素减量法减量：每日甲泼尼龙 40 mg 者，每周减 4 mg；减至 40 ～ 24 mg/d 时，每 10 天减 4 mg；减至 24 ～ 16 mg/d 时，每 10 天减 2 mg；减至 16 ～ 8 mg/d 时，每 2 周减 2 mg；减至 8 ～ 4 mg/d 时，每 3 周减 2 mg；同时监测患者食欲及各项指标，如一切良好者减至 4 mg/d，服 1 天停 1 天（隔日 4 mg/d）。

（2）治疗组

升麻鳖甲汤加减：升麻、鳖甲各 10 g，当归 12 g，黄芪 20 g，桂枝 10 g，制川乌 3 g，独活 12 g，防风 10 g，制白附子、僵蚕各 6 g，川芎、赤芍、甘草各 10 g。阴寒加制附片 6 g，干姜 10 g；阳热加蜀椒 6 g，雄黄粉冲服 0.02 g，百合 20 g，知母 12 g，面部红斑加葛根 12 g，蝉蜕 10 g。

用法：水煎至 400 mL，每日 1 剂，分 2 次服。

西药治疗同对照组。

10. 观测指标

（1）中医证候积分及实验室检测

血、尿、便常规，肝功能、肌酐、尿素氮、心电图等。

ESR 采用魏氏法检测（正常值：男性≤ 20 mm/h，女性≤ 25 mm/h）；

CRP 采用免疫比浊法检测（正常值：＜ 10 mg/L）；

24 h 尿蛋白定量（正常值：0 ～ 0.14 g/24 h）；

WBC ［正常值：（3.5 ～ 9.5）$\times 10^9$/L］、补体 C3（正常值：0.78 ～ 2.1 g/L）、

补体 C4（0.17 ～ 0.48g/L）、CD_3^+ T 细胞（1072 ～ 5010/μL）、CD_4^+ T 细胞（562 ～ 3908/μL）。

激素用量积分：1 mg 甲泼尼龙 0.25 分，每片 4 mg 甲泼尼龙片 1 分，每日用药总剂量计算。停用激素计 0 分。

（2）不良反应

11. 疗效判定

（1）临床疗效

显效：主症好转，主要化验指标基本正常；

有效：主要症状改善，主要化验指标下降；

无效：未达到有效标准。

（2）SLE 活动性

参照：SLEDAI（systemic lupus erythematosus disease activity index）。

（3）中医证候积分疗效

参照《中药新药临床研究指导原则》。

12. 统计分析

采用 SPSS 17.0 统计分析软件。计量资料数据以（$\bar{x} \pm s$）表示，两组间比较及治疗前后比较，符合正态分布采用 t 检验，不符合正态分布采用非参数检验；Wilcoxon 等级资料两样本比较 u 检验。计数资料以频数（构成比）表示，卡方检验。$P < 0.05$ 为差异显著。

二、结果

1. 基线资料

纳入样本 94 例均系解放军第 82 集团军医院（原解放军 252 医院）肾内科、风湿科 2013 年 12 月至 2016 年 12 月住院和门诊 SLE 患者，两组人口学资料及临床特征具有均衡性（$P > 0.05$），见表 14–1。

表 14–1　两组人口学资料及临床特征（$\bar{x} \pm s$）

组别	n	男 / 女	年龄	平均年龄	病程 / 月	平均病程 / 月
治疗组	47	2/45	17 ～ 51	35.46 ± 12.26	10 ～ 42	22.08 ± 2.15
对照组	47	3/44	18 ～ 56	65.42 ± 14.43	9 ～ 44	23.14 ± 2.48
组间比较	$P > 0.05$			$P > 0.05$	$P > 0.05$	

2. 退出病例

治疗过程中治疗组有 1 例未遵从本方案服药。

3. 脱落病例

连续治疗 3 个月（1 个疗程），治疗组 2 例脱落，对照组 4 例脱落，最终完成治疗观察的患者共 87 例。

4. 临床疗效

连续治疗 3 个月（12 周，1 个疗程），治疗组疗效优于对照组（$P < 0.05$），见表 14–2。

表 14–2　两组治疗 4 周、12 周临床疗效

组别	n	治疗 4 周				治疗 12 周				
		显效	有效	无效	总有效率	显效	有效	无效	总有效率	组间比较
治疗组	44	11	23	10	77.2%	18	22	4	90.9%	$u > 1.96$
对照组	43	9	22	12	72.1%	11	24	8	81.3%	$P < 0.05$

5. 中医证候疗效

治疗 4 周、12 周，中医证候疗效治疗组总有效率分别为 75.0%、90.9%，对照组总有效率分别为 72.1%、81.3%, 治疗 12 周总有效率治疗组优于对照组（$P < 0.05$），见表 14-3。

表 14-3　两组治疗 4 周、12 周中医证候积分疗效

组别	n	治疗 4 周				治疗 12 周				
		显效	有效	无效	总有效率	显效	有效	无效	总有效率	组间比较
治疗组	44	9	24	11	75.0%	16	24	4	90.9%	$P < 0.05$
对照组	43	6	22	15	65.1%	10	22	11	74.4%	

6. 中医证候积分

治疗 4 周、12 周，两组中医证候积分均明显降低（$P < 0.05$，$P < 0.01$）；治疗组降低大于低于对照组（$P < 0.05$，$P < 0.01$），见表 14-4。

表 14-4　两组中医证候积分变化（$\bar{x} \pm s$）

组别	n	治疗前	治疗 4 周	组内前后比较	治疗 12 周	组内前后比较
治疗组	44	30.32 ± 7.68	21.32 ± 4.39	$P < 0.01$	11.328 ± 2.68	$P < 0.01$
对照组	43	31.32 ± 5.15	24.32 ± 3.60	$P < 0.01$	17.32 ± 4.35	$P < 0.01$
组间比较		$P > 0.05$	$P < 0.05$		$P < 0.01$	

7.SLEDAI 积分

治疗 4 周、12 周，SLEDAI 积分两组均明显降低（$P < 0.05$，$P < 0.01$），治疗组降低大于对照组（$P < 0.05$，$P < 0.01$），见表 14-5。

表 14-5　两组 SLEDAI 积分变化（$\bar{x} \pm s$）

组别	n	治疗前	治疗 4 周	组内前后比较	治疗 12 周	组内前后比较
治疗组	44	12.07 ± 3.26	8.45 ± 2.33	$P < 0.01$	5.34 ± 2.56	$P < 0.01$
对照组	43	11.93 ± 2.34	9.39 ± 1.92	$P < 0.01$	7.69 ± 1.76	$P < 0.01$
组间比较		$P > 0.05$	$P < 0.05$		$P < 0.01$	

8. 激素积分

治疗 2、4、8、12 周， 激素积分两组均明显降低（$P < 0.05$，$P < 0.01$），治疗组优于对照组（$P < 0.05$，$P < 0.01$）, 见表 14-6, 表 14-7。

表 14-6　两组 SLEDAI 积分变化　（$\bar{x} \pm s$）

组别	n	治疗前	治疗 2 周	组内前后比较	治疗 4 周	组内前后比较
治疗组	44	8.79 ± 1.53	7.22 ± 1.67	$P < 0.05$	6.28 ± 1.03	$P < 0.01$
对照组	43	8.81 ± 1.48	7.31 ± 1.32	$P < 0.05$	6.39 ± 1.25	$P < 0.01$
组间比较		$P > 0.05$	$P < 0.05$		$P < 0.05$	

表 14-7　两组 SLEDAI 积分变化　（$\bar{x} \pm s$）

组别	n	治疗前	治疗 8 周	组内前后比较	治疗 12 周	组内前后比较
治疗组	44	8.79 ± 1.53	4.81 ± 1.13	$P < 0.01$	3.82 ± 1.05	$P < 0.01$
对照组	43	8.81 ± 1.48	5.71 ± 1.63	$P < 0.01$	4.94 ± 1.43	$P < 0.01$
组间比较		$P > 0.05$	$P < 0.05$		$P < 0.05$	

9. 生化指标

治疗前生化指标两组均无明显差异（$P > 0.05$）。

治疗 4 周，WBC、补体 C4、ESR、CRP、24 h 尿蛋白定量两组均明显降低（$P < 0.05$，$P < 0.01$），对照组无显著变化（$P > 0.05$）；补体 C3 治疗组明显降低（$P < 0.05$），对照组无显著变化（$P > 0.05$），见表 14-8。

治疗 12 周，WBC、补体 C3、补体 C4、ESR、CRP、24 h 尿蛋白定量、CD_3^+ T 细胞、CD_4^+ T 细胞两组均明显降低（$P < 0.05$，$P < 0.01$），补体 C3、补体 C4、24 h 尿蛋白定量、CD_3^+ T 细胞、CD_4^+ T 细胞治疗组改善优于对照组（$P < 0.05$，$P < 0.01$），见表 14-8。

表 14-8　两组生化指标变化　（$\bar{x} \pm s$）

（WBC、补体 C3、补体 C4、ESR、CRP、24h 尿蛋白定量、CD_3^+ T 细胞、CD_4^+ T 细胞）

项目	组别	n	治疗前	治疗 4 周	组内对照	组间对照	治疗 12 周	组内对照	组间对照
WBC	治疗组	44	3.09 ± 0.82	5.75 ± 0.82	$P < 0.05$	$P > 0.05$	6.77 ± 0.95	$P < 0.01$	$P > 0.05$
	对照组	43	3.11 ± 0.94	4.14 ± 1.19	$P < 0.05$		6.61 ± 1.29	$P < 0.01$	
补体 C3	治疗组	44	0.47 ± 0.36	0.64 ± 0.48	$P < 0.05$	$P < 0.05$	1.04 ± 0.56	$P < 0.01$	$P < 0.01$
	对照组	43	0.42 ± 0.32	0.51 ± 0.37	$P > 0.05$		0.72 ± 0.52	$P < 0.05$	
补体 C4	治疗组	44	0.08 ± 0.02	0.14 ± 0.03	$P < 0.01$	$P > 0.05$	0.31 ± 0.05	$P < 0.01$	$P < 0.05$
	对照组	43	0.09 ± 0.01	0.13 ± 0.04	$P < 0.05$		0.23 ± 0.07	$P < 0.05$	
ESR	治疗组	44	49.36 ± 12.48	31.33 ± 9.52	$P < 0.01$	$P > 0.05$	15.84 ± 5.52	$P < 0.01$	$P > 0.05$
	对照组	43	48.77 ± 12.78	32.57 ± 8.81	$P < 0.01$		16.33 ± 6.82	$P < 0.01$	
CRP	治疗组	44	38.12 ± 6.71	26.01 ± 2.21	$P < 0.01$	$P > 0.05$	9.12 ± 2.21	$P < 0.01$	$P > 0.05$
	对照组	43	39.42 ± 5.63	25.82 ± 5.71	$P < 0.01$		8.91 ± 3.92	$P < 0.01$	
尿蛋白定量	治疗组	44	1.21 ± 0.71	0.42 ± 0.31	$P < 0.05$	$P > 0.05$	0.16 ± 0.10	$P < 0.01$	$P < 0.05$
	对照组	43	1.15 ± 0.61	0.56 ± 0.58	$P < 0.05$		0.34 ± 0.15	$P < 0.01$	
CD_3^+ T 细胞	治疗组	44	1015 ± 235	1614 ± 352	$P > 0.05$	$P > 0.05$	2733 ± 398	$P < 0.05$	$P < 0.05$
	对照组	43	1098 ± 266	1596 ± 387	$P > 0.05$		2039 ± 401	$P < 0.05$	
CD_4^+ T 细胞	治疗组	44	434 ± 121	883 ± 106	$P < 0.05$	$P > 0.05$	1814 ± 185	$P < 0.01$	$P < 0.05$
	对照组	43	427 ± 112	636 ± 152	$P > 0.05$		1245 ± 174	$P < 0.05$	

10. 不良反应

两组不良反应见表 14-9。

表 14-9　两组肝肾功能异常及胃肠道反应

组别	n	肝功能异常	肾功能异常	胃肠道反应
治疗组	44	2	0	2
对照组	43	5	0	6

三、讨论

马玉琛教授善于风湿病和中医内科疾病诊治研究，以“阳为生长之主”（崇阳）、“痰为浊肿之身”（痰毒）、“经为痹病之源”（经痹）、“病为三维之体”（三维）等学术理论或观点，及“痰毒并治”“扶正重阳”“祛邪护阳”等治法和相关系列方药治疗常见、难治性风湿性疾病都取得了良好效果。

1. 中医理论依据

马玉琛教授根据《金匮要略·百合狐惑阴阳毒病脉证治篇》“阳毒之为病，面赤斑斑如锦文，咽喉痛，唾脓血”“阴毒之为病，面目青，身痛如被杖，咽喉痛”等论述，认为阴阳毒属痹病是毫无疑义的。按《内经·痹论》，痹病按病位分类，包括五体痹、脏腑痹（五脏痹和六腑痹），五体痹是对风湿病肢体损害的概括，脏腑痹是对风湿病脊柱和内脏损伤的概括。阴阳毒阳毒按病性应属于痹病的风湿热痹；按部位，皮肤损伤症状明显，符合五体痹的皮痹，又有脏腑（心、脾痹）表现，达到脏腑辨证（心、脾）证型标准，应属皮痹（五体痹）与心、脾痹（脏腑痹）合痹。阴阳毒阴毒按病性应属痹病风寒湿痹；按病位，主要有肌肉和关节症状，兼有心脏病变表现，达到脏腑辨证（心）证型标准，可认为是肌、骨痹（五体痹）与心痹（脏腑痹）合痹。

马玉琛教授还认为，阴阳毒很类似SLE关节、肌肉疼痛（身痛如被杖），蝶形或环形红斑（面赤斑斑如锦文），急性或慢性上呼吸道感染（咽痛），伴或不伴有肺部病变（唾脓血）、血象异常如白细胞减少、贫血（面目青）等。因此，SLE的中医名称可冠以阴阳毒，辨证分型为寒者属阴毒，为热者属阳毒，治疗可参考阴阳毒。

《金匮要略》以升麻鳖甲汤去雄黄、蜀椒治疗阴毒。我们以升麻鳖甲汤方加减治疗SLE阳热证。该方以升麻鳖甲汤为基础方，去雄黄，加制川乌、独活、防风、制白附子、僵蚕，以祛寒、除湿、疏风、散结，并增加该方解毒的功能；加葛根、蝉蜕、赤芍助升麻发散瘀结于皮肤之热毒；百合、知母助当归、鳖甲滋阴、凉血、补血、养心，可“壮水之主，以制阳光”，达到清内热而不伤阳气的效果；加黄芪辅升麻、甘草、蜀椒调理脾胃，增加补气、生肌、运化、升清作用。以升麻鳖甲去雄黄、蜀椒方为基础进行加减，治疗SLE阴寒证。该方以升麻鳖甲汤去雄黄、蜀椒方为基础方，加制川乌、独活、防风以祛寒、除湿、疏风；加杜仲、仙灵脾、桂枝、川芎，补肝肾，强筋骨，解肌通阳，活血祛瘀；加黄芪助升麻、甘草补气升阳之作用；当归、鳖甲，补血养阴，调理心脏之痹，制心火上炎；病邪痹阻，可造成痰积、毒蕴，加制白附子、僵蚕化解之。

对 SLE 阳热证，不用大苦大寒之品，保护体内阳气（符合《素问》的重阳思想）。选用辛热之蜀椒可“逐骨节皮肤死肌”，“疗喉痹，吐逆，疝瘕，去老血”及“开腠理，通血脉”。蜀椒配甘草辛甘之化可温补脾阳，配升麻升举阳气可透热解表（后世李东垣甘温除热法与之相符）。不但可治疗阳毒“唾脓血”，也有利于阳毒皮肤、咽喉症状缓解。对 SLE 阴寒证不用附子等辛甘大热之品，防火旺耗伤心血。阴毒没有脾痹表现，故不用温补中焦之蜀椒。

2. 现代药理学

现代药理研究发现升麻有解毒、抗炎、解热、镇痛、抗溃疡、抑制核苷转运、抗变态反应、降血脂等作用。当归具有提高免疫抗病力：有促进特异性免疫和非特异性免疫、增强超敏反应性，促进胸腺细胞增生、提高巨噬细胞的能力、提高单核巨噬细胞系统的吞噬功能、防止外周血白细胞下降、激活淋巴细胞、提高脾脏自然杀伤细胞的活性、促进脾淋巴细胞增生、提高淋巴 T 细胞（E- 花环细胞）形成率、激活补体系统、刺激机体产生抗体、促进巨噬细胞产生一氧化氮及白介素 -1 等功效。鳖甲的免疫调节作用，张连富等发现鳖多糖能显著提高小鼠空斑形成细胞的溶血能力，促进溶血素抗体生成，并增强小鼠迟发性超敏反应。张大旭等研究证明鳖甲提取物能显著提高小鼠细胞免疫功能，提高机体对负荷的适应性。杨珺等发现中华鳖甲超微细粉能提高 NK 细胞活性率、小鼠溶血素抗体积数水平，并能提高小鼠巨噬细胞的吞噬功能，提示鳖甲超微细粉具有免疫调节作用。升麻鳖甲汤及激素均可对 MRL/lpr 小鼠血清 Th1 类细胞因子（包括 IL-12、IFN-γ）水平无显著影响，但均能显著降低血清 Th2 类细胞因子（包括 IL-10、IL-4）水平，显著提高 MRL/lpr 小鼠 IFN-γ/IL-4 比值，两者结合应用还可显著提高小鼠 IL-12/IL-10 的比值，并且能减轻肾脏组织炎性病理反应，解释了升麻鳖甲汤对 Th1/Th2 细胞因子失衡的调节作用可能是改善 SLE 病情的作用机制。

3. 临床疗效

以重阳思想为理论指导升麻鳖甲汤是治疗 SLE 的有效方法。本研究 94 例随机分 2 组，均应用激素治疗，对照组硫酸羟氯喹 0.2 g，2 次 /d；治疗组加升麻鳖甲汤。

治疗 12 周综合疗效，有效率治疗组 90.9% 优于对照组 81.3%（$P < 0.05$）。治疗 4 周、12 周，中医证候疗效治疗组总有效率分别为 75.0%、90.9%，对照组总有效率分别为

72.1%、81.3%,治疗12周中医证候疗效总有效率治疗组优于对照组（$P<0.05$）。治疗4周、12周，两组中医证候积分均明显降低（$P<0.05$，$P<0.01$）；治疗组降低大于低于对照组（$P<0.05$，$P<0.01$）。治疗4周、12周，SLEDAI积分两组均明显降低（$P<0.05$，$P<0.01$），治疗组降低大于对照组（$P<0.05$，$P<0.01$）。治疗2、4、8、12周，激素积分两组均明显降低（$P<0.05$，$P<0.01$），治疗组优于对照组（$P<0.05$，$P<0.01$）。

治疗4周，WBC、补体C4、ESR、CRP、24 h尿蛋白定量两组均明显降低（$P<0.05$，$P<0.01$），对照组无显著变化（$P>0.05$）；补体C3治疗组明显降低（$P<0.05$），对照组无显著变化（$P>0.05$）。

治疗12周，WBC、补体C3、补体C4、ESR、CRP、24h尿蛋白定量、CD_3^+ T细胞、CD_4^+ T细胞两组均明显降低（$P<0.05$，$P<0.01$），补体C3、补体C4、24 h尿蛋白定量、CD_3^+ T细胞、CD_4^+ T细胞治疗组改善优于对照组（$P<0.05$，$P<0.01$）。

两组均有肝肾功能异常及胃肠道反应等不良反应,治疗组不良反应发生率低于对照组。

综上所述，以重阳理论为指导治疗SLE体现辨病与辨证结合原则，取得了良好疗效。把马玉琛教授经验方理论化、系统化，归根于中医理论，更广阔地应用、指导临床，为更多SLE患者减轻病痛。

四、结语

根据SLE临床表现，归属“阴阳毒”范畴。本研究以马玉琛教授重阳理论为指导，升麻鳖甲汤加减治疗系统性红斑狼疮活动期，能有效控制SLE进展、改善临床症状，减少激素等药物毒副反应，促进SLT活动期ESR、CRP等升高的指标降低并接近正常值。

1.SLE-阴阳毒-痹病

根据SLE临床表现、组织学特征、国内外研究动态,结合临床实践,理解领会《素问·痹论》《金匮要略》的精髓，总结出SLE类似于阴阳毒，亦属痹病。

SLE临床表现、组织学特征具有痹证特点，阴毒属风寒湿痹，阳毒属风湿热痹。

2.祛邪+维护阳气

温补或维护阳气，尤其五脏之气的重阳思想根据《素问·痹论》的病因病机理论，提出在祛除病邪的同时，注重温补或维护阳气，尤其五脏之气的重阳思想。

3. 升麻鳖甲汤

阴寒证者以升麻鳖甲汤去雄黄、蜀椒方为基础方，加制川乌、独活、防风、杜仲、仙灵脾、桂枝、川芎、黄芪、白附子、僵蚕；阳热证者以升麻鳖甲汤为基础方，去雄黄，加制川乌、独活、防风、制白附子、僵蚕、葛根、蝉蜕、赤芍、百合、知母、黄芪。对 SLE 中度活动患者进行临床研究，为 SLE 的中医药治疗提供新法新方。

（赵志勇）

第二节　桂枝芍药知母汤联合羟氯喹治疗干燥综合征

一、材料与方法

1. 科研设计

采用随机对照试验研究。

2. 伦理审查

严格遵循“赫尔辛基宣言”和中国有关临床试验研究法规，确保受试者权益和安全，知情同意，签署知情同意书，获取知情同意书的过程符合药品临床试验管理规范（good clinical practice，GCP）的要求。

3. 随机分组

纳入样本随机编码，随机分两组，各 35 例。

4. 诊断标准

（1）西医诊断

参照 2002 年 SS 国际分类（诊断）标准。

（2）辨证分型

参照《中药新药临床研究指导原则》（中华人民共和国卫生部制定发布，2002 年）诊断标准：

①阳虚证。主症：腰膝酸软，性欲减退，畏寒肢冷。次症：精神萎靡，夜尿频多，

下肢浮肿，动则气促，发槁齿摇，舌质淡苔白，脉沉迟，尺无力。诊断：具备以上主症2项、次症2项，即可确诊。

②阴虚证。主症：五心烦热，咽燥口干，舌红或少苔、无苔。次症：午后颧红，便结而尿赤，盗汗，脉细数。诊断：具备主症2项、次症1项即可诊断。

③气虚证。主症：气短，乏力，神疲，脉虚。次症：自汗，懒言，舌淡。诊断：具备主症2项、次症1项即可诊断。

④血瘀证。主症：刺痛，痛有定处、拒按；机体脉络瘀血，如口唇紫暗、齿龈青紫、爪甲色暗等，或见腹部青筋满布；皮下散在瘀斑，或存离经之血，或症瘕积聚；舌紫暗，有瘀点、瘀斑，舌下脉络青紫、黯淡且粗胀；脉涩滞，或弦涩。次症：皮肤干燥，甚至肌肤甲错，可见一侧肢体麻木或偏瘫；健忘、癫狂，或局部感觉障碍；既往或伴有外伤史，或手术史等。具备主症2项或主症1项、次症2项可诊断。

5. 纳入标准

①符合SS西医诊断；

②符合阳虚证辨证标准；

③年龄18 ~ 75岁；

④无严重重要脏器受累；

⑤知情同意，签署知情同意。

6. 排除标准

①严重多脏器损害，如类风湿关节炎按关节功能分Ⅳ级，症状轻重分级重度以上，红斑狼疮活动期及结节病患者；

②长期服用治疗SS药物；

③合并心血管、肝、肾、脑和造血系统等严重原发性疾病；

④妊娠或哺乳期妇女、精神病患者等，残疾患者（盲、聋、哑、智力障碍、肢体残疾）；

⑤怀疑或确有酒精、药物滥用病史；

⑥正在参加其他药物临床试验。

7. 退出标准

①不符合纳入条件，纳入错误/未按规定实施干预措施；

②擅自服用其他可能影响疗效的药物；

③资料不全，无法判定疗效或安全性；

④过敏反应或严重不良事件。

8. 不良事件

每天填写不良反应记录表，如治疗过程中出现发热、恶心、呕吐、腹痛、腹泻、皮疹等不良反应，记录发生时间、持续时间、处理措施及转归，同时定期监测患者身体各项相关指标。

9. 治疗方法

连续治疗 3 个月为 1 疗程。

（1）对照组

硫酸羟氯喹（上海中西药业股份有限公司生产，商品名“纷乐”）200 mg，1 次 /d，口服。甲泼尼龙初起量 1 mg/（kg · d），病情稳定 1 ~ 2 周后根据病情及激素减量法减量：每日甲泼尼龙 40 mg 者，每周减 4 mg；减至 40 ~ 24 mg/d 时，每 10 天减 4 mg；减至 24 ~ 16 mg/d 时，每 10 天减 2 mg；减至 16 ~ 8 mg/d 时，每 2 周减 2 mg；减至 8 ~ 4 mg/d 时，每 3 周减 2 mg；同时监测患者食欲及各项指标，如一切良好者减至 4 mg/d，服 1 天停 1 天（隔日 4 mg/d）。

（2）治疗组

《金匮要略》桂枝芍药知母汤加减：附片 9 g，桂枝 12 g，生姜、白术、甘草各 9 g，知母 12 g，白芍、麻黄、防风各 9 g。兼阴虚加生地黄、黄精量；兼气虚加黄芪；兼血瘀加红花、土鳖虫。用法：水煎至 400 mL，每日 1 剂，分 2 次服。

西药治疗同对照组。

10. 观测指标

ESR、CRP、Schirmer 试验、静态唾液流速率、免疫球蛋白（IgA、IgG、IgM）。

安全性指标：血常规（WBC、Hb、PLT）、肝功（ALT、AST）、肾功（BUN、Scr）、心电图、眼底检查。

（1）中医证候积分及实验室检测

（2）不良反应

11. 疗效判定

治疗 3 个月（1 疗程）判定疗效。

（1）中医疗效

参照2002年《中药新药临床研究指导原则》《干燥综合征中医症状评定表》《中医阳虚证量化积分表》，尼莫地平法计算疗效指数。

计算公式：疗效指数=［（治疗前评分—治疗后评分）/治疗前评分］×100%。

临床痊愈：疗效指数≥80%。

显效：50%≤疗效指数<80%。

有效：30%≤疗效指数<50%。

无效：疗效指数<30%。

（2）活动性评分

参照2009年欧洲风湿病联盟（EULAR）SS评估指数（ESSDAI）。

12. 统计分析

使用SPSS 16.0进行统计分析，计量资料采用均数 ± 标准差（$\bar{x}\pm s$）表示，两组间比较及治疗前后比较，符合正态分布者，治疗前后比较采用配对t检验，组间比较（要进行方差齐性检验，以0.05作为检验水准）采用两独立样本的t检验，不符合正态分布或方差不齐者，用秩和检验。率的比较选用四格表χ^2检验。以$P<0.05$为差异显著。

二、结果

1. 基线资料

纳入样本70例均系解放军第82集团军医院（原解放军252医院）中医科2014年1月至2015年12月住院和门诊SS患者，两组人口学资料及临床特征具有均衡性（$P>0.05$），见表14-10。

表14-10 两组人口学资料及临床特征 （$\bar{x}\pm s$）

组别	n	平均年龄/岁	平均病程/年
治疗组	35	49.70 ± 7.31	5.11 ± 2.39
对照组	32	50.07 ± 6.41	4.60 ± 2.55
组间比较		t=0.219	t=0.845
P		0.827 > 0.05	0.401 > 0.05

2. 退出病例

治疗 3 个月（1 疗程），对照组 1 例患者换服他药。

3. 脱落病例

两组对照组 2 例脱落。

总例数为 67 例，其中治疗组 35 例，对照组 32 例。

4. 临床疗效

治疗 3 个月（1 个疗程），治疗组疗效优于对照组（$P < 0.05$），见表 14–11。

表 14–11 两组临床疗效

组别	n	临床痊愈	显效	有效	无效	总有效率 /%	组间比较
治疗组	35	0	14	17	4	88.57	χ^2=6.567
对照组	32	0	6	13	13	59.37	P=0.014 < 0.05

5. 中医证候积分

治疗 3 个月（1 个疗程），两组中医证候积分均明显降低（$P < 0.01$）；治疗组降低大于低于对照组（$P < 0.01$），见表 14–12。

表 14–12 两组中医症状积分变化 （$\bar{x} \pm s$）

组别	n	治疗前	治疗后	组间比较	P 值
治疗组	35	18.40 ± 3.48	12.97 ± 2.09	t=7.469	P=0.000 < 0.01
对照组	32	18.26 ± 4.22	14.44 ± 2.29	t=4.544	P=0.000 < 0.01
组间比较		t=0.149	t=2.747		
P 值		0.882 > 0.05	0.007 < 0.01		

6. 口干积分

治疗 3 个月（1 个疗程），口干积分两组均明显降低（$P < 0.01$），治疗组降低大于对照组（$P < 0.01$），见表 14–13。

表 14-13　两组口干积分变化　（$\bar{x} \pm s$）

组别	n	治疗前	治疗 12 周	组内前后比较
治疗组	35	4.44 ± 1.40	1.19 ± 1.15	$P < 0.01$
对照组	32	4.67 ± 1.24	2.60 ± 1.34	$P < 0.01$
组间比较		$P > 0.05$	$P < 0.01$	

7.ESSDAI 积分

治疗 3 个月（1 个疗程），ESSDAI 积分两组均明显降低（$P < 0.01$），治疗组优于对照组（$P < 0.01$），见表 14-14。

表 14-14　两组 ESSDAI 积分变化　（$\bar{x} \pm s$）

组别	n	治疗前	治疗后	组间比较	P
治疗组	35	6.93 ± 1.95	3.23 ± 0.97	t=10.047	0.00
对照组	32	6.48 ± 1.53	4.26 ± 0.81	t=7.254	0.00
组间比较		t=1.044	t=10.152		
P		0.300	0.00		

8. 生化指标

治疗前生化指标两组均无明显差异（$P > 0.05$）。

治疗 3 个月（1 个疗程），生化指标两组均明显改善低（$P < 0.01$），IgA、IgM 治组间无明显差异（$P > 0.05$），其余指标治疗组改善均优于对照组（$P < 0.01$），见表 14-15）。

表 14-15　两组各实验室指标变化　（$\bar{x} \pm s$）

项目	组别	n	治疗前	治疗后	组内比较	组间比较
静态唾液流速率	治疗组	35	0.41 ± 0.21	0.68 ± 0.16	$P < 0.01$	$P < 0.01$
（ml · 15min^{-1}）	对照组	32	0.39 ± 0.17	0.52 ± 0.18	$P < 0.01$	
Schiriner 试验	治疗组	35	2.41 ± 0.84	5.59 ± 0.77	$P < 0.01$	$P < 0.01$
（mm · 5min^{-1}）	对照组	32	2.51 ± 0.75	4.28 ± 0.69	$P < 0.01$	

ESR（mm·h^{-1}）	治疗组	35	52.59 ± 11.37	26.48 ± 13.49	$P < 0.01$	$P < 0.01$
	对照组	32	50.48 ± 11.06	35.18 ± 10.76	$P < 0.01$	
CRP（mg·L^{-1}）	治疗组	35	24.22 ± 9.49	9.85 ± 3.41	$P < 0.01$	$P < 0.01$
	对照组	32	25.43 ± 8.85	15.83 ± 6.37	$P < 0.01$	
IgM（g·L^{-1}）	治疗组	35	1.70 ± 0.24	1.09 ± 0.21	$P < 0.01$	$P > 0.05$
	对照组	32	1.69 ± 0.25	1.22 ± 0.24	$P < 0.01$	
IgG（g·L^{-1}）	治疗组	35	19.44 ± 2.59	12.41 ± 2.49	$P < 0.01$	$P < 0.01$
	对照组	32	18.74 ± 2.87	14.89 ± 3.07	$P < 0.01$	
IgA（g·L^{-1}）	治疗组	35	3.53 ± 0.41	2.38 ± 0.49	$P < 0.01$	$P > 0.05$
	对照组	32	3.54 ± 0.43	2.69 ± 0.47	$P < 0.01$	

9. 不良反应

治疗 3 个月（1 个疗程），对照组 3 例出现视物模糊，考虑与羟氯喹不良反应有关，对症处理后症状缓解，未进一步加重；治疗组 1 例出现腹胀，对症处理，症状消失，遂继续用药，其余患者均未见不良反应，见表 14–16。

表 14–16　两组不良反应视物模糊及腹胀

组别	n	视物模糊	腹胀
治疗组	44	0	1
对照组	43	3	0

三、讨论

1. 病因

SS 的口干、口渴、咽干、眼干等症状，常与甲亢、糖尿病不同，后者多见阴虚火旺表现，本病多见畏寒、肢冷、舌淡、脉沉等阳虚表现和关节肌肉疼痛等风湿病表现，应归属“痹病”范畴。《素问·痹论》曰：“风寒湿三气杂至，合而为痹也。”《灵枢·百病始生》曰：“风雨寒热不得虚，而邪不能独伤人。”说明本病的发生当以“正虚”为基本条件，“风寒湿”等外邪侵袭人体而引发。《素问·生气通天论》云：“阳气者，若天与日，失其所，则折寿而不彰”“阳因而上，卫外者也”。故阳气是保护机体、防御外邪的根本因素。

（1）先天禀赋不足

现代研究SS发病有遗传倾向：SS患者血清中HLA-138、HLA-DR3、DRB30101（DRw52）、DQA10501等基因较正常人明显增加。本病内在病理基础为先天禀赋不足。有研究显示肾阳虚与HLA-DQA1、HLA-DRB4基因表达异常有关，从基因学角度表明两者存在关联。孕妇体质阳虚，或孕育期间过用苦寒药物，或胎孕期间嗜食寒凉生冷之物，导致胎儿阳虚体质。正如张介宾所言，“盖凡今之胎妇，气实者少，气虚者多，气虚则阳虚，而再用黄芩……阴损胎元，暗残母气。”女性多属阴盛阳虚体质，宋代朱肱在《类证活人书·卷第二》中说：“女子阴盛而阳微。”现代研究也证实了这点：一项体质学调查显示女子与男子相比，以虚弱、偏颇、失调、精血不足等虚弱体质为主。绝经前后女性多阳气虚衰，孙思邈在《千金翼方》中说：“人年五十以上，阳气日衰，损与日至。”患者体质阳虚，发为本病亦属阳虚证。

（2）后天因素

①外感六淫：正气不足，风寒湿等阴寒之邪侵袭人体，阳气耗伤，病久则更易导致阳气虚损，出现畏寒、肢冷等阳虚表现；初时感受暑热、火毒等阳邪，机体阴液耗伤出现阴虚，“阴气根于阳，无阴则阳无以生，无阳则阴无以化”，病久阴损及阳，阳气耗伤，最终阴阳俱虚。

②内伤七情：五志过极，伤气动火，“壮火”耗伤阳气。张介宾《景岳全书》曰：“五志之伤，则无非伤气败阳之证。”女子经常因情志致病，尤以更年期前后为著，正与本病常发年龄段相符。

③饮食劳倦：长期偏嗜寒凉、冰冻的食物，损伤人体阳气，正如《景岳全书》曰：“生冷内伤，以致脏腑多寒”，加之工作繁重，过劳则虚耗阳气，如《内经》所言“劳则气耗”；或因应酬娱乐经常熬夜，阳气不能顺气调息，出现阳气耗损，化生不足，日久伤阳。

④失治误治：治疗疾病，动辄抗生素、激素，殊不知抗生素性本寒凉，过用则伤阳，激素过于辛散，动耗阳气，长期频繁使用，导致阳气耗伤。另外，现代医家多认为本病以阴虚为本，治疗妄投苦寒之品，使本就不足的阳气更加虚损。正如吴鞠通所言：“不知苦先入心，其化以燥，服之不应，愈化愈燥。”以上诸多因素导致人体阳气虚损，卫

外不固，风、寒、湿邪入侵，导致机体经络脏腑紊乱发为本病。

2.病机

阳气不足，风、寒、湿邪入侵机体不同部位，外合皮毛，导致五体痹发生。《灵枢·刺节真邪》云："虚邪之中人也，洒淅动形，起毫毛而发腠理。其入深，内搏于骨，则为骨痹。"关节为骨，关节疼痛，僵硬，应属骨痹，肾主骨，骨痹可进一步损伤肾脏，成为肾痹，如《素问·痹论》曰："五脏皆有合，病久而不去者，内舍于其合也。"肾主人体一身之阳气，"阳化气，阴成形。"津液的升腾、输布皆有赖于肾阳温化，李东垣曰："气少作燥，甚则口中无涎。泪亦津液，赖气之升提敷布，使能达其所，溢其窍。今气虚津不供奉，则泪液少也，口眼干燥之症作矣。"肾为先天之本，各脏之阴阳皆根源肾之阴阳；肝肾精血同源，肾精亏虚则肝失濡养；肝主藏血，开窍于目，在液为泪，肾阳不足，阳不化气，津液不能上乘于目则两目干涩、泪少甚或无泪；脾胃为后天之本，化生水谷精微亦赖于肾阳蒸化，肾阳亏虚，蒸腾气化作用减弱，脾胃失养，脾不能为胃行其津液，胃燥津枯乃生；涎为口津，脾胃化生，"龈为胃之络"，胃失肾阳蒸化胃津，故可见口燥咽干、牙齿燥脆、色枯槁；肺失肾阳运化，治节无权、通调水道失职、津液不布，故见口干、眼干、皮肤黏膜干燥。气能行血，阳气虚损，血行不畅导致血瘀于内，机体出现血瘀表现。这些病理过程与西医所说的多系统、多脏器受累相合，更能说明本病当归属"痹病"范畴的正确性。

3.桂枝芍药知母汤

据《素问·痹论》曰："凡痹之类，逢寒则痖，逢热则纵。"治疗SS当鼓舞阳气，抗击、祛除风寒湿邪，温阳化气、生津止渴。桂枝芍药知母汤出自《金匮要略》"诸肢节疼痛，身体魁羸，脚肿如脱，头眩短气，温温欲吐，桂枝芍药知母汤主之。"该方征基本病机为风寒湿邪侵袭，痹阻人体阳气，诸邪留驻肢体关节，致使气血运行不畅，故见肢节肿大疼痛。疾病日久，机体阳气更虚，水液代谢异常，导致湿阻中焦，流注于下，出现下肢肿重如脱。阳气不足则短气，清阳不升则头眩，湿浊中阻则欲吐。本病基本病机为阳虚邪痹，故以桂枝芍药知母汤温阳行痹、祛风除湿。古代医家扩展桂枝芍药知母汤主治病证，多集中在热痹、鹤膝风、腰痛等，也有医家用于天花及疮痂等；至近现代，医家桂枝芍药知母汤辨证加减治疗类风湿关节炎、痛风、坐骨神经痛、结节性红斑、银屑病、自主神经功能紊乱、下肢静脉血栓及骨关节炎、化脓性关节炎、痛经、头痛、牙痛等，疗效显著。本方治疗痹症理念与《内经》重阳思想一脉相承，今马玉琛教授用其治疗 SS，进一步扩大了桂枝芍药知母汤的治疗范围。

4. 桂枝芍药知母汤方药解析

方中附片、桂枝、生姜温补肾，通阳化气，共为君药：附片性味辛、甘、大热，归心、肾、脾经；辛热燥烈，补火散寒，达表入里，通周身阳气，回阳救逆、补火助阳、散寒止痛，《本草正义》曰：“附子，本是辛温大热，其性善走，故为通十二经纯阳之要药。”《本草汇言》曰：“附子，回阳气，散阴寒，逐冷痰……附子乃命门主药，能入窟穴而招之，引火归原，则浮游虚火自熄矣。”本方取其补命门实火，通周身表里阳气的作用，使周身阳气得续，诸窍得润，浮游虚火导致的诸燥症得熄。桂枝味辛、甘，温，归心、肺、膀胱经。发汗解肌、温经通脉、助阳化气、散寒止痛。《本草纲目》曰：“桂枝透达营卫，故能解肌而风邪去，脾主营，肺主卫，甘走脾，辛走肺也。”桂枝助阳化气，使阳气外达于表。生姜，辛、温，归肺脾胃经，能解表散寒、温中止呕、温肺止咳，取其辛散温通，助桂枝解肌散寒。三药合用共奏温阳化气之功。

白术、甘草补气，助阳化气；知母、白芍润燥，补正邪交争化热所伤之阴为臣：白术味甘苦，性温，归脾胃经，既善补中焦之气，助健运而化湿浊，除内留之痰浊，又能补气固表，使卫气自坚，风邪得祛；知母味苦甘，性寒，善补益肺、胃、肾等脏腑阴气，防躁动伤正而病深不解，同时还能滋阴通便。白芍味苦、酸，性微寒，归肝、脾经，能养血柔肝、养阴止汗。SS 患者津液亏虚、经脉失养，出现手足拘急疼痛，白芍与甘草相伍，使经脉得养而缓急止痛。白芍亦敛阴止汗，与温经通阳桂枝相合，使营卫调和。甘草味甘、性平，与白术相伍，补脾益气之功更甚，四者共奏补气养阴之效。

麻黄、白术、防风相辅，祛风除湿为佐：麻黄辛温，发腠理而开玄府，温散一身之寒邪，令风寒之邪无所留。防风甘缓微温，为风药中的润剂，疏散风邪而不燥烈，与白术相伍，益卫固表，驱邪不伤正，固表而不留邪。三药合用，使风寒湿邪无所避。

甘草调和诸药为使：甘草味甘、性平。归心、脾、肺、胃经，补脾益气、清热解、祛痰止咳、缓急止痛、调和诸药。

诸药合用，共行温阳化气、补气养阴、生津止渴、祛风除湿散寒之功效。

5. 桂枝芍药知母汤现代药理

现代生化学研究，附子主要成分是毒性较小的单酯类生物碱：苯甲酰乌头胺，中、次乌头胺，乌头胺等；有强心、扩张血管、抗心律失常、局麻作用；许多成分可直接作用于神经，兴奋下丘脑，增强肾上腺皮质激素分泌，起到抗感染、调节免疫的作用。有研究指出附子可能含皮质激素类似物。白术含苍术酮、苍术醇、苍术醚、果糖、白术多糖及多种氨基酸、维生素等，不仅对肠管有双向调节作用，而且能促进机体免疫功能，还能提升白细胞、抗凝、保肝利胆、利尿等；白芍主要活性成分是白芍总苷（total glucosides of paeony，TGP）可双向调节 T、B 淋巴细胞的增生，促进或抑制 IL-1、IL-2 及肿瘤坏死因子的产生，调节 T 淋巴细胞亚群的平衡，抑制白三烯及一氧化氮的产生。生姜含挥发油，能促进胃液分泌、保护胃黏膜，具有抗溃疡、保肝利胆、解热镇痛、抗菌等作用；甘草主要成分有甘草甜素、甘草次酸、甘草黄碱酮、异甘草黄铜、甘草素等。甘草中的甘草甜酸和苷元糖蛋白具有抑制组织胺、前列腺素 E_2 释放、抑制抗体等作用，从而抑制炎症与免疫反应，现代药理研究已证实甘草有糖皮质激素氢化可的松样作用及抗氧化等作用。

6. 临床疗效

我们以“肾阳虚弱，气化不足”理论为基础，采用随机、对照的原则临床观察 67 例，治疗组 35 例，对照组 32 例，均采用常规硫酸羟氯喹片治疗，治疗组加桂枝芍药知母汤辨证加减治疗。结果显示：

（1）临床疗效

总有效率治疗组 88.57% 优于对照组 59.37%（$P < 0.01$），表明桂枝芍药知母汤对不同年龄、不同病程 SS 患者均能增强疗效。本研究以 3 个月为限，时间较短，且硫酸羟氯喹起效较慢，远期疗效有待进一步观察研究。

（2）症状改善

桂枝芍药知母汤能协同羟氯喹，明显改善 SS 患者口眼干燥症状，皮肤干燥、发热、关节、大便干及舌脉象等也较前改善，腮部症状的造成多由腮腺免疫损伤导致，不管是西药还是中药，均无明显的修复作用。改善阳虚症状桂枝芍药知母汤表现出了羟氯喹没有的优势。总体而言，治疗组在改善临床症状方面较对照组存在明显优势。

（3）ESSDAI 积分

两组均能明显降低 ESSDAI 积分，但组间比较无明显差异，说明在改善病情活动度方面桂枝芍药知母汤对羟氯喹协同作用不明显，考虑与研究时间较短有关。

（4）生化指标

静态唾液流速率及 Schiriner 试验可反应唾液腺及泪腺损伤情况，入组前两组患者的静态唾液流速率及 Schiriner 试验均低于正常水平，说明患者的唾液腺及泪腺均有不同程度损伤，试验后两组指标均增加，静态唾液流速率及 Schiriner 试验指标治疗组均优于对照组，说明桂枝芍药知母汤协同羟氯喹，增加腺体恢复水平。

SS 作为自身免疫性疾病，高球蛋白血症是特点之一，IgG、IgA、IgM 均可增高，CRP、ESR 等在疾病进展中可升高或增快，故各项指标作为治疗疗效判定标准内容。

本研究治疗前两组 CRP、ESR、IgG、IgA、IgM 水平均高于正常水平，说明疾病处于活动期，与症状表现及活动度积分高低相一致，治疗后两组各指标均较前降低，但仍都高于正常值，说明羟氯喹及桂枝芍药知母汤均可降低疾病活动指标，治疗组均优于对照组（除 IgA、IgM 外），说明该方能增强羟氯喹调节机体免疫功能，抑制炎症反应。现代研究表明君药附子具有类皮质激素作用，臣药白芍可双向调节淋巴细胞增生，抑制多种炎症因子释放，从而抑制炎症与免疫反应的发生，给下一步动物实验提供了研究思路，但基于研究时间限制，各指标均未降至正常水平，有待进一步研究。

（5）安全指标与不良反应

两组均无不良事件的发生，安全性良好。

四、结论

桂枝芍药知母汤明显改善阳虚型 SS 临床症状，提高疗效，提示免疫调节是该方 SS 治疗效果的重要机制；该方温阳化气、生津润燥的作用，证明肾阳虚弱、气化功能不足是 SS 发生的重要病因之一，温阳化气法可作为本病治疗的基本法则。

五、创新点

1. 从痹论治 SS，发现 SS 证型特点主要为阳虚，以温阳化气为主，作为治疗 SS 的基本法则，将《内经》的重阳思想运用到临床，认为《金匮要略》和《内经》关于痹病的认识一脉相承，采用桂枝芍药知母汤为基本方治疗 SS。

2. 学习原创思维，发掘《内经》《金匮要略》的中医学理论，在 SS 的病因病机、治法方药都有一定程度的创新，为治疗 SS 提供了新的方法。

（高龙娟）

第三节　温脾平疡汤抑制十二指肠溃疡幽门螺杆菌

温脾平疡汤：制附子 6 g，干姜 10 g，公丁香 6 g，炙黄芪 15 g，党参 12 g，佛手、木香、延胡索、乳香、莪术各 10 g，炒麦芽、乌贼骨各 15 g，炙甘草 10 g。1 剂 /d。

用法：冷水浸泡 30 min，水煎 2 次，每次 20 min，合并煎液，分 2 次温服。

主治：十二指肠溃疡幽门螺杆菌阳性。

一、十二指肠溃疡阳虚证与幽门螺杆菌相关性

1．一般资料

本组患者共 181 例，男 122 例，女 59 例；年龄 18 ~ 65 岁；病程 1 周至 9 年，其中复合性溃疡 8 例，十二指肠溃疡伴出血 12 例。所有病例均无胃、十二指肠手术及幽门梗阻或穿孔史，无心、肺、肝、肾功能不全。

2．方法和结果

全部病例皆在消化症状出现或复发后 2 周内经电子胃镜检查确诊。采用深圳海得威生物科技有限公司生产的 ^{14}C- 尿素呼气试验药盒进行幽门螺杆菌检测。根据全国中西医结合虚证与老年病研究专业委员会 1986 年郑州会议《中医虚证辨证参考标准》中医辨证。

181 例，幽门螺杆菌感染阳性 163 例，其中脾阳虚 153 例中，幽门螺杆菌阳性 148 例，两者比较，$\chi^2 = 3.09$，$P > 0.5$。其他证 28 例，幽门螺杆菌阳性 15 例，与 153 例脾阳虚幽门螺杆菌阳性比例相比，$\chi^2 = 49.26$，$P < 0.01$。十二指肠溃疡辨证分型以脾阳虚为主，脾阳虚证与幽门螺杆菌感染正相关。幽门螺杆菌阴性中脾阳虚 5 例。

二、温补脾阳汤抑制十二指肠溃疡幽门螺杆菌

1．基线资料

经电子内镜确诊十二指肠溃疡幽门螺杆菌感染阳性 163 例，随机分为 2 组，见表

14–17。

表 14–17 两组十二指肠溃疡幽门螺杆菌感染阳性人口学资料及临床特征 （$\bar{x} \pm s$）

组别	n	男 / 女	病程	复合性溃疡	合并出血
治疗组	83	56/27	1 周 ~ 8 年	4	6
对照组	80	54/26	3 周 ~ 9 年	3	5

2．方法和结果

治疗组：温脾平疡汤，连续服用 2 周；

对照组：“快胃片”(山东中药厂)，口服，5 片 / 次，3 次 /d，餐后服，共 2 周。

2 组均于停药后 4 周复查电子内镜和进行幽门螺杆菌检测。

结果：幽门螺杆菌转阴治疗组 76 例优于对照组 35 例 ($\chi^2 = 42.87$，$P < 0.01$)。

三、讨论

“崇阳”理论认为，阳气是抵御和祛除病邪的最有力武器，脏腑之阳气阻抗侵入人体脏腑和经脉之病邪。正气不虚，病邪不得入侵或内停，不足以生病。阳气盛衰是相对的，阳气阻止不了病邪侵袭，就会导致疾病的发生。正邪二气搏击，阳气决定病证寒热，不管风、寒、湿、燥或热邪，机体阳气盛，表现为热证；阳气虚，表现为寒证。

本研究发现十二指肠溃疡脾阳虚与幽门螺杆菌感染呈正相关，按“崇阳”理论，说明脾阳不足为幽门螺杆菌导致十二指肠溃疡的内在条件，亦即作为外邪，病原微生物幽门螺杆菌在脾阳虚时才易使十二指肠发生溃疡。温补脾阳法对十二指肠溃疡幽门螺杆菌有明显抑制作用。

十二指肠溃疡与胃溃疡辨证分型有明显不同，两者发病机制不同。我们曾观察温补脾阳对十二指肠溃疡的作用，故研究仅观察该法对十二指肠溃疡幽门螺杆菌的作用。既然十二指肠溃疡（含复合性溃疡）辨证特点为脾阳虚，以温补脾阳为法，治疗十二指肠溃疡可取得良好的效果。十二指肠溃疡脾阳虚与幽门螺杆菌感染呈正相关，温补脾阳法对十二指肠溃疡幽门螺杆菌有明显的抑制作用，证实温补脾阳法治疗十二指肠溃疡有足够理论依据，即抑制幽门螺杆菌在消化道的生长，这为十二指肠溃疡的治疗提供了一个有广阔前景的新方法。

温补脾阳法治疗十二指肠溃疡幽门螺杆菌阴性患者也取得了一定效果，除疾病的自限性特性因素外，不排除该法具有增强胃肠蠕动、促进消化道黏膜和平滑肌修复等作用。其他消化道疾病幽门螺杆菌感染与脾阳虚相关性及对温补脾阳疗效反应有待进一步研究。

（马玉琛）

第十五章　“痰毒”理论临床应用和研究

痰毒理论认为，“痰”分无形之痰和有形之痰，两者可互生，无形之痰所生有形之痰的最主要特点是稠浑浊污，臃膨胀肿，故“痰为浊肿之原”。“毒”可坏血浸脉，萎肌腐肉，淫筋蚀骨，常与痰互生共存，故“痰毒共同致病”。现代医学直接或借助仪器所观察到的广泛存在的浊、肿、萎缩、增生、坏死等的组织改变与痰、毒相似，以“痰毒并治之法”治疗之，取得良好效果。现介绍以化痰攻毒法治疗几种风湿性疾病的临床应用和研究。

第一节　化痰解毒补肾方联合西药治疗类风湿关节炎骨病变

化痰解毒补肾方：雄黄粉冲服 0.05 g（国家药典剂量 0.05 ~ 0.1 g/d），制白附子 6 g，仙灵脾 9 g，僵蚕 6 g，杜仲 9 g，补骨脂 12 g，狗脊 9 g，川牛膝 12 g，鸡血藤 9 g，黄芪 15 g，桂枝、生甘草各 9 g。寒湿痹阻加制川乌 3 g，独活 9 g，麻黄 9 g；湿热痹阻加知母 12 g，薏苡仁 20 g，防风 9 g，知母 12 g。1 剂 /d。

水煎服，分 2 次服。主治：类风湿关节炎骨病变。

一、临床资料

1．一般资料

选择 2015 年 2 月至 2016 年 3 月中医科住院和门诊就诊的类风湿关节炎（RA）患者 100 例，随机数字表法分 2 组。两组人口学资料及临床特征具有均衡性（$P>0.05$），见表 15–1。

表 15–1　两组人口学资料及临床特征　（$\bar{x}\pm s$）

组别	n	男 / 女	年龄 / 岁	平均年龄 / 岁
治疗组	50	14/36	20 ~ 56	34.62 ± 5.85
对照组	50	16/34	21 ~ 53	35.48 ± 5.36
组间比较		$P>0.05$		$P>0.05$

治疗过程中治疗组 1 例未遵从本方案服药而被剔除，1 例脱落；对照组 3 例未遵从本方案服药而被剔除，4 例脱落。91 例完成治疗观察。

2．诊断标准

（1）西医诊断

参照 2009 年美国风湿病学会（ACR）/ 欧洲抗风湿联盟（EULAR）的 RA 诊断标准。

（2）RA 骨病变标准

参照 2004 年中华医学会类风湿分会制定的《类风湿诊治指南》中 X 线分期标准。

（3）中医辨证

参照 2002 年国家卫生部《中药新药临床研究指导原则》的有关标准，分为寒湿痹阻证、湿热痹阻证。

3．纳入标准

① RA 活动期；

② RA 骨病变 1 期或 2 期；

③年龄 16 ~ 65 岁；

④知情同意，签署知情同意书。

4．排除标准

①合并肺结核或肺纤维化；

②兼有内分泌疾病或其他自身免疫性疾病、长期服用激素药物；

③合并影响药物疗效疾病（如合并各种严重的慢性病）；

④合并有心血管系统、肝、肾、造血系统等严重原发性疾病及精神病；

⑤妊娠或哺乳期妇女。

5．退出标准

①不符合纳入条件，纳入错误/未按规定实施干预措施；

②擅自服用其他可能影响疗效的药物；

③资料不全，无法判定疗效或安全性；

④过敏反应或严重不良事件。

二、研究方法

1．实验设计

采用随机平行对照实验方法，将符合诊断标准的观察对象100例，按照随机编码分配到对照组和治疗组中。

2．治疗方案

（1）对照组：根据《类风湿诊治指南》。

甲泼尼龙片8 mg，口服，1次/d，诱导缓解后甲泼尼龙按常规减量；

甲氨蝶呤（MTX）10 mg，口服，1次/周；

双氯芬酸钠肠溶片25 mg，口服，2次/d；

阿伦磷酸钠70 mg，口服，1次/周。

（2）治疗组：加化痰解毒补肾方，药物组成、用法同上述。西药治疗同对照组。

（3）疗程：连续治疗3个月为1个疗程。治疗后1个月、3个月随访。

三、疗效判定

治疗30 d、90 d（1个疗程，3个月）检测血清OPG、血清RANKL含量（血清OPG检测，

ELISA 法；血清 RANKL 检测，ELISA 法），计算 OPG/RANKL 的比值；在 X 线片的辅助下进行 Sharp 评分；利用 ESR（ESR 采用魏氏法检测）计算 DAS28 评分；观察肝肾功能、白细胞和胃肠道反应。

临床疗效（DAS28 评分）：

治疗 1 疗程（3 个月）DAS28 评分，治疗前 DAS28 评分值减去治疗后 DAS28 评分值：显效：DAS28 ＞ 1.2；有效：1.2 ≥ DAS28 ＞ 0.6；无效：DAS28 ≤ 0.6。

四、统计分析

使用 SPSS17.0 版统计软件，计量数据以均数 ± 标准差（$\bar{x}\pm s$）表示，方差齐、数据成正态分布者，采用 t 检验；如数据不呈正态分布，或方差不齐，采用秩和检验。计数资料采用卡方检验分析。以 $P < 0.05$ 为差异显著。

五、结果

1．血清 OPG 含量

治疗前，血清 OPG 含量两组具有均衡性（$P > 0.05$）；治疗 30 d、90 d，血清 OPG 含量治疗组均高于对照组（$P < 0.05$），见表 15-2。

表 15-2　两组治疗 30 d、90 d 血清 OPG 测定结果　（pg/mL，$\bar{x}\pm s$）

组别	n	治疗前	治疗 30 d	治疗 90 d
治疗组	48	94.18 ± 12.65	116.96 ± 15.01	138.54 ± 17.86
对照组	43	92.06 ± 13.43	110.22 ± 15.38	125.26 ± 18.55
组间比较		$P > 0.05$	$P < 0.05$	$P < 0.05$

2．血清 RANKL 含量

治疗前 RANKL 含量两组具有均衡性（$P > 0.05$）；治疗 30 d、90 d，RANKL 含量两组均明显降低（$P < 0.05$），治疗组降低均大于对照组（$P < 0.05$），见表 15-3。

表 15-3　两组治疗 30 d、90 d 血清 RANKL 含量　（pg/mL, $\bar{x} \pm s$）

组别	n	治疗前	治疗 30d	组内对照	治疗 90d	组内对照
治疗组	48	28.24 ± 5.03	22.57 ± 4.21	$P < 0.05$	20.66 ± 4.56	$P < 0.05$
对照组	43	27.03 ± 5.55	25.60 ± 5.14	$P < 0.05$	22.82 ± 4.74	$P < 0.05$
组间对照		$P > 0.05$	$P < 0.05$		$P < 0.05$	

3．血清 OPG/RANKL

治疗前血清 OPG/RANKL 两组具有均衡性（$P > 0.05$）；治疗 30 d、90 d，OPG/RANKL 比值两组均明显升高（$P < 0.05$），治疗组升高大于对照组（$P < 0.05$），见表 15-4。

表 15-4　两组治疗 30 d、90 d OPG/RANKL （$\bar{x} \pm s$）

组别	n	治疗前	治疗 30 d	组内对照	治疗 90 d	组内对照
治疗组	48	3.76 ± 1.58	5.10 ± 1.69	$P < 0.05$	6.50 ± 1.77	$P < 0.05$
对照组	43	3.51 ± 1.87	4.28 ± 1.83	$P < 0.05$	4.41 ± 1.92	$P < 0.05$
组间对照		$P > 0.05$	$P < 0.05$		$P < 0.05$	

4．Sharp 评分

治疗前，Sharp 评分两组具有均衡性（$P > 0.05$）；治疗 30 d、90 d，Sharp 评分两组均明显降低（$P < 0.05$），治疗组降低大于对照组（$P < 0.05$），见表 15-5。

表 15-5　两组治疗 30 d、90 d Sharp 评分　（$\bar{x} \pm s$）

组别	n	治疗前	治疗 30 d	组内对照	治疗 90 d	组内对照
治疗组	48	134.69 ± 17.36	127.73 ± 16.74	$P < 0.05$	115.21 ± 16.04	$P < 0.05$
对照组	43	138.53 ± 18.09	130.85 ± 17.81	$P < 0.05$	122.35 ± 16.95	$P < 0.05$
组间对照		$P > 0.05$	$P < 0.05$		$P < 0.05$	

5．DAS28 评分

比治疗前，DAS28 评分两组具有均衡性（$P > 0.05$）；治疗 30 d、90 d，Sharp 评分两组均明显降低（$P < 0.05$），组间无显著差异（$P > 0.05$），见表 15-6。

表 15-6 两组治疗 30 d、90 d DAS28 评分 （$\bar{x} \pm s$）

组别	n	治疗前	治疗后 30 d	组内对照	治疗后 90 d	组内对照
治疗组	48	5.38 ± 0.39	3.03 ± 0.35	$P < 0.05$	2.24 ± 0.33	$P < 0.05$
对照组	43	5.45 ± 0.44	3.16 ± 0.40	$P < 0.05$	2.33 ± 0.36	$P < 0.05$
组间对照		$P > 0.05$	$P < 0.05$		$P > 0.05$	

6. 临床疗效（DAS28 评分）

治疗 1 个疗程（3 个月），DAS28 评分临床疗效两组无显著差异（$\chi^2 = 3.573$，$P > 0.05$）（表 15-7）。

表 15-7 两组治疗效果

组别	n	显效	有效	无效	总有效率	组间比较
治疗组	48	18	26	4	91.67%	$\chi^2 = 3.573$
对照组	43	9	27	7	83.72%	$P > 0.05$

7. 不良反应

治疗 1 个疗程（3 个月），不良反应治疗组低于对照组（$\chi^2 = 4.905$，$P < 0.05$），见表 15-8）。

表 15-8 两组不良反应

组别	n	肝功能异常	肾功能异常	白细胞降低	胃肠道反应	发生率	组间比较
治疗组	48	2	1	1	0	8.33%	$\chi^2 = 4.095$
对照组	43	3	1	3	4	25.58%	$P < 0.05$

六、讨论

风湿病属“痹病”范畴，RA 是以小关节病变为主要症状的风湿性疾病，骨病变常为突出表现，早期可有骨质疏松，继续发展可出现关节肿胀甚至畸形，属《素问·痹论》之“骨痹”“肾痹”，《金匮要略》“历节”等。关节肿胀、畸形及骨质侵蚀、破坏、融合等病理改变，不足以用风寒湿邪解释，符合有形之痰和内生之毒特性；肾主骨，肾气不足，在 RA 骨病变过程重要作用不可忽视。

本研究以化痰解毒、补肾填精为主要法则，自拟化痰解毒补肾方，观察对 RA 骨病变作用。

1．方药分析

方中雄黄解毒，白附子、僵蚕化痰散结为君；仙灵脾、杜仲、补骨脂、狗脊补肾益髓、强筋健骨为臣；川牛膝、鸡血藤活血化瘀，黄芪、桂枝补脾益气为佐；甘草调和诸药为使。

（1）雄黄

辛、温。有毒。归肝、胃、大肠经。具有解毒、祛风、燥湿、杀虫功效。《本草经疏》曰：“雄黄辛能散结滞，温能通行气血，辛温相合而杀虫，故能搜剔百节中大风积聚也。”取本品解毒功效，以解 RA 骨病变内蕴之毒，借助有毒之药性，以毒攻毒；以其燥湿和散结滞之能，搜剔百节中积聚痰湿。

（2）白附子

辛、甘，温。有小毒。归胃、肝经。燥湿化痰、祛风止痉、止痛、解毒散结。《中药大辞典》云：“独角莲茎供药用，祛风痰、镇痉、逐寒湿。”取本品祛痰散结功效，攻散 RA 骨病变之顽痰、痰积。

（3）僵蚕

咸、辛，平。归肝、肺、胃经。化痰散结、息风止痉、祛风止痛。《本草纲目》谓之：“能散风痰结核、瘰疬、头风、风虫齿痛，皮肤风疮，丹毒作痒……一切金疮，疔肿风痔。”

（4）仙灵脾

辛、甘，温。归肾、肝经。补肾壮阳、祛风除湿。《本草经疏》曰：“仙灵脾辛以润肾，甘温益阳气，固主阴痿绝阳，益气力，强志。肝主筋，肾主骨，益肾肝则筋骨自坚矣。”

（5）杜仲

甘，温。归肝肾经。补肝肾、强筋骨、安胎。《玉楸药解》曰：“益肝肾，养筋骨，去关节湿淫，治腰膝酸痛，腿足拘挛。”

（6）补骨脂

苦、辛，温。归肾、脾经。补肾壮阳、固精缩尿、温脾止泻、纳气平喘。《本草经疏》

曰："补骨脂，能暖水脏，阴中生阳，壮火益土之要药也。"

（7）狗脊

苦、甘，温。归肝、肾经。祛风湿、补肝肾、强腰膝。《本草求真》中记载："祛风除湿，能使脚弱、腰痛、失溺、固痹俱治。"

（8）川牛膝

苦、甘、酸，平。归肝、肾经。活血通经、补肝肾、强筋骨、利水通淋、引火（血）下行。《神农本草经》曰："主寒湿痿痹，四肢拘挛，膝痛不可屈伸，逐血气。"

（9）鸡血藤

苦、微甘，温。归肝、肾经。行血补血，调经，舒筋活络。《本草纲目拾遗》曰："其藤最活血，暖腰膝。"《饮片新参》曰："去瘀血，生新血，流利经脉。"

（10）黄芪

甘，微温。归脾、肺经。补气健脾、升阳举陷、益卫固表、利尿消肿、托毒生肌。《本草汇言》曰："补肺健脾，实卫敛汗，祛风运毒之药也。"

（11）桂枝

辛、甘，温。归心、肺、膀胱经。发汗解肌、温经通脉、助阳化气。《本草经疏》曰："主利肝肺气，头痛，风痹，骨节挛痛。"

（12）甘草

甘，平。归心、脾、肺、胃经。补脾益气、清热解毒、祛痰止咳、缓急止痛、调和诸药。《药性论》曰："治七十二种乳石毒，解一千二百余种草木毒，调和众药有功。"《本草纲目》云："生用则气平，炙之则气温……其性能缓急，而又协和诸药。"

2. 药理作用

（1）雄黄

现代药理研究雄黄可刺激机体非特异性免疫功能，调节免疫功能活性，提高机体防御能力。张伟等实验研究发现精制雄黄能显著增强 PC 诱导小鼠迟发型变态反应，明显提高小鼠的细胞免疫功能。安全性：雄黄毒性源于其中杂质 As_2O_3，即砒霜。长期大剂量应用可引起消化系统功能障碍、皮肤损害、血液系统病变、精神失常等。王梦昌等常规剂量雄黄进行小鼠急性毒性试验 LD50（19.3 ± 1.1）g/kg，可信区间为 18.3 ~ 20.4 g/kg。毒理学规定 LD50 > 10 g/kg 即为无毒制剂，证明常规剂量雄黄为安全制剂。

（2）白附子

秦平等研究白附子含有有机酸、胆碱、β 谷甾醇等，有镇静、抑菌、抗炎、止痛、催吐等作用。有研究还证明白附子对多种恶性肿瘤有一定的抑制效果。安全性：本品口尝时口腔、舌体呈发麻感，吞咽时胃黏膜受刺激而引起恶心、呕吐。药理实验表明姜矾制或矾制后的白附子，毒性均可降低。也有研究报告白附子生品粉末 60 g/（kg・d）（成人用量 500 倍）灌胃，未引起小鼠死亡；制品粉末 12 g/（kg・d）（成人用量 100 倍）灌胃，连续 21 天，对血常规、肝肾功能未见明显影响，只对大鼠体重增长有一定影响；生品 15 g/（kg・d）（成人用量 125 倍）腹腔注射，可引起半数以上的小鼠死亡，表明白附子常规剂量口服是安全的。

（3）仙灵脾

仙灵脾苷是仙灵脾的主要有效成分，具有调节骨代谢和免疫功能的作用。研究表明，仙灵脾苷可显著促进人成骨细胞的增生，减少巨噬细胞集落刺激因子和 RANKL 诱导小鼠骨髓源性 OC 的吸收陷窝数及面积；可诱导 OC 凋亡，抑制骨吸收活性。保护软骨细胞免受炎症因子 TNF-α 损伤，抑制 T 淋巴细胞活化，促进免疫反应，表现为免疫抑制负向调节作用。

研究表明补骨脂、狗脊等补肾中药对破骨细胞有明显抑制作用。

杜仲叶提取物有一定抗炎作用，对羊骨髓间充质干细胞具有双向调节作用，以此调节骨代谢，两者共同起到抑制骨质疏松的作用。沈霖等实验研究发现，狗脊、杜仲等可刺激成骨细胞 TGF-β_1 mRNA 分泌和合成，抑制骨吸收，促进骨形成。牛膝多糖是川牛膝的主要成分，可促进血液流动，改善微循环，避免微血栓形成引起的骨质破坏。现代药理研究鸡血藤能明显抑制血小板聚集，有明显抗炎作用，对免疫系统有双向调节作用。实验表明，黄芪能促进机体代谢，能增强和调节机体免疫功能，提高机体抗病能力。

3．临床疗效

本研究结果：提高血清 OPG 含量、降低血清 RANKL 含量、改善 OPG/RANKL 比值治疗组均优于对照组（$P < 0.05$），从而抑制 OC 的活化、成熟，延缓或阻止骨质的破坏；Sharp 评分治疗 1 个月两组无显著差异（$P > 0.05$），治疗 1 个疗程（3 个月）治疗组改善均优于对照组（$P < 0.05$）。治疗过程不良反应发生率治疗组均低于对照组（$P < 0.05$），表明治疗组加用化痰解毒补肾方后可明显减少常规西药治疗毒副反应，患者耐受性较好。

缺陷与不足：

①本研究样本量较少，数据的统计结果可能会出现偏差，不能完全反映总体情况；

②考虑到患者的依从性问题及时间的限制，本研究设计的时间节点为治疗 1 个月、治疗 3 个月，没有设置观察化痰解毒补肾方的远期疗效；治疗 1 个疗程（3 个月），治疗组与对照组的总有效率分别为 91.67%、83.72%，两组无显著差异（$P > 0.05$），治疗 30 d、90 d，两组 DAS28 评分值均有明显改善，组间无显著差异（$P > 0.05$）。

4．结语

根据 RA 骨病变临床特点将其归属于“骨痹”“骨蚀”等范畴。化痰解毒补肾方，能有效延缓或阻止 RA 骨病变，改善临床症状。

①本研究较常规西医治疗，对 RA 骨病变增强了临床效果、减轻了毒副反应；

②本研究佐证了痰浊积聚、毒邪浸淫及肾气亏虚为 RA 骨病变重要病因病机；

③化痰解毒补肾方，为中西医结合治疗 RA 骨病变提供了疗效满意新思路、新方法。

（赵晶）

第二节　雄附乌杜方联合西药治疗强直性脊柱炎

雄附乌杜方：雄黄粉冲服 0.04 g（国家药典剂量 0.05 ~ 0.1 g/d），白附子 6 g，僵蚕 10 g，制川乌先煎 3 g，独活、炙麻黄各 10 g，杜仲 12 g，补骨脂、淫羊藿各 10 g，黄芪 30 g，川牛膝、土鳖虫各 10 g，陆英 12 g，生甘草 10 g。肾虚瘀阻加制附片先煎 3 g，桂枝 10 g；湿热瘀阻加知母 12 g，白芍 10 g。1 剂 /d。

水煎服，分 2 次服。主治：强直性脊柱炎（AS）。

一、临床资料

（一）病例来源

98 例均为 2014 年 3 月至 2015 年 9 月住院治疗及门诊 AS 患者。

（二）诊断标准

1．西医诊断

参照1984年美国风湿病学会修订纽约标准。

（1）临床标准

①腰痛3个月以上，活动后可以改善，休息后无改善；

②腰椎额状面和矢状面活动受限；

③胸廓活动度低于相应年龄、性别的正常人。

（2）放射学标准：双侧骶髂关节炎≥2级或单侧骶髂关节炎3～4级。

（3）诊断标准

1）肯定强直性脊柱炎：符合放射学标准和1项以上临床标准。

2）可能强直性脊柱炎：

①符合3项临床标准；

②符合放射学标准而不具备任何临床标准（应除外其他原因所致骶髂关节炎）。

2．中医诊断

参考《中药新药临床研究指导原则》，分为肾虚瘀阻和湿热瘀阻两个证型。

（三）纳入标准

（1）符合AS西医诊断标准。

（2）符合中医诊断及辨证分型标准。

（3）年龄在18～50岁。

（4）自愿参加临床研究并签署知情同意书。

（5）病情处于活动期 BASDAI≥4，脊柱痛评分≥4。

（四）排除标准

（1）妊娠哺乳期患者。

（2）疾病晚期关节畸形、脊柱强直，功能严重障碍患者。

（3）存在急性并发症需使用激素治疗者。

（4）合并有其他严重原发性疾病患者、精神病、老年痴呆患者。

（5）伴有消化性溃疡患者。

（6）1个月内曾行慢作用药（DMARDs）、非甾体类抗炎药（NSAIDs）或生物制剂的患者。

（五）退出标准

（1）不符合纳入条件，纳入错误 / 未按规定实施干预措施；

（2）擅自服用其他可能影响疗效药物；

（3）资料不全，无法判定疗效或安全性；

（4）过敏反应或严重不良事件。

二、研究方法

1．随机分组

本研究为随机对照实验，随机纳入 98 例，通过 CHISS 软件产生随机数字表进行分组，治疗组、对照组各 49 例。

2．治疗方案

（1）对照组

柳氮磺胺吡啶片 0.5 g，2 次 /d，每周每顿加量 0.25 g，直至 1 g，2 次 /d。双氯芬酸钠肠溶片，25 mg，2 次 /d。

（2）治疗组

雄附乌杜方。煎煮及服用方法：1 剂 /d，文火煎 20 分钟，取汤汁 300 mL，分两次口服。雄附乌杜汤及加减同前。西药治疗同对照组。

3．治疗周期、观察时点

1 个疗程为 12 周，连续治疗 2 个疗程（24 周），患者在服药前、服药 12 周、服药 24 周三个时间点记录观察指标。

4．伦理审查

严格遵循“赫尔辛基宣言”和中国有关临床试验研究的法规，确保受试者的权益和安全，每位受试者入选前均签署知情同意书，获取知情同意书的过程符合药品临床试验管理规范的要求。

5．不良事件

每天记录不良反应，出现发热、恶心、呕吐、腹痛、腹泻、皮疹等不良反应，记录发生时间、持续时间、处理措施及转归，同时监测患者身体各项相关指标。

6．统计分析

采用 SPSS 17.0 统计分析软件进行。计量资料数据以均值 ± 标准差（$\bar{x} \pm s$）表示，两组间比较及治疗前后比较，符合正态分布采用 t 检验，不符合正态分布采用非参数检验。计数资料以频数（构成比）表示，采用卡方检验。$P < 0.05$ 为差异显著。

三、观察指标

1．一般项目

包括姓名、性别、年龄、病程等。

2．临床量表

包括脊柱痛评分、夜间痛评分、患者总体评价（PGA）、Bath 强直性脊柱炎疾病活动性指数（BASDAI）、Bath 强直性脊柱炎功能指数（BASFI）、Bath 强直性脊柱炎测量学指数（BASMI）、中医证候积分等。

3．疗效判定

（1）西医疗效

ASAS20：与服药前比较，BASDAI 晨僵程度及晨僵时间平均得分、PGA、BASFI、脊柱痛评分 4 个指标至少有三个改善≥ 20%，并且绝对分值至少有 1 分的进步，未达到改善 20% 的项目与服药前比较无恶化。

ASAS40：四项中至少有 3 项改善≥ 40%，其他参照 ASAS20。

BASDAI50：BASDAI 改善达到 50% 的受试者比例。

（2）中医疗效

参照《中药新药临床研究指导原则》。

4．实验室指标

ESR 采用魏氏法检测（正常值：< 20 mm/h），CRP 采用免疫比浊法检测（正常值：< 10 mg/L），TNF-α（正常值：0 ~ 8.1）、IL-1（正常值：0 ~ 5）、IL-6（正常值：0 ~ 5.9）采用免疫化学发光法进行检测；血清 OPG 检测、血清 RANKL 检测采用 ELISA 法，计算 OPG/RANKL 的比值。

5. 不良反应

观察患者血、尿、便常规，肝功能、肌酐、尿素氮、心电图等。

四、结果

1. 基线资料

本试验共入组 98 例患者，每组 49 例，因无法坚持足疗程服药而退出治疗组 5 例，对照组 3 例。实际治疗组 44 例，对照组 46 例。两组人口学资料及临床特征具有均衡性（$P > 0.05$），见表 15–9，表 15–10。

表 15–9 两组人口学资料及临床特征（$\bar{x} \pm s$）

组别	n	男 / 女	平均年龄 / 岁	平均病程 / 年	BASDAI	BASFI	BASMI
治疗组	44	30/14	35.84 ± 11.09	7.37 ± 3.25	5.48 ± 1.53	3.51 ± 1.84	2.66 ± 1.31
对照组	46	34/12	33.92 ± 12.21	7.37 ± 3.25	5.52 ± 1.92	3.37 ± 1.57	2.52 ± 1.26
P		0.54 > 0.05	0.43 > 0.05	0.06 > 0.05	0.91 > 0.05	0.69 > 0.05	0.60 > 0.05

表 15–10 两组人口学资料及临床特征（$\bar{x} \pm s$）

组别	n	中医证候评分	TNF–α	IL–1	IL–6	RANKL	RANKL/OPG
治疗组	44	21.35 ± 4.26	193.27 ± 15.05	51.69 ± 5.27	63.11 ± 7.64	288.74 ± 28.01	5.25 ± 2.58
对照组	46	19.97 ± 3.45	188.77 ± 12.49	49.85 ± 5.11	60.91 ± 6.34	295.36 ± 19.64	6.06 ± 2.14
P		0.09 > 0.05	0.12 > 0.05	0.09 > 0.05	0.14 > 0.05	0.19 > 0.05	0.11 > 0.05

2. ASAS20、ASAS40、BASDAI50

治疗 1 个疗程（12 周），达到 ASAS20、ASAS40、BASDAI50 标准治疗组高于对照组（χ^2 分别为 13.506、4.734、4.586，$P < 0.05$），连续治疗 2 个疗程（24 周），达到 ASAS20、ASAS40、BASDAI50 标准治疗组高于对照组（χ^2 分别为 4.525、2.275、4.041，$P < 0.05$），见图 15–1。

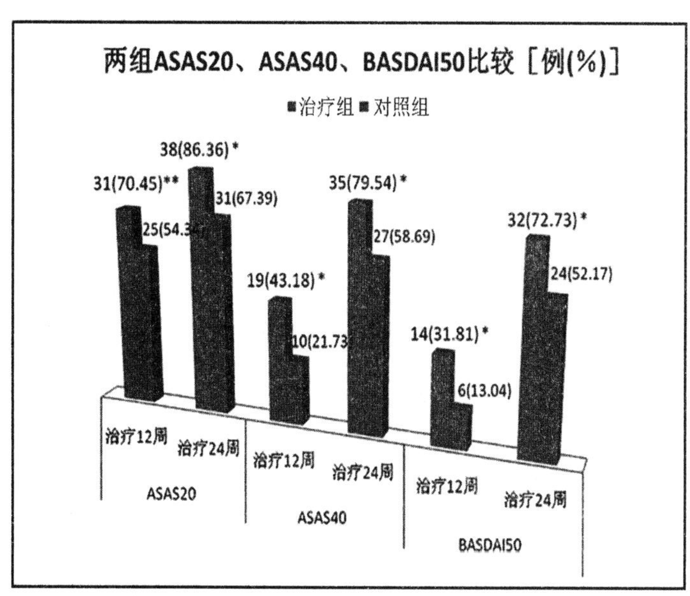

图 15-1 两组 ASAS20、ASAS40、BASDAI50

3．中医证候评分

治疗 1 个疗程（12 周）、连续治疗 2 个疗程（24 周），中医证候积分两组均明显降低（$P<0.05$，$P<0.01$）；治疗组降低大于对照组（$P<0.05$），见表 15-11。

表 15-11 两组 SLEDAI 积分变化 （$\bar{x}\pm s$）

组别	n	治疗前	治疗 12 周	组内前后比较	治疗 24 周	组内前后比较
治疗组	44	21.35 ± 4.26	14.21 ± 3.31	$P<0.01$	8.84 ± 3.19	$P<0.01$
对照组	46	19.97 ± 3.45	16.54 ± 2.81	$P<0.01$	11.56 ± 2.07	$P<0.01$
组间比较		$P>0.05$	$P<0.05$		$P<0.05$	

4．中医证候疗效

治疗 12 周，治疗组优于对照组（$P<0.05$）（$\chi^2=4.653$，$P<0.05$），连续治疗 2 个疗程（24 周），治疗组优于对照组（$P<0.05$）（$\chi^2=5.846$，$P<0.05$），见表 15-12）。

表 15-12　两组治疗 12 周、24 周中医证候疗效

疗程	组别	n	临床痊愈	显效	有效	无效	总有效率	组间比较
治疗 12 周	治疗组	44	0	0	21	23	47.27	$P < 0.05$
	对照组	46	0	0	11	33	23.91	
治疗 24 周	治疗组	44	0	13	23	8	81.81	$P < 0.05$
	对照组	46	0	8	18	20	56.52	

5．量表评分

治疗 1 个疗程（12 周）、连续治疗 2 个疗程（24 周），各项指标两组均明显改善（$P < 0.05$，$P < 0.01$）；BASDAI、BASFI、脊柱痛、夜间痛、PGA 评分改善治疗组明显优于对照组（$P < 0.05$，$P < 0.01$），见表 15-13、表 15-14。

6．ESR 及 CRP

治疗 1 个疗程（12 周）、连续治疗 2 个疗程（24 周），ESR、CRP 两组均明显改善（$P < 0.05$，$P < 0.01$），组间无明显差异（$P > 0.05$），见表 15-13、表 15-14。

7．TNF-α、IL-1、IL-6

治疗 1 个疗程（12 周）、连续治疗 2 个疗程（24 周），TNF-α、IL-1、IL-6 两组均明显改善（$P < 0.01$），治疗组改善明显优于对照组（$P < 0.05$），见表 15-13、表 15-14。

8．RANKL、OPG、RANKL/OPG

连续治疗 2 个疗程（24 周），血清 RANKL、RANKL/OPG 两组均明显改善（$P < 0.05$），治疗组改善明显优于对照组（$P < 0.05$），见表 15-13、表 15-14。

9．不良反应

连续治疗 2 个疗程（24 周），治疗组有 2 例出现口苦、胃脘不适，对症处理后逐渐缓解，后未再现。对照组 2 例出现轻度肝功能异常，2 例出现腹部不适，保肝、护胃等对症处理后，均恢复正常，不良反应率分别为 4.54% 和 8.69%。

表 15-13　两组治疗 12 周量表评分变化　（$\bar{x} \pm s$）

指标	组别	n	治疗前	组间比较	治疗 12 周	组内比较	组间比较
BASDAI	治疗组	44	5.48 ± 1.53	$P > 0.05$	3.03 ± 1.19	$P < 0.05$	$P < 0.05$
	对照组	46	5.52 ± 1.92		3.71 ± 1.36	$P < 0.05$	
BASFI	治疗组	44	3.51 ± 1.84	$P > 0.05$	2.04 ± 1.13	$P < 0.05$	$P < 0.05$
	对照组	46	3.37 ± 1.57		2.61 ± 1.35	$P < 0.05$	
BASMI	治疗组	44	2.66 ± 1.31	$P > 0.05$	2.08 ± 1.15	$P < 0.05$	$P > 0.05$
	对照组	46	5.52 ± 1.26		1.88 ± 1.12	$P < 0.05$	
脊柱痛（分）	治疗组	44	6.15 ± 1.87	$P > 0.05$	4.41 ± 1.59	$P < 0.05$	$P < 0.05$
	对照组	46	5.93 ± 1.42		5.17 ± 1.37	$P < 0.05$	
夜间痛（分）	治疗组	44	5.51 ± 1.37	$P > 0.05$	4.28 ± 1.24	$P < 0.05$	$P < 0.05$
	对照组	46	5.56 ± 1.59		4.97 ± 1.47	$P < 0.05$	
PGA（分）	治疗组	44	6.08 ± 1.42	$P > 0.05$	4.51 ± 1.22	$P < 0.05$	$P < 0.05$
	对照组	46	5.82 ± 1.43		5.16 ± 1.12	$P < 0.05$	
ESR（mm/h）	治疗组	44	41.32 ± 12.17	$P > 0.05$	35.15 ± 9.45	$P < 0.05$	$P < 0.05$
	对照组	46	39.08 ± 15.93		32.31 ± 13.67	$P < 0.05$	
CRP（mg/L）	治疗组	44	22.18 ± 15.42	$P > 0.05$	16.04 ± 11.46	$P < 0.05$	$P < 0.05$
	对照组	46	20.46 ± 11.24		14.34 ± 8.76	$P < 0.05$	
TNF-α（pg/mL）	治疗组	44	193.27 ± 15.05	$P > 0.05$	114.36 ± 7.82	$P < 0.01$	$P < 0.05$
	对照组	46	188.77 ± 12.49		146.21 ± 9.33	$P < 0.01$	
IL-1（pg/mL）	治疗组	44	51.69 ± 5.27	$P > 0.05$	24.53 ± 3.08	$P < 0.01$	$P < 0.05$
	对照组	46	49.85 ± 5.11		41.16 ± 4.65	$P < 0.01$	
IL-6（pg/mL）	治疗组	44	61.33 ± 7.64	$P > 0.05$	35.72 ± 4.91	$P < 0.01$	$P < 0.05$
	对照组	46	60.91 ± 6.34		44.36 ± 5.48	$P < 0.01$	
RANKL（pg/mL）	治疗组	44	288.74 ± 28.01	$P > 0.05$			
	对照组	46	295.36 ± 19.64				
OPG（pg/mL）	治疗组	44	52.63 ± 12.09	$P > 0.05$			
	对照组	46	55.08 ± 6.12				
RANKL/OPG	治疗组	44	5.25 ± 2.58	$P > 0.05$			
	对照组	46	6.06 ± 2.14				

表 15-14　两组治疗 24 周量表评分变化　（$\bar{x} \pm s$）

指标	组别	n	治疗前	组间比较	治疗 24 周	组内比较	组间比较
BASDAI	治疗组	44	5.48 ± 1.53	$P > 0.05$	2.53 ± 1.32	$P < 0.05$	$P < 0.05$
	对照组	46	5.52 ± 1.92		3.36 ± 1.24	$P < 0.05$	
BASFI	治疗组	44	3.51 ± 1.84	$P > 0.05$	1.59 ± 0.95	$P < 0.05$	$P < 0.05$
	对照组	46	3.37 ± 1.57		2.02 ± 0.77	$P < 0.05$	
BASMI	治疗组	44	2.66 ± 1.31	$P > 0.05$	1.77 ± 1.01	$P < 0.05$	$P > 0.05$
	对照组	46	5.52 ± 1.26		1.78 ± 1.24	$P < 0.05$	
脊柱痛（分）	治疗组	44	6.15 ± 1.87	$P > 0.05$	3.95 ± 1.38	$P < 0.05$	$P < 0.05$
	对照组	46	5.93 ± 1.42		4.61 ± 1.35	$P < 0.05$	
夜间痛（分）	治疗组	44	5.51 ± 1.37	$P > 0.05$	2.83 ± 1.16	$P < 0.05$	$P < 0.05$
	对照组	46	5.56 ± 1.59		3.43 ± 1.25	$P < 0.05$	
PGA（分）	治疗组	44	6.08 ± 1.42	$P > 0.05$	3.04 ± 1.25	$P < 0.05$	$P < 0.05$
	对照组	46	5.82 ± 1.43		3.64 ± 1.08	$P < 0.05$	
ESR（mm/h）	治疗组	44	41.32 ± 12.17	$P > 0.05$	22.18 ± 15.42	$P < 0.01$	$P < 0.05$
	对照组	46	39.08 ± 15.93		20.46 ± 11.24	$P < 0.01$	
CRP（mg/L）	治疗组	44	22.18 ± 15.42	$P > 0.05$	11.25 ± 6.85	$P < 0.01$	$P < 0.05$
	对照组	46	20.46 ± 11.24		9.76 ± 3.64	$P < 0.01$	
TNF-α（pg/mL）	治疗组	44	193.27 ± 15.05	$P > 0.05$	31.62 ± 2.15	$P < 0.01$	$P < 0.05$
	对照组	46	188.77 ± 12.49		44.02 ± 3.85	$P < 0.01$	
IL-1（pg/mL）	治疗组	44	51.69 ± 5.27	$P > 0.05$	10.76 ± 1.55	$P < 0.05$	$P < 0.05$
	对照组	46	49.85 ± 5.11		19.42 ± 2.98	$P < 0.05$	
IL-6（pg/mL）	治疗组	44	61.33 ± 7.64	$P > 0.05$	11.46 ± 2.03	$P < 0.05$	$P < 0.05$
	对照组	46	60.91 ± 6.34		22.05 ± 4.01	$P < 0.05$	
RANKL（pg/mL）	治疗组	44	288.74 ± 28.01	$P > 0.05$	65.29 ± 8.63	$P < 0.05$	$P < 0.05$
	对照组	46	295.36 ± 19.64		91.82 ± 13.22	$P < 0.05$	
OPG（pg/mL）	治疗组	44	52.63 ± 12.09	$P > 0.05$	55.39 ± 10.44	$P < 0.05$	$P < 0.05$
	对照组	46	55.08 ± 6.12		58.27 ± 12.01	$P < 0.05$	
RANKL/OPG	治疗组	44	5.25 ± 2.58	$P > 0.05$	1.13 ± 0.37	$P < 0.05$	$P < 0.05$
	对照组	46	6.06 ± 2.14		1.94 ± 0.51	$P < 0.05$	

五、讨论

1．组方药物现代药理学分析

张宏等动物实验发现附子、乌头中乌头碱是抗炎止痛有效成分，具有显著抗炎和中枢镇痛作用，通过刺激下丘脑来促进促肾上腺皮质激素（ACTH）的分泌和释放，调节下丘脑－垂体－肾上腺（HPA）轴作用，降低机体分泌IL－1α、IL－1β、IL－2、IL－4、IL－6、IL－10、γ－干扰素（IFN－γ）、粒细胞－巨噬细胞集落刺激因子（GM－CSF）、肿瘤坏死因子α（TNF－α）等细胞因子。刘晨等发现独活提取物能抑制关节炎大鼠IL－1β、IL－6、TNF－α、PGE_2等炎症介质产生，提高大鼠刺激痛阈值，两种药材成对使用，效果较单用更为显著。麻黄有中枢镇痛作用，内有多种生物碱可抑制炎症。研究报告麻黄－甘草对药能抑制模型小数胸腔液前列腺素E_2（PGE_2）、TNF－α、IL－1β，说明麻黄－甘草药对能影响炎症介质产生。牛膝多糖是川牛膝的主要成分，可促进血液流动，改善微循环，避免微血栓形成引起骨质破坏。研究报告杜仲叶提取物有抗炎作用，对羊骨髓间充质干细胞有双向调节作用，可调节骨代谢，两者共同抑制骨质疏松。淫羊藿有调节机体免疫功能、抗炎、促进骨生长的作用。王建忠等对48只SD大鼠分组干预，发现淫羊藿能有效抑制糖皮质激素对RANKL－RANK－OPG系统影响，控制OPG/RANKL表达异常导致的骨吸收。

2．SASP－对照干预药物

SASP是目前西医唯一证实治疗有效的慢作用药物，需与非甾体类抗炎药合用弥补起效较慢弱点，但仅对外周关节有效，对中轴关节和肌腱韧带无效或效果不佳。刘宏潇等报告柳氮磺胺吡啶对成纤维细胞生长无影响，既无抑制也无诱导凋亡作用。本品的不良反应一般在服药1个月出现，主要包括皮疹、全血细胞减少、消化系症状、头晕、头痛，该药影响男性精子质量，导致很多有生育计划男性出现无药可用的情况，选用柳氮磺胺吡啶片搭配非甾体类抗炎药作为对照组，既是较为有效的一线治疗方案，又符合伦理学要求。

3．观测指标

Bath强直性脊柱炎疾病活动性指数（BASDAI）是目前使用比较广泛的AS病情活动评价工具，通过患者主观感受评价疾病活动程度，具有一定的局限性，中医总体评价和证候积分针对性不强，ESR和CRP往往因某些干扰因素而无法精确反应疾病发展情况。我们加用国际脊柱关节炎评价工作组（ASAS）提出的ASAS20、ASAS40等指标，增加研究的严谨性与实用性；检验TNF-α、IL-1、IL-6也有助于准确把握本研究进程。TNF-α是由单核-巨噬细胞产生的炎症因子，张璐等发现TNF-α是强直性脊柱炎重要的致病因子。细胞因子IL-6、TTNF-α可通过促进中性粒细胞释放胶原蛋白酶、PGE_2刺激毛细血管扩张，通透性增高，调节组织活性。范利锋等发现AS患者活动期血清IL-1、TNF-α水平明显高于健康人，与ESR、CRP水平正相关。这都表明TNF-α、IL-1、IL-6在强直性脊柱炎发病过程和炎症反应中的重要作用。此外RANKL-RANK-OPG系统中三种物质具有关联性，在AS患者机体内会产生一系列改变从而导致患者骨量减少，因此我们通过测定这些物质的变化来判断雄附乌杜方的临床作用也是有实际意义的。

4．临床疗效

治疗1个疗程（12周），达到ASAS20、ASAS40、BASDAI50标准治疗组高于对照组（χ^2分别为13.506、4.734、4.586，$P < 0.05$），连续治疗2个疗程（24周），达到ASAS20、ASAS40、BASDAI50标准治疗组高于对照组（χ^2分别为4.525、2.275、4.041，$P < 0.05$），见图15-1。

治疗1个疗程（12周）、连续治疗2个疗程（24周），中医证候积分两组均明显降低（$P < 0.05$，$P < 0.01$）；治疗组降低大于对照组（$P < 0.05$），见表15-10。。

治疗12周，治疗组优于对照组（$P < 0.05$）（$\chi^2 = 4.653$，$P < 0.05$），连续治疗2个疗程（24周），治疗组优于对照组（$P < 0.05$）（$\chi^2 = 5.846$，$P < 0.05$），见表15-11）。

治疗1个疗程（12周）、连续治疗2个疗程（24周），各项指标两组均明显改善（$P < 0.05$，$P < 0.01$）；BASDAI、BASFI、脊柱痛、夜间痛、PGA评分改善治疗组明显优于对照组（$P < 0.05$，$P < 0.01$），见表15-12、表15-13。

治疗1个疗程（12周）、连续治疗2个疗程（24周），ESR、CRP两组均明显改善（$P < 0.05$，$P < 0.01$），组间无明显差异（$P > 0.05$），见表15-12、表15-13。

治疗1个疗程（12周）、连续治疗2个疗程（24周），TNF-α、IL-1、IL-6两组均明显改善（$P < 0.01$），治疗组改善明显优于对照组（$P < 0.05$），见表15-12、表15-13。

连续治疗2个疗程（24周），血清RANKL、RANKL/OPG两组均明显改善（$P < 0.05$），治疗组改善明显优于对照组（$P < 0.05$），见表15-12、表15-13。

连续治疗2个疗程（24周），治疗组有2例出现口苦、胃脘不适，对症处理后逐渐缓解，后未再现。对照组2例出现轻度肝功能异常，2例出现腹部不适，保肝、护胃等对症处理后，均恢复正常，不良反应率分别为4.54%和8.69%。

5．缺陷与不足

（1）本研究样本量较少，数据统计结果可能会出现偏差，不能完全反映总体情况，下一步需要开展大样本、多中心随机对照实验。

（2）由于时间限制和患者依从性，本研究设置时间节点为治疗12周、治疗24周，没有观察雄附乌杜方远期疗效。

（3）虽然雄附乌杜方药物组成明确，单药药理学作用也有详细研究，但组方治疗AS机制尚不明确，需进一步实验研究提供循证医学证据。

六、结论

通过本实验可以发现，马玉琛“痰毒理论”立法处方雄附乌杜方治疗AS可缓解临床症状，疗效确切、起效较快、不良反应小，适合推广使用。

根据研究结果，可推测雄附乌杜方可能通过降低TNF-α、IL-1、IL-6水平，调节RANKL和OPG的平衡达到阻止AS炎症反应、调节AS患者骨代谢情况目的，下步可尝试动物实验研究寻找循证医学证据。

（辛昊洋）

第三节 雄附抗炎口服方联合西药治疗多发性肌炎/皮肌炎

一、方药

雄附抗炎口服方：白附子6 g，雄黄粉冲服0.04 g（国家药典剂量0.05～0.1 g/d），羌活、独活、防风各9 g，细辛3 g，制川乌6 g，陆英15 g，僵蚕、白芥子各6 g，露蜂房、徐长卿根、九节茶各9 g。风寒湿痹雄附抗炎口服方原方；风湿热痹加知母12 g，秦艽10 g；

肌炎加党参 12 g，茯苓 15 g，白术 10 g；皮炎加薄荷、蝉蜕各 10 g，地肤子 15 g；兼血瘀加土鳖虫 10 g，三七粉 4 g；兼气虚血亏加当归 12 g，黄芪 20 g；兼阳虚加制附片、肉桂各 10 g。用法：水煎服，1 剂 /d，分 2 次服。主治：多发性肌炎、皮肌炎。

二、材料与方法

1．诊断标准

采用 1975 年 Bohan 和 Peter 的标准：

①对称性、进展性近端肢带肌和颈前屈肌肌无力，伴或不伴吞咽肌和呼吸肌无力；

②肌活检提示炎性改变肌纤维坏死、吞噬、再生（再生细胞胞质嗜碱，核大，呈空泡样，核仁明显）、肌肉萎缩和肌纤维大小不等，在血管周围有炎性渗出；

③血清肌酶谱增高，尤其是 CPK，常有 COT、GPT、LDH 和醛缩酶升高；

④肌电图有典型肌炎：短、小、多项运动单位，纤颤，正性尖波，插入激惹和奇特高频放电；

⑤典型皮疹：A．眼睑淡紫色、眶周水肿；B．手、肘、膝和踝关节背侧有红斑鳞屑样皮炎。符合前 4 项为多发性肌炎，符合第 5 项加前 3 ~ 4 项为皮肌炎。

2．纳入标准

①符合诊断标准；

②至少 2 个月内未应用或已应用但未调整激素用量；

③年龄 15 ~ 65 岁。

3．排除标准

①合并心、脑、肝、肾及造血系统等原发或并发病。

4．一般资料

纳入 42 例，按随机数字表随机分为两组。

治疗组 22 例，其中多发性肌炎 14 例，皮肌炎 8 例；男 4 例，女 18 例；年龄 15 ~ 65 岁，平均 40.5 岁；病程＜ 1 年 3 例，1 ~ 3 年 9 例，4 ~ 7 年 7 例，＞ 8 年 3 例。对照组 20 例，其中多发性肌炎 14 例，皮肌炎 6 例；男 3 例，女 17 例；年龄 16 ~ 63 岁，平均 41.5 岁；病程＜ 1 年 2 例，9 年 18 例，4 ~ 7 年 8 例，＞ 8 年 1 例。两组人口学资料及临床特征具有均衡性（$P > 0.05$）。

5．治疗方法

连续治疗 3 个月为 1 个疗程。

对照组：

小剂量激素（甲泼尼龙 8 mg/d），如已应用激素，则保持原剂量不变；

非甾体类抗炎药（尼美舒利 0.1 g，2 次 /d）。

治疗组：

雄附抗炎口服方，组方、加减、用法同上。

西药治疗同对照组。

在病情好转时按照原则逐渐减少激素用量。

三、疗效观察

1．观测指标

肌肉疼痛、肌力、发热、肌酸磷酸激酶（CPK）、血沉（ESR）。

2．疗效判定

采用国家中医药管理局颁布的《中医病证诊断疗效标准》中的“肌痹”疗效标准：

治愈：症状、体征基本消失，实验室检查基本正常；

好转：症状减轻，体征改善，实验室检查好转；

无效：症状、体征、实验室检查无变化。

3．统计分析

采用 SPSS 10.0 统计软件处理，计数资料采用 χ^2 检验；计量资料采用 t 检验。

4．治疗结果

治疗 1 个疗程（3 个月），临床疗效治疗组优于对照组（$\chi^2 = 66.57$，$P < 0.01$），见表 15–15。

表 15–15 两组治疗效果

组别	n	痊愈	有效	无效	总有效率	组间比较
治疗组	22	11	9	2	90.91%	$\chi^2 = 66.57$
对照组	20	8	8	2	80.00%	$P < 0.01$

四、讨论

多发性肌炎/皮肌炎病系常见自身免疫性疾病，可能与细菌、病毒感染有关，日晒、中毒等亦可成为本病诱因。西医治疗主要应用皮质激素及免疫抑制剂，长期应用会带来难以避免的不良反应，也不利于肌力恢复，甚至引起类固醇肌病，加重肌损害，增加感染机会。

有些患者并发严重高血压、糖尿病等。女性妊娠及哺乳期，不适合长期应用大剂量激素或免疫抑制剂。中西医结合治疗，疗效好，可减少激素用量。尽量减少应用激素、免疫抑制剂带来的不良反应，使本病的预后有良好改观。

本病与“肌（肉）痹”类似，《素问·长节刺论篇》记载：“病在肌肤，肌肤尽痛，名曰肌痹。”临床表现为肌肉肿痛无力酸楚，四肢发凉、怕冷，胸闷食少，吞咽困难，肝脾大，舌黯淡苔白，脉沉等。多为肝、脾、肾三脏功能失和，气血失调，气机不利，肌失所荣，髓海失养，发为痿证，久病损伤正气，风寒湿气容易侵袭人体，日久在肌肤、筋肉、皮骨之间产生无形之痰，甚则形成瘀血、痰凝阻滞，加重肌肉肿痛、酸楚，肢体无力疼痛。多发性肌炎、皮肌炎肌活检肌纤维坏死、吞噬、再生、肌肉萎缩和肌纤维大小不等，在血管周围有炎性渗出，血清肌酶升高，红斑鳞屑样皮炎等病理和临床表现，符合中医“痰”和“毒”的改变，是“痰毒理论”中“痰毒共同致痹”的重要根据。该病活动期以邪实为主，治疗固当祛风除湿散寒、活血通络止痛，但切不能忘记“痰毒并治”。雄附抗炎口服方中白附子、雄黄、白芥子、僵蚕、露蜂房化痰散结攻毒，羌活、独活、防风、细辛、川乌散风除湿散寒，陆英、九节茶、徐长卿根活血通络止痛。现代药理研究上述药物具有较强的抗病毒和抑制异常免疫反应的功能，抗炎止痛。

（王澎澎）

第十六章　“经痹”和“三维”理论临床应用和研究

“经痹”和“三维”理论基本内容：

以类风湿关节炎（RA）为例，按《素问》痹病概念对痹病定义和分类，参照《素问·痹病》、张仲景《伤寒论》和《金匮要略》及李东垣《脾胃论》原则和方法，参以“崇阳”“痰毒”等理论，结合现代医学知识和临床经验，按三维辨证治疗理论体系将RA分为活动期、非活动期，贫血型、血小板升高型、骨质疏松型、肺间质纤维化型、服用甾体抗炎和慢作用药物型、服用泼尼松型。分别以抗炎祛邪法、健骨抗炎法、补血抗炎法、活血抗炎法、补肾抗炎法、化痰解毒法、补气抗炎法、激素解毒或激素替代法治疗，并依此类方法治疗其他风湿病。

本章主要介绍以抗炎止痛方治疗活动期型、健骨抗炎方治疗非活动期型、活血抗炎法治疗血小板升高型、补血抗炎法治疗贫血型RA常规中西药治疗的增效作用和补气抗炎法治疗服用甾体抗炎、慢作用药物和糖皮质激素型RA的增效减毒作用的临床应用及研究。激素解毒方、激素替代方治疗服用糖皮质激素型未予以介绍。补肾抗炎方治疗骨质疏松型、化痰解毒法治疗肺间质纤维化型在其他章节介绍。

第一节　抗炎止痛口服方联合西药治疗类风湿关节炎活动期

一、方药

抗炎止痛口服方：羌活、独活、防风各9 g，细辛3 g，豨莶草9 g，制川乌6 g，陆英15 g，僵蚕、白芥子各6 g，露蜂房、徐长卿根、九节茶各9 g。风寒湿痹（寒重型）用抗炎止痛口服方原方；风湿热痹或兼阴虚（热重型）加知母12 g，生地黄10 g。1剂/d。

用法：水煎服，分2次服。主治：类风湿关节炎（RA）活动期。

二、临床应用

（一）抗炎止痛口服方治疗RA活动期

1．临床资料

（1）一般资料

治疗组66例，男20例，女46例，年龄16～67岁，平均46岁，病程2个月至1年。对照组61例，男18例，女43例，年龄17～69岁，平均47岁，病程1个月至12年。

符合1988年4月昆明第一届全国中西医结合风湿类疾病学术会议修订标准：

①症状：以小关节为主，多为多发性关节肿痛或小关节对称性肿痛（单发者需认真与其他疾病鉴别，关节症状至少持续6周以上），晨僵；

②体征：受累关节肿胀压痛，活动功能受限，或畸形，或强直，部分病例可有皮下结节；

③实验室检查：类风湿因子（RF）阳性，血沉（ESR）多增快；

④X线检查：重点受累关节具有典型类风湿关节炎X线所见。

具备上述症状及体征，或兼有RF阳性，或兼有典型X线表现均可诊断RA。

所有患者都处在活动期：

①晨僵时间超过15分钟；

②早晨起床6小时之内仍感到虚弱；

③关节痛；

④ 2 个以上外周关节压痛或活动痛；

⑤ 2 个以上外周关节滑膜肿胀；

⑥ ESR（魏氏法）：男性≥ 20 mm/h，女性≥ 30 mm/h。

符合上述标准 4 项以上为病情处于活动期。

按 1988 年 4 月昆明会议的中医辨证标准分为风重型、湿重型、寒重型、化热型四型，以寒重型和热重型列为观察对象。

（2）治疗方法

连续治疗 3 个月为 1 个疗程。

随机数字表法，随机分为治疗组和对照组。

对照组：欣克洛 0.1 g，2 次 /d，甲氨蝶呤 10 mg，1 次 / 周。

治疗组：抗炎止痛口服方，成分同上，并按上法加减。饮片由北京普生霖药业有限公司提供的优质道地药材。西药治疗同对照组。

2. 结果

（1）临床疗效（表 16–1）

按 1988 年 4 月昆明会议标准判定疗效。

RA 近期控制：受累关节肿痛消失，关节功能改善或恢复正常，RF、ESR 恢复正常且停药后可维持 3 个月以上；

显效：受累关节肿痛明显好转或消失，ESR、RF 滴度降低，或 ESR、RF 已恢复正常，但关节肿痛尚未消失；

有效：受累关节疼痛或肿痛有好转；

无效：经治疗 1 个疗程（90 d），受累关节肿痛无好转。

表 16–1　两组治疗 3 个月临床疗效

组别	*n*	近期控制	显效	有效	无效	总有效率 / %	组间比较
治疗组	66	18	39	7	2	96.97	$P < 0.05$
对照组	61	8	32	10	12	81.97	

（2）止痛效果（见表 16–2）

疼痛程度分级：

0 级：无疼痛；

1 级：仅在劳累后、阴雨天气或情绪不佳时疼痛，可自行缓解；

2 级：持续性疼痛但可以忍受，能进行自己所选择的工作和所能从事的活动；

3 级：剧烈疼痛，烦躁不安，不能进行工作和学习，影响睡眠。

关节压痛程度分级：

0 级：无压痛；

1 级：问患者时有压痛；

2 级：主动诉说压痛；

3 级：因压痛产生不自主的回避动作。

显效：关节疼痛和压痛均降至 0 级。

有效：疼痛和压痛至少降低 1 级。

无效：不达以上标准。

表 16–2 两组治疗 3 个月止痛效果

组别	n	显效	有效	无效	总有效率 / %	组间比较
治疗组	66	44	18	4	93.94	$P < 0.05$
对照组	61	27	22	12	80.33	

（3）毒副反应（表 16–3）

肝功用速率法检测，转氨酶＞ 41U 和 / 或总胆红素＞ 25U 为肝功损害；

血常规采用日本东亚 Sysmex SF–3000 型血液分析仪检测，白细胞＜ 4×10^9/L 为减少；

胃肠道反应：上腹部疼痛和 / 或进食后呕吐。

表 16–3 两组治疗 3 个月不良反应

组别	n	肝功损害	白细胞减少	胃肠道反应	不良反应率 / %	组间比较
治疗组	66	1	2	4	10.61	$P < 0.05$
对照组	61	6	8	21	57.38	

3．讨论

RA属“痹证”范畴。寒冷、潮湿、病原微生物等为发病诱因，人体功能失调系内在原因。免疫、神经、内分泌、精神等功能状态、自然和社会环境影响、诊治态度、手段及服用药物的不同，疾病发生发展变化证候可多种多样。外邪旺盛，与正气相争，胶着留滞，或正气不足，不能抵御六淫入侵而发病或使原有病情加重，此时往往处于疾病活动期。邪气阻痹脉络，必然气行不畅甚至血瘀痰积，内外之邪，皆可化毒，坏血浸肉，蚀筋损骨，出现发热无力、关节疼痛肿胀、僵直、屈伸不利、畸形，皮下结节等。一般以邪实为主，多为风寒湿痹或风湿热痹，兼有血瘀、痰积、毒浸等。

外感淫邪、血瘀、痰积、毒浸是疾病发生的共同机制。

治疗虽当以祛除外淫为主，当瘀、痰、毒共治，祛淫（外感六淫之邪）通痹、活血化痰、散结解毒。抗炎止痛口服方以诸多散寒、除湿、祛风药祛邪为主，辅以陆英、僵蚕、白芥子活血化痰散结，露蜂房、徐长卿根、九节茶解内外之毒。

治疗组未使用非甾体类抗炎药，止痛效果优于用欣克洛对照组，说明抗炎止痛口服方有较好的抗炎止痛作用。

RA治疗难点之一在RF转阴，本组3个月治疗，RF转阴为31.8%（含近期控制18例，显效中转阴者3例）。从治疗时间窗看，与对照组明显区别是，治疗组治疗1个月近期控制和显效率为73.4%，与治疗3个月85.9%的差距为12.5%；对照组治疗1个月近期控制和显效率为25.4%，与治疗3个月64.4%的差距为39.0%，治疗组在治疗1个月内即可见效，一般认为MTX治疗RA，在3～4周以后才发挥作用，因此可以认为治疗组在1个月内产生效果，是抗炎止痛口服方在起作用；对照组1～2个月后才逐渐观察到疗效，与MTX作用时间规律基本一致；说明抗炎止痛口服方有类似MTX样缓解RA病情的作用，且较MTX见效早。治疗过程中肝功、造血功能损害和胃肠道反应治疗组明显少于对照组，说明抗炎止痛口服方无非甾体类抗炎药所引起的胃肠道反应，也未发现肝、肾功损害、白细胞减少等毒副反应。

（二）抗炎止痛方联合西药治疗RA

1．临床资料

（1）一般资料

纳入样本RA诊断明确97例，均来源于2008年9月至2010年3月解放军第252医院中医科的门诊和病房。

随机分为治疗组和对照组。治疗组退出2例，脱落1例；对照组退出2例，脱落2例。最终完成治疗观察90例，286个关节。

治疗组45例，男性14例，女性31例；年龄：≤30岁7例，31～40岁19例，41～50岁12例，≥51岁7例；142个关节。

对照组45例，男性9例，女性36例；年龄：≤30岁6例，31～40岁18例，41～50岁10例，≥51岁11例；144个关节。

两组人口学资料及临床特征具有均衡性（$P > 0.05$）。

（2）诊断标准

参照2009年ACR和欧洲抗风湿病联盟提出的新的RA分类诊断和评分系统，至少一个关节肿痛，并有滑膜炎的证据（临床或超声或MRI）。

对关节受累情况、血清学指标、滑膜炎持续时间和急性时相反应物4个部分评分，总得分6分以上确诊，见表16-4～表16-7。

表16-4 关节受累评分

受累关节数	关节受累	得分（0～5分）
1	中大关节	0
2～10	中大关节	1
1～3个	小关节	2
4～10	小关节	3
＞10个	至少数1个为小关节	5

表16-5 血清学变化评分

血清学	改变	得分（0～5分）
RF或抗CCP抗体	均阴性	0
RF或抗CCP抗体	均至少1项低滴度阳性	2
RF或抗CCP抗体	均至少1项高滴度（＞正常上限3倍）阳性	3

表 16-6 滑膜炎持续时间评分

	持续时间	得分（0 ~ 1）分
滑膜炎	< 6 周	0
	> 6	1

表 16-7 急性时相反应物评分

急性反应物	改变	得分（0 ~ 1 分）
CRP 或 ESR	均正常	0
CRP 和 / 或 ESR	升高	1

中医辨证：

痹证按 1988 年 4 月昆明会议的标准分为风、湿、寒、热四型。

滑膜厚度判定标准：

按 Walther 标准将滑膜厚度分为 4 级：

Ⅰ级：滑膜无增厚，厚度< 2 mm；

Ⅱ级：滑膜轻度增生，厚度 2 ~ 5 mm；

Ⅲ级：滑膜中度增生，厚度 5 ~ 9 mm；

Ⅳ级：滑膜高度增生，厚度> 9 mm。

滑膜内血流信号判定标准：

参照李锐等方法将滑膜内血流信号分为四级：

0 级，无彩色血流信号；

Ⅰ级，少数点状血流信号；

Ⅱ级，较多的短线状及点状血流信号；

Ⅲ级，丰富的树枝状及网状血流信号。

（3）纳入标准

①符合 RA 诊断标准；

②中医辨证：寒重型、热重型；

③年龄 18 ~ 70 岁；

④知情同意，签署知情同意书。

（4）排除标准

①骨关节间隙变窄，关节软骨破坏；

②伴有肝肾功能障碍；

③风湿病活动的危重者；

④入组前 3 个月参加其他临床实验者。

（5）退出标准

①不符合纳入条件，纳入错误 / 未按规定实施干预措施；

②擅自服用其他可能影响疗效药物；

③资料不全，无法判定疗效或安全性；

④过敏反应或严重不良事件。

2．研究方法

（1）采用随机对照实验研究：将符合入选条件的观察对象 97 例按随机数字表法随机分配到治疗组和对照组中。

（2）治疗方法

均连续治疗 2 个月为 1 个疗程。

1）对照组：口服尼美舒利 0.1 g，2 次 /d，甲氨蝶呤 10 mg，1 次 / 周。

2）治疗组：抗炎止痛方。中药饮片来自北京普生霖药业有限公司。抗炎止痛方的成分和用法同前述。西药治疗同对照组。

（3）疗效判定

参照中华医学会风湿病学分会 2007 年版临床缓解标准：

①晨僵不超过 15 分钟；

②无疲乏感；

③无关节疼痛；

④关节无压痛；

⑤关节或软组织无肿胀；

⑥血沉：男性小于 20 mm/h，女性小于 30 mm/h。

上述六项中符合五项或五项以上者，定为临床缓解。

超声疗效判定：

①滑膜厚度减小按照 Walther 标准判定；

②滑膜内血流信号减弱参照李锐等滑膜内血流信号分级标准判定。

（4）统计分析

采用 SPSS 10.0 统计处理，计量资料以（$\bar{x} \pm s$）表示，组间比较用 t 检验；计数资料比较采用 χ^2 检验。

3. 结果

（1）综合疗效

治疗 2 个月（1 疗程），治疗组疗效优于对照组（$P < 0.05$），见表 16-8。

表 16-8　两组治疗 2 个月综合疗效

组别	n	显效	有效	无效	总有效率 /%	组间比较
治疗组	45	21	19	5	88.89	$P < 0.05$
对照组	45	10	23	12	73.33	

（2）腕、手关节滑膜厚度

治疗 2 个月（1 个疗程），双手腕、双手掌指关节滑膜厚度治疗组均变薄（$P < 0.05$），对照组无显著变化（$P > 0.05$）；其余关节滑膜厚度两组均无显著变化（$P > 0.05$），见表 16-9、表 16-10。

表 16-9　两组腕、手关节滑膜厚度测值比较（右）变化　（$\bar{x} \pm s$）

项目	组别	n	治疗前	治疗 30 d	组内对照	组间对照	治疗 60d	组内对照	组间对照
手腕	治疗组	44	0.249 ± 0.08	0.201 ± 0.06	$P < 0.05$	$P > 0.05$	0.104 ± 0.0062	$P < 0.05$	$P > 0.05$
	对照组	43	0.237 ± 0.06	0.227 ± 0.07	$P > 0.05$		0.196 ± 0.05	$P < 0.05$	
二掌指	治疗组	44	0.101 ± 0.264	0.098 ± 0.0278	$P < 0.05$	$P < 0.05$	0.091 ± 0.0296	$P < 0.05$	$P < 0.01$
	对照组	43	0.112 ± 0.0137	0.103 ± 0.0273	$P < 0.05$		0.109 ± 0.0314	$P < 0.05$	
三掌指	治疗组	44	0.156 ± 0.025	0.089 ± 0.0034	$P < 0.05$	$P > 0.05$	0.081 ± 0.031	$P < 0.05$	$P < 0.05$
	对照组	43	0.0871 ± 0.029	0.0864 ± 0.027	$P > 0.05$		0.085 ± 0.024	$P < 0.05$	
四掌指	治疗组	44	0.087 ± 0.035	0.086 ± 0.0034	$P > 0.05$	$P > 0.05$	15.84 ± 5.52	$P < 0.05$	$P > 0.05$
	对照组	43	48.77 ± 12.78	32.57 ± 8.81	$P > 0.05$		16.33 ± 6.82	$P < 0.05$	

五掌指	治疗组	44	0.079 ± 0.0076	0.0801 ± 0.0074	$P > 0.05$	$P > 0.05$	0.078 ± 0.0065	$P > 0.05$	$P > 0.05$
	对照组	43	0.078 ± 0.0056	0.079 ± 0.0046	$P > 0.05$		0.078 ± 0.0039	$P > 0.05$	
右二指间	治疗组	44	0.076 ± 0.004	1.077 ± 0.006	$P > 0.05$	$P > 0.05$	0.075 ± 0.005	$P > 0.05$	$P > 0.05$
	对照组	43	0.078 ± 0.004	0.077 ± 0.007	$P > 0.05$		0.078 ± 0.004	$P > 0.05$	
右三近端指间	治疗组	44	0.0689 ± 0.0056	0.0701 ± 0.047	$P > 0.05$	$P > 0.05$	0.0682 ± 0.0065	$P > 0.05$	$P < 0.05$
	对照组	43	0.0692 ± 0.0076	0.0683 ± 0.0047	$P > 0.05$		0.0673 ± 0.0072	$P > 0.05$	

表 16-10 两组腕、手关节滑膜厚度测值比较（左）变化 （$\bar{x} \pm s$）

项目	组别	n	治疗前	治疗 30 d	组内对照	组间对照	治疗 60 d	组内对照	组间对照
手腕	治疗组	44	0.273 ± 0.08	0.191 ± 0.062	$P < 0.05$	$P > 0.05$	0.107 ± 0.007	$P < 0.05$	$P > 0.05$
	对照组	43	0.268 ± 0.07	0.217 ± 0.06	$P < 0.05$		0.186 ± 0.06	$P < 0.05$	
二掌指	治疗组	44	0.107 ± 0.0289	0.102 ± 0.0298	$P < 0.05$	$P < 0.05$	0.089 ± 0.0274	$P < 0.05$	$P < 0.01$
	对照组	43	0.110 ± 0.0178	0.103 ± 0.0463	$P < 0.05$		0.107 ± 0.0434	$P > 0.05$	
三掌指	治疗组	44	0.116 ± 0.0251	0.090 ± 0.0024	$P < 0.05$	$P > 0.05$	0.085 ± 0.0065	$P < 0.05$	$P < 0.05$
	对照组	43	0.119 ± 0.027	0.106 ± 0.013	$P < 0.05$		0.105 ± 0.0047	$P < 0.05$	
四掌指	治疗组	44	0.081 ± 0.0235	0.086 ± 0.038	$P > 0.05$	$P > 0.05$	0.080 ± 0.034	$P > 0.05$	$P > 0.05$
	对照组	43	0.0861 ± 0.0318	0.0846 ± 0.023	$P > 0.05$		0.0851 ± 0.032	$P > 0.05$	
五掌指	治疗组	44	0.077 ± 0.0083	0.0791 ± 0.0064	$P > 0.05$	$P > 0.05$	0.078 ± 0.0054	$P > 0.05$	$P > 0.05$
	对照组	43	0.078 ± 0.0035	0.079 ± 0.0043	$P > 0.05$		0.077 ± 0.0043	$P > 0.05$	
右二指间	治疗组	44	0.075 ± 0.003	0.074 ± 0.006	$P > 0.05$	$P > 0.05$	0.075 ± 0.004	$P > 0.05$	$P > 0.05$
	对照组	43	0.078 ± 0.003	0.077 ± 0.005	$P > 0.05$		0.077 ± 0.005	$P > 0.05$	
右三近端指间	治疗组	44	0.0699 ± 0.0062	0.0708 ± 0.053	$P > 0.05$	$P > 0.05$	0.0694 ± 0.0076	$P > 0.05$	$P < 0.05$
	对照组	43	0.0694 ± 0.0057	0.0695 ± 0.0067	$P > 0.05$		0.0695 ± 0.0057	$P > 0.05$	

（3）指关节及腕关节滑膜内血流信号显示率

指关节、腕关节滑膜内血流信号显示率治疗 30 d 治疗组均显著降低（$P < 0.05$），对照组均无显著变化（$P > 0.05$）；治疗 60 d 两组均显著降低（$P < 0.05$），治疗组降低大于对照组（$P < 0.05$），见表 16-11。

表 16-11　两组腕、手关节滑膜内血流信号显示率变化　（n/%，$\bar{x} \pm s$）

项目	组别	n	治疗前	治疗 30d	组内对照	组间对照	治疗 60 d	组内对照	组间对照
腕关节	治疗组	45	38/88.44	32/71.11	$P < 0.05$	$P < 0.05$	24/53.33	$P < 0.05$	$P < 0.05$
	对照组	45	35/77.78	33/73.33	$P > 0.05$		28/62.22	$P < 0.05$	
手关节	治疗组	45	10/22.22	5/11.11	$P < 0.05$	$P < 0.05$	4/8.89	$P < 0.05$	$P < 0.01$
	对照组	45	9/20.00	7/15.56	$P > 0.05$		6/13.33	$P < 0.05$	

4．讨论

RA 是以关节病变为主的慢性全身免疫系统疾病，主要表现为对称性慢性进行性多关节炎，关节滑膜的慢性炎症增生形成血管翳，侵犯关节软骨、软骨下骨、韧带和肌腱等，造成关节软骨和关节囊破坏，最终导致关节畸形和功能丧失。病理过程是以滑膜炎为首发病变，滑膜充血、水肿、渗出，炎性细胞浸润、肉芽组织形成及滑膜增生，侵蚀关节软骨，使之变薄破坏，进一步腐蚀关节软骨下骨质，使关节功能丧失，大小关节均可发病，呈多发性和对称性，好发于腕、指（趾）、膝关节。

关节炎基本病理改变是滑膜炎。

急性期：初期滑膜表现为红肿渗出（可引起关节积液）和细胞浸润。

慢性期：滑膜炎继续进行，滑膜肥厚，形成许多绒毛样突起。

最后软骨表面的肉芽组织纤维化，使上下关节面互相融合，形成纤维性关节强硬，关节附近的骨骼呈脱钙和骨质疏松，肌肉和皮肤都萎缩，关节本身畸形或脱位。

高频超声对软组织，特别是含液体的软组织细微结构具有很高的分辨力，RA 患者关节滑膜内液体渗出明显增多，与增生滑膜之间形成良好反射界面，使滑膜增生形态学改变易于显示，高频超声对滑膜血管显示是 X 线与核磁共振等其他影像学检查所不及的。高频超声还具有无辐射、易重复、检查方便灵活、价格低廉的特性，对 RA 诊断敏感性高，可在早期发现病变，明确范围和程度，判定是否在活动期。超声高频小探头在临床广泛应用，对关节滑膜炎诊断价值早已得到广泛认可，并且可观察到细微骨质破坏。

RA 属“痹证”范畴，风、寒、湿等外邪乘袭引起。经络痹阻，血瘀痰积，内外合邪，耗损正气，化毒坏血，蚀筋腐骨。治疗当祛邪通痹、活血化瘀、散结解毒。

本研究采用超声检查为观测手段，对 RA 腕、指关节进行动态观察。结果显示，抗炎止痛口服方对 RA 活动期有明显疗效，并可明显改善 RA 关节滑膜超声影像病理变化。研究验证了超声对 RA 滑膜的改变敏感而可靠，有较好分辨能力；超声不但可作为 RA 关节病变的首选检查方法之一，也可以作为 RA 缓解的一个重要临床疗效的判定标准。

三、实验研究

（一）RA 大鼠模型复制

类风湿关节炎（RA）是一种病因不明的慢性、炎性、系统性的自身免疫性疾病，病理表现复杂多样，以关节炎性肿胀、变形、滑膜增生、骨及软骨破坏为主。佐剂诱导性关节炎（adjuvant induce arthritis，AIA）大鼠临床、病理表现及免疫学指标与人类 RA 有许多相似之处，是研究 RA 及筛选评价抗炎免疫药物较理想动物模型之一。

1．材料与方法

（1）实验动物

雄性健康 SD 大鼠体重 180 ~ 200 g（购自河北医科大学实验动物中心）；动物级别：SPF；动物许可证号：608139。购入本实验室适应性饲养两天，然后复制造模实验。

（2）主要试剂

1）卡介苗冻干粉。

2）液状石蜡。

3）羊毛脂。

4）十二烷基磺酸钠（SDS）：用 0.01N HCl 配成 10% 溶液。

（3）仪器设备

1）自制的大鼠足容积测量仪。

2）电子秤及电子天平。

（4）实验方法

1）动物分组与模型制作：SD 大鼠 20 只，随机分为正常对照组和模型组，每组 10 只。方法参见文献。将液状石蜡、羊毛脂按 2 ∶ 1 的比例混合均匀，高压灭菌后 4℃保存，使用时加入卡介苗（10 mg/ml）配制成弗氏完全佐剂（CFA），充分研磨混匀乳化后，取 0.1 mL注射于大鼠左后足垫皮内致敏，正常对照组注射0.1 mL生理盐水。从致敏当天开始，密切观察大鼠一般状况及肢体变化，定期测量大鼠体重、关节肿胀度，免疫后 39 d 取材，指标检测。

2）观测指标

A. 一般状况及体重：致炎前后仔细观察大鼠一般状况，每周定期测量每只大鼠的体重。

B. 足爪容积：致炎前测量每只大鼠的后足体积，致炎后 2 d、5 d、10 d、17 d、39 d，测量大鼠致炎侧后足爪肿胀度（容积排水法）。

C. 胸腺指数及脾指数：致炎 39 d 取脾脏和胸腺称量，计算脏器指数（计算公式：脾指数=平均脾重量 / 平均体重）。

D. 组织病理学：致炎 39 d 断头处死大鼠，立即分离后肢致炎侧病变关节，去皮后 10% 甲醛固定，EDTA 脱钙，乙醇逐级脱水，常规石蜡包埋，切片，苏木素 - 伊红（HE）染色，组织学评价和拍照；相同方法取正常大鼠相同关节部位对照。

E. 统计分析：数据均用（$\bar{x} \pm s$）表示，采用 SPSS 11.0 版统计分析，组间比较单因素方差分析（one-way ANOVA），最小显著差法（least significant difference，LSD）做两两比较，以 $P < 0.05$ 为差异有显著性。

2. 结果

（1）体重

致炎后第 2 d，模型组所有大鼠出现致炎局部（原发侧）红肿，伴皮温升高，且精神萎靡，活动减少。模型组大鼠致炎后第 2 周起体重增长缓慢，第 14 d 和第 39 d 体重明显低于同期饲养正常组大鼠（$P < 0.01$），表 16-12。

表 16-12 两组大鼠不同时间节点体重变化 （g，$\bar{x} \pm s$）

组别	n	0 d	7 d	14 d	21 d	28 d	39 d
正常对照组	10	163.8 ± 16.2	202.5 ± 18.3	287.4 ± 15.3	322.4 ± 18.7	361.1 ± 12.7	384.8 ± 17.2
AIA 模型组	10	164.7 ± 17.3	206.5 ± 19.7	232.2 ± 20.3	284.8 ± 21.7	309.3 ± 23.2	325.1 ± 23.7
组间比较		$P > 0.05$	$P > 0.05$	$P < 0.01$	$P < 0.01$	$P < 0.01$	$P < 0.01$

（2）关节肿胀度

致炎后 15 小时，致炎侧足肿胀达高峰，表现早期炎症反应，持续 2 ~ 3 d 逐渐减轻，7 ~ 8 d 后再度肿胀，继发病变于致炎后 10 d 左右出现，表现为对侧和前足肿胀，进行性加重，大鼠行动不便，体重下降，表现类似人类 RA。

AIA 大鼠于致炎后容积排水法测量致炎侧踝关节肿胀度，2 d、5 d、10 d 两组无显著差异（$P > 0.05$），2 d、5 d、10 d、17 d、28 d、39 d，AIA 模型组明显高于正常对照组（$P < 0.01$），见表 16–13。

表 16–13　两组不同时间节点大鼠关节肿胀度变化　（mL，$\bar{x} \pm s$）

组别	n	2 d	5 d	10 d	17 d	28 d	39 d
正常对照组	10	1.3 ± 0.2	1.4 ± 0.2	1.4 ± 0.3	1.5 ± 0.4	1.6 ± 0.2	1.8 ± 0.2
AIA 模型组	10	1.3 ± 0.2	2.4 ± 0.6	2.3 ± 0.5	2.9 ± 0.5	3.2 ± 0.4	3.5 ± 0.3
组间比较		$P > 0.05$	$P > 0.05$	$P > 0.05$	$P < 0.01$	$P < 0.01$	$P < 0.01$

（3）脏器指数

致炎 39 d，处死大鼠取胸腺、脾脏称重，计算脏器指数，胸腺、脾脏指数 AIA 模型组大鼠明显高于正常组（$P < 0.01$），见表 16–14。

表 16–14　致炎 39 d 两组大鼠脏器指数　（g，$\bar{x} \pm s$）

组别	n	胸腺指数	脾脏指数
正常对照组	10	0.08 ± 0.03	0.21 ± 0.02
AIA 模型组	10	0.12 ± 0.02	0.29 ± 0.04
组间比较		$P < 0.01$	$P < 0.01$

（4）组织病理学

致炎 39 d，AIA 大鼠关节滑膜增生，呈绒毛状排列紊乱，可向关节腔内突出，部分滑膜剥脱缺失，并有大量炎性细胞浸润，软组织明显水肿。

3．讨论

佐剂诱导性关节炎（adjuvant induce arthritis，AIA）模型是细菌学家 Freund 于 20 世纪 50 年代创立的，又称弗氏佐剂关节炎，是免疫性关节炎动物模型的基本方法。弗氏完全佐剂（CFA）是用液状石蜡与无水羊毛脂按 2 ∶ 1 比例混合的混合液，高压灭菌，加入80℃灭活1小时的减毒卡介苗或干燥结核死菌制成。AA模型制作方法是将混匀的CFA 0.lmL注射于动物尾根部皮下或足跖皮下。大鼠在注入佐剂后8 ~ 12d,症状开始出现,炎症以踝关节为重，可侵及足垫、全足。20d左右达到炎症高峰，病理改变为滑膜下组织炎症、滑膜增生、血管翳形成和软骨破坏。4周后，关节红肿减退，骨质减少，新骨形成，关节间隙变窄，形成不可逆的关节损伤改变。AIA模型发病机制主要是分子模拟理论。结核杆菌的一个蛋白分子与关节滑膜上的一个糖蛋白分子结构相似，可以被同一株T细胞克隆所识别，从而诱发针对关节的免疫反应。

AIA模型临床关节炎体征：原发病变主要表现为早期致炎部位炎症反应，致炎后18小时，左足肿胀达峰值，持续3d后逐渐减轻，8d后再度肿胀，继发病变一般出现于致炎后的10d左右，表现为对侧和前足肿胀，且进行性加重，行动不便，耳和尾部出现关节炎小结，变应性角膜炎及体重下降，这些表现接近人RA。

AIA模型局部关节病理变化：继发性对侧足爪在病程中有两个明显阶段，第一阶段出现于致炎后10 ~ 18d，以滑膜炎滑膜纤维素沉着关节囊肿胀为特征的关节周围炎症；第二阶段在18 ~ 30d，表现为持续性软组织炎症，伴有骨质溶解性骨膜炎骨膜新骨形成单核细胞浸润血管翳形成，关节完全粘连。

本实验应用弗氏完全佐剂（CFA）成功复制大鼠关节炎模型，AIA大鼠不仅关节局部病变（红肿、皮温升高，关节肿胀、变形，病理切片显示滑膜增生，炎细胞浸润等）符合人类类风湿关节炎改变，而且还出现AIA大鼠体重下降、精神萎靡等全身症状，免疫器官（胸腺、脾脏）指数的异常增高，均与人类RA表现相似，证明该动物模型能为进一步研究RA的发病机制及酒润风湿透皮散治疗RA的机制奠定了基础。

（二）抗炎止痛口服液治疗AIA

近年来，应用中医中药治疗RA研究越来越多，以经验方为依据，制成便于服用的剂型，也是临床经常采用的方法。临床观察发现中西医结合疗法不仅可提高临床疗效，而且能减轻西药毒副反应，也是应用较普遍的方法。

我们应用上述实验成功诱导出的大鼠佐剂诱导性关节炎（AIA）模型，研究中药抗炎止痛口服液对AIA的治疗效果。

1．材料与方法

（1）实验动物

健康SD大鼠，雄性，体重150 ~ 180 g（购自河北医科大学实验动物中心）；动物级别：SPF；动物许可证号：608139。购入本实验室动物适应性饲养 2 d，然后复制造模实验。

（2）药物与试剂

1）抗炎止痛口服液：独活、防风、细辛、豨莶草、陆英、僵蚕、白芥子、露蜂房、徐长卿根、九节茶等常规量水煎，根据实验需要浓缩。4℃冰箱保存。

2）雷公藤多甙片：100mg/ 片。研成粉末溶于水，4℃冰箱保存。

3）卡介苗冻干粉。

4）液状石蜡。

5）羊毛脂。

（3）仪器设备：自制大鼠足容积测量仪、电子秤及电子天平。

（4）实验方法

1）分组及给药方法：SD 大鼠 60 只。随机分为正常对照组、AIA 模型组、雷公藤阳性药组及抗炎止痛口服液大、中、小剂量组，10 只 / 组。

模型复制 18 d 每天上午 8：00 ~ 10：00 灌胃给药。

正常组和 AA 模型组 : 生理盐水，每天每只大鼠 2 mL;

雷公藤组 : 每天 20 mg/kg; 中药组抗炎止痛口服液大剂量每天 60 g/kg，中剂量每天 30 g/kg（相当于人临床用药量的 10 倍），小剂量每天 15 g/kg; 连续给药 21 d，模型复制 14 d、39 d 分别测量大鼠体重及足跖肿胀度，39 d 断头处死大鼠，收集血清，取材脾脏、胸腺、致炎侧踝关节。

2）模型复制：将液状石蜡、羊毛脂按 2 ：1 的比例混合均匀，高压灭菌后 4℃保存，使用时加入卡介苗（10 mg/mL）配制成弗氏完全佐剂（CFA），充分研磨混匀乳化后，取 0.1 mL 注射于大鼠左后足垫皮内致敏，正常对照组注射 0.1 mL 生理盐水。模型复制 14 d、39 d 分别测量大鼠的体重及足跖肿胀度，39 d 断头处死大鼠，免疫后 39 d 取材，指标检测。

3）观测指标

A. 体重、脏器指数、足跖肿胀度：在致炎后 18 d 和 39 d 分别测量 AA 大鼠体重和致炎侧足跖肿胀度（容积排水法）; 致炎 39d 取脾脏和胸腺称量，计算脏器指数（计算公式: 脾指数＝平均脾重量 / 平均体重）。

B. 足爪容积：致炎前测量每只大鼠的后足体积，致炎后 2 d、5 d、10 d、17 d、39 d，测量大鼠致炎侧后足爪肿胀度（容积排水法）。

C. 组织病理学：致炎 39 d 断头处死大鼠，立即分离后肢致炎侧病变关节，10% 甲醛固定，EDTA 脱钙，乙醇逐级脱水，常规包埋，切片，苏木素－伊红（HE）染色，组织学评价和拍照，以相同方法取正常大鼠相同关节部位。

4）统计分析：数据均用（$\bar{x} \pm s$）表示，采用 SPSS 11.0 统计分析，组间比较行单因素方差分析（one-way ANOVA），最小显著差法（least significant difference，LSD）两两比较，以 $P < 0.05$ 为差异显著。

2. 结果

（1）大鼠体重：AIA 模型组大鼠从致炎后第 2 周起体重增长缓慢，第 14 天和第 39 天体重明显低于同期饲养的正常组大鼠（$P < 0.05$），与雷公藤治疗组接近；抗炎止痛口服液中、小剂量组大鼠，体重与正常组无显著差异（$P > 0.05$），大剂量组大鼠体重减轻，见表 16-15。

表 16-15 致炎 14 d、39 d 各组大鼠体重变化 （g，$\bar{x} \pm s$）

组别	n	致炎 14 d	与正常组比较	致炎 39 d	与正常组比较
正常对照组	10	287.4 ± 15.3	$P > 0.05$	384.8 ± 17.2	$P > 0.05$
AIA 模型组	10	262.6 ± 12.8	$P < 0.05$	360.5 ± 12.7	$P < 0.05$
雷公藤治疗组	10	259.7 ± 13.2	$P < 0.05$	358.7 ± 13.3	$P < 0.05$
抗炎止痛口服液大剂量	10	270.6 ± 14.3	$P < 0.05$	367.3 ± 14.6	$P < 0.05$
抗炎止痛口服液中剂量	10	285.5 ± 14.3	$P > 0.05$	383.3 ± 18.1	$P > 0.05$
抗炎止痛口服液小剂量	10	280.4 ± 12.5	$P > 0.05$	377.3 ± 17.1	$P > 0.05$

（2）胸腺、脾脏指数：AIA 模型组大鼠 39d 胸腺、脾脏指数明显高于正常组（$P < 0.05$），雷公藤治疗组、抗炎止痛口服液治疗大剂量组大鼠明显低于 AIA 组大鼠（$P < 0.05$）。抗炎止痛口服液中剂量治疗组与正常组无显著差异（$P > 0.05$），见表 16-16。

表 16-16 致炎 39 d 各组大鼠胸腺及脾脏指数 （$\bar{x} \pm s$）

组别	n	胸腺指数	与模型组比较	脾脏指数	与模型组比较
正常对照组	10	0.08 ± 0.03	$P < 0.05$	0.21 ± 0.02	$P < 0.05$
AIA 模型组	10	0.12 ± 0.02	$P > 0.05$	0.29 ± 0.04	$P > 0.05$
雷公藤治疗组	10	0.07 ± 0.03	$P < 0.05$	.20 ± 0.03*	$P < 0.05$
抗炎止痛口服液大剂量	10	0.09 ± 0.05	$P < 0.05$	0.23 ± 0.05	$P < 0.05$
抗炎止痛口服液中剂量	10	0.11 ± 0.04	$P > 0.05$	0.28 ± 0.04	$P > 0.05$
抗炎止痛口服液小剂量	10	0.11 ± 0.07	$P > 0.05$	0.25 ± 0.07	$P > 0.05$

（3）致炎侧踝关节肿胀度：AIA 大鼠致炎后 15 小时，致炎侧足肿胀达高峰，表现早期炎症反应，持续 2 ~ 3 d 逐渐减轻，7 ~ 8 d 后再度肿胀，继发病变于致炎后 10 d 左右出现，表现为对侧和前足肿胀，进行性加重，大鼠行动不便，体重下降，表现类似人类 RA。各实验组大鼠于致炎后 2 d、5 d、10 d、17 d、28 d、39 d，容积排水法测量致炎侧踝关节肿胀度，AIA 模型组足肿胀度明显高于正常组（$P < 0.01$），雷公藤治疗组及抗炎止痛口服液大、中剂量治疗组大鼠足肿胀度明显低于 AIA 模型组（$P < 0.01$）见表 16-17。

表 16-17 两组大鼠不同时间节点关节肿胀度变化 （mL，$\bar{x} \pm s$）

组别	n	2 d	5 d	10 d	17 d	28 d	39 d
正常对照组	10	1.3 ± 0.2	1.4 ± 0.2	1.4 ± 0.3	1.5 ± 0.4	1.6 ± 0.2	1.8 ± 0.2
AIA 模型组	10	1.3 ± 0.2	2.4 ± 0.6*	2.3 ± 0.5*	2.9 ± 0.5*	3.2 ± 0.4*	3.5 ± 0.3*
雷公藤组	10	1.4 ± 0.3	2.5 ± 0.2*	2.3 ± 0.7*	2.9 ± 0.3*	2.8 ± 0.5#	2.7 ± 0.4#
抗炎止痛大组	10	1.4 ± 0.3	2.4 ± 0.6	2.4 ± 0.3*	2.8 ± 0.8*	3.0 ± 0.5*	2.8 ± 0.4#
抗炎止痛中组	10	1.3 ± 0.5	2.4 ± 0.5	2.4 ± 0.3*	2.8 ± 0.2*	3.0 ± 0.4*	2.8 ± 0.6#
抗炎止痛小组	10	1.4 ± 0.4	2.4 ± 0.5	2.3 ± 0.3	2.9 ± 0.5*	3.2 ± 0.6*	3.5 ± 0.4*

注：与正常组比较，*$P < 0.05$；与模型组相比，#$P < 0.05$

（4）关节组织病理学：镜检显示正常大鼠关节滑膜组织，可见 1 ～ 2 层滑膜细胞，滑膜下有成熟滑膜组织。细胞排列整齐，关节面光滑无渗出物。致炎 39 d，AIA 大鼠关节滑膜增生，呈绒毛状排列紊乱，可向关节腔内突出，部分滑膜剥脱缺失，并有大量炎性细胞浸润，软组织明显水肿。抗炎止痛口服液治疗组和雷公藤治疗组大鼠关节滑膜增生，只有少许剥脱，组织水肿较轻，并见少量炎细胞浸润。

3．讨论

RA 是以累及周围关节为主的多系统炎症性自身免疫病。特征性症状为对称性、周围性多个关节的慢性炎症病变。本病呈全球性分布，发病年龄多在 25 ～ 55 岁，女性约为男性 2 ～ 3 倍，我国患病率为 0.32% ～ 0.36%，欧美国家白种人 1%，是造成我国人群丧失劳动力和致残的主要病因之一。

RA 基本病理改变是滑膜炎。

急性期：初期滑膜表现为红肿渗出（可引起关节积液）和细胞浸润。滑膜下层有小血管扩张，内皮细胞肿胀，细胞间隙的增大，间质有水肿和中性粒细胞浸润。关节囊、腱和腱鞘炎性改变，关节明显肿胀。慢性期：滑膜炎继续进行，滑膜肥厚（正常人滑膜只 1 ～ 3 层细胞），形成许多绒毛样突起（血管翳）。有新生血管和大量被激活的成纤维细胞及随后形成的纤维组织。富有血管的肉芽组织从关节软骨边缘的滑膜，向软骨面伸展，最后可将软骨完全覆盖，阻断了软骨从滑液摄取营养，软骨发生溃疡。最后软骨表面的肉芽组织纤维化，使上下关节面互相融合，形成纤维性关节强硬。关节附近骨骼呈脱钙和骨质疏松，肌肉和皮肤都萎缩。关节本身畸形或脱位。

中医药疗法不仅可提高临床疗效，而且能减轻西药毒副反应，应用较普遍。近年来，应用中医中药治疗 RA 研究越来越多，更加深入。不可否认，中医中药具有疗效肯定、毒副反应小的优点，展示了中医中药治疗 RA 的优势。针对中药药理作用研究，证实中药具有抗炎镇痛、免疫抑制和免疫调节作用，体现中药整体、多途径、多环节作用于人体的优势。

RA 属痹症，风、寒、湿等外邪乘袭，经络痹阻，正气受损，肝肾不足，气血亏虚，血瘀浊积，痰结蕴毒等引起的肢体关节病变。治疗原则祛风散寒除湿、通络宣痹、益气养血、培补肝肾、化痰解毒等。

抗炎止痛口服液是我们根据多年临床经验，对传统经方加减而成，有肯定的临床疗效。

动物实验证明，抗炎止痛口服液能减轻 AIA 大鼠足踝关节肿胀度，下调胸腺指数和脾脏指数，减轻关节滑膜增生和炎性病变，作用明显。

阳性药物雷公藤有明显抗 AIA 功效，抑制大鼠关节肿胀、抑制炎症反应功效十分肯定，本实验中发现雷公藤组大鼠局部关节病变减轻，足肿胀度明显低于 AIA 模型组大鼠，关节病理学切片显示滑膜增生明显少于 AIA 模型组大鼠，炎性细胞浸润及血管翳生成等也明显少于 AIA 模型组大鼠；但动物全身状态不良，大鼠体重明显低于正常对照组，一般生存状态不佳，活动减少，精神萎靡，消瘦，脱毛，甚至腹泻。

抗炎止痛口服液没有雷公藤样强烈的毒副反应，各剂量治疗组均有不同程度症状改善，还表现出补养功效；各干预组大鼠体重没有减轻，进食量及活动度均未见减少，且皮毛光滑，精神状态良好，尤其是中剂量治疗组大鼠。故在以后进一步的机制研究试验中，抗炎止痛口服液的用药剂量选定为中剂量：每天 30g/kg（相当于人临床用药量的 10 倍）。

（三）抗炎止痛口服液对佐剂诱导性 SD 大鼠关节炎 MMP-2 表达影响

滑膜炎是 RA 最具特征性的病理改变，滑膜组织通过各种因素的刺激表现为侵蚀性增生，生长性质及病理变化在许多方面类似肿瘤组织特征。这种特征可以在成纤维样滑膜细胞（fibroblast-like synoviocytes，FLS）诱导 MMPS 过度增生的过程中导致 RA 关节内炎性细胞聚集，滑膜组织增生，骨及软骨降解和破坏。调节 MMPS 表达是治疗 RA 的重要环节。

1. 材料与方法

（1）实验动物

健康 SD 大鼠，雄性，体重 150 ~ 180g（购自河北医科大学实验动物中心）；动物级别：SPF；动物许可证号：608139。购入本实验室的动物适应性饲养 2 天，然后进行造模实验。

（2）药物与试剂

1）药物：抗炎止痛口服液：独活、防风、细辛、豨莶草、陆英、僵蚕、白芥子、露蜂房、徐长卿根、九节茶等常规量水煎，根据实验需要浓缩。常温保存。雷公藤多甙片：100mg/ 片。研成粉末溶于水，4℃冰箱保存。卡介苗冻干粉。

2）试剂：Trizol Reagent，M-MLV Reverse Transcriptase，RT-PCR 试剂盒，Trizol 液，Taq DNA 聚合酶，琼脂糖，DNA Marker，DEPC，溴酚蓝，溴化乙锭。SP-9002，ZLI-9017DAB，SC-6840 Goat anti-MMP-9。液状石蜡。羊毛脂。

3）PCR 引物。

MMP-2 上游 5' TCGTCCATCCATTGAAGC 3'

下游 5' CCCTCGTTATTTGGTGTT 3' 扩增长度 426bp

β-actin 上游 5' GAACCCTAAGGCCAACCGT 3'

下游 5' TGCCGATAGTGATGACCTGAC 3' 扩增长度 325bp

（3）仪器设备

BIO-RAD Model 250/2.5 电泳仪。

CHB-100 恒温金属浴。

PCR 扩增仪，PTC-100 型。

Sigma-2K15 台式高速离心机。

紫外分光光度仪，199-1100nm。

Imagemaster VDS 凝胶成像分析仪。

A1104 电子天平。

低温冰箱，MDFU5410（-70℃）。

冰冻切片机，LEICA CM1850 型。

（4）模型复制

将液状石蜡、羊毛脂按 2 ∶ 1 比例混合均匀，高压灭菌后 4℃保存，使用时加入卡介苗（10 mg/mL）配制成弗氏完全佐剂（CFA），充分研磨混匀乳化后，取 0.1 mL 注射于大鼠左后足垫皮内致敏，正常对照组注射 0.1 mL 生理盐水。在造模后 17 d、39 d 分别测量大鼠的体重及足跖肿胀度，39 d 断头处死大鼠，收集血清，取材脾脏、胸腺、致炎侧踝关节、进行指标检测。

（5）分组及取材

1）分组：SD 大鼠 60 只。

随机分为正常对照组、AIA 模型组、雷公藤阳性药组及抗炎止痛口服液大、中、小剂量组，10 只 / 组。

造模后 18 d 开始每天上午 8：00 ~ 10：00 灌胃给药。

正常组和 AIA 模型组给予生理盐水，每天每只大鼠 2 mL；

雷公藤组每天 20 mg/kg；

中药抗炎止痛口服液组大剂量每天 60 g/kg，中剂量每天 30 g/kg（相当于人临床用药量的 7 倍），小剂量每天 15 g/kg；连续给药 21 d。

2）取材方法：各种器械用 DEPC 水处理后高压灭菌备用。大鼠麻醉后活体取材，打开关节后迅速取出滑膜置于液氮中以备用于 MMP-2 的原位杂交和 RT-PCR 检测。

（6）基质金属蛋白酶基因片段的制备

1）引物设计：根据已报道的基质金属蛋白酶基因编码序列 NM 022564，利用 Primer Premier5.0 软件设计引物。

2）大鼠关节滑膜组织总 RNA 的提取：取液氮速冻的滑膜组织 50 mg，移入盛有 1 mL Trizol 匀浆器中，室温下匀浆，使组织完全裂解，室温下静置 5 分钟→加入 0.2 mL 氯仿，盖紧离心管，剧烈振荡离心管 15 秒→ 4℃，12000 r/min，离心 10 分钟→取上层水相置于一新的离心管，加入异丙醇 0.5 mL，1 mL Trizol，轻轻混匀，室温静置 10 分钟→ 4℃，12 000 r/min，离心 10 min；离心后 RNA 沉淀至管底，形成白色胶状沉淀→弃上清，加入 75% 乙醇 1 mL，1 mL Trizol →混匀混合液，4℃，7500 r/min，离心 5 min →弃上清，室温干燥 RNA 5 min →取适量 RNA 用 DEPC 处理过水溶解，紫外分光光度计下测 260 nm，280 nm 的吸光度→计算 OD260/OD280 比值及 RNA 浓度。260/280 比值在 1.8 ~ 2.0，可用于下一步实验，RNA 浓度＝ OD260 × 稀释倍数 × 40/1000 →其余的 RNA 置于 70% 乙醇中，存于 -70℃冰箱中保存。

3）RT-PCR

反转录反应：

A．取 1 μL 总 RNA 于一支 Ep 管中，加 1 μL（100 μmol/L）的 3’ 反向引物，定容到 15 μL，72℃处理 5 分钟，置于冰浴中。

B．在 Ep 管中按表 16-18 配置 30 μL 反应体系

表 16-18　大鼠滑膜组织 MMP-2 cDNA 反应体系

组成	数量 / μL
dNTP（10 mmol/L）	1.0
抑制剂	0.7
Buffer	5.0
反转录酶	1.0
RNase-free 水	7.3

将上述样品加入 0.2 mL Ep 管中，混匀，42℃保温 1 小时。

PCR 反应：

A．在 Ep 管中按表 16-19 配置 30 μL 反应体系

表 16-19　大鼠滑膜组织 MMP-2 PCR 反应体系

组成	数量 / μL
10 × Buffer	1
1 mmol/L dNTP	1
5 μmol/L primer Ⅰ	1
5 μmol/L primer Ⅱ	1
0.5 U/μL Taq 酶	1
模板 cDNA	1 μL
双蒸灭菌水	4 μL

B．PCR 扩增仪中扩增：94 ℃ 预变性 2 min → 94 ℃ 变性 15 sec → 42 ℃ 复性 30sec → 72℃延伸 90 sec →扩增 30 个循环→ 72℃延伸加时 5 min。

C．琼脂糖凝胶电泳观察：取 10 μL 样品，加入 2 μL 上述样品缓冲液，混匀；琼脂糖 0.75，加入 50 mL 1 × TPE 缓冲液于微波炉中，取中火，加入 2 μL EB 混匀，灌胶；分别加入样品、内参对照物各 12 μL，在 1 × TPE 缓冲液中 60V 电泳 1 小时，紫外灯下观察结果。

4）基质金属蛋白酶基因的获得

A．引物设计：在 Gene Bank 中查到了已报道的编码大鼠肺组织基质金属蛋白酶的 mRNA 序列，NM 022564 1644bp，蛋白编码序列 113–1486（CDS）= 1373bp，共 457 个氨基酸。拟扩增全长编码序列，利用 Primer Premier 5.0 软件设计引物。

引物为：Primer Ⅰ：5’ TCGTCCATCCATTGAAGC 3’，18mer

Primer Ⅱ：5’ CCCTCGTTATTTGGTGTT 3’，18mer

B．大鼠滑膜组织总 RNA 提取：使用 RT–PCR 技术，得到编码目的蛋白核苷酸序列。用大鼠新鲜滑膜组织 50mg，液氮速冻，并在液氮条件下匀浆。使用 TRIzol 试剂提取大鼠胎盘组织总 RNA，提取过程简便，经甲醛变性电泳检验，呈现 28S 和 18S 两条带，无“拖尾”，总 RNA 无降解，可用于 RT–PCR 扩增。

C．RT–PCR 扩增大鼠基质金属蛋白酶基因片段：以提取总 RNA 为模板，用 3’ 反向引物反转录第一条链。然后以反转录产物为模板，用引物 primer Ⅰ、Ⅱ 进行 PCR 扩增，产物长度为 1479bp，2% 琼脂糖凝胶电泳检验，扩增产物单一，分子大小准确。

2．RT–PCR 实验结果

以 β–actin 为内参对照，分析 RT–PCR，凝胶电泳经 FuJiFilm 图像处理，输入 Imagemaster VDS 凝胶成像分析系统做密度扫描，分析表达强度，以同时扩增 β–actin 表达强度为基准，按以下公式计算样品 MMP–2 表达强度：表达强度 = 样品 MMP–2 A 值 / β–actin A 值。

（1）大鼠滑膜组织 MMP–2 总 RNA 电泳

利用 Trizol 法提取滑膜组织 RNA，琼脂糖电泳能清晰见到 28S 和 18S 两条核糖体 RNA 带。电泳图上 RNA 的 OD260/OD280 比值在 1.8 ~ 2.0，说明总体纯度较高，可满足 RT–PCR 扩增。

（2）大鼠滑膜组织 MMP–2 PCR 扩增产物电泳

滑膜组织 MMP–2 的 PCR 产物均出现（预期长度 426bp），β–actin 内参对照也特异性扩增（预期长度 325bp）。说明模型组 MMP–2 的含量明显高于正常对照组，抗炎止痛口服液高、中、低剂量 MMP–2 含量下降。雷公藤药物组于抗炎止痛口服液组和模型组。

3．讨论

RA是以累及周围关节为主的多系统炎症性自身免疫病。RA滑膜组织病理改变在许多方面类似局限性侵袭性生长的肿瘤，FLS类肿瘤样生长特点正是导致滑膜增生肥厚、血管翳生成及骨和软骨侵蚀的重要原因。FLS恰恰可诱导RA滑膜细胞、淋巴细胞及单核巨噬细胞均处于高度活化状态，合成和分泌IL-1β、TNF-α、TGF-β、PGE及IL-6等多种炎性细胞因子，反过来再刺激FLS活化，诱导滑膜MMPS含量增加，促进细胞进入增生周期，并转化为浸润性生长、缺乏接触性抑制的类肿瘤细胞。过度增生的FLS又可自主性地分泌黏附分子、炎性细胞因子及金属蛋白酶，导致关节滑膜发生持久的炎症损害。

本实验通过RT-PCR法，检测AIA大鼠关节滑膜组织中MMPS水平。正常对照组大鼠关节滑膜组织中有较低水平MMP-2表达，AIA模型组大鼠关节滑膜组织中MMP-2水平明显增高，抗炎止痛口服液和雷公藤多甙片均可抑制MMP-2增加。抗炎止痛口服液高剂量和低剂量组抑制MMP-2水平较好，中剂量组效果类似阳性药物组，剂量原因有待于进一步探讨。

抗炎止痛口服液是否通过抑制MMPS表达，抑制关节滑膜细胞分泌促炎性细胞因子及趋化因子来减少关节内炎性细胞聚集，减少关节滑膜细胞发生类肿瘤样增生，防止软组织水肿，关节间隙增宽，骨及软骨被破坏的信号传导通路，也有待于进一步探讨。

中药抑制AIA滑膜过度增生，有可能成为今后治疗RA的新方向。

（四）改良弗氏完全佐剂制备大鼠RA模型

RA是一种病因不明的慢性、炎性、系统性的自身免疫性疾病，病理表现复杂多样，以关节的炎性肿胀、变形、滑膜增生、骨及软骨破坏为主。佐剂诱导性关节炎（AIA）大鼠的临床、病理表现及免疫学指标与人类RA有许多相似之处，是研究RA及筛选评价抗炎免疫药物的较理想动物模型之一。在研究抗炎止痛口服液过程中，对AIA造模方法进行了改良：将液状石蜡、Tween80按3∶1的比例混合均匀，高压灭菌后4℃保存，使用时加入卡介苗（10 mg/ml）、Ⅱ型胶原纤维（5 mg/ml）配制成弗氏完全佐剂（CFA），充分研磨混匀乳化后，取0.1 ml注射于大鼠左后足垫皮内致敏；结果：AIA大鼠致炎后15小时，致炎侧足肿胀达高峰，表现为早期的炎症反应，持续2～3天逐渐减轻，7～8

天后再度肿胀，继发病变于致炎后10天左右出现，表现为对侧和前足肿胀，且进行性加重，大鼠行动不便，体重下降，表现类似人类RA。结论：改良弗氏完全佐剂可成功制备大鼠类风湿关节炎模型。

1．材料

（1）实验动物：雄性健康SD大鼠，体重180 ~ 200 g（购自河北医科大学实验动物中心）；动物级别：SPF；动物许可证号：608139。购入本实验室的动物适应性饲养两天，然后进行造模实验。

（2）主要试剂：卡介苗冻干粉；液状石蜡；Ⅱ型胶原纤维；十二烷基磺酸钠（SDS），用0.01N HCl配成10%溶液；Tween80。

（3）仪器设备：自制的大鼠足容积测量仪，电子秤及电子天平。

2．实验方法

（1）动物分组与模型制作：SD大鼠20只，随机分为正常对照组和模型组，每组10只。将液状石蜡、Tween80按3 ∶ 1的比例混合均匀，高压灭菌后4℃保存，使用时加入卡介苗（10 mg/ml）、Ⅱ型胶原纤维（5 mg/ml）配制成弗氏完全佐剂（CFA），充分研磨混匀乳化后，取0.1ml注射于大鼠左后足垫皮内致敏，正常对照组注射0.1 ml生理盐水。从致敏当天开始，密切观察大鼠一般状况及肢体变化，定期测量大鼠体重，关节肿胀度，免疫后39天取材，进行指标检测。

（2）观察指标与检测方法

1）大鼠一般状况及体重测定：致炎前后仔细观察大鼠一般状况，每周定期测量每只大鼠的体重。

2）足爪容积的测定：致炎前测量每只大鼠的后足体积，致炎后2 d、5 d、10 d、17 d、28 d、39 d，测量大鼠致炎侧后足爪肿胀度（容积排水法）。

3）组织病理学检测：于致炎后39天断头处死大鼠，立即分离后肢致炎侧病变关节，去皮后10%甲醛固定，EDTA脱钙，乙醇逐级脱水，常规石蜡包埋，切片，苏木素－伊红（HE）染色，并进行组织学评价和拍照，同时以相同方法取正常大鼠相同关节部位作为对照。

4）统计分析：数据均用（$\bar{x} \pm s$）表示，采用t检验的方法，以$P < 0.05$为差异有显著性。

3. 结果

（1）体重

致炎后第 2 d，模型组所有大鼠出现致炎局部（原发侧）的红肿，伴皮温升高，且精神萎靡，活动减少。模型组大鼠从致炎后第 2 周起体重增长缓慢，第 14 d 和第 39 d 体重明显低于正常组大鼠（$P < 0.01$），见表 16–20。

表 16–20 AIA 模型组及正常对照组大鼠体重变化 （g，$\bar{x} \pm s$）

组别	n	0 d	7 d	14 d	21 d	28 d	39 d
正常对照组	10	163.8 ± 16.2	202.5 ± 18.3	287.4 ± 15.3	322.4 ± 18.7	361.1 ± 12.7	384.8 ± 17.2
AIA 模型组	10	164.7 ± 17.3	206.5 ± 19.7	232.2 ± 20.3	284.8 ± 21.7	309.3 ± 23.2	325.1 ± 23.4
组间比较		t=0.12	t=0.47	t=6.87	t=4.15	t=6.19	t=6.50
P		$P > 0.05$	$P > 0.05$	$P < 0.01$	$P < 0.01$	$P < 0.01$	$P < 0.01$

（2）致炎侧踝关节肿胀度

AIA 大鼠致炎后 15 小时，致炎侧足肿胀达高峰，表现为早期炎症反应，持续 2 ~ 3 d 逐渐减轻，7 ~ 8 d 再度肿胀，继发病变于致炎后 10 d 左右出现，表现为对侧和前足肿胀，且进行性加重，大鼠行动不便，体重下降，表现类似人类 RA。AIA 大鼠于致敏后 2 d、5 d、10 d、17 d、28 d、39 d，AIA 模型组足肿胀度明显高于正常组（$P < 0.01$），见表 16–21。

表 16–21 AIA 模型组及正常对照组大鼠关节肿胀度变化 （mL，$\bar{x} \pm s$）

组别	n	2 d	5 d	10 d	17 d	28 d	39 d
正常对照组	10	1.3 ± 0.2	1.4 ± 0.2	1.4 ± 0.3	1.5 ± 0.6	1.6 ± 0.3	1.8 ± 0.2
AIA 模型组	10	1.3 ± 0.2	2.4 ± 0.6	2.3 ± 0.5	3.2 ± 0.4	3.2 ± 0.4	3.5 ± 0.3
组间比较		t=0.00	t=5.00	t=4.88	t=13.35	t=10.12	t=15.52
P		$P > 0.05$	$P > 0.01$	$P < 0.01$	$P < 0.01$	$P < 0.01$	$P < 0.01$

（3）组织病理学

致炎 39 d，AIA 大鼠关节滑膜增生，呈绒毛状排列紊乱，可向关节腔内突出，部分滑膜剥脱缺失，并有大量炎性细胞浸润，软组织明显水肿。

4．讨论

佐剂诱导性关节炎（AIA）模型是细菌学家 Freund 于 20 世纪 50 年代创立的，又称弗氏佐剂关节炎，是免疫性关节炎动物模型的基本方法。弗氏完全佐剂（CFA）是用液状石蜡与无水羊毛脂按 2 ∶ 1 比例混合的混合液，高压灭菌，加入 80℃灭活 1 小时的减毒卡介苗或干燥结核死菌制成。

我们选用的 Tween80 替代无水羊毛脂，再加入Ⅱ型胶原纤维特异性抗原，建成改良弗氏完全佐剂。在使用过程中发现致炎时间、病理改变均类似弗氏完全佐剂，但抗原针对性更好。仍然是利用结核杆菌的一个蛋白分子与关节滑膜上的一个糖蛋白分子结构相似，可被同一株 T 细胞克隆所识别，诱发针对关节免疫反应。

本实验应用改良弗氏完全佐剂（CFA）成功诱导大鼠关节炎模型，AIA 大鼠不仅关节局部病变（红肿、皮温升高，关节肿胀、变形，病理切片显示滑膜增生，炎细胞浸润等）符合人类类风湿关节炎改变，还出现 AIA 大鼠体重下降，精神萎靡等全身症状，均与人类 RA 表现相似，证明该动物模型能为进一步研究 RA 的发病机制及药物治疗 RA 机制奠定了基础。

（五）抗炎口服液对佐剂诱导性关节炎大鼠滑膜细胞凋亡影响

RA 是多因素导致的系统性炎性自身免疫性疾病，目前认为，FLS 凋亡与 RA 发病有关，凋亡相关蛋白 Bcl-2、Bax 比例失调可呈现 FLS 类肿瘤样增生。中药抗炎止痛口服液处方治疗 RA 已经多年，疗效可靠安全。为进一步探讨该药物治疗 RA 的作用机制，我们选用改良弗氏完全佐剂诱导 AIA，观察抗炎止痛口服液对 FSL 的 Bax 及 Bcl-2 蛋白表达影响。

1．材料与方法

（1）实验动物与分组

雄性健康 SD 大鼠（重 180 ～ 200 g）60 只，购自河北医科大学实验动物中心。购入本实验室的动物适应性饲养 2 天后，随机分为正常对照组（A 组）、模型组（B 组）、雷公藤组（C 组）及抗炎止痛口服液高（D 组）、中（E 组）、小（F 组）剂量组 / 组，10 只。除 A 组外，其余各组均按改良弗氏完全佐剂方法建立 AIA 模型。

（2）主要试剂与药物

卡介苗冻干粉，液状石蜡，Ⅱ型胶原纤维，十二烷基磺酸钠（SDS）用 0.01N HCl 配成 10% 溶液。Tween80 小牛血清，胰酶，DMEM 培养粉 Bax、Bcl-2 试剂盒。

抗炎止痛口服液由本院自制，主要成分：羌活、独活、防风、细辛、豨莶草、陆英、僵蚕、白芥子、露蜂房、徐长卿根、九节茶等，生药共 100 g，水煎 2 次，每次 30 分钟，合并煎液，文火浓缩至 30 mL（大剂量）、60 mL（中剂量）、120 mL（小剂量）等 3 种浓度，4℃冰箱保存。

（3）实验方法

1）给药方法

造模后第 18d 开始每天上午 8：00 ~ 10：00 灌胃给药，A、B 组给予生理盐水 2 mL/d，C 组给予雷公藤 20 mg/（kg·d），D、E、F 组分别给予抗炎止痛口服液大、中、小剂量 2 mL/d，各含生药 33.3 g/（kg·d）、16.7 g/（kg·d）（相当于人临床用药量的 10 倍）和 8.3 g/（kg·d）；连续给药 21 d。第 39 d 断头处死大鼠，无菌分离、获取关节滑膜组织，立即进行滑膜细胞培养和病理检查、免疫组化检测。

2）滑膜细胞培养与增生实验

①原代滑膜分离培养

分别取 A、B 组膝关节滑膜组织，参照文献的方法进行原代培养。待滑膜细胞 70% ~ 80% 汇合成片，消化传代，即成 FLS。取第 3 ~ 5 代细胞进行增生实验。

②增生实验

取各组处于对数生长期的滑膜细胞，以 2.5 g/L 的胰蛋白酶消化，反复吹吸制成单细胞悬液，按照文献的方法进行滑膜细胞的增生实验。接种量为 3.0×10^3 个细胞 / 孔。D、E、F 组（每组 6 孔）细胞分别加入 20 μL、10 μL、5 μL 抗炎止痛口服液，A 组细胞仅加等体积培养基（空白对照）。37℃，5% CO_2 条件下分别培养 24 小时、48 小时、72 小时后，用 MTT 法检测各组 FLS 增生情况。在细胞收获前 4 小时加入 MTT（5 g/L）20 μL/孔，吸净孔内上清液，加入二甲基亚砜（DMSO）150 μL/ 孔，室温震荡 10 分钟，用酶标仪于波长 490 nm 测定细胞光密度（OD 值）。

3）滑膜细胞形态检查与免疫组化检测

取各组动物右后踝关节的滑膜组织 0.5 cm × 0.5 cm × 2 mm，制成冰冻和石蜡切片，HE 染色，光镜下观察各组细胞形态变化。应用免疫组化 ABC 法检测石蜡标本中 Bax、Bcl-2 的表达。按试剂盒说明书进行操作。

（4）结果判断标准

Bcl-2 或 Bax 蛋白表达在滑膜细胞的胞质及胞核区，呈棕黄色。采用 TN-8502 图像分析系统进行灰度对比，每组切片随机抽取 10 个视野（×10），测定其每个视野 Bcl-2 或 Bax 蛋白阳性表达的细胞数（对照组凋亡蛋白表达细胞数为正常生理性基数）各实验组的 Bcl-2 或 Bax 蛋白阳性表达的细胞数均与对照组细胞数相比较。

（5）统计分析

数据均用（$\bar{x} \pm s$）表示，采用美国社会科学统计学软件包（statistical package for the social science，SPSS for windows）11.0 版统计分析，组间比较行单因素方差分析（one-way ANOVA），用最小显著差法（least significant difference，LSD）做两两比较，以 $P < 0.05$ 为差异显著。

2．结果

（1）各组滑膜组织形态

A 组滑膜组织未见明显的炎性细胞浸润及新生血管生成；B 组滑膜组织高度增生；有丰富的血管翳形成，呈乳头状突起，细胞排列不规则，可见大量的炎性细胞浸润，淋巴滤泡样结构，软骨面破坏。C、D、E 组滑膜组织可见轻度增生，规则排列，少量炎性细胞浸润，无血管翳形成，关节软骨表面光滑，未见软骨侵蚀及软骨下骨破坏。F 组滑膜组织增生明显，滑膜衬里下层可见新生血管生成，并有明显的炎性细胞浸润。

（2）Bax、Bcl-2 表达

见表 16-22。

表 16-22　各组 Bax 和 Bcl-2 蛋白表达细胞（$\bar{x} \pm s$）

组别	n	Bax 阳性表达	与 A 比较	与 B 比较	bcl-2 阳性表达	与 A 比较	与 B 比较
A	10	11.30 ± 4.70		$P < 0.01$	13.15 ± 4.70		$P < 0.01$
B	10	23.98 ± 7.57	$P < 0.01$		35.24 ± 5.88	$P < 0.01$	
C	10	34.14 ± 5.12	$P < 0.01$	$P < 0.01$	21.23 ± 4.67	$P < 0.05$	$P < 0.01$
D	10	32.20 ± 5.73	$P < 0.01$	$P < 0.01$	22.58 ± 5.54	$P < 0.01$	$P < 0.01$
E	10	30.66 ± 6.76	$P < 0.01$	$P < 0.05$	29.25 ± 6.11	$P < 0.01$	$P < 0.05$
F	10	25.34 ± 3.53	$P < 0.01$	$P > 0.05$	34.17 ± 6.12	$P < 0.01$	$P > 0.05$

（3）OD 值

OD 值 D、E、F 组低于正常对照 A 组（$P < 0.01$），且培养时间越长降低越明显。24 小时培养 D、E、F 组与 A 组无显著差异（$P > 0.05$）；48 小时培养除 F 组外，D、E 组均明显低于 A 组（$P < 0.05$）；72 小时培养各用药组均显著低于 A 组（$P < 0.01$）。

3．讨论

FLS 凋亡不足与 RA 滑膜增生密切相关，在 RA 发病中起重要作用。关节滑膜组织过度增生常常表现为类肿瘤样增生和变化，有滑膜和软骨侵蚀性病变。有学者认为 Bcl-2、Bax 基因家族均参与调控 FLS 凋亡。Bcl-2 抑制细胞凋亡，Bax 则促进细胞凋亡。Bcl-2/Bax 是决定细胞存亡的一个重要因素。

我们认为 RA 上述病理改变和机制具有明显“痰”“毒”特征，是痰积毒蕴，坏血肿肉，蚀筋腐骨的过程，也是关节肿胀、萎缩、畸形等临床症状的最基本的微观表现，结合传统祛邪通痹法，提出 RA“淫（外感六淫）瘀痰毒合治”，自拟抗炎止痛口服液方为该法代表方。

本研究采用改良弗氏完全佐剂诱导 AIA，提取滑膜组织细胞培养和免疫组化试验，观察抗炎止痛口服液对 FLS 凋亡影响，探讨机制。病理结果显示：抗炎止痛口服液高、中剂量组能减轻 AIA 大鼠关节局部炎症反应，抑制滑膜细胞类肿瘤样增生，没有出现关节侵蚀性病理改变。

抗炎止痛口服液不同剂量组效果，显示高、中组 Bax 高表达，Bcl-2 低表达，与文献报告一致，接近阳性药 C 组表达。细胞培养和 FLS 对数增生试验结果表明：抗炎止痛口服液对 FLS 的 OD 有明显影响，提示抗炎止痛口服液能抑制 FLS 过度增生，浓度越高，抑制作用越强；药物作用时间越长，抑制效果越明显。

综上所述，抗炎止痛口服液可通过降低 Bcl-2、增加 Bax 蛋白表达，降低 Bcl-2/Bax 蛋白比例，诱导细胞凋亡，防止滑膜组织类肿瘤样增生，为揭示该药物临床治疗 RA 机制、临床治疗提供实验依据，也反证了 RA 中医痰毒病机理论和淫瘀痰毒治法的正确性。

（马玉琛）

第二节　壮骨抗炎口服方联合甲氨蝶呤治疗类风湿关节炎缓解期

一、方药

壮骨抗炎口服方：补骨脂，仙灵脾，杜仲，牛膝，桑寄生，当归，黄芪，独活，细辛，防风，赤芍，僵蚕。脾肾阳虚加制附片、肉桂；肝肾阴虚加知母、鳖甲、天冬；气血虚弱加党参、熟地黄；兼血瘀加土鳖虫 10 g，三七粉冲服 4 g；兼痰积加白附子 6 g，雄黄粉冲服 0.1 g。用法：水煎服，1 剂 /d，分 2 次服。

主治：类风湿关节炎（RA）非活动期。

二、一般资料

纳入样本为 1999 年 12 月至 2003 年 6 月解放军第 82 集团军医院（原解放军 252 医院）中医科住院和门诊患者。

根据病史，参考 1987 年美国风湿病学会制定标准诊断 RA：

①晨僵时间超过 15 分钟；

②早晨起床 6 小时之内仍感到虚弱者；

③关节痛；

④有 2 个以上外周关节压痛或活动痛；

⑤有 2 个以上外周关节滑膜肿胀；

⑥血沉（魏氏法）：男性≥ 20 mm/h，女性≥ 30 mm/h。除外活动期 RA 患者。

治疗组 82 例，男 21 例，女 61 例，年龄 16 ~ 69 岁，平均 47 岁，病程 3 个月至 11 年。对照组 78 例，男 18 例，女 60 例，年龄 17 ~ 68 岁，平均 48 岁，病程 2 个月至 12 年。

三、方法和结果

1．治疗方法

两组皆治疗 3 个月。

（1）对照组：甲氨蝶呤，10 mg/w。

（2）治疗组：按上述规定服壮骨抗炎口服方，甲氨蝶呤，10 mg/w。

2．结果（表 16-23）

疗效判定，参考 1987 年美国风湿病学会制定临床缓解的标准：

完全缓解：

①无晨僵；

②无疲乏感；

③无关节痛；

④无关节触痛或活动时痛；

⑤血沉：女性 <30 mm/L，男性 <20 mm/L。

部分缓解：

①晨僵≤ 15 分钟；

②关节疼痛程度减小≥ 1 级（0 级＝无疼痛；1 级＝仅在劳累、阴雨天气或情绪不佳时疼痛，可自行缓解；2 级＝持续性疼痛可忍受，能进行自己所选择工作活动；3 级＝剧烈疼痛，烦躁不安，不能进行工作和学习，影响睡眠）；

③关节压痛程度减小≥ 1 级（0 级＝无压痛，1 级＝问患者时有压痛，2 级＝主动诉说压痛，3 级＝压痛产生不自主回避动作）。

无效：

不达以上标准。

表 16-23　两组临床疗效

组别	n	完全缓解	部分缓解	无效	总有效率 / %	组间比较
治疗组	82	61	16	5	96.3	χ^2=20.3
对照组	78	30	21	27	65.4	$P < 0.01$

四、讨论

RA 是常见且发病原因不甚明确的慢性关节炎，常侵犯四肢小关节，也可波及全身关节，表现为肿胀疼痛及功能障碍，还可伴关节外的系统性损害，病程长，症状顽固且容易反复，是主要致残性疾病之一，降低劳动能力和生活质量，并缩短生命，被称为“不死人的癌症”。我国患病率为0.32%～0.34%，约有400万患者。按病程进展速度可分为活动期和非活动期，活动期患者临床症状明显，病情进展迅速，容易引起人们重视，常能得到较为系统治疗。非活动期临床表现和特点非常容易被忽视，甚至认为没必要治疗，造成疾病反复活动、缠绵不愈乃至严重不良后果，是对该病认识的误区，应引起高度注意。

我们认为，各类抗风湿药物缺点和毒副反应对非活动期，适合纯中医治疗，易取得较好效果。

根据临床表现，国内一般将RA分期为五期：

①急性期（类风湿早期）；

②亚急性期（类风湿中期）。

此两期一般处于类风湿关节炎的活动期；

③慢性期（类风湿晚期）：多由亚急性期转变而来。多关节肿痛相继发作，关节肿痛程度较轻，不知不觉地逐渐发生关节脱位、变形和强直。关节周围肌肉萎缩，全身情况不良，多有消瘦、贫血或严重内脏损害及肝脾和淋巴结肿大等。晨僵在6小时以上。病程一般在3年以上。实验室检查见血沉增快或正常，类风湿因子持续阳性。X线检查见骨质疏松广泛。骨质破坏明显，且为多关节、关节面侵蚀、融合，关节间隙显著狭窄或消失，关节脱位、变形、增生、强直；

④缓解期：关节肿胀消退，疼痛显著减轻，可有轻微压痛，肌肉萎缩与关节活动受限好转，晨僵小于30分钟；血沉等实验检查指标降低或明显好转；关节X线检查有所改善；

⑤稳定期：关节肿痛完全消失，关节活动受限及肌肉萎缩显著好转或消失；晨僵偶有或无；血沉等实验室指标恢复正常；关节X线表现同慢性期，但骨质破坏基本静止，出现修复和增生或完全恢复正常。缓解期和稳定期常处于非活动期，而慢性期患者可以处于活动期，也可处于非活动期。

RA属“痹证”范畴，痹证理论有两个主要内容：

①“风寒湿三气杂至，合而为痹”，风寒湿三气侵袭为痹证重要病因；

②痹证“有风、有湿、有寒……皆标也；肾虚，其本也”，肾虚是痹证发病重要因素。

研究证实，肾虚是类风湿关节炎发病的主要内因，寒冷、潮湿、疲劳、精神因素等，常为 RA 诱因。活动期，临床突出“标”，邪实为主，证型以风寒湿痹和风湿热痹为主。非活动期临床表现突出“本”，虚实夹杂或虚证为主，虚证以肾虚为主，也可见气血虚弱；实证寒痹和湿痹最多，常兼血瘀、痰积、毒蚀。非活动期 RA 治疗当补肝肾为主，补益气血为辅，酌加抗风除湿、舒筋活络、活血化瘀、化痰解毒之品。根据肝肾阴虚、脾肾阳虚、气血虚弱的不同表现，对证加强相应药物。

根据以上原则，以壮骨抗炎口服液治疗非活动期 RA，效果明显。因此，非活动期 RA 坚持长期合理服用中药，对控制疾病发展、防止复发、减少畸形、提高劳动能力和生活质量、延长寿命是非常必要的。

（马玉琛）

第三节　活血抗炎辨治类风湿关节炎血小板升高型

一、活血抗炎方治疗类风湿关节炎（RA）血小板升高型

（一）方药

活血抗炎方基础方为蛭元汤：水蛭 3 g，土鳖虫、红花、川芎各 9 g。

风寒湿痹加抗炎止痛口服方：羌活、独活、防风各 9 g，细辛 3 g，豨莶草 9 g，制川乌 6 g，陆英 15 g，僵蚕、白芥子各 6 g，露蜂房、徐长卿根、九节茶各 9 g；

风湿热痹或兼阴虚证：抗炎止痛口服方加知母 12 g，生地黄 10 g。

用法：1 剂 /d，水煎至 400 mL，分 2 次服用。主治：RA 血小板升高。

（二）临床资料

1．一般资料

纳入 109 例（含活动期和非活动期、兼和未兼血瘀），随机分组。

化瘀祛邪组（治疗组）56 例，男 15 例，女 41 例，年龄 17 ～ 69 岁，平均 45 岁；

对照组53例，男14例，女39例，年龄17～68岁，平均44岁。

2．诊断标准

参照1987年美国风湿病学会RA诊断标准诊断：

①晨僵持续至少1小时（每天），病程至少6周；

②有3个或3个以上的关节肿，至少6周；

③腕、掌指、近端指关节肿＞6周；

④对称性关节肿＞6周；

⑤有皮下结节；

⑥手X线片改变（至少有骨质疏松和关节间隙狭窄）；

⑦血清类风湿因子含量升高。

有上述7项中4项者即可诊为RA。

血小板升高诊断标准：血常规检查血小板＞$300 \times 10^9/L$。

3．方法

所选中药饮片皆由北京普生霖药业有限公司提供的优质道地药材。

治疗组治法方药同前述。

对照组前述方药减蛭元汤方。

两组均连续治疗3个月，观察指标变化。

4．结果

疗效判定：

RA疗效：按1988年4月昆明会议标准。（表16-24）

近期控制：受累关节肿痛消失，关节功能改善或恢复正常，RF、ESR恢复正常，随访3个月以内未复发；

显效：受累关节肿痛明显好转或消失，ESR、RF滴度降低，或ESR、RF已恢复正常，但关节肿痛尚未消失；

有效：受累关节疼痛或肿痛有好转；

无效：经治疗2个月以上，受累关节肿痛无好转。

RA血小板升高疗效判定标准：等于（100～300）$\times 10^9/L$为有效，不达此标准为无效。（表16-25）

表 16-24　RA 临床疗效

治疗时间	分组（n）	近期控制	显效	有效	无效	有效率 / %	组间比较
1 个月	治疗组（56）	9	36	7	4	92.86	
	对照组（53）	8	30	9	6	88.68	
2 个月	治疗组（56）	10	37	5	4	92.86	
	对照组（53）	8	32	7	6	88.68	
3 个月	治疗组（56）	16	35	3	2	96.43	χ^2=1.57
	对照组（53）	13	31	6	3	94.34	$P > 0.05$

表 16-25　RA 血小板升高疗效

治疗时间	分组（n）	有效	无效	有效率 / %	组间比较
1 个月	治疗组（56）	40	16	71.43	
	对照组（53）	31	22	56.60	
2 个月	治疗组（56）	42	14	75.00	
	对照组（53）	34	19	64.15	
3 个月	治疗组（56）	51	5	91.07	χ^2=9.05
	对照组（53）	36	17	67.92	$P < 0.01$

化瘀祛邪较单纯祛邪疗效有提高趋势，血小板升高明显增强，治疗 1 个月即开始显现；血小板升高疗程却明显延长，治疗 3 个月效果才明显显现。

（三）讨论

RA 属痹范畴。早在《素问 · 痹论篇》就对痹的病因、病机做了较详细的论述，“风寒湿三气杂至，合而为痹也”，阐明痹由风寒湿邪侵犯人体，留滞肌肉经络，气血痹塞不通，引起关节疼痛、麻木、屈伸不利等。

气血痹塞病理结果主要有两种，一是气血不通，二是气血瘀滞。因此，痹无疑存在血瘀病机和表现，RA也不例外。RA血瘀原因目前仍不完全清楚。我们发现RA患者血小板常明显升高，甚至可高出正常值1～2倍，RA血瘀与血小板升高表现相兼并存，并呈明显正相关，尤其在活动期。血小板是血液的重要成分，与凝血关系尤为密切。血小板升高可增加血液黏稠度，血流缓慢，轻者可出现血瘀，进一步发展为血瘀证；重者可有出血、头痛、眩晕等，甚至发生栓塞。血小板升高到一定程度，就会导致血瘀。因此，血小板升高虽不是引起RA血瘀的单一因素，但无疑是RA血瘀重要原因，对RA影响也不单单是血瘀。至于RA血小板升高发生原因，血瘀可能是引起血小板升高的一个因素，血瘀和血小板升高可能都是伴随RA的病理改变，与RA有共同的病理基础，并影响RA发生发展。

研究表明在RA病程血小板计数升高是反应性血小板增多症，与RA时IL-1、IL-4、IL-6等多种细胞因子活化有关，这些细胞因子刺激可促使血小板表达和释放更多血小板相关因子。血小板相关因子参与可能是血小板升高、并影响细胞因子等功能、加重RA病理过程的原因。其中P-选择素（GMP140，CD62P）被认为是血小板活化标志之一，是细胞黏附分子选择素家族的主要成员，合成并储存于内皮细胞的Weibel-Palade小体和血小板α-颗粒内，在多种介质刺激下，能迅速表达于活化的内皮细胞和血小板表面，活化的P-选择素与循环中的多形核白细胞（PMN）的配基发生作用，“捆绑”PMN，抵抗血流的高剪切力，有利于其他细胞黏附分子的共同作用和血小板激活因子（PAF）对PMN的激活，促使白细胞沿血管内皮细胞滚动，构成白细胞浸润的前奏。

白细胞再与细胞因子和趋化因子接触，致使炎性细胞迁移渗出至滑膜组织间隙，引起滑膜免疫反应及炎性损伤。炎性细胞又可释放更多P-选择素，循环往复促使RA滑膜炎症和病情进展。血小板-内皮细胞黏附因子（PECAM-1/CD31）表达在内皮细胞、血小板、白细胞CD_4^+和CD_8^+ T细胞的亚型上，炎症过程中调控内皮细胞通透性、介导白细胞跨内皮细胞迁移到炎症部位有重要作用。血小板源性生长因子（PDGF）在免疫反应中，对T淋巴细胞有广泛的影响，能增加IL-2，抑制IL-4、IL-5及IFN-1的产生，还能促进单核细胞及中性粒细胞的活化，改变吞噬细胞肌动蛋白构型，增强细胞吞噬能力，因而在炎性反应中也具有重要作用。在RA滑膜组织中有大量PDGF，可诱导抗凋亡激酶akt、mek、erk12的激活，促进滑膜细胞过度增生与纤维化，PDGF与TGF-β_1可协同诱导滑膜成纤维细胞合成分泌纤维粘连蛋白与糖胺聚糖，并促进细胞 DNA 合成、诱导有丝分裂，还可抑制 fas 介导的细胞凋亡，促进 RA 滑膜组织的持续肥厚增生。PDGF 可上调基质金属蛋白酶 -3（MMP-3）表达，加重类风湿关节炎发展。血小板活化因子（PAF）可导致血管壁通透性增加，诱导炎症细胞浸润，促进血管内皮细胞表达黏附因子进而引起炎症细胞黏附。促进 IL-1、IL-2、IL-6、TNF 的合成和释放，参与白三烯、前列腺素的合成，在转录水平上调 COX-2 的表达，扩大炎性反应，还能刺激滑膜细胞增生，降低胶原、蛋白聚糖的合成，并可刺激内皮细胞的迁移，并介导 TNF-α 诱发的体内血管生成。

目前对 RA 血小板升高没有特异性的治疗方法，主要是针对原发病 RA，治疗 RA 有效，血小板升高并不都随之好转；血小板不恢复正常，即便 RA 完全缓解，也可能存在 RA 复发加重隐患。寻找有效治疗 RA 血小板升高方法，是世界性难题，也是中医药工作的重要任务。化瘀祛邪能治疗 RA 血瘀，可能是药物直接作用血瘀过程的某个环节，也可能是降低血小板升高完成的；化瘀祛邪能治疗血小板升高，部分是由于血瘀得到缓解，最大可能是干预了上述过程的某些环节，在降低升高的血小板的同时，也改善了 RA 病情发展，机制待进一步验证和探讨。化瘀祛邪法是治疗 RA 血小板升高重要方法，也是增加 RA 疗效的一个途径，提示血小板升高可作为 RA 血瘀证的标准之一和应用活血化瘀中药的指征。

二、蛭元方对血小板促进 RA 滑膜炎症和增生影响

本研究的目的是观察血小板对 RA 大鼠滑膜炎症反应和细胞增生影响，探讨蛭元方抑制血小板加剧 RA 滑膜细胞炎症和增生反应的分子机制。

（一）材料

1．动物

清洁级 SD 大鼠，体重 300 ± 20 g，由河北医科大学动物中心提供。

2．RSC364 细胞及蛭元方

大鼠类纤维母样滑膜细胞株 RSC364 由河北医科大学惠赠。RSC364 细胞呈梭形，有突起，胞体较大，胞质弱嗜碱性，胞核较大，染色质疏松着色浅，核仁明显。

蛭元方源自解放军第 82 集团军医院（原解放军 252 医院）中医科，所选中药皆是北

京普生霖药业有限公司提供的优质道地药材。

3．主要试剂及仪器

DMEM/F12 和胎牛血清；牛Ⅱ型胶原蛋白和 MTT；胰酶；TNFa；ELISA Kit IL–6；ELISA Kit IL–8；ELISA Kit p–选择素；超净台，型号 J06040069；CO_2 培养箱，型号 MCO–18AIC；OLYMPUS 显微镜，型号 CKX41SF；低温低速离心机，型号 ALP06L53；微量振荡器，型号 WZD–160；酶标仪，型号 ELX–800。

（二）方法

1．蛭元方溶液的制备

蛭元方：水蛭、土鳖虫、红花、川芎按质量比 1 ∶ 3 ∶ 3 ∶ 3 比例混合。第一次加 10 倍水，浸泡 2 小时，煎煮 30 min，滤过；第二次加 8 倍水，煎煮 30 min，滤过。滤液合并浓缩至生药为 0.67 kg/L（中剂量药液），4℃保存，给药前复温至 25 ~ 30℃。

2．蛭元方含药血清制备

参照罗琳等的方法稍加改进：SD 大鼠 6 只，每天灌胃给药（5 mL/kg）1 次，连续 7 d，第 7 d 给药 1 次 1 小时后，以乙醚麻醉大鼠，按无菌操作进行颈动脉插管放血，分离血清，每瓶 1 mL 分装血清封口后，低温 –20℃保存，备用。

3．细胞培养

大鼠 RSC364 细胞用含 10% 胎牛血清的 DMEM/F12 培养基，于 37℃、5% CO_2 培养箱中常规培养。

4．活化血小板

SD 大鼠内眦取血，按 20 ∶ 3.5 比例采用 ACD 抗凝，并用 pH 6.5 Tyrode 缓冲液稀释全血。

参照 Eric 等方法：先将全血 600 g/min，离心 3 min，取上层液为富血小板血浆；再将上层液以 400 g/min，离心 2 min，吸取上层液，去除红细胞；最后将上清液以 1300 g/min，离心 5 min，弃上层液，加入 pH 7.4 Tyrode–Hepes 缓冲液，然后以 5 μg/mL 牛Ⅱ型胶原蛋白于 37℃、5% CO_2 培养箱分别诱导 30×10^6 个 /mL 血小板活化 1 小时、5 小时和 10 小时，并在血小板活化 5 小时时加入 10% 蛭元方含药血清，于 37℃、5% CO_2 培养箱继续培养 5 小时。

5．实验分组及处理

（1）正常对照组（Z）

0.25% 胰酶消化常规培养的大鼠 RSC364 细胞，然后分别以 3×10^3 个 /ml 及 5×10^4 个 /mL 接种于 96 孔板中，待其贴壁用无血清 DMEM / F12 冲洗 2 次后，于含 10% 胎牛血清的 DMEM / F12 培养基中分别继续培养 5 小时和 24 小时。

（2）血小板对照组（X）

0.25% 胰酶消化常规培养大鼠 RSC364 细胞，分别以 3×10^3 个 /mL 及 5×10^4 个 /mL 接种于 96 孔板中，待其贴壁用无血清 DMEM / F12 冲洗 2 次后，加入活化血小板（30×10^6 个 /mL），于含 10% 胎牛血清的 DMEM / F12 培养基中分别继续培养 5 小时和 24 小时。

（3）RA 模型组（M）

0.25% 胰酶消化常规培养的大鼠 RSC364 细胞，分别以 3×10^3 个 /mL 及 5×10^4 个 /mL 接种于 96 孔板，贴壁用无血清 DMEM / F12 冲洗 2 次，分别加入（0.5 ng/mL、1 ng/mL、2 ng/mL、5 ng/mL 和 10 ng/mL）TNF-α，于 10% 胎牛血清 DMEM/F12 培养基，继续培养 5 小时和 24 小时。

（4）血小板干预组（XG）

0.25% 胰酶消化常规培养大鼠 RSC364 细胞，分别以 3×10^3 个 /mL 及 5×10^4 个 /mL 接种于 96 孔板，贴壁用无血清 DMEM/F12 冲洗 2 次，以 TNF-α（0.5 ng/mL、1 ng/mL、2 ng/mL、5 ng/mL 和 10 ng/mL）刺激大鼠 RSC364 细胞，加入活化血小板（30×10^6 个 /mL），于 10% 胎牛血清 DMEM/F12 培养基继续培养 5 小时和 24 小时。

（5）蛭元方干预组（ZG）

0.25% 胰酶消化常规培养大鼠 RSC364 细胞，分别以 3×10^3 个 /mL 及 5×10^4 个 /mL 接种于 96 孔板，贴壁用无血清 DMEM/F12 冲洗 2 次，用 TNF-α（0.5 ng/mL、1 ng/mL、2 ng/mL、5 ng/mL 和 10 ng/mL）刺激大鼠 RSC364 细胞，加入活化血小板（30×10^6 个 /mL），于 10% 含药血清 DMEM/F12 培养基继续培养 5 小时和 24 小时。

6．细胞因子测定

收集 2.4 和 2.5 中血小板及大鼠 RSC364 细胞培养上清液，每组三个副孔，按 ELISA Kit 操作说明，分别检测 IL-6、IL-8 和 P- 选择素含量。

7．MTT法检测滑膜细胞增生

实验组每一条件下均设3个以上复孔，培养20小时，每孔加入5 mg/mL MTT液20μL，37℃孵育4小时后，弃取上清液，每孔加150μL DMSO溶液，震荡5 min，于酶标仪490 nm处检测OD值。结果以增生率（%）表示：增生率（%）＝（实验组－正常对照组）/正常对照组 ×100%。

8．统计分析

采用SPSS 16.0统计软件，计量资料数据以χ^2检验，单因素方差（One-Way ANOVA）分析，以$P < 0.05$为差异显著。

（三）结果

1．牛Ⅱ型胶原蛋白活化血小板

ELISA法检测血小板活化标志P-选择素，牛Ⅱ型胶原蛋白活化血小板1小时，血小板开始表达P-选择素［（83.5±2.8）pg/mL］；5小时时血小板表达P-选择素含量［（142.3±2.1）pg/mL］均高于1小时和10小时［（62.2±1.4）pg/mL］（$P < 0.05$）。

2．体外建立大鼠RA滑膜细胞模型

以0.5 ng/mL、1 ng/mL、2 ng/mL TNF-α分别刺激RSC364细胞5小时，模型组RSC364细胞IL-6和IL-8生成量明显增加高于正常对照组（$P < 0.05$），表明体外建立大鼠RA细胞炎症模型成功；以5 ng/mL和10 ng/mL TNF-α分别刺激RSC364细胞24小时，RA模型组RSC364细胞增生率显著升高（$P < 0.05$），表明体外建立大鼠RA细胞增生模型成功；不同浓度TNF-α刺激RSC364细胞，IL-6和IL-8生成量及增生率均呈剂量依赖性，见表16-26。

3．RSC364细胞增生OD值增生率

不同浓度TNF-α，活化血小板干预RA大鼠RSC364细胞5小时，RSC364细胞IL-6和IL-8生成量均显著增加（$P < 0.05$，$P < 0.01$），24小时RSC364细胞增生率均明显升高（$P < 0.05$，$P < 0.05$）；血小板这种促进作用与TNF-α浓度无关，与血小板状态相关：每一TNF-α浓度血小板干预组同RA模型组相比，差异均具有显著性；未用牛Ⅱ型胶原蛋白活化血小板，干预RA大鼠RSC364细胞，IL-6和IL-8生成量及OD值增生率，与RA模型组均无显著性差异（$P > 0.05$），表16-26。

表 16-26 各组 RSC364 细胞增生 OD 值增生率 （$\bar{x} \pm s$）

组别	TNF-α /ng·mL	OD 值	增生率 %	组间比较	
				P	比较组
A- 正常对照组		0.309 ± 0.01	0.00		
B- 血小板对照组		0.311 ± 0.010	0.32		
C-RA 模型组	5	0.345 ± 0.036	10.93	$P < 0.05$	C:A
D-RA 模型组	10	0.400 ± 0.020	28.51	$P < 0.05$	D:A
E- 血小板干预组	5	0.390 ± 0.040	25.51	$P < 0.05$	E:C
F- 血小板干预组	10	0.446 ± 0.032	43.52	$P < 0.05$	F:D
G- 蛭元方干预组	5	0.348 ± 0.010	28.94	$P < 0.05$	G:E
H- 蛭元方干预组	10	0.402 ± 0.020	11.90	$P < 0.05$	H:F

4．大鼠 RSC364 细胞生成 IL-6 和 IL-8 及增生 RSC364 细胞 IL-6、IL-8 生成量和增生及 P- 选择素表达影响

不同浓度 TNF-α，将活化血小板及蛭元方含药血清同时加入 RA 模型大鼠 RSC364 细胞并继续培养，与血小板干预组相比，5 小时 RSC364 细胞生成 IL-6 和 IL-8 的量均显著降低（$P < 0.05$，$P < 0.01$）；24 小时时 RSC364 细胞增生率也明显低于血小板干预组（$P < 0.05$）；以蛭元方含药血清干预活化的血小板 5 小时后，P- 选择素表达量显著降低，与牛Ⅱ型胶原蛋白血小板活化 10 小时相比（$P < 0.01$），见图 16-1、图 16-2、图 16-3。

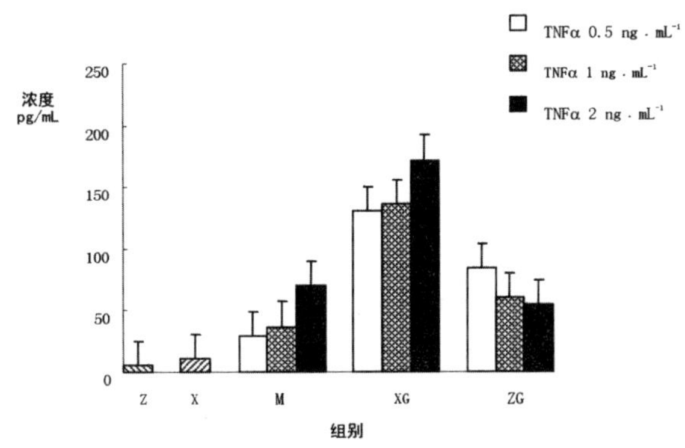

图 16-1 各组 RSC364 细胞上清 IL-6 含量

注：n=6，Z：正常对照组，X：血小板对照组，M：RA 模型组，XG：血小板干预组，

ZG：蛭元方干预组；同一 TNF-α 浓度：△ $P < 0.05$，vs 正常对照组；
☆ $P < 0.05$，vs RA 模型组；* $P < 0.05$，vs 血小板干预组。

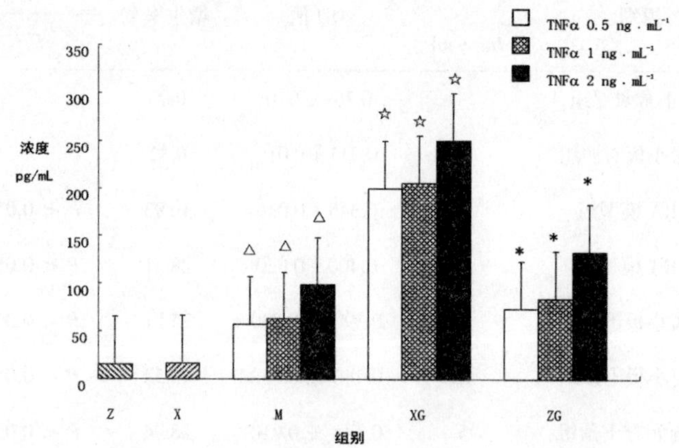

图 16-2 各组 RSC364 细胞上清 IL-8 含量

注：n=6，Z：正常对照组，X：血小板对照组，M：RA 模型组，XG：血小板干预组，
ZG：蛭元方干预组；同一 TNF-α 浓度：△ $P < 0.05$，vs 正常对照组；
☆ $P < 0.01$，vs RA 模型组；* $P < 0.01$，vs 血小板干预组。

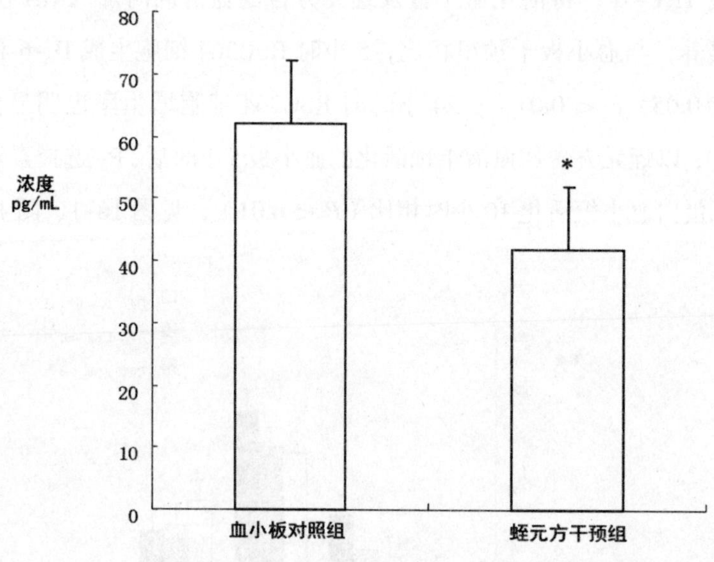

图 16-3 两组 P- 选择素含量

（四）讨论

RA 是以关节滑膜慢性炎症病变为主的自身免疫性疾病。RA 软骨和关节破坏主要原

因是成纤维样滑膜细胞的类肿瘤样增生、新生血管翳侵蚀、过量分泌的炎性细胞因子及基质金属蛋白酶（MMP）。临床发现不少活动期甚至部分缓解期的RA患者血小板升高，血液黏稠度增加；伴有血小板升高的RA患者往往治疗效果较差，病情易反复发作，出现血栓性疾病的风险也很高。文献报告血小板活化颗粒有加重RA关节滑膜炎症、促进滑膜细胞增生作用。因此，降低血小板升高，抑制血小板活化，缓解血小板活化颗粒加重RA关节滑膜炎症及增生作用，有利于控制疾病进展。

RA属“痹证”范畴，风、寒、湿等邪气侵袭关节、肌肉、筋骨，阻滞经络，气血运行不畅，“湿凝为痰、血停为瘀”，痰瘀互结，闭阻经络，关节肿胀、畸变，血瘀为“痹证”重要病机。本课题组以往临床研究发现，RA血瘀与血小板升高表现了相兼并存，呈明显正相关，选用逐瘀血，破血瘕积聚，活血通经，散瘀止痛之功效的蛭元方（水蛭、土鳖虫、红花、川芎组成）作为活血化瘀代表方，辨证加减，治疗RA血小板升高，取得较好效果，提高RA疗效。

本实验参照Eric等研究方法，采用体外建立大鼠RA滑膜细胞模型。该模型中炎症与增生的细胞病理表现及免疫学指标与RA关节滑膜细胞非常类似，是探讨RA发病机制及体外药物筛选的较理想的模型之一。研究旨在体外建立大鼠RA细胞模型，以牛Ⅱ型胶原蛋白活化血小板，通过检测RSC364细胞IL-6、IL-8生成量和细胞增生情况，以及P-选择素表达量，观察血小板加剧RA大鼠滑膜炎症和细胞增生作用及蛭元方干预血小板作用疗效，探讨蛭元方作用机制，提供实验数据。

RA发病过程中，滑膜炎是最具特征性的病理改变，滑膜组织表现为侵蚀性增生，生长性质及病理行为在许多方面类似肿瘤组织特性。多数研究者认为RA关节内炎性细胞聚集、滑膜组织增生和骨及软骨降解和破坏的主要因素是免疫网络失衡，以及成纤维样滑膜细胞的类肿瘤样生长及其分泌的大量促炎性细胞因子、趋化因子和金属蛋白酶。

我们在本实验前期应用CFA复制大鼠AA实验性关节炎模型，发现在致炎因子（TNF-α、IL-1β）或某些理化因素的刺激下，RA滑膜细胞呈类肿瘤样增生，不仅生长性质及病理学特征在许多方面类似于肿瘤样变，同时伴有原癌基因C-myc和鸟氨酸脱羧酶ODC的mRNA转录水平明显增高；此外通过生成过量的基质金属蛋白酶MMP-2和MMP-9，引起病变关节骨及软骨组织中的胶原、蛋白多糖等细胞外基质降解。

血小板活化颗粒有加重RA关节滑膜炎症、促进滑膜细胞增生作用。血小板由骨髓造血组织中巨核细胞产生，内部散在两种颗粒：α 颗粒和致密颗粒。研究证实血小板虽不是 RA 发病的始动因素，在炎症等因素作用下，血小板可被细胞外基质（ECM）中Ⅳ型胶原活化，进而向 RA 患者关节腔内释放吸附分子（P- 选择素）、MPS 颗粒、炎性递质（血小板 - 内皮细胞黏附因子、血小板源性生长因子和血小板活化因子）等血小板活化颗粒。这些血小板活化颗粒通过促进 TNF-α 上调滑膜细胞分泌 IL-6 和 IL-8、活化中性粒细胞和单核细胞、诱导抗凋亡激酶的激活，加重 RA 关节滑膜炎症、促进滑膜细胞增生。P- 选择素存在于血小板 α 颗粒，是血小板活化的标志之一。

静止期，血小板不表达或少量表达 P- 选择素；血小板活化时，颗粒膜蛋白与血小板膜蛋白融合，使 P- 选择素暴露于血小板表面。Smith 等研究运用 P- 选择素单克隆抗体，可有效抑制 P- 选择素与循环中的白细胞配基发生作用，减少白细胞的黏附以及炎性介质的释放，从而缓解 RA 关节滑膜的免疫反应及炎性损伤。

本实验采用 ELISA 法和 MTT 法检测胶原蛋白作用于血小板后 P- 选择素表达、RA 模型 RSC364 细胞中 IL-6 和 IL-8 生成量及增生，结果显示牛Ⅱ型胶原蛋白活化血小板 5 小时，血小板表达 P- 选择素最多，与文献报告一致；不同浓度 TNF-α，大鼠 RSC364 细胞生成 IL-6 和 IL-8 量均显著增加，增生率均明显升高，并呈现剂量依赖性，与文献报告一致，表明体外建立大鼠 RA 滑膜细胞模型成功。

在此基础上，检测活化的血小板对 RA 大鼠 RSC364 细胞生成 IL-6、IL-8 及增生影响，结果显示，活化的血小板有促进 RA 大鼠 RSC364 细胞生成 IL-6 和 IL-8，以及刺激其增生作用，这种促进作用与 TNF-α 浓度无关；未活化的血小板对 RA 大鼠 RSC364 细胞 IL-6、IL-8 的生成量及增生均无显著影响，表明活化的血小板具有加重 RA 大鼠滑膜炎症、促进滑膜细胞增生的作用。

本课题通过体外复制 RA 大鼠滑膜细胞模型，研究蛭元方含药血清对血小板加重 RA 大鼠滑膜炎症和细胞增生作用干预效果及可能机制。结果表明，蛭元方含药血清不仅能明显减少 RSC364 细胞 IL-6 和 IL-8 的生成，降低 RSC364 细胞的增生率，还可抑制血小板 P- 选择素表达，提示蛭元方有可能通过抑制 P- 选择素表达，减少外周血小板数量，降低血小板活化水平，缓解血小板对 RA 滑膜炎症及增生促进作用，从而调控疾病进程，具体作用机制尚需进一步研究。

复方药物作用有多靶点、多层次疗效，较单味药更有优势。应用科学方法筛选出针对血小板加剧 RA 关节炎症、促进滑膜细胞增生、提高血液黏稠度等多方面具有调控作用的中药方剂进行临床和基础研究，将成为治疗 RA 中药研发的新方向。

《类证治裁·痹证》说：“痹久必有瘀血。”RA 属“痹”范畴，病程漫长，反复发作，日久入络形成血瘀。“瘀”既是 RA 原始病因，又可作为病理机制贯穿整个疾病过程。本研究为根据中医理论，选用化瘀搜络的水蛭、土鳖虫，养血活血的红花、川芎，组成蛭元方，以活血化瘀法，配以辨证施治原则加减，治疗 RA 血小板升高，提高 RA 的治疗效果，提供了充分的理论依据。

三、桃红四物抗炎汤治疗血小板升高型 RA

1．方药

桃红四物抗炎汤：桃仁 10 g，红花 10 g，赤芍 15 g，川芎 10 g，当归 10 g，细辛 3 g，清风藤 18 g，肿节风 18 g，秦艽 10 g，羌活、独活各 15 g，地龙 10 g，甘草 6 g。化热痹或阴虚：加知母、生地黄；气虚血亏：加黄芪、党参；阳气虚弱：加制附片、桂枝；痰浊积滞：加制白附子粉 6 g，僵蚕 6 g，雄黄粉 0.05 g（冲服）。水煎至 400 mL，每日 1 剂，分 2 次服。

2．临床资料

（1）一般资料

纳入 28 例均为住院患者，男性 11 例，女性 17 例，年龄最小 18 岁，最大 79 岁，平均 48.5 岁；病程最短 2 个月，最长 5 年，平均 2.6 年。血小板最低 $319 \times 10^9/L$，最高 $820 \times 10^9/L$，平均 $569.5 \times 10^9/L$。

（2）诊断标准

参照 1987 年美国风湿病学会 RA 诊断标准诊断：

①晨僵持续至少 1 小时（每天），病程至少 6 周；

②有 3 个或 3 个以上的关节肿，至少 6 周；

③腕、掌指、近端指关节肿至少 6 周；

④对称性关节肿至少 6 周；

⑤有皮下结节；

⑥手 X 线片改变（至少有骨质疏松和关节间隙的狭窄）；

⑦血清类风湿因子含量升高。

有上述 7 项中 4 项者即可诊为 RA。

血小板升高诊断标准：血常规检查血小板 $>300\times10^9$/L。

（3）治疗方法

桃红四物抗炎汤，药物组成和用法同上述。14 剂为 1 个疗程。连续治疗 2 个疗程，判定疗效。

（4）疗效判定

参照 1988 年全国中西医结合风湿类疾病学术会议修订标准。

临床缓解：受累关节肿胀疼痛消失，关节功能改善或接近正常，血沉及类风湿因子恢复正常；

显效：受累关节肿痛明显好转或消失。复查血沉、类风湿因子其中一项未恢复正常，或已恢复正常，关节功能改善；

有效：受累关节肿痛有所好转；

无效：经治疗 30 天以上，受累关节肿痛无好转。

（5）治疗效果：28 例血小板升高患者均处于活动期，血沉最低 22 mm/h，最高 139 mm/h，经活血化瘀治疗临床缓解 3 例，占 10.7%；显效 15 例，占 53.57%；有效 8 例，占 28.57%；无效 2 例，占 7.14%，总有效率 92.85%。

3．讨论

RA 属“痹症”范畴。《素问·痹论篇》对痹证病因、病机做了精辟论述，“风寒湿三气杂至，合而为痹也”，阐明痹证是风寒湿邪侵犯人体，留滞肌肉经络，导致气血闭阻，瘀血内阻，引起关节疼痛、麻木、屈伸不利等；气血瘀滞，脏腑器官功能失调，血瘀是重要表现。RA 患者血小板升高也是常见的，血小板是人体重要凝血物质，血小板升高，人体可出现血流动力学、微循环、血液黏稠度、血小板聚集等一系列改变，导致血瘀病理过程和临床表现。

现代研究表明，P- 选择素被认为是血小板活化标记之一。在多种介质刺激下，P- 选择素表达在内皮细胞和血小板表面。RA 伴血小板增多时，血清 IL-1β、IL-4、IL-6 水平与 RA 疾病活动性正相关。这些细胞因子刺激又可促使血小板表达和释放更多细胞因子，包括 P- 选择素。活化血小板表达 P- 选择素与白细胞的 P- 选择素糖蛋白配体结合，被滑膜血管内皮细胞吞噬，在趋化因子、补体及其他黏附分子协同作用下，迁移渗出至滑膜组织间隙，引起滑膜免疫反应及炎性损伤。炎症细胞又可释放更多黏附分子（包括P-选择素），循环往复促使RA滑膜炎症和病情进展，出现各种临床症状。活血化瘀药是否能降低RA外周血血小板数量，有待于进一步研究，但却具有改善血流动力学，改善微循环，改善血液黏滞及防止血小板聚集，抗凝血和促进纤溶的药理作用，取得抗炎、镇痛、抑制炎性细胞因子分泌作用。方中秦艽、细辛、羌活、独活、清风藤、肿节风等祛风除湿散寒止痛，桃仁、红花、赤芍、川芎等活血化瘀，当归补血活血，地龙活血通络，甘草调和诸药，证明血小板升高型RA应用活血化瘀法治疗可取得满意效果，说明血瘀与RA发生发展有密切关系，能否降低该型升高的血小板，待进一步研究。

（马玉琛）

第四节　补血抗炎方辨治类风湿关节炎贫血型

方药：补血抗炎方。

主方：当归12 g，黄芪30 g，熟地黄10 g，鸡血藤15 g；

副方（抗炎止痛口服方）：羌活、独活、防风各9 g，细辛3 g，豨莶草9 g，制川乌6 g，陆英15 g，僵蚕、白芥子各6 g，露蜂房、徐长卿根、九节茶各9 g。

风寒湿痹：补血抗炎方主方加副方（抗炎止痛口服方）；

风湿热痹或兼阴虚：补血抗炎方主方加副方（抗炎止痛口服方）加知母12 g，生地黄10 g。

用法：水煎至400 mL，1剂/d，分2次服用。主治：RA伴贫血。

一、临床应用和研究一

（一）临床资料

1．一般资料

纳入选162例，均为解放军第82集团军医院（原解放军252医院）中医康复科/国家风湿免疫重点专科2010年1月至2011年6月RA伴贫血住院患者。

随机分为治疗组与对照组。两组人口学资料及临床特征具有均衡性（$P>0.05$）。（表16–27）

表 16–27　两组人口学资料及临床特征　（$\bar{x}\pm s$）

组别	n	男 / 女	年龄 / 岁	平均年龄 / 岁	病程 / 年	平均病程 / 年
治疗组	82	19/63	17 ～ 68	44.1 ± 18.2	3 月 ～ 12 年	5.0 ± 3.40
对照组	80	15/65	19 ～ 66	47.2 ± 18.5	5 月 ～ 15 年	6.18 ± 4.5
组间比较	$P>0.05$		$P>0.05$		$P>0.05$	

2．诊断标准

（1）西医诊断

RA 诊断　参照欧洲抗风湿病联盟（EULAR）2009 年关于类风湿关节炎分类标准及评分系统。

RA 贫血　根据中华医学会血液学分会 2007 年 8 月编写《血液病诊断及疗效标准》。

具备上述 RA 诊断标准和血红蛋白男性低于 120g/L、女性低于 110g/L，排除失血性贫血、再生障碍性贫血，可确定为 RA 贫血。

附：

2009 年 EULAR 关于 RA 的分类标准及评分系统：患者评分≥6分，即可确诊类风湿关节炎。

①受累关节　1 个中到大的关节（0 分）；2 ～ 10 个中到大的关节（1 分）；1 ～ 3 个小关节（2 分）；小于 10 个小关节（3 分）；超过 10 个小关节（5 分）。

②血清学　类风湿因子和抗瓜氨酸合成蛋白抗体均为阴性（0 分）；上述两项中至少有一项为低滴度阳性。低滴度定义为超过正常上限，但不高于 3 倍正常上限（2 分）；上述两项中至少有一项为高滴度阳性，即超过 3 倍正常上限（3 分）。

③滑膜炎持续时间　小于 6 周（0 分）；6 周或更长时间（1 分）。

④急性期反应物　C- 反应蛋白和红细胞沉降率（ESR）均正常（0 分）；C- 反应蛋白或 ESR 异常（1 分）。

注：每项评估中，取患者符合条件最高分。如，某患者有 5 个小关节和 4 个大关节受累，“受累关节”评分为 3 分。

（2）中医诊断

参照 1988 年昆明全国中西医结合风湿类疾病学术会议修订标准。

中医辨证 气血虚弱参照1986年5月郑州全国中西医结合虚证与老年病研究专业委员会修订诊断标准，患者均有不同程度头晕乏力、心悸自汗、肢体麻木不仁、行动艰难、面色淡白、舌质淡、脉细弱等气血虚弱表现。

3．纳入标准

①符合上述中医及西医诊断标准；

②年龄18～70岁；

③中医诊断为痹证者；

④知情同意，签署知情同意书。

4．排除标准

①合并严重的心、肝、肾和血液系统疾病及癌症；

②胃肠出血及十二指肠溃疡疾病；

③孕妇及哺乳期妇女，精神病；

④重叠其他风湿性疾病，如系统性红斑狼疮、干燥综合征、严重的骨关节炎等；

⑤入组前3个月参加其他临床实验。

5．治疗方法

两组均连续治疗2个月。

（1）治疗组：口服补血抗炎方（含主方和副方辨证加减），药物组成和用法同上。

（2）对照组：口服补血抗炎方之副方（抗炎止痛口服方）辨证加减：药物组成和用法同上。

所选中药饮片皆为优质道地药材。

（二）疗效观察

治疗1个月、2个月观察临床症状体征（晨僵持续时间、肿胀关节数及指数、压痛关节数及指数等）、实验室检验项目（ESR、CRP、HB、MCV、RDW），同时观察药物不良反应和患者对药物耐受情况。

1．疗效判定

（1）中医疗效

由于中医目前没有统一的、明确的、定量的客观标准，本次临床研究主要是观察患者舌质、面色及爪甲、气短乏力、头晕心悸、脉象等在“气血虚弱”方面表现有无变化。

（2）RA 相关疗效标准

1）实验室化验：ESR、CRP。

ESR 采用魏氏法测定，mm/h，观察数值变化。

CRP 国产深圳国赛特定蛋白仪（Nethstar Plus）测定，mg/L。

2）综合疗效

根据中华医学会风湿病诊治指南。

RA 临床缓解：

①晨僵时间低于 15 分钟；

②无疲劳感；

③无关节痛；

④活动时无关节痛或关节无压痛；

⑤无关节或腱鞘肿胀；

⑥血沉：女性＜ 30 mm/h，男性＜ 20 mm/h。

符合 5 条或 5 条以上并至少连续 2 个月者考虑为临床缓解；有活动性血管炎、心包炎、胸膜炎、肌炎和近期无原因的体重下降或发热，则不能认为缓解。

3）症状、体征

根据美国类风湿关节炎（RA）2009 年年会 ACR/EULAR 最新评分标准。

晨僵持续时间：

以分钟（min）计算，由患者自我记录早晨醒来时出现晨僵至消失之间的一段时间。

肿胀关节数及指数：

按下列标准逐一登记各受累关节（近端指间、掌指、腕、肘、肩、膝等关节）的肿胀级别，最后相加得出肿胀指数。

0 级：无肿胀；1 级：轻度肿胀，皮纹变浅，骨标志仍明显；2 级：中度肿胀，皮纹基本消失，骨标志不明显；3 级：重度肿胀，皮肤紧，骨标志消失。

压痛关节数及指数：

触痛或被动活动时关节触痛，按下列 4 级逐一记录受累关节压痛级别，最后相加求出关节压痛指数。

0 级：无压痛；

1级：轻度痛，在关节边缘或触及韧带时重压，患者称有压痛，但被动活动不受限；

2级：中度痛，重压患者称有压痛，且皱眉表示不适，活动轻度受限；

3级：重度痛，重压患者称有压痛且退缩，被动活动严重受限。

（3）贫血指标检测

采用日本希森美康800i型五分类全血细胞分析仪检验。

观察血红蛋白量（Hb，单位g/L）、平均红细胞体积（MCV，单位fl）、平均血红蛋白量（MCH，单位pg）、平均血红蛋白浓度（MCHC，单位g/L）、自动血细胞计数仪在十几秒钟内所得到的10万个细胞体积大小变化变异系数（RDW，单位FL）。

（4）贫血疗效判定

有效：男性120 ~ 160 g/L

女性110 ~ 150 g/L

无效：不达此标准。

HB、MCV、MCH、MCHC、RDW的正常值参考范围如表16–28。

表16–28　HB、MCV、MCH、MCHC、RDW的正常值参考范围

项目	正常值范围	单位
血红蛋白量（Hb）	男：120 ~ 160；女：110 ~ 150	g/L
平均红细胞体积（MCV）	83.9 ~ 99.1	fl
平均血红蛋白量（MCH）	26.9 ~ 33.8	pg
平均血红蛋白浓度（MCHC）	320 ~ 370	%
红细胞分布宽度（RDW）	＜15	%

2．统计分析

使用SPSS 17.0统计软件。计量数据以均数 ± 标准差（$\bar{x} \pm s$）表示，方差齐、数据成正态分布者，采用t检验；如数据不呈正态分布，或方差不齐，采用秩和检验。计数资料采用卡方检验分析。以$P < 0.05$为差异显著。

3．结果

（1）中医疗效

治疗1个月、2个月，观察临床疗效，贫血征象表现改善，治疗组均优于对照组（P

< 0.05)，见表 16–29。

（2）RA 疗效

治疗 1 个月、2 个月，活动性指标与临床表现两组均明显改善（$P < 0.01$)，治疗组改善优于对照组（$P < 0.01$)，见表 16–30。

（3）贫血疗效

治疗 1 个月、2 个月，贫血指标两组均明显改善（$P < 0.01$)，治疗组改善优于对照组（$P < 0.01$)，见表 16–31。

（4）不良反应

治疗组服药后发生恶心 1 例；对照组发生腹泻 1 例。

表 16–29　两组中医四诊表现变化（治疗组 n=82，对照组 n=80）

表现	组别	治疗组	组间比较	治疗1个月	组间比较	治疗2个月	组间比较
面色淡白	治疗组	70	> 0.05	31	< 0.05	13	< 0.05
	对照组	68		45		27	
舌质淡	治疗组	78	> 0.05	35	< 0.05	15	< 0.05
	对照组	74		50		31	
脉细弱	治疗组	79	> 0.05	28	< 0.05	11	< 0.05
	对照组	78		49		25	
心悸自汗	治疗组	66	> 0.05	25	< 0.05	16	< 0.05
	对照组	67		51		36	
头晕乏力	治疗组	61	> 0.05	19	< 0.05	10	< 0.05
	对照组	70		38		19	
肢体麻木不仁	治疗组	61	> 0.05	19	< 0.05	10	< 0.05
	对照组	70		38		19	
行动艰难	治疗组	27	> 0.05	15	< 0.05	6	< 0.05
	对照组	29		15		8	

表 16-30 两组临床表现 ESR、ESR 变化 （$\bar{x} \pm s$）

指标	组别	治疗前	治疗 1 个月	组内比较	治疗 2 个月	组内比较
ESR（mm/h）	治疗组	60.5 ± 26.9	30.1 ± 7.4	$P < 0.05$	14.2 ± 5.5	$P < 0.05$
	对照组	66.0 ± 23.2	50.7 ± 18.7	$P < 0.05$	23.1 ± 7.0	$P < 0.05$
	组间比较	$P > 0.05$	$P < 0.01$		$P < 0.01$	
CRP（mg/c）	治疗组	43.7 ± 48.1	14.5 ± 4.5	$P < 0.05$	5.4 ± 6.1	$P < 0.05$
	对照组	55.0 ± 35.9	36.6 ± 21.5	$P < 0.05$	36.6 ± 21.5	$P < 0.05$
	组间比较	$P > 0.05$	$P < 0.01$		$P < 0.01$	
晨僵持续时间 /h	治疗组	5.7 ± 0.81	1.6 ± 0.42*	$P < 0.05$	0.8 ± 0.28	$P < 0.05$
	对照组	5.4 ± 0.35	2.2 ± 0.63	$P < 0.05$	1.6 ± 0.42	$P < 0.05$
	组间比较	$P > 0.05$	$P < 0.01$		$P < 0.01$	
关节压痛指数 / 分	治疗组	3.2 ± 0.35	1.6 ± 0.25	$P < 0.05$	0.8 ± 0.25*	$P < 0.05$
	对照组	2.8 ± 0.23	2.3 ± 0.19	$P < 0.05$	1.9 ± 0.13	$P < 0.05$
	组间比较	$P > 0.05$	$P < 0.01$		$P < 0.01$	
关节肿胀指数 / 分	治疗组	2.8 ± 0.19	1.8 ± 0.23*	$P < 0.05$	0.9 ± 0.32*	$P < 0.05$
	对照组	2.4 ± 0.25	2.1 ± 0.13	$P < 0.05$	1.7 ± 0.11	$P < 0.05$
	组间比较	$P > 0.05$	$P < 0.01$		$P < 0.01$	
关节肿胀数 / 个	治疗组	10.6 ± 4.50	4.8 ± 2.66*	$P < 0.05$	1.9 ± 1.16	$P < 0.05$
	对照组	10.2 ± 3.45	8.6 ± 3.27	$P < 0.05$	4.7 ± 2.08	$P < 0.05$
	组间比较	$P > 0.05$	$P < 0.01$		$P < 0.01$	
关节压痛数 / 个	治疗组	14.6 ± 6.26	6.4 ± 2.78*	$P < 0.05$	3.5 ± 1.28*	$P < 0.05$
	对照组	14.5 ± 7.67	10.9 ± 5.46	$P < 0.05$	5.6 ± 1.74	$P < 0.05$
	组间比较	$P > 0.05$	$P < 0.01$		$P < 0.01$	

表 16–31　两组贫血指标变化

指标	组别	治疗前	治疗 1 个月	组内比较	治疗 2 个月	组内比较
血红蛋白量 /Hb	治疗组	67	103	$P < 0.01$	128	$P < 0.01$
	对照组	78	82	$P < 0.05$	101	$P < 0.05$
	组间比较	$P > 0.05$	$P < 0.01$		$P < 0.01$	
平均红细胞体积 /MCV	治疗组	77.9	82.3	$P < 0.05$	92.2	$P < 0.05$
	对照组	79.8	72.5	$P < 0.05$	83.1	$P < 0.05$
	组间比较	$P > 0.05$	$P < 0.01$		$P < 0.01$	
平均血红蛋白量 /MCH	治疗组	23.9	25.6	$P < 0.05$	29.4	$P < 0.05$
	对照组	24.9	21.2	$P < 0.05$	28.9	$P < 0.05$
	组间比较	$P > 0.05$	$P < 0.01$		$P < 0.01$	
平均血红蛋白浓度 /MCHC	治疗组	307	320	$P < 0.05$	350	$P < 0.05$
	对照组	301	309	$P < 0.05$	324	$P < 0.05$
	组间比较	$P > 0.05$	$P < 0.01$		$P < 0.01$	
平均血红蛋白浓度 /MCHC	治疗组	19.1	15.9	$P < 0.05$	13.6	$P < 0.05$
	对照组	15.6	13.1	$P < 0.05$	12.5	$P < 0.05$
	组间比较	$P > 0.05$	$P < 0.01$		$P < 0.01$	

（三）讨论

1．RA 贫血发生机制

“痹病”泛指正气不足、卫外不固，邪气乘虚而入，气血凝滞，经络痹阻。引起气血虚病因有脾胃虚弱、饮食不足、失血过多、肾气亏虚、劳作过度及外感六淫或内伤七情等。

痹病引起气血虚有如下几个方面：

①脾胃虚弱：《内经》云：“中焦受气取汁，变化而赤，是谓血。”《证治准绳》云：“脾胃者，气血之父也。”脾胃功能强健，可将摄入的水谷精微转化为气血；脾胃功能减弱，精微不足，生化无源，久则出现血虚。RA 属“痹病”范畴，治疗 RA 西药如非甾体类抗炎药、免疫抑制剂、糖皮质激素等对消化道都有一定的毒副反应，引起消化、吸收功能障碍，甚至引起消化道出血；

②肾藏精，精生髓，精髓可以化血，先天禀赋不足、后天失养等均可引起肾虚，肾虚则精少，精气来源匮乏，精亏则血虚。肾气，尤其肾阳不足往往是RA发病内在病理基础；

③大病、久病消耗精气，痹病病程常较长，大病、久病，身体长期处于阴阳失衡状态，容易导致气虚血亏；

④风寒湿三气杂至，导致痹病发生，在发展过程中，化热、血瘀、痰毒诸邪与气血虚弱可并存和互为因果，长期患病所致的恐惧、焦虑等心理变化也可耗血伤阴。因此痹病出现血虚证是不可避免的。

西医RA贫血主要表现为头晕乏力、心悸自汗、面色淡白、脉细弱等方面，原因复杂，其中细胞免疫是RA发病中重要机制之一。在细胞免疫中T淋巴细胞对机体免疫性能的稳定起着重要调节作用。RA中CD_4^+、CD_8^+细胞数目变化及功能紊乱，表现为CD_4^+细胞增多，CD_8^+细胞减少，CD_4^+、CD_8^+比值增高，同时CD_4^+细胞功能增强，CD_8^+细胞功能低于正常，由此引起B细胞功能亢进，产生大量免疫球蛋白和自身抗体。自身抗体与相应抗原结合，形成免疫复合物，沉积于关节滑膜、血管壁等部位，引起一系列免疫反应，导致持久不愈的滑膜炎及骨质侵蚀及血液系统改变，贫血为主要表现之一。其他原因不赘述。

2．证实RA贫血与气血虚弱相关性，拓宽辨证施治思路

以往马玉琛教授曾对RA贫血与气血虚弱临床表现做过相关研究，发现RA贫血与气血虚弱证呈正相关。本研究表明，补血抗炎方不但可改善血虚证候，而且可提高RA贫血的红细胞和血红蛋白，从微观层面证实RA贫血与中医气血虚弱证的相关性。

3．摸清RA贫血中医证型特点，将中医宏观辨证发展到微观辨证

“辨证论治”是中医特色，也是中医精华所在。“辨证论治”方法是逻辑推理。在“辨证论治”过程中，充分地发挥了医生感官作用和大脑皮质分析能力。人的感官只能观察疾病外象，“治病必求于本”实质是审证求因逻辑推理，对疾病内在质变并不能取得直观的认识。随着科学的发展，对疾病认识逐步微观化，各种临床检查及实验室化验应运而生。毋庸置疑，宏观辨证是认识疾病的重要方面；微观检查则是认识疾病的另一个重要方面。欲使辨证全面而又精确，必须两者兼而有之。根据中医理论和临床实践经验，以传统中医辨证施治为基础，联系哲学空间三维（长、宽、高）的概念，提出RA三维辨证诊疗体系，对RA辨证深入到疾病发展的不同阶段、疾病干预的不同手段、疾病改

变的不同病理层次中。

本研究RA贫血证型特点主要是血虚，客观上起到了以微观辨证发展宏观辨证的作用。临床治疗把贫血作为血虚客观指标，对RA贫血加用补益气血的方法，收到较好疗效。

4．治症治因依托，治标治本结合，提高疗效，无毒副反应

我们主张“补血抗炎”治疗RA贫血，补益气血不忘祛风散寒除湿、活血化瘀解毒，开拓思维、创新方法。提出治疗中应正确处理以下五种情况：

风胜用散风之品，中病即止，不可多用，以防风燥之品伤阴、耗气、燥血；

寒胜先要散寒，结合助阳之品，使机体阳气充足，血活寒散，滞通痹畅而病愈；

湿胜主要在渗湿化浊，辅助健脾益气之品，“脾旺能胜湿，气足无顽麻”；

热胜清泄郁热，辅助以活血通络，亦需防苦寒伤阳、滞湿之弊；

病久入络多为虚实夹杂，“治风先治血，血行风自灭”，需辅以扶正之品，标本兼治。不但贫血得以缓解，而且提高了RA的综合疗效，未发生毒副反应。

①RA其他表现与贫血有共同病理基础；

②贫血是RA致病因素；

③纠正贫血，活化人体细胞状态，调整免疫功能，增强抗病能力。

二、临床应用和研究二

（一）实验方案

1．研究设计

采用随机平行对照方法，按随机数字表，随机分配至治疗组和对照组中。

2．诊断标准

根据2010年美国风湿病学会（ACR）和欧洲抗风湿联盟（EULAR）修订RA分类标准。

（1）必要条件：一个以上关节肿痛，加滑膜炎证据（临床或磁共振成像或超声）；排除其他疾病引起关节炎，有典型常规放射学骨破坏改变，可诊断为RA。

（2）其他条件：对关节受累种类和数量、滑膜炎持续时间、血清学指标急性时向反应物和急性时向反应物血清学指标评分，总分6分以上诊断为类风湿关节炎（RA）。评分不足6分的，暂不能诊断为RA。

1）受累关节

任何肿胀或触痛关节，须滑膜炎影像学证据证实。

1 个大关节（0 分）：指肩关节、肘关节、髋关节、膝关节和踝关节；

2 ~ 10 个大关节（1 分）；

1 ~ 3 个小关节（2 分）：指近端指间关节，掌指关节，拇指指间关节，2 ~ 5 跖趾关节和腕关节；

4 ~ 10 个小关节（3 分）；

超过 10 个关节（其中至少一个小关节）（5 分）。

RF 值阳性评为低滴度阳性。RF 和 ACPA 阴性（0 分）；RF 和 ACPA，有一项低滴度阳性（2 分）；RF 和 ACPA，有一项高滴度阳性（3 分）。

2）急性期反应物

CRP 和 ESR 均正常（0 分），CRP 或 ESR 异常（1 分）。

3）症状持续时间

患者疼痛、触痛、肿胀持续时间。< 6 周（0 分）；≥ 6 周（1 分）。

注：在 A ~ D 内，取患者符合条件最高分。

贫血诊断标准：按血红蛋白（Hb）男性< 120 g/L，女性< 110 g/L；

轻度贫血：90 g/L ≤ Hb < 110 g/L（女）或< 120 g/L（男）；

中度贫血：60 g/L ≤ Hb < 90 g/L；

重度贫血：30 g/L ≤ Hb < 60 g/L；

极重度贫血：Hb < 30 g/L。

3. 伦理审查

遵循赫尔辛基宣言中人体医学研究的伦理准则，临床试验研究方案通过各参加单位伦理委员会审核批准。

4. 纳入标准

①符合 RA 诊断标准；

②符合贫血诊断标准；

③辨证气血虚弱；

④年龄 17 ~ 70 岁；

⑤育龄妇女 1 年内无生育要求，愿意并承诺在研究期间及研究结束后半年内避孕；

⑥知情同意，签署知情同意书。

5．排除标准

①半年内有明确出血史、手术史或分娩史；

②恶性肿瘤：合并有其他慢性系统疾病及急慢性感染；

③严重肝功能、肾功能异常（丙氨酸转氨酶、血清总胆红素、天冬氨酸转氨酶＞参考值上限的 2 倍，血清尿素氮、肌酐＞参考值上限 1.5 倍）；

④合并心血管、肝、肾和造血系统等严重原发性疾病及精神病；

⑤妊娠或哺乳期；

⑥长期服用治疗类风湿关节炎相关的中西药物，不能立即停药者（仅使用非甾体类抗炎药进行维持量或减量治疗的除外）；

⑦正在参加其他药物临床实验者；

⑧ 1 个月内服用激素及生物制剂注射治疗者。

6．退出标准

①不符合纳入条件，纳入错误 / 未按规定实施干预措施；

②擅自服用其他可能影响疗效药物；

③资料不全，无法判定疗效或安全性；

④过敏反应或严重不良事件。

7．样本量估计

按两样本率比较，经预试验得出：对照组有效率 57%，治疗组有效率 80%；设定 $\alpha = 0.05$，$\beta = 0.1$，计算出每组样本量 81 例。

8．随机分组

按随机数字编码，随机分 2 组。

9．治疗方法

连续治疗 12 周为 1 疗程。

（1）对照组

甲氨蝶呤片 7.5 mg，1 次 / 周，餐后服；来氟米特片 10 mg，1 次 / 晚，餐后服；

补血抗炎方之副方辨证加减，组成和用法同前述。

（2）治疗组

中西医结合治疗。免疫抑制剂加补血抗炎方（主方加副方加减），同时服用。补血抗炎方（主方加副方辨证加减），组成和用法同前述。

西药治疗同对照组。

10．观测指标

（1）关节症状及体征：关节疼痛数目和程度、肿胀数目和程度、晨僵时间。

（2）全身症状：乏力、面色萎黄或苍白、心悸多梦、唇甲色淡、舌质暗淡；恶心、呕吐、腹痛、黄疸、皮疹、溃疡等。

（3）实验室检查指标：血常规、血沉（ESR）、C-反应蛋白（CRP）、血清铁（SI）、血清铁蛋白（SF）；血清肿瘤坏死因子 α（TNF-α）、白介素 1（IL-1）、白介素 6（IL-6）、γ 干扰素（IFN-γ）及促红细胞生成素（EPO）。尿、便常规，肝功能，肾功能。

11．疗效判定

（1）采用美国风湿病学会制定标准：ACR20、ACR50、ACR70。

ACR20 关节压痛及肿胀数目有 20% 改善和下列 5 项中至少有 3 项 20% 改善：日常生活能力、休息痛、医生评价、患者评价、血沉或 C-反应蛋白。

ACR50、ACR70 采用相同的标准分别定义为 50% 及 70% 提高。

（2）贫血疗效：参照《血液病诊断及疗效标准》判定。

有效：贫血症状消失，血红蛋白恢复正常；

显效：贫血症状明显改善，血红蛋白上升 30g/L；

无效：临床症状、血红蛋白无改变。

（3）中医证候观察：乏力、面色萎黄或苍白、心悸多梦、唇甲色淡、舌质暗淡等按症状改善例数计算。

12．质量控制

采用 Epidata3.0 双人录入数据，对比差错，选取 10 份资料重复调查，100% 符合。

13．统计分析

采用 SPSS 13.0 统计分析，计量资料以（$\bar{x} \pm s$）表示，组间比较采用单因素方差分析

（one-way ANOVA），计数资料采用 χ^2 检验。以 $P < 0.05$ 为差异显著。

（二）实验结果

1．一般情况

纳入样本来源解放军 252 医院中医康复科 2011 年 9 月至 2013 年 12 月住院或门诊 RA 贫血患者 235 例，排除：怀孕妇女 5 例；哺乳期妇女 6 例；长期服用治疗 RA 相关的药物、不能立即停药者 8 例；1 个月内服用激素及生物制剂注射治疗者 16 例；正在参加其他药物临床实验者 15 例。估计每组样本量 81 例，为保证实验顺利完成，抽取了符合纳入条件 185 例 RA 相关贫血患者研究对象。

实验完成后对数据不完整及脱落病例予以剔除，有 173 例进入数据统计分析。

2．基线资料

两组人口学资料及临床特征具有均衡性（$P > 0.05$），见表 16-32。

3. 退出病例

治疗时间，1 例患者心绞痛发作，考虑与治疗无关，不能继续实验；4 例出现丙氨酸转移酶升高 3 倍以上，考虑与治疗有关，不能继续实验，为退出病例，不纳入数据分析。

表 16-32　两组人口学资料及临床特征　（$\bar{x} \pm s$）

组别	n	男 / 女	平均年龄	平均病程 / 月	肥胖指数（kg/m^2）	白蛋白 /g/L
治疗组	87	8/79	39.12 ± 11.45	20.15 ± 11.57	20.23 ± 3.81	24.67 ± 14.57
对照组	86	9/77	42.24 ± 12.56	19.69 ± 11.14	20.74 ± 4.06	24.49 ± 12.83
组间比较 P	＞0.05		＞0.05	＞0.05	＞0.05	＞0.05

4．关节炎症疗效

治疗第 4 周、8 周、12 周，ACR20、ACR50、ACR70 两组均明显改善（$P < 0.05$，$P < 0.01$），ACR20 治疗 4 周、8 周、12 周治疗组改善均明显优于对照组（$P < 0.05$）；ACR50 治疗 4 周、8 周两组无明显差异（$P > 0.05$），治疗 12 周治疗组改善明显优于对照组（$P < 0.05$）；ACR70 治疗第 4 周、8 周、12 周两组均无显著差异明显（$P > 0.05$），见表 16-33。

表 16-33　两组不同治疗时间 ACR20、ACR50、ACR70 疗效

项目	组别	n	治疗 4 周	组间对照	治疗 8 周	组间对照	治疗 12 周	组间对照
ACR20	治疗组	87	38	$P < 0.05$	7	$P < 0.05$	2	$P < 0.05$
	对照组	86	17		6		1	
ACR50	治疗组	87	56	$P > 0.05$	11	$P > 0.05$	2	$P < 0.05$
	对照组	86	29		9		1	
ACR70	治疗组	87	63	$P > 0.05$	23	$P > 0.05$	5	$P > 0.05$
	对照组	86	40		12		3	

5．关节症状、体征

治疗 12 周，压痛关节数、疼痛关节数、肿胀关节数、晨僵时间、DAS28、ESR、CRP 均下降（$P < 0.01$）；压痛关节数、疼痛关节数、肿胀关节数、ESR、DAS28 治疗组下降大于对照组（$P < 0.05$，$P < 0.01$），见表 16-34。

表 16-34　两组体征及实验室指标变化　（$\bar{x} \pm s$）

指标	组别	n	治疗前	组间对照	治疗后	组内对照	组间对照
压痛关节	治疗组	87	14.5 ± 5.65	$P > 0.05$	2.67 ± 1.54	$P < 0.01$	$P > 0.05$
	对照组	86	14.49 ± 6.32		3.21 ± 2.75	$P < 0.01$	
痛疼关节	治疗组	87	11.64 ± 4.67	$P > 0.05$	2.31 ± 1.94	$P < 0.01$	$P < 0.05$
	对照组	86	11.51 ± 4.32		3.01 ± 2.14	$P < 0.05$	
肿胀关节	治疗组	87	12.21 ± 5.43	$P > 0.05$	2.32 ± 1.78	$P < 0.01$	$P < 0.01$
	对照组	86	12.08 ± 6.13		4.32 ± 2.67	$P < 0.01$	
晨僵时间 min	治疗组	87	65.01 ± 12.11	$P > 0.05$	19.14 ± 11.09	$P < 0.01$	$P > 0.05$
	对照组	86	64.76 ± 12.68		20.16 ± 14.32	$P < 0.01$	
DAS28	治疗组	87	5.71 ± 2.31	$P > 0.05$	3.13 ± 1.58	$P < 0.01$	$P < 0.05$
	对照组	86	5.69 ± 2.23		3.76 ± 2.13	$P < 0.01$	
ESP	治疗组	87	49.71 ± 5.75	$P > 0.05$	17.41 ± 6.36	$P < 0.01$	$P < 0.01$
	对照组	86	49.53 ± 4.73		29.89 ± 7.97	$P < 0.01$	
CRP	治疗组	87	52.12 ± 12.11	$P > 0.05$	6.94 ± 3.56	$P < 0.01$	$P > 0.05$
	对照组	86	51.97 ± 13.01		7.01 ± 2.87	$P < 0.01$	

6．中医证候疗效

治疗 12 周，倦怠乏力、面色萎黄或苍白、唇甲色淡、心悸多梦、舌质暗淡两组均有改善（$P < 0.05$，$P < 0.01$）；面色萎黄或苍白、唇甲色淡、心悸多梦、舌质暗淡，治疗组改善优于对照组（$P < 0.05$，$P < 0.01$），倦怠乏力、心悸多梦，两组无显著差异（$P > 0.05$），见表 16–35。

表 16–35　两组中医证候疗效

指标	组别	n	治疗前	组间对照	治疗后	组内对照	组间对照
倦怠乏力	治疗组	87	78	$P > 0.05$	10	$P < 0.01$	$P > 0.05$
	对照组	86	76		59	$P < 0.01$	
面色萎黄	治疗组	87	53	$P > 0.05$	13	$P < 0.01$	$P < 0.05$
	对照组	86	46		37	$P < 0.05$	
唇甲色淡	治疗组	87	61	$P > 0.05$	17	$P < 0.01$	$P < 0.01$
	对照组	86	59		34	$P < 0.01$	
心悸多梦	治疗组	87	39	$P > 0.05$	6	$P < 0.01$	$P > 0.05$
	对照组	86	41		28	$P < 0.01$	
舌质暗淡	治疗组	87	54	$P > 0.05$	11	$P < 0.01$	$P < 0.05$
	对照组	86	51		37	$P < 0.01$	

7．血清铁及铁蛋白

治疗 12 周，SI 两组均无显著变化（$P > 0.05$）；SF 两组均明显降低（$P < 0.01$），治疗组降低大于对照组（$P < 0.01$），见表 16–36。

8．RBC、Hb 及 EPO

治疗 12 周，治疗组 RBC、Hb 数值升高，与治疗前比较有统计学差异（$P < 0.01$，$P < 0.05$）；两组间比较，治疗组疗效优于对照组（$P < 0.05$，$P < 0.01$）；EPO 水平下降，与治疗前比较有统计学差异（$P < 0.05$）；两组间比较，治疗组疗效优于对照组（$P < 0.05$，见表 16–36）。

表 16-36 两组血清 SI、SFR、BC、Hb、EPO 变化 （$\bar{x} \pm s$）

指标	组别	n	治疗前	组间对照	治疗后	组内对照	组间对照
SI（μ mol/L）	治疗组	87	7.80 ± 4.73	$P > 0.05$	10.03 ± 2.57	$P > 0.05$	$P > 0.05$
	对照组	86	7.64 ± 3.89		9.86 ± 4.21	$P > 0.05$	
SF (ng/L)	治疗组	87	361.58 ± 134.38	$P > 0.05$	78.10 ± 43.07	$P < 0.01$	$P < 0.01$
	对照组	86	372.58 ± 128.91		282.64 ± 33.27	$P < 0.01$	
RBC（$\times 10^{12}$/L）	治疗组	87	3.38 ± 0.41	$P > 0.05$	4.03 ± 0.65	$P < 0.01$	$P < 0.01$
	对照组	86	3.47 ± 0.21		3.52 ± 0.37	$P > 0.05$	
Hb（g/L）	治疗组	87	97.56 ± 11.32	$P > 0.05$	113.35 ± 14.03	$P < 0.05$	$P < 0.05$
	对照组	86	98.79 ± 12.76		106.43 ± 17.22	$P > 0.05$	
EPO（U/L）	治疗组	87	39.35 ± 29.56	$P > 0.05$	19.58 ± 10.22	$P < 0.05$	$P < 0.05$
	对照组	86	40.12 ± 27.84		32.47 ± 16.634	$P < 0.05$	
TNF-α	治疗组	87	89.07 ± 43.21	$P > 0.05$	51.50 ± 31.78	$P < 0.05$	$P < 0.05$
	对照组	86	91.43 ± 37.64		74.70 ± 44.56	$P < 0.05$	
IL-6	治疗组	87	31.43 ± 10.26	$P > 0.05$	19.23 ± 7.83	$P < 0.05$	$P < 0.05$
	对照组	86	34.56 ± 9.54		27.70 ± 11.58	$P < 0.05$	
IL-1	治疗组	87	65.23 ± 12.96	$P > 0.05$	34.21 ± 7.54	$P < 0.05$	$P < 0.05$
	对照组	86	62065 ± 11.06		45.07 ± 12.96	$P < 0.05$	
IFN-γ	治疗组	87	141.43 ± 10.26	$P > 0.05$	49.63 ± 12.01	$P < 0.01$	$P < 0.05$
	对照组	86	156.89 ± 11.34		81.06 ± 14.76	$P < 0.01$	

9. IL-6、IL-1、TNF-α、IFN-γ

治疗 12 周，血清 IL-6、IL-1、TNF-α 和 IFN-γ 两组均下降（$P < 0.05$，$P < 0.01$），治疗组下降明显大于对照组（$P < 0.05$），见表 16-36。

10. 不良事件

治疗 1 个疗程（12 周），两组不良反应较轻，未采取特殊治疗，也不影响研究。与治疗相关的不良事件，见表 16-37。

表 16-37 两组不良反应

组别	n	转氨酶升高	白细胞下降	嗜中性粒细胞下降	恶心	上腹部疼痛不适	口腔溃疡	皮疹	心绞痛
治疗组	87	0	0	0	0	0	1	0	1
对照组	86	6	2	2	3	2	2	1	0

（三）讨论

RA 是自身免疫性疾病，临床表现为以慢性、对称性、多关节滑膜炎和关节外病变为主。贫血是常见关节外表现，15% ~ 70%RA 有轻中度贫血。

RA 属“痹病”范畴，贫血为痹病常见表现形式，系气血虚弱临床表现。西药治疗价格高、不良反应大、疗效不满意；中医药治疗痹病之气血虚弱，源远流长，尤其中西医结合治疗可增效减毒，不良反应少，具有明显的优势。

马玉琛教授对痹病有独特理解和认识，传统风、寒、湿邪和正气虚弱作为导致类风湿关节炎最基本病因，不足以解释五体痹的肿胀、结节、畸形、功能丧失和脏腑痹表现，提出“痰毒致痹”，痹病从痰论治、从毒论治、痰毒并治、淫瘀痰毒同治，发汗驱毒、化痰散毒、清热解毒、以毒攻毒，和清化热痰、温化寒痰、化痰散结、燥化痰湿，以及蠲痰解毒、散痰攻毒等治法。

马玉琛教授在“三维中医辨证”基础突出自己学术特点，推出“类风湿关节炎三维中医辨证诊疗系统”，将类风湿关节炎分成若干三维中医辨证分型，辨证施治。类风湿关节炎相关贫血即是其中的贫血型，与气血虚弱正相关。正气本虚，风、寒、湿邪外袭，衍生血瘀、痰积、毒蚀，使气血痹阻；或正气耗损。

马玉琛教授应用抗炎止痛口服液方治疗类风湿关节炎取得明显疗效；在抗炎止痛口服液方基础上，加补益气血药物制成补血抗炎方治疗类风湿关节炎相关贫血，临床疗效满意，但未系列研究。作为马玉琛教授学术继承人，在导师理论指导下对该方深入临床观察，以了解补血抗炎方及对血清铁（SI）、铁蛋白（SF）、促红细胞生成素（EPO）、细胞因子影响的数据资料。

1．细胞因子及 EPO 对类风湿关节炎相关贫血影响

类风湿关节炎患者出现贫血与高水平的 IFN-γ、TNF-α 影响造血系统，导致慢性

贫血（ACD）。IFN-γ、IL-1、TNF-α 等细胞因子在 RA 骨关节损坏和疾病进展上起着重要作用。Maury 等研究证实，IL-1 水平与 RA 贫血程度相关，提示 IL-1 既是致炎因子又是引起 RA 贫血因素。近年来研究贫血发生与骨髓对贫血代偿不足，全身机体铁代谢障碍及造血微环境改变等有关。有研究发现 RA 贫血发病机制不同于普通贫血。研究证明 IFN-γ 能下调造血细胞干细胞因子受体和 EPO 受体表达，并能通过 Fas 及配体导致红系祖细胞凋亡引起贫血。

本实验贫血纠正可能与下调 IFN-γ 水平、增强 EPO 受体表达有关。

IL-6 是一种多效性细胞因子，也是机体免疫应答重要炎症介质之一；具有多种生物学活性，能调节多种免疫细胞增生、分化，参与肝脏急性期反应、造血等过程，在炎性疾病中起诱发和维持作用。

EPO 是调节红细胞生成的激素，在体内主要作用是与受体结合促进红系祖细胞分裂分化为成熟红细胞，抑制凋亡，从而抗贫血。RA 患者出现贫血时机体缺氧，EPO 代偿性增高，促进造血；由于受体对之敏感性下降，血清中虽有大量 EPO，却不能正常利用，机体仍处于贫血状态。

本研究结果：干预 12 周，气血亏虚证候改善干预组明显大于对照组（$P < 0.05$，$P < 0.01$）；血清铁蛋白两组均有下降（$P < 0.05$），治疗组下降优于对照组（$P < 0.05$）。EPO 治疗组下降明显（$P < 0.05$）。血清 IL-1、IL-6、TNF-α 和 IFN-γ 两组均有下降（$P < 0.05$），治疗组下降大于对照组（$P < 0.05$，$P < 0.01$）；提示两组中药均有下调 IL-1、IL-6、TNF-α 和 IFN-γ 的作用，补血抗炎方作用较强。

实验显示：补血抗炎方结合西药治疗类风湿关节炎相关贫血，更有效地下调各细胞因子，减轻关节滑膜组织增生、关节破坏和血管新生，缓解关节炎症，也改善了贫血；贫血的纠正也可能是药物改善促红细胞生成素受体敏感性，EPO 与受体结合力增大，EPO 得到利用，纠正机体贫血，改善气血虚弱。补血抗炎方是在抗炎止痛口服液方基础上加改善气血药物，还有抗炎止痛、减轻西药毒副反应效果；与西药联合应用，增强了抗风湿效果，也提高了关节炎的治疗效果。

2．补血抗炎方方药分析

（1）黄芪与当归共用为君。

黄芪：味甘，微温；归脾、肺、肾、肝经；健脾补中，益卫固表，升阳举陷，托毒生肌，利尿。现代研究可增强机体免疫功能、利尿、保肝、抗衰老、抗应激、降压和较广泛抗菌作用。

当归：味甘、辛，性温；归肝、脾、心经；补血活血、润肠通便、调经止痛。《景岳全书·本草正》谓："当归味甘而重，专能补血；气轻而辛，又能行血，行中有补，补中有动"。被称为"血中之圣药，血中之气药也"。《本草新编》曰："当归味甘、辛，气温，无毒，可升可降，阳中之阴。虽有上下之分，而补血则一。入心、肝、脾三脏。其性甚动，入之补血药中则补血，入之补气药中则补气，无定功也。"

《神农本草》曰："黄芪味甘，气微温，无毒，气薄而味浓，可升可降，阳中之阳也。入手少阴、手太阴、足太阴之经。专补气。其功用甚多，独效者尤在补血。气无形，血者有形。有形不能速生，必得无形之气以生之。黄芪用于当归之中，自能助之以生血也。气分血分之药，合而相同，则血得气而速生。"黄芪、当归共用，黄芪补气，当归补血，气分血分药物合用，血能速生。黄芪健脾补中，脾胃健，气血化生有源；黄芪能增强机体免疫功能、抗应激反应，可以增强类风湿关节炎患者免疫力，减轻机体应激反应，控制类风湿关节炎发作。

（2）熟地黄、鸡血藤、羌活、独活为臣。

《景岳全书·本草正·地黄》曰："熟地黄味甘，性微温，入肝、肾二经，有滋阴补血之功效。其味甘微苦，味厚气薄，沉也……大补气衰，滋培肾水，益真阴，填骨髓，专补肾中元气，兼疗藏血之经……禀至阴之德，气味纯静，能补五脏之真阴。熟地黄乃实精血形质第一品纯厚要药。"《珍珠囊》中记载"熟地大补血虚不足，通血脉，益气力"。当归与熟地合用，当归为君，补血和血；熟地为臣，大补真水，补精气，益真阴，化阴血，两者相须为用。

鸡血藤：性温，味苦、甘；归肝、肾经；活血补血、调经止痛、舒筋活络。用于月经不调、痛经、经闭、风湿痹痛、血虚萎黄、麻木瘫痪等。《本草纲目拾遗》记载鸡血藤"活血"。《饮片新参》记载鸡血藤"去瘀血，生新血，流利经脉"。与黄芪、当归相须为用，活血补血功效更佳。

羌活：辛、苦、温；入膀胱、肾经；散表寒、祛风湿、利关节。《珍珠囊》谓："羌活主治太阳经头痛，去诸骨节疼痛。"《本草品汇精要》曰："主遍身百节疼痛，肌表八风贼邪，除新旧风，排腐肉疽疮。"

独活：辛、苦，微温；归肾、膀胱经；祛风湿，止痛，解表。《本草汇言》曰：“独活，善行血分，祛风、行湿、散寒之药也。凡病风之证，如头项不能俯仰，腰膝不能屈伸，或麻木不用，痹痛难行，皆风与寒之所致，暑与湿之所伤也；必用独活之苦辛而温，活动气血，祛散寒邪，故《本草》言能散脚气，疗疝瘕，化奔豚，消痈肿，定少阴寒郁头疼，治贼风百节攻痛，意在此矣。”

羌活、独活，祛风、散寒、除湿、止痛，祛除贫血外界因素影响，有利补血药物发挥药效，作为臣药，以辅助君药。

（3）防风、白芥子、露蜂房、陆英、九节茶、徐长卿为佐。

防风：辛、甘，微温；归膀胱、肝、脾经；祛风解表，胜湿止痛，止痉。《本草经疏》曰：防风祛风燥湿，故主痹也。发散之药，焉可久服，其曰轻身，亦湿去耳。”《本草汇言》云：“防风散风寒湿痹之药也，故主诸风周身不遂，骨节酸痛，四肢挛急，痿躄痫痉等证。”

白芥子：辛，温；入肺、胃经；利气豁痰，温中散寒，通络止痛。《本草纲目》谓：“白芥子辛能入肺，温能发散，故有利气豁痰、温中开胃、散痛消肿、辟恶之功。”

露蜂房：甘，平，有毒。归肝、肺二经。祛风，攻毒，杀虫。《云南思茅中草药选》云：“露蜂房可舒筋活络，祛风湿，利尿。主治风湿性关节炎，腰膝湿痹，肾炎水肿。”

陆英：性温，味苦；入肝、肾二经；活血散瘀，祛风活络，发汗利尿。《神农本草经》曰：“主骨间诸痹，四肢拘挛疼酸，膝寒痛，阴痿，短气不足，脚肿。”

九节茶：辛，平。归肺、心、肝三经。抗菌消炎，祛风除湿，活血止痛。《分类草药性》曰：“九节茶主治一切跌打损伤，风湿麻木，筋骨疼痛。”

徐长卿：辛，温。归肝、胃经。祛风化湿，止痛止痒。《生草药性备要》曰：“浸酒，除风湿。”《简易草药》云：“治跌打损伤，筋骨疼痛。”《常用中草药手册》（广州部队后勤部卫生部编）中记载：“徐长卿可祛风止痛，解毒消肿，温经通络。治毒蛇咬伤，风湿骨痛，跌打肿痛，心胃气痛，肝硬化腹水，带状疱疹，月经不调，痛经。”

血瘀常与痰积共生，内毒之浸淫常可发生关节肿胀、疼痛，六药共用，或祛湿止痛，或活血化瘀，或祛痰攻毒，辅佐补益气血药物发挥作用。

（4）以细辛、豨莶草共担佐、使。

细辛：辛，温。归肺、肾经。祛风，散寒，行水，开窍。《神农本草经》谓："主咳逆，头痛脑动，风湿痹痛，百节拘挛，死肌。明目，利九窍。"《日华子本草》云："细辛治咳，消死肌疮肉，胸中结聚。"《本草纲目》曰："细辛，辛温能散，故诸风寒风湿头痛、痰饮、胸中滞气、惊痫者，宜用之。辛能泄肺，故风寒咳嗽上气者宜用之。"

豨莶草：祛风除湿，降血压，利筋骨。《本草正》曰："豨莶草气味颇酸，善逐风湿诸毒，用蜜酒层层和洒，九蒸九曝……善治中风口眼歪斜，除湿痹，腰脚酸软麻木。"《本草正义》云："凡风寒湿热诸痹，多服均获其效，洵是微贱药中之良品也。"

风湿热痹，佐黄柏、生石膏；血瘀佐土鳖虫、水蛭；阳虚佐制附片、肉桂；阴虚佐知母、生地黄。众药合用，气血、淫瘀痰毒共治，共奏气血双补，祛风散寒除湿，化瘀攻痰解毒之功。

（四）结论

（1）补血抗炎方纠正贫血可能是通过下调 IL-1、IL-6、TNF-α、IFN-γ 水平，影响造血系统；也可能是药物提高促红细胞生成素受体敏感性，使 EPO 与受体结合力增大，促进了 EPO 利用，纠正贫血，改善患者乏力、心悸、头晕、面色苍白等气血虚弱症状。

（2）两组均配合西药治疗 RA 相关贫血，治疗组贫血改善效果优于对照组；治疗过程中胃肠道反应少，对脏器的毒副反应少。补益气血与淫瘀痰毒共治，疗效优于单纯淫瘀痰毒治疗；验证了补血祛邪法治疗 RA 相关贫血的有效性及合理性。

（3）提示。

中医药治疗疑难病可以多靶点介入，快速起效与维持疗效互补，提高综合疗效，减少并发症。是值得提倡的一种治疗思路和方法。

三、补血抗炎方对大鼠佐剂关节炎贫血作用及机制

1．一般材料

（1）实验仪器与试剂、药物

石蜡切片机，流式细胞仪（FACSCanto 型）。血球计数器（XS-800），酶标仪（Thermo），二氧化碳培养箱（MCO-15AC），低温冰箱（DW-HL538），分光光度计

（721），免疫分析系统（DXI-800）。弗氏完全佐剂（Chondrex 7027），Ⅱ型胶原（Chondrex 20021），TNF-α 生长因子（PEPROTECH 400-14），EDTA，RAT IL-1 Elisa KIT（Bender BMS627），RAT IL-6 Elisa KIT（Bender BMS625），RAT TNF-α Elisa KIT（Bender BMS622），RAT IFN-γ Elisa KIT（Bender BMS621）。

补血抗炎方（含主方的副方即抗炎止痛口服方），药物组成、尽量同前述。水煎，浓缩，每 60 mL 药液含生药 166 g。中药饮片皆由北京普生霖药业有限公司提供的优质道地药材。醋酸泼尼松片（5 mg/ 片，片剂），依那西普（12.5 mg/ 支，粉针剂）。

（2）实验动物

健康雄性 Wistar 大鼠 80 只，清洁级，体重 150 ~ 170 g。

2．研究方法

（1）大鼠分组

80 只 Wistar 大鼠适应性饲养一周，称量体重，按体重大小随机分成 2 组，模型对照组 70 只复制模型，正常对照组 10 只；实验第 17 d，随机抽取成模大鼠模型 60 只，随机分为：依那西普组、醋酸泼尼松组、芪归二活方高、中、低剂量组，10 只 / 组。

（2）模型复制

除正常对照组外，其余 70 只大鼠复制模型。Ⅱ型胶原 10 mg 溶于 4 mL 醋酸中，使之浓度为 2.5 mg/mL，充分溶解后取 1.5 mL Ⅱ型胶原混合于 5 mL 弗氏完全佐剂中充分研磨混匀并使之乳化，取 0.1 mL 皮下注射于每只大鼠左后肢足趾，TNF-α 5 μg 溶于 4 mL 纯水中，终浓度为 1.25 μg/mL，按 TNF-α 1.25 μg/kg 的剂量注射于大鼠大腿肌肉，诱发大鼠关节炎贫血模型。对照组同样方法同部位注射 0.1 mL 生理盐水。

（3）干预方法

实验第 18 d，每天上午 8：00 ~ 10：00 灌胃给药，正常对照组和模型对照组生理盐水，每只大鼠 2 mL；芪归二活方组高剂量 60 g/kg，中剂量 30 g/kg，低剂量 15 g/kg；依那西普 15 mg/kg，每周 2 次（周三、周日给药），腹部皮下注射；醋酸泼尼松 5 mg/kg，1 次 /d。连续给药 3 周。

（4）大鼠体重、足趾肿胀度

造模前测量每只大鼠后足体积，各组大鼠致炎侧后足爪肿胀度（容积排水法），称量大鼠体重。

（5）血细胞、血清铁蛋白、血清铁及血清细胞因子

实验第 17 d、39 d 取静脉血采用血常规分析仪检测 RBC（红细胞）、Hb（血红蛋白）、MCV（平均红细胞体积）、MCH（平均红细胞血红蛋白量）、MCHC（平均红细胞血红蛋白浓度）含量挑选模型，分组实验；分离血清化学发光法检测血清铁蛋白（SF）；用常规方法检测血清铁（SI）；分离血清，-70℃冻存，采用 ELISA 法检测血清 IL-1、IL-6、TNF-α、IFN-γ。

（6）统计分析

应用SPSS 13.0统计分析，计量数据以均数 ± 标准差（$\bar{x} \pm s$）表示，组间采用方差分析，$P < 0.05$ 为差异显著。

3. 结果

（1）关节肿胀度及体重

造模第 2 d，各组干预大鼠在原发侧出现致炎红肿，关节肿胀不断增高，与正常组比较肿胀明显（$P < 0.05$）；造模后第 17 d，各组肿胀度不断增高，组间差异不明显（$P > 0.05$）。第 18 d 开始药物干预，第 39 d（连续给药 3 周），组间肿胀度差异显著（$P < 0.05$）。肿胀度补血抗炎方中高剂量组明显低于模型组（$P < 0.05$）；补血抗炎方低剂量组和醋酸泼尼松组轻度缓解关节肿胀，与模型组无显著差异（$P > 0.05$）。

体重与正常组比较，造模各组体重增长明显减慢；给药 3 周，除依那西普组，其余各组体重均无明显增加。

（2）红细胞及血红蛋白

造模第 39 d，RBC、Hb、MCV 及 MCHC 计数模型组均低于正常组（$P < 0.05$）。药物干预 3 周，RBC、Hb 和 MCHC 计数各组均高于模型组（$P < 0.01$）；MCV 计数各组与模型组无显著差异。补血抗炎方各组提高了 MCH，含量接近对照组，与模型组比较无统计学差异（$P > 0.05$）；依那西普及醋酸泼尼松组均无显著变化（$P > 0.05$），见表 16-38。

（3）血清细胞因子

造模第 39 d，IL-6、IL-1、TNF-α 和 IFN-γ 水平模型组均高于正常对照组（$P < 0.05$）。药物干预 3 周，血清四种细胞因子补血抗炎方大、中剂量组均低于模型组（$P < 0.05$），TNF-α 低剂量组低于模型组（$P < 0.05$）；TNF-α 与 IL-1 依那西普低于模型组（$P <$

0.05); IL-6、IL-1和TNF-α醋酸泼尼松组低于模型组($P < 0.05$),IFN-γ高于模型组($P < 0.05$)。SI的水平模型组中低于正常对照组($P < 0.05$)。药物干预3周,SF各组低于模型组($P < 0.05$),见表16-39。

表16-38 模型复制第39 d各组大鼠血细胞指标 ($\bar{x} \pm s$)

组别	n	剂量 (g/kg)	RBC (×10^{12}/L)	Hb (g/L)	MCV (fl)	MCH (pg)	MCHC (g/L)
正常组	10	-	7.50 ± 0.20	138.70 ± 3.34	66.18 ± 1.45	18.50 ± 0.12	286.1 ± 4.87
模型组	10	-	5.43 ± 0.47*	96.90 ± 9.22*	57.12 ± 1.80*	17.62 ± 0.47	253.2 ± 7.19*
补血大组	10	60	9.45 ± 0.30*#	170.1 ± 7.00*#	63.95 ± 0.93	18.00 ± 0.34	281.7 ± 4.22#
补血中组	10	30	8.98 ± 0.50*#	169.4 ± 8.20*#	63.82 ± 1.39	19.02 ± 0.52	298.0 ± 3.57#
补血小组	10	15	9.38 ± 0.19*#	170.3 ± 3.86*#	63.45 ± 0.88	18.16 ± 0.33	286.2 ± 3.10#
依那西普组	10	0.015	7.32 ± 0.61#	130.62 ± 11.35#	63.12 ± 0.61	17.86 ± 0.30	282.9 ± 3.14#
G泼尼松组	10	0.005	8.71 ± 0.32*#	152.1 ± 5.14*#	61.87 ± 2.05	17.61 ± 0.56	284.7 ± 3.77#

注:与正常组比较*表示$P < 0.05$;与模型组比较#表示$P < 0.05$

表16-39 造模第39 d大鼠血清中各种细胞因子及SF、SI ($\bar{x} \pm s$)

组别	n	剂量 (g/kg)	IL-6 (ng/mL)	IL-1 (ng/mL)	TNF-α (pg/mL)	IFN-γ (ng/mL)	SF (ng/mL)	SI (μmol/L)
正常组	10	-	26.98 ± 4.53	2.79 ± 0.03	27.92 ± 1.04	9.06 ± 0.47	14.31 ± 1.59	3.49 ± 1.21
模型组	10		36.68 ± 1.92*	4.98 ± 0.27*	48.10 ± 5.94*	15.07 ± 1.81*	14.92 ± 1.17	1.57 ± 0.83*
补血大组	10	60	11.53 ± 5.01*#	2.73 ± 0.18#	30.59 ± 2.46#	6.22 ± 0.34#	13.48 ± 0.11#	1.73 ± 0.49*
补血中组	10	30	28.06 ± 1.20#	2.65 ± 0.17#	30.96 ± 0.94#	7.03 ± 0.50#	13.75 ± 0.61#	1.66 ± 0.47*
补血小组	10	15	34.25 ± 2.03	4.16 ± 1.24*	35.75 ± 2.55	14.69 ± 3.96*	12.77 ± 0.57#	1.68 ± 0.40*
依那西普组	10	0.015	30.38 ± 3.17	2.76 ± 0.12#	30.59 ± 2.37#	11.19 ± 3.62	13.31 ± 0.53#	1.28 ± 0.34*
泼尼松组	10	0.005	12.17 ± 5.34*#	1.65 ± 0.63#	30.83 ± 2.42#	19.63 ± 2.53*	12.96 ± 0.45#	1.95 ± 0.64*

注:与正常组比较*表示$P < 0.05$;与模型组比较#表示$P < 0.05$

4. 讨论

RA是以慢性、对称性、多滑膜关节炎和关节外病变为主的自身免疫性疾病。贫血常因基础疾病临床表现而被忽视。

临床研究多将 RA 相关贫血分为慢性疾病所致贫血（ACD）和缺铁性贫血，贫血发病特点以 ACD 多见。

RA 相关贫血中最常见类型为慢性病贫血（ACD）。ACD 产生常伴随巨噬细胞激活，产生许多细胞因子，对红细胞生成产生影响。研究表明 IL-1、TNF-α 含量升降与 RA 活动一致，可作为临床诊断及判断疗效可靠指标之一，单核巨噬细胞分泌炎症因子 TNF-α、IL-1 和 T 淋巴细胞分泌 IFN-γ 从多方面影响造血功能。IL-6 在血液及关节滑液中较高，与疾病活动程度正相关。IL-6 能诱导其他细胞因子如 IL-2、IL-1、TNF-α 产生发挥致病作用。RA 患者 TNF-α 为具有多种生物活性的多肽调节因子，RA 伴 ACD 者，TNF-α 更具有特殊作用；TNF-α、IFN-γ、IL-6 和 IL-1 含量明显高于正常人。

有学者认为贫血、血小板升高与 RA 病情活动性相关，血小板计数、血红蛋白可作为评价 RA 病情活动疗效指标。TNF-α 抑制网状内皮系统释放铁，IFN-γ 可下调转铁蛋白受体表达，对细胞内铁的利用有限制作用，即 IFN-γ 和 TNF-α 与血清铁负相关。

RA 属“痹病”范畴，“风寒湿三气杂至，合而为痹”。日久不愈，正气愈虚，转为虚实夹杂痰毒互结，气血亏虚。不管 RA 处于活动期、非活动期，辨证邪实或正虚，出现贫血大都存在或兼有气血虚弱证表现。

马玉琛教授创立补血抗炎方，用于临床取得了一定疗效。我们提取后灌胃干预佐剂关节炎贫血大鼠，取得令人满意的结果。

实验观察：大鼠造模第 2d 起相继出现踝关节红肿、皮温高、跛行、行动迟缓；给药 3 周，补血抗炎方中、高剂量组及依那西普组炎症关节的肿胀度明显降低，抗炎作用肯定，效果优于醋酸泼尼松组；醋酸泼尼松组对炎症关节的作用较弱，可能是观察时间短。对大鼠体重的影响除依那西普组外，其余各组大鼠体重增长较为缓慢。

造模 39d，红细胞、血红蛋白和平均红细胞血红蛋白浓度模型组明显地降低；给药 3 周，补血抗炎方各组及醋酸泼尼松组血细胞计数明显地增加，高于模型组（$P < 0.05$），与正常组无显著差异（$P > 0.05$）；依那西普组与正常组接近，稳定性尚待观察。

各组均有抗贫血作用，能纠正关节炎伴发贫血，远期疗效需进一步观察；中药治疗，价格便宜，毒副反应少，具有一定优势。

IL-6、IL-1、TNF-α 和 IFN-γ 水平模型组均明显增加（$P < 0.05$），与文献报告

一致，提示四种细胞因子参与了 RA 贫血的发病过程，并与疾病活动相关。补血抗炎方中、高剂量组血清中这四个指标显著降低，低于模型组（$P < 0.05$）；说明该方通过多种途径发挥作用，既能减轻关节肿胀，又能补益气血，纠正贫血；对治疗佐剂性关节炎及伴发贫血都有明显疗效。依那西普组 TNF-α 及 IL-1 降低，与模型组比较有显著性差异（$P < 0.05$）；依那西普作为一种完全人化的重组可溶性 TNF p75 二聚体融合蛋白，与血浆中可溶性的 TNF-α 和细胞膜表面 TNF-α 高亲和结合并中和其作用，使 TNF-α 生物活性丧失，抑制由 TNF-α 介导的异常免疫反应及炎症过程；说明依那西普可通过 TNF-α 及 IL-1 途径发挥药效活性，纠正贫血。醋酸泼尼松组 IL-6、IL-1 和 TNF-α 降低，与模型组有显著差异（$P < 0.05$）；IFN-γ 提高，机制尚待进一步研究。

SI 水平模型组低于正常对照组（$P < 0.05$）；SF 水平与正常对照组无显著差异（$P > 0.05$）；符合慢性病贫血标准。药物干预后，除依那西普组外，其余各组 SI 水平与模型组无显著差异（$P > 0.05$）；SF 水平各组均低于模型组（$P < 0.05$）。

补血抗炎方对佐剂关节炎伴发贫血治疗是通过多种途径实现的，其中下调 IL-6、IL-1、TNF-α 和 IFN-γ 水平是治疗佐剂关节炎贫血主要方面。

（马玉琛　王红　王勇）

第五节　补气抗炎联合西药治疗类风湿关节炎药物毒副反应型

一、升阳益胃汤治疗类风湿关节炎（RA）西药干预增效和减毒作用

（一）方药

升阳益胃汤：黄芪 20 g，党参 12 g，柴胡 10 g，茯苓 12 g，白术、陈皮、砂仁、羌活、独活各 10 g，细辛 3 g，防风 10 g，炒麦芽 15 g，生甘草 10 g。兼寒象及阳虚加制附片 6 g，桂枝 10 g；兼热象及阴虚加知母、生地黄各 12 g；兼血瘀痰阻加鸡血藤、土鳖虫、白附子各 6 g；兼肝肾虚亏加杜仲、续断各 10 g。

用法：1 剂 /d，水煎至 400 mL，分 2 次早晚分服。

主治：类风湿关节炎服用尼美舒利、糖皮质激素、甲氨蝶呤治疗者。

（二）临床资料

1．一般资料

纳入样本110例系中国人民解放军第252医院2009年12月至2013年3月RA活动期住院和门诊患者，采用随机数字表法分2组。

治疗组57例，男28例，女29例，年龄19～50（34.96±5.78）岁；对照组53例，其中男25例，女28例，年龄20～51（35.42±5.62）岁。

两组患者性别及年龄具有均衡性（$P > 0.05$）。

治疗过程中治疗组2例未遵从本方案服药退出，1例脱落；对照组2例脱落。105例完成治疗观察。

2．诊断标准

（1）西医诊断：参照：ACR/EULAR 2009年的RA诊断标准。

（2）中医辨证：参照《中医病证诊断疗效标准》分为风寒湿、风湿热、痰瘀痹阻、肝肾两虚四型。

附：2009年ACR/EULAR关于RA的分类标准及评分系统：患者评分≥6分，即可确诊类风湿关节炎。

①受累关节　1个中到大的关节（0分）；2～10个中到大的关节（1分）；1～3个小关节（2分）；小于10个小关节（3分）；超过10个小关节（5分）。

②血清学　类风湿因子和抗瓜氨酸合成蛋白抗体均为阴性（0分）；上述两项中至少有一项为低滴度阳性。低滴度定义为超过正常上限，但不高于3倍正常上限（2分）；上述两项中至少有一项为高滴度阳性，即超过3倍正常上限（3分）。

③滑膜炎持续时间　小于6周（0分）；6周或更长时间（1分）。

④急性期反应物　C-反应蛋白（CRP）和红细胞沉降率（ESR）均正常（0分）；CRP或ESR异常（1分）。

注：每项评估中，取患者符合条件的最高分。例如，患者有5个小关节和4个大关节受累，“受累关节”评分为3分。

3．纳入标准

①符合上述西医诊断标准；

②年龄 16 ~ 70 岁；

③中医诊断为痹症者；

④知情同意，签署知情同意书。

4．排除标准

①妊娠或哺乳期妇女；

②合并可能影响药物疗效的各种疾病（如合并各种严重的慢性病）；

③合并有心血管系统、肝、肾、造血系统等严重原发性疾病，精神病；

④有消化道疾病及肝功能异常。

5．退出标准

①不符合纳入条件，纳入错误 / 未按规定实施干预措施；

②擅自服用其他可能影响疗效药物；

③资料不全，无法判定疗效或安全性；

④过敏反应或严重不良事件。

（三）研究方法

1．治疗方法

连续治疗 3 个月为 1 个疗程。

对照组：

口服尼美舒利 0.1 g，2 次 /d，甲氨蝶呤 7.5 mg，1 次 / 周；

甲泼尼龙 6 mg，1 次 /d，甲泼尼龙治疗 1 个月后，每两周减 1 mg。

泮托拉唑钠肠溶胶囊 40 mg，2 次 /d，口服，

治疗组：

加减升阳益胃汤，方药、临症加减和用法同前述。西药治疗同对照组。

2．疗效观察

（1）综合疗效

分别于治疗前及治疗后进行 DAS28 评分，治疗前 DAS28 评分值减去治疗后 DAS28 评分值，DAS28 $>$ 1.2 为显效，1.2 $\geqslant$ DAS28 $>$ 0.6 为有效，DAS28 $\leqslant$ 0.6 为无效。

附：DAS28 评分：范围从 0 ~ 10 分，得分越高提示病情活动性越高。

计算方法：

①触痛关节数：检查双侧近端指间关节、掌指关节、腕关节、肘关节、肩关节及膝关节计 28 个关节，得出关节触痛或被动活动时的关节触痛数（T28）；

②肿胀关节数：检查上述 28 个关节肿胀与否，得出肿胀关节数（SW28）；

③根据以下公式利用 ESR 数值计算出 DAS28。

DAS28 = [0.56×sqrt（T28）+ 0.28×sqrt（SW28）+ 0.70×Ln（ESR）] ×1.08 + 0.16

（2）观测丙氨酸氨基转移酶、CRP 及 ESR。

（3）消化道症状及发生率。

消化道症状主要表现为胃脘疼痛、恶心、呕吐、嗳气、泛酸、消化不良等。同时出现上述两个症状者，只计其中较为明显者。

3．统计分析

采用 SPSS 16.0 统计分析，计量数据以均数 ± 标准差（$\bar{x}\pm s$）表示，方差齐、数据成正态分布者，采用 t 检验；数据不呈正态分布，或方差不齐，采用秩和检验；计数资料用 χ^2 检验。检验标准为 $\alpha = 0.05$。以 $P < 0.05$ 为差异显著。

（四）结果

1．综合疗效

治疗 30 d、90 d，临床综合疗效治疗组优于对照组（$P < 0.05$），见表 16–40。

表 16–40　两组综合疗效

组别	n	治疗 30 d					治疗 90 d				
		显效	有效	无效	总有效率	组间比较	显效	有效	无效	总有效率	组间比较
治疗组	54	11	30	13	75.9%	$P < 0.05$	13	36	5	90.7%	$P < 0.05$
对照组	51	7	20	22	56.9%		10	29	12	76.5%	

2．DAS28 评分

治疗 30d、90d，DAS28 评分两组均有改善（$P < 0.05$），治疗组改善优于对照组疗效（$P < 0.05$），见表 16–41。

表 16-41　两组 DAS28 评分变化（$\bar{x} \pm s$）

组别	n	治疗前	治疗 30 d	组内比较	治疗 90 d	组内比较
治疗组	54	5.41 ± 0.32	4.22 ± 0.31	$P < 0.05$	3.64 ± 0.26	$P < 0.05$
对照组	51	5.35 ± 0.46	4.38 ± 0.42	$P < 0.05$	3.85 ± 0.33	$P < 0.05$
组间比较		$P > 0.05$	$P < 0.05$		$P < 0.05$	

3．ESR 及 CRP

治疗 1 个疗程（3 个月），ESR 及 CRP 两组均显著降低（$P < 0.05$）；治疗组降低大于对照组（$P < 0.05$），见表 16-42。

表 16-42　两组 ESR 及 CRP 变化（$\bar{x} \pm s$）

组别	时间	n	治疗前	治疗后	组内比较
ESR（mm/h）	治疗组	54	51.23 ± 12.24	15.49 ± 7.32	$P < 0.05$
	对照组	51	49.87 ± 11.93	23.84 ± 13.67	$P < 0.05$
	组间比较		$P > 0.05$	$P < 0.05$	
CRP（mg/L）	治疗组	54	37.34 ± 10.16	7.52 ± 3.23	$P < 0.05$
	对照组	51	36.63 ± 9.71	13.72 ± 6.18	$P < 0.05$
	组间比较		$P > 0.05$	$P < 0.05$	

4．丙氨酸氨基转移酶（ALT）

治疗 30 d、90 d，丙氨酸氨基转移酶两组均有改善（$P < 0.05$），治疗组改善优于对照组疗效（$P < 0.05$），见表 16-43。

表 16-43　两组丙氨酸氨基转移酶变化（$\bar{x} \pm s$）

组别	n	治疗前	治疗 30 d	组内比较	治疗 90 d	组内比较
治疗组	54	16.83 ± 5.23	23.35 ± 4.36	$P < 0.05$	25.75 ± 5.36	$P < 0.01$
对照组	51	15.35 ± 4.36	27.53 ± 5.25	$P < 0.05$	53.49 ± 4.47	$P < 0.05$
组间比较		$P > 0.05$	$P < 0.05$		$P < 0.05$	

5．不良反应消化道症状

治疗 90 天后，治疗组、对照组消化道症状发生率为 7.4%、21.6%，两组患者消化道症状比较有显著性意义，消化道不良反应治疗组少于对照组（$P < 0.05$），见表 16-44。

表 16-44 两组不良反应

组别	n	脘腹疼痛	恶心呕吐	烧灼感嗳气反酸	消化不良	其他症状	发生率 /%	组间比较
治疗组	54	1	2	0	1	0	7.4	$P < 0.05$
对照组	51	4	2	1	3	1	21.6	

（五）讨论

1．补气抗炎法治疗风湿病理论探源

RA 是以周身多关节对称性肿痛，尤以四肢小关节为主的自身免疫性疾病。根据 RA 临床表现，可归属“痹”“历节风”“白虎历节”“痛风”“鹤膝风”和“鼓槌风”等范畴。病因不十分明了，尚无有效治愈方法，主要是减轻症状、缓解病情进展，西药以非甾体类抗炎药、免疫抑制剂为主，有时加糖皮质激素，都有不同毒副反应，尤其消化系统不良反应，还可出现叠加效应，常因此影响甚至终止治疗。

中医药治疗质量标准难控制、法律保护不健全等一系列问题，限制了应用。中西医结合治疗是理想的选择，正在不断的探索之中。

金元四大家之一李东垣为调理脾胃代表，升阳益胃是东垣调理脾胃重要治法，他在脾胃病方面的建树一直被后人所崇仰。我们在导师马玉琛教授指导下，学习东垣《脾胃论》，对 RA 发病、临床症状和消化系统不良反应防治有了进一步思考。认为按东垣“脾胃论”思想，从脾胃论治，调理脾胃，是发挥 RA 中西医结合治疗优势的良好渠道。

东垣认为：“饮食失节，寒温不适，脾胃乃伤。”饮食失节有三：饥饱失调、饮食不洁、饮食偏嗜。非甾体类抗炎药、免疫抑制剂、糖皮质激素按中药性质皆为有毒之品，属饮食不洁，可引起呕恶、腹胀、上腹痛、反酸等消化道反应，必须调理脾胃。《素问·经脉别论》曰：“食气入胃，散精于肝，淫气于筋；食气入胃，浊气归心，淫精于脉；脉气流经，经气归于肺，肺朝百脉，输精于皮毛，”东垣亦曰：“脾胃俱旺而复于中焦之本位，则阴阳气平矣。”既是说，脾胃运化水谷精微，水谷精微是营养脏腑、维持筋、脉、肉、皮、骨功能的物质基础，脾胃健运，肝血充足，心血旺盛，肺气不虚，方能筋得养，脉得盈，卫得固，筋骨坚硬，关节灵活，肢体有力，不易受外邪侵袭。脾胃虚弱，不但可影响心、肝、肺、肾、六腑，经络、筋脉、肌肉、皮毛等功能，而且，易感受风寒湿之邪，诚如东垣所曰：“脾胃之气既伤，而元气亦不能充，诸病之所由生也”“若胃气一虚，脾无所禀赋，则四脏及经络皆病”“胃虚则脏腑经络皆无所受气而俱病”“脾胃虚，则肺最受病”。肺气虚，卫外不固，风寒湿邪容易侵袭，“脾病，体重节痛，为痛痹，为寒痹，为诸湿痹”“脾病则下流乘肾，土克水，则骨乏无力，是为骨蚀”。皆说明脾胃在痹病发病过程中所起的作用。根据上述，RA 关节、肌肉疼痛、酸楚、麻木，关节屈伸不利、畸形等，既是脾胃病表现，也是脾胃病导致疾病进一步发展的结果，因此也必须调理脾胃。

2．方药分析及现代药理研究

调理脾胃，东垣以升阳益胃汤为升阳益胃法代表方，原方由黄芪、半夏、人参、炙甘草、白芍、防风、羌活、独活、陈皮、茯苓、泽泻、柴胡、白术、黄连等组成。我们取其法旨加减化裁为加减升阳益胃汤，重用黄芪，补肺脾之气，升阳固表；党参补气生血、养胃益津；柴胡疏肝理气、升举阳气，三者共奏补气升阳为君药；茯苓、白术、砂仁运脾化湿为臣，增强补气升阳之功；独活、防风、羌活、细辛祛风除湿散寒止痛为佐；生麦芽消食健胃，甘草调和诸药为使。

（1）黄芪、党参、柴胡补气升阳为君

1）黄芪：甘，微温。归脾、肺经。健脾补中，升阳举陷，益气固表，利尿，托毒生肌。《本草汇言》曰：“贼风之疴，偏中血脉而手足不随者，黄芪可以荣筋骨；痈疡之证，脓血内溃，阳气虚而不敛者，黄芪可以生肌肉，又阴疮不能起发，阳气虚而不愈者，黄芪可以生肌肉。”《本经逢原》曰：“黄芪，入肺而固表虚自汗，入脾而托已溃痈疡。”药理研究发现黄芪有抑制细菌、病毒作用；能促进胃黏膜修复；有明显利尿作用；增强和调节免疫功能；促进机体代谢、抗疲劳等。黄芪补脾气，升脾阳，敛疮生肌，能预防及治疗消化道溃疡及糜烂；黄芪补肺之气，表现在肺合皮毛，益皮毛而固腠理，使外邪不易入侵。

2）党参：甘，平。归脾、肺经。补脾肺气，补血，生津功效。《本草从新》曰：“补中益气，和脾胃除烦渴。”《本草正义》曰：“党参力能补脾养胃，润肺生津，健运中气，本与人参不甚相远。其尤可贵者，则健脾运而不燥，滋胃阴而不湿，润肺而不犯寒凉，养血而不偏滋腻，鼓舞清阳，振动中气，而无刚燥之弊。”现代药理研究党参能调节肠胃蠕动、抗溃疡、增强免疫功能；改善心肌供血，抗休克；延缓衰老、抗氧化、抗辐射。党参补气生血、养胃益津，与黄芪配伍增强免疫力，调节肠胃蠕动，保护胃黏膜，从而气血生化有源。

3）柴胡：辛、苦，微寒。归肝、胆经。解表退热、疏肝解郁，升举阳气。《本草经解》曰：“柴胡，其主心腹肠胃中结气者，心腹肠胃，五藏六府也，藏府共十二经，凡十一藏皆取决于胆，柴胡轻清，升达胆气，胆气条达，则十一藏从之宣化，故心腹肠胃中，凡有结气，皆能散之也。”《本草经百种录》曰：“柴胡，肠胃之药也。观《经》中所言治效，皆主肠胃，以其气味轻清，能于顽土中疏理滞气，故其功如此。”现代药理学研究柴胡有效成分皂苷对结缔组织增生性炎症有明显抑制作用；柴胡注射液能抗肝损伤，减轻肝细胞的变性及坏死；有效成分柴胡多糖能增强免疫功能，提高抗病毒能力。

柴胡与黄芪相须为用，助黄芪升发脾阳；柴胡疏肝理气，气机条达，脾阳升发，气血充足运行周身，外能使筋、脉、肉、皮、骨得到濡养，内可使五脏六腑得以灌溉，则周身灵便，活动自如。脾胃受损，生化无源，消化道症状难以好转，所以本病治疗得脾胃之气，气血生化有源，不仅能减轻甚至治疗消化道不良反应，而且能提升疗效。

（2）茯苓、白术、砂仁运脾化湿为臣

1）茯苓：甘、淡，平。归心、脾、肾经。利水消肿、渗湿、健脾、宁心。《用药心法》曰：“茯苓，淡能利窍，甘以助阳，除湿之圣药也。味甘平补阳，益脾逐水，生津导气。”《本草正》曰：“茯苓，能利窍去湿，利窍则开心益智，导浊生津；去湿则逐水燥脾，补中健胃；祛惊痫，厚肠藏，治痰之本，助药之降。”现代药理发现茯苓能降低胃液分泌，抑制胃溃疡；能够使转氨酶降低，保护肝细胞；还具有镇静、利尿、降血糖、抑菌、强心、抗肿瘤与免疫增强等作用。RA 患者常湿邪停聚，茯苓健脾渗湿，奏驱邪之功。

2）白术：甘、苦，温。归脾、胃经。健脾益气，燥湿利尿，止汗，安胎。《神农本草经》曰：“主风寒湿痹，死肌，痉，疸，止汗，除热消食。”《日华子本草》曰：“治一切风疾，五劳七伤，冷气腹胀，补腰膝，消痰，治水气，利小便，止反胃呕逆，及筋骨弱软，痃癖气块，妇人冷症瘕，温疾，山岚瘴气，除烦长肌。”现代药理研究白术有促进胃肠蠕动、抗溃疡、抗炎、镇痛、利尿、抗凝血、抗肿瘤等作用。茯苓健脾渗湿，白术健脾燥湿，茯、术相配增强党参、黄芪益气健脾利湿之功效。

3）砂仁：辛，温。归脾、胃、肾经。化湿行气，温中止泻，安胎。《本草经疏》曰：“气味辛温而芬芳，香气入脾，辛能润肾，故为开脾胃之要药，和中气之正品。”《本草汇言》曰：“温中和气之药也。若上焦之气梗逆而不下，下焦之气抑遏而不上，中焦之气凝聚而不舒，用砂仁治之，奏效最捷。”现代药理研究发现砂仁能推动肠胃的蠕动；抑制血小板聚集；有效减少胃酸分泌，抑制应激性溃疡；能干预因小鼠对花生四烯酸的诱发而导致的死亡。因此，茯苓、白术、砂仁运脾化湿共为臣药。

（3）羌活、独活、防风、细辛祛风寒湿邪为佐

1）羌活：辛、苦，温。归膀胱、肾经。解表散寒、祛风胜湿，止痛。《唐本草》曰：“疗风宜用独活，兼水宜用羌活。”《品汇精要》曰：“主遍身百节疼痛，肌表八风贼邪，除新旧风湿，排腐肉疽疮。”《珍珠囊》曰：“太阳经头痛，去诸骨节疼痛，亦能温胆。”现代药理发现羌活具有解热、抗炎、镇痛的作用；能够抑制耳、足肿胀；能抗心律失常；有明显抑菌作用。羌活发散之力较强，偏于治疗身体上半部分的风湿痹痛，奏驱邪之功。

2）独活：甘、苦，微温。归肾、膀胱经。祛风湿、止痛、解表。《本草经疏》曰：“独活之苦甘辛温，能辟风寒，邪散则肌表安和，气血流通，故其痛自止也。”《药品化义》曰：“独活，能宣通气道，自顶至膝，以散肾经伏风，凡颈项难舒，臀腿疼痛，两足痿痹，不能动移，非此莫能效也。”现代药理研究表明独活有镇痛、抗炎、镇静、解痉作用；独活中含有的香柑内酯能保护胃溃疡，使其愈合。独活发散风寒之力不如羌活，主治身体下半部分的风寒湿痹，配合羌活，奏祛除一身之痹症。

3）防风：辛、甘，微温。归膀胱、肝、脾经。祛风解表、胜湿止痛、止痉。《神农本草经》曰：“主大风头眩痛，恶风，风邪，目盲无所见，风行周身，骨节疼痹，烦满。”《长沙药解》曰：“行经络，逐湿淫，通关节，止疼痛，舒筋脉，伸急挛，活肢节，起瘫痪，敛自汗、盗汗，断漏下、崩中。”现代药理研究发现防风有镇痛、镇静、抗炎作用；抗过敏、解热。君药黄芪实卫，得防风则使邪去而外无所扰。

4）细辛：辛，温，有小毒。归肺、肾、心经。解表散寒、祛风止痛、通窍，温肺化饮。《本草纲目》曰：“细辛，辛温能散，故诸风寒风湿头痛、痰饮、胸中滞气、惊痫者，宜用之。口疮、喉痹、齿诸病用之者，取其能散浮热，亦火郁则发之之义也。辛能泄肺，

故风寒咳嗽上气者宜用之。辛能补肝，故胆气不足，惊痫、眼目诸病宜用之。辛能润燥，故通少阴及耳窍，便涩者宜用之。"《神农本草经》曰："主咳逆，头痛脑动，百节拘挛，风湿痹痛，死肌。明目，利九窍。"现代药理研究发现细辛有镇静、镇痛、抗炎、抑制免疫反应、强心、扩血管以及局麻等作用。因此，羌活、独活、防风、细辛祛风寒湿邪为佐药。

（4）炒麦芽消导水谷，生甘草解毒、调和诸药为使

1）炒麦芽：甘，平。归脾、胃、肝经。消食健胃、回乳消胀。麦芽可治疗脾胃虚弱导致的消化不良，同时还能疏肝解郁。

2）甘草：甘，平。归心、肺、脾、胃经。补脾益气，祛痰止咳，缓急止痛，调和诸药。《本草通玄》曰："甘草，甘平之品，独入脾胃，李时珍曰能通入十二经者，非也。稼穑作甘，土之正味，故甘草为中宫补剂。"《长沙药解》曰："甘草味甘，气平，性缓。入足太阴脾，足阳明胃经。备冲和之正味，秉淳厚之良资，入金木两家之界，归水火二气之间，培植中州，养育四旁，交媾精神之妙药，调济气血之灵丹。"甘草调和诸药而为使。

3．临床疗效

本课题临床观察发现，采用东垣升阳益胃法对治疗 RA 及减轻治疗过程中的毒副反应具有满意疗效。

治疗 30 d、90 d，临床综合疗效治疗组优于对照组（$P < 0.05$），DAS28 评分、丙氨酸氨基转移酶两组均有改善（$P < 0.05$），治疗组改善优于对照组疗效（$P < 0.05$）。治疗 1 个疗程（3 个月），ESR 及 CRP 两组均显著降低（$P < 0.05$）；治疗组降低大于对照组（$P < 0.05$）。

治疗 90 d，治疗组、对照组消化道症状发生率为 7.4%、21.6%，两组患者消化道症状比较有显著性意义，消化道不良反应治疗组少于对照组（$P < 0.05$）。

4．结论

类风湿关节炎归"痹证"范畴。临床治疗 RA，疗效是一个方面，治疗中不良反应也越来越引起人们重视。本课题运用马玉琛教授升阳益胃法治疗 RA 活动期 105 例，一方面减轻治疗过程中消化道不良反应，提高患者耐受性；另一方面增强 RA 疗效。

本课题为前瞻性设计临床观察，查阅国内外相关文献资料，采用随机平行对照方法，发展并验证了以下结论：

（1）根据类风湿关节炎临床表现、病因病机、证候特点及治疗过程产生的消化道症状，提出用升阳益胃法治疗 RA，不仅能够辅助正气，还能安未受邪之地。

（2）本方还能保护胃黏膜、抑制肝损害、促进胃肠蠕动、抗病毒、增强免疫力等提高其他脏腑组织的功能。

（3）升阳益胃法联合西药治疗 RA，不仅增强疗效，还能减轻治疗中的不良反应，“减毒增效”，为中西医结合治疗 RA 提供新思路、新方法，为更多 RA 患者减轻病痛，提高了生活质量。

二、升阳益胃汤联合西药辨治类风湿关节炎西药干预增效和减毒作用

类风湿关节炎（rheumatoidarthritis，RA）是自身免疫性疾病，主要表现为周身多关节对称性肿痛，尤以四肢小关节为主，除此之外还可出现关节外的病变。根据 RA 临床表现的特点，可归属于中医“痹症”“历节风”“白虎历节”“痛风”“鹤膝风”和“鼓槌风”等范畴。西药对 RA 的治疗，常用非甾体类抗炎药联合免疫抑制剂，酌情加糖皮质激素治疗。这类药物都有不同程度的毒副反应，且具有一定程度的叠加作用。2009 年 7 月至 2013 年 3 月，采用东垣升阳益胃法联合尼美舒利、甲氨蝶呤及甲泼尼龙治疗 RA，有效控制了西药治疗的毒副反应，改善症状、控制疾病进展等方面都取得了较好疗效。

（一）现代医学治疗类风湿关节炎现状

1．非甾体类抗炎药（Non-Steroidal A-inflammatory Drugs，NSAIDs）

（1）NSAIDs

NSAIDs 有抗炎、镇痛、解热作用，起效较快，可有效控制炎症，缓解症状，有利于关节功能和生活质量得到较快改善。主要为抑制前列腺素合成酶（COX）活性、阻断炎性介质前列腺素（PG）等的合成。人体有 2 种 COX 异构体，COX-1 和 COX-2。COX-1 调节组织器官内生理性前列腺素，保护消化道黏膜；COX-2 存在于炎症部位，能促进组织合成 PG，引起炎症反应。绝大多数传统 NSAIDs 为 COX 非特异性抑制剂，如消炎痛、布洛芬等；COX-2 特异性抑制剂如塞来昔布、罗非昔布等；COX-2 倾向性抑制剂如美洛昔康等。全球大约有 150 000 000 人需要长期口服 NSAIDs 治疗或缓解病情。

（2）毒副反应

上海一项调查表明，NSAIDs 不良反应 66% 集中在胃肠道。口服能引起恶心、呕吐、上腹部不适等，长期服用可致不同程度胃黏膜损害，如胃溃疡、出血、穿孔等。老年人、使用皮质激素及有溃疡病史者，并发症危险性增加。环氧化酶 -2 抑制剂（COX-2）能显著地降低严重胃肠道不良反应的发生率，但 COX-2 抑制剂的作用并不比传统经济的 NSAIDs 好。

NSAIDs 对消化系统损害机制：

①抑制环氧化酶活性，使前列腺素合成减少，削弱胃肠黏膜屏障；

②抑制氧化磷酸化过程，使 ATP 合成减少，胃黏膜通透性增加；

③环氧酶受到抑制，使脂氧酶活性相对增高，PG 合成受阻，导致白三烯合成增加，诱发中性粒细胞黏附至内皮细胞上，使血管收缩，导致局部血流减少；

④干扰生长因子产生，使溃疡愈合延迟；

⑤长期服用导致凝血酶原合成减少，凝血时间延长，增加出血性倾向。

尽管非甾体类抗炎药相关性胃肠道损害表现出的症状多种多样，但主要可以归结为以下三类：

①消化不良症状：15% ~ 25% 服用非甾体类抗炎药会出现消化不良症状，主要表现为腹部不适，胀满疼痛，食欲缺乏，恶心呕吐，甚则夜卧难安，彻夜不眠等；

②糜烂及溃疡等胃肠道黏膜损害：服用非甾体类抗炎药的患者 66.7% 会有胃黏膜的损害，10% ~ 20% 会发生消化性溃疡。主要症状表现为上腹部疼痛、反酸、嗳气等。Endo 等发现长期服用小剂量阿司匹林的患者，95.5% 有小肠病变，63.6% 有小肠黏膜糜烂；

③出血、穿孔等并发症：出血、穿孔为胃黏膜糜烂及消化性溃疡的并发症，主要表现为大便潜血、黑便、呕血。

2. 免疫抑制剂（Disease-modifying anti- rheumatoid Drug，DMARDs）

（1）DMARDs 治疗 RA

本类药物不具备即刻抗炎和止痛作用，可改善病情和延缓病情进展。通常在用药 1 ~ 3 个月后才显效，所有 RA 患者都应在确诊后 3 个月之内考虑接受 DMARDs 治疗，病情延缓后宜长期维持用药，但该类药不能使已受破坏的关节恢复正常。甲氨蝶呤（MTX）为 RA 的 DMARDs 初始治疗首选药物，其他常用药物有来氟米特（LEF）、柳氮磺胺吡啶

（SPSA）、金制剂、环磷酰胺（CTX）、硫唑嘌呤等。

（2）DMARDs 毒副反应

甲氨蝶呤（MTX）是叶酸拮抗剂，不良反应很多，主要有：

①胃肠道反应：恶心、呕吐、口腔炎、口腔溃疡、咽炎、胃炎及腹泻；

②骨髓抑制：主要表现为白细胞下降，对血小板亦有一定影响，严重时可出现全血下降、皮肤或内脏出血；

③大量 1 次应用可致血清丙氨酸氨基转移酶（ALT）升高，或药物性肝炎，小量持久应用可致肝硬化；

④肾脏损害：常见于高剂量时，出现血尿、蛋白尿、尿少、氮质血症、尿毒症等；

⑤还有脱发、皮炎、色素沉着及药物性肺炎等，鞘内或头颈部动脉注射剂量过大时，可出现头痛、背痛、呕吐、发热及抽搐等症状；

⑥妊娠早期使用可致畸胎，少数患者有月经延迟及生殖功能减退。

来氟米特（LEF）：随着来氟米特临床应用范围不断扩大，报告不良反应也逐步增多，常见不良反应有：

①胃肠道反应：口腔溃疡、胃痛、胃炎、腹泻、恶心、呕吐等；

②肝脏损害：一过性的谷丙转氨酶升高；

③骨髓抑制：可导致白细胞下降；

④生殖系统影响：可导致男性不育。

国外临床试验，来氟米特治疗 1339 例 RA，发生率≥ 3% 不良事件包括：乏力、腹痛、厌食、恶心、呕吐、腹泻、消化不良、胃肠炎、肝脏转氨酶升高、支气管炎、咳嗽、呼吸道感染、咽炎、口腔溃疡、体重减轻、背痛、高血压、头晕、头痛、关节功能障碍、脱发、瘙痒、皮疹、泌尿系感染等。

3. 糖皮质激素

小剂量口服以局部注射对缓解 RA 病情活动非常有效。激素抗炎效果最强，但长期使用毒副反应明显。急性发作或伴有其他器官受累重症患者，可短期应用激素。目前普遍认为，短期小剂量激素（7.5 ~ 10 mg/d）口服或局部激素注射，可用于治疗常规 DMARDs 无效重症 RA 或合并血管炎的 RA 患者。激素虽然可快速缓解 RA 患者症状，但并不能延缓 RA 进展，必须尽早加用 DMARDs 控制病情。口服常规应用小剂量，常见不良反应有：胃肠道不适、骨质疏松、高血压、高血脂、皮肤渐薄、白内障。长期应用糖皮质激素并发症——感染，常常是患者病情加重甚或死亡的原因。

4．生物制剂

本类药物为近年来发展起来新疗法，主要干预T细胞、B细胞活化及细胞因子产生等免疫病理环节。对活动期RA血沉下降疗效很好，但本类药物远期疗效不详，且价格昂贵。

5．其他

关节顽固肿胀患者，可采用外科手术滑膜切除术剥离血管翳，不仅能减轻关节疼痛、肿胀，而且能防治关节软骨破坏，有的患者术后滑膜再生。晚期病例可行关节成形术或人工关节置换，以矫正畸形，改善关节功能。

6．防治RA治疗药物毒副反应重要性

根据RA治疗指南，临床常用治疗RA西药的毒副反应是影响应用，乃至影响RA治疗和康复，甚至造成医源性疾病的非常严重、不可忽视的问题，应引起充分认识，促使我们积极寻找和探索防治方法。

（二）现代医学治疗类风湿关节炎药物不良反应防治现状

1．西医防治

（1）DMARDs不良反应

①甲氨蝶呤：李秀贺等用阿拓莫兰（0.6 ~ 1.8 g）静脉滴注治疗儿童大剂量甲氨蝶呤化疗性肝损害，发现加用阿拓莫兰降低ALT、AST和GGT效果显著，说明阿拓莫兰对甲氨蝶呤所致肝损害有明显缓释作用。李尚娣等报告亚叶酸钙和碳酸氢钠交替含漱可防治大剂量甲氨蝶呤所致口腔溃疡；

②来氟米特：剂量过大或出现毒性，可予消胆胺或活性炭。

（2）糖皮质激素不良反应

目前普遍认为，短期小剂量激素（7.5 ~ 10 mg/d）口服或局部激素注射，可用于治疗常规DMARDs无效的重症RA或合并血管炎的RA患者，同时补充钙剂及维生素D。

（3）存在问题

DMARDs和糖皮质激素毒副反应的防治，首先是临床效果并不可靠；其次，防治药物本身也存在一定毒副反应，尤其是伴随治疗RA药物的长期应用。对NSAIDs毒副反应的防治的报告不多见，可见没有得到人们充分重视。

2．中医药防治

张建军认为把非甾体类抗炎药不良反应看成一种致病因素，应按寒邪立论。

寒邪性质和治病特点：

①寒为阴邪，易伤阳气。服药后，通过胃肠道，损害脾胃之阳，也可累及肾阳，造成肾阳受损；

②寒性凝滞，侵袭人体后，可致经脉凝滞，气血运行不通，不通则痛；

③寒性收引，可使气机收敛而挛急。

杨同广等健中愈疡片治疗非甾体类抗炎药胃肠道损伤，发现健中愈疡片比给予法莫替丁对治疗非甾体类抗炎药胃肠道损伤疗效更为满意。刘良等发现党参提取物Ⅶ－Ⅱ可影响从环内过氧化物到各亚型的PG合成环节，保护胃黏膜。王汝俊等发现补中益气汤水煎剂能增加正常大鼠和消炎痛损害大鼠胃壁结合黏膜含量，增强胃黏液－碳酸氢盐屏障。

中医药防治RA药物毒副反应，以毒副反应小、可长期应用等特点，优势明显。非甾体类抗炎药、免疫抑制剂、糖皮质激素联合治疗RA活动期是临床共识，联合用药可增强疗效，但也增加不良反应，导致治疗中断，病情得不到很好控制，关节破坏，造成关节畸形，从而影响预后，甚至丧失劳动能力。应在中医药防治上寻找较为可靠的方药。

（三）RA病因病机和中医药治疗

1．病因病机

痹症发生与体质因素、气候条件、生活环境及饮食等密切相关，正虚卫外不固是痹症发生的内在基础，感受外邪是痹症发生的外在条件。邪气痹阻经脉为病机根本，病变多累及肢体筋骨、肌肉、关节，甚至影响脏腑。痹症日久，影响脏腑功能，津液失于输布，水湿停聚局部，可致关节肢体肿胀。痰瘀水湿可相互影响，兼夹转化；湿聚为痰，血滞为瘀，痰可碍血，瘀能化水，痰瘀水湿互结，旧病新邪胶着，病程缠绵，顽固不愈。

2．中医药治疗

运用经方、验方、自拟方治疗都取得了较好效果。郭蜀京等乌头汤加味治疗活动期寒湿痹类风湿关节炎35例，总有效率91%，明显缓解疼痛，减少晨僵时间。张淑英等用加味乌头汤治疗风寒湿类风湿关节炎 26 例，总有效率 88.46%，关节肿痛得到很大程度缓解，血沉明显降低。余建华等用桂枝芍药知母汤加减治疗本病 72 例，总有效率 93.05%。胡卫东等对照观察，对照组西乐葆，治疗组桂枝芍药知母汤，治疗 4 周，总有效率治疗组 88.6%，对照组为 68.2%，显示桂枝芍药知母汤有明显抗炎止痛作用。白清林等当归四逆汤合独活寄生汤治疗寒湿痹阻 RA，总有效率 86.0%，临床表现及实验室检查指标等均有明显改善。崔世奎常规口服甲氨蝶呤加蠲痹颗粒（寒湿和肾气虚寒），单用甲氨蝶呤总有效率 85%，加蠲痹颗粒总有效率 95%。刘建忠等蚁参蠲痹胶囊治疗肾脾两虚、寒湿痹阻类风湿关节炎，发现蚁参蠲痹胶囊有行气活血、通络止痛等功效，不良反应少，有效率 87.3%。郭苏江等祛风汤（桂枝、麻黄、川乌头、玉竹等）治疗总有效率达 87.88%，晨僵、双手平均握力、20 m 行速、关节疼痛、功能、肿胀指数、受累关节等均有明显改善。贺立忠等自拟三乌祛痹汤通络止痛、祛风散寒治疗 43 例，总有效率 83.7%，关节肿胀、疼痛减轻明显。

综合所述，我们认为酌情中西药联合治疗 RA 可明显提高疗效。如何能即减少西药毒副反应，又可达到增加疗效目的，值得深入思考。

（四）补气抗炎法治疗 RA 中医理论基础

金元四大家李东垣创立“脾胃论”学说，成为补土派的代表。所著《脾胃论》，集中反映了他的“脾胃论”思想。升阳益胃法来自李东垣的《脾胃论》。

马玉琛教授深入研究东垣学术思想，认为脾胃在痹病发生发展过程作用至关重要，治疗 RA 应特别注重调理脾胃。脾胃失调，不能升阳，即不能“……散精于肝，淫气于筋。……浊气归心，淫精于脉。……经气归于肺，……输精于皮毛”，谷气下流于肾，可致筋不柔，脉痹阻，气不固，骨不坚。风寒湿邪易于侵害，停滞于肌体；肢体、关节、肌肉易于发生疼痛、重着、酸楚、麻木，关节屈伸不利，肿大、变形等。所以脾胃病是导致痹病发生的内在因素核心，这是升阳益胃法提高 RA 治疗效果（增效）和减少西药毒副反应的理论基础。

脾胃病主要是饮食失节、外感六淫和内伤七情导致。饮食失节包括饥饱失调、饮食不洁（包括 RA 治疗药物毒副反应）；饮食偏嗜（RA 治疗长期服用某种药物）。外感六淫，风寒湿三气杂至，合而为痹；气候异常变化：至而不至，是为不及，所胜妄行，所生受病，所不胜乘之也。内伤七情有肝木克土和心乘脾胃。长期服用治疗 RA 药物可损伤脾胃，造成全身其他脏器的不良改变。这也是升阳益胃法减轻药物毒副反应的理论基础。

脾胃运化水谷精微，水谷精微是维持人体筋、脉、肉、皮、骨的物质基础，五体得以濡养才能充分发挥功能。所以有“土为万物之母”之说，马玉琛教授主张从脾胃治疗RA。

（五）加减升阳益胃汤对RA治疗增效减毒作用的启示

临床经常长期以非甾体类抗炎药、免疫抑制剂、糖皮质激素联合治疗RA，这三类药物对消化系统均有一定的不良反应。有学者发现长期服用小剂量阿司匹林，95.5%有小肠病变，63.6%有小肠黏膜糜烂。马玉琛教授发现联合应用三种药不良反应有一定叠加，胃肠道不良反应高达35%，消化系统不良反应以气虚为主。目前对上述单一药物引起的不良反应研究较多，对三种药联合应用所致不良反应研究未见报告。马玉琛教授用升阳益胃法干预RA治疗中引起的消化系统损害取得了一定经验，能提高RA疗效，毒副反应明显低于西药。我们前瞻性设计，加减升阳益胃汤联合NSAIDs、DMARDs和糖皮质激素治疗RA，不但减少了RA治疗指南中常用西药联合应用毒副反应，而且增强了疗效，显示中西药联合治疗的优势。提示不但在RA，在风湿病乃至其他系统治疗中，皆可应用中西药联合治疗的方法，达到减毒增效目的。这是中西医结合工作的一项重要内容，值得各位同仁的注意和借鉴。

（吕菲菲）

第六节 雄附方辨治类风湿关节炎痰毒型（间质性肺病）

一、方药

雄附方：主方（雄附散）：雄黄0.08 g，制白附子、僵蚕各0.96 g；副方（抗炎止痛口服方）：羌活、独活、防风各9 g，细辛3 g，豨莶草9 g，陆英15 g，白芥子6 g，露蜂房、徐长卿根、九节茶各9 g。风寒湿痹主方加副方；风湿热痹或兼阴虚主方加副方加知母、生地黄各 12 g；气喘主方加副方，加白果、麻黄各 10 g；咳嗽主方加副方，加川贝母 6 g，枇杷叶 15 g；咳痰主方加副方，加瓜蒌、紫菀各 12 g，痰黄加黄芩、栀子各 10 g。

用法：副方常规水煎至 200 mL，1 剂 /d，分 2 次口服。

主方共制细粉，每日 1 剂，分 2 次以副方所煎汤剂冲服。

主治：类风湿关节炎（RA）间质性肺病。

二、材料与方法

（一）资料

在解放军第 252 医院中医康复科选择 2006 年 9 月至 2011 年 3 月住院类风湿关节炎间质性肺病 99 例。两组人口学资料具有均衡性（$P > 0.05$），见表 16–45。

表 16–45　两组人口学资料

组别	n	男 / 女	≤ 30	31 ~ 40	31 ~ 40	≥ 51	组间比较
治疗组	49	9/40	7	28	10	4	$P > 0.05$
对照组	50	8/42	5	261	13	6	

1．诊断标准

参照中华医学会诊治指南，满足 4 项则可诊断。

①晨僵至少持续 1 小时，超过 6 周；

② 3 个或是 3 个区域以上关节部位的关节炎，超过 6 周；

③手关节炎，腕、掌指或近端指间关节中至少有 1 个关节肿胀，超过 6 周；

④对称性关节肿胀，超过 6 周；

⑤类风湿结节；

⑥放射学改变：手指改变至少有骨质疏松及关节间隙狭窄；

⑦类风湿因子阳性。

2．间质性肺病

①干咳、进行性呼吸困难，体检肺底可闻及 Velcro 啰音；

②胸片及 / 或 CT 呈磨玻璃状、小结节状、网状、蜂窝状等阴影；

③肺功能测定显示以限制性通气功能障碍为主，弥散功能降低；

④肺活检病理学见早期非特异性肺泡炎，晚期肺间质纤维化。

符合①、②、③或④即诊断。

3．中医辨证

参照 1988 年 4 月昆明会议痹病风、湿、寒、热四型表现的标准，分为风寒湿型、风湿热型 2 型。

4．症状、体征分级

阴性：积分 0 分；轻度：积分＜16 分；中度：16 分≤积分≤21 分；重度：积分＞21 分。

5．疗效判定

参照中华医学会呼吸病学分会制定的疗效标准：

显效：①症状减轻，活动能力增强；② X 线胸片或 HRCT 异常影像减少；③肺功能改善。

有效：①症状减轻；② X 线胸片或 HRCT 轻度减少；③肺功能轻度改善。

无效：症状、X 线胸片或 HRCT、肺功能三项均无变化 。

6．指标评分

（1）症状体征

咳嗽：无咳嗽 0 分；白天间断咳嗽，不影响生活 2 分；咳嗽中等，于轻度与重度之间 4 分；咳嗽频繁，影响休息与睡眠 6 分。气喘：无明显呼吸困难 0 分；快走或上坡时气短 2 分；步行 100 m 或数分钟需停下来呼吸 4 分；气喘明显，穿脱衣服时费力，严重影响活动 6 分。Velcro 啰音和啰音：无 0 分；偶闻或散在，量少 1 分；两肺可闻及大量啰音 3 分；于两者之间 2 分。

（2）胸部 CT 或 HRCT

正常影像 1 分，毛玻璃样改变 2 分，实变 3 分，磨玻璃样改变伴牵拉性支气管扩张 4 分，实变伴牵拉性支气管扩张 5 分，蜂窝肺 6 分，通过测量每一侧肺三个肺区的每一种异常范围获得总评分。

（3）肺功能

一氧化碳弥散容积（diffusion volume of carbon monoxide，DLCO）≥ 80% 0 分；60% ≤ DLCO ＜ 80% 1 分；40% ≤ DLCO ＜ 60% 2 分；DLCO ＜ 40% 3 分。

7．分组及治疗

随机平行对照试验研究。纳入 99 例随机编码，随机分 2 组。

所选中药饮片为优质地道药材。

两组均口服雄附方副方，随症加减。

治疗组加服雄附方副方，随症加减，再加雄附方主方。药物组成和用法同上述。

连续治疗 3 个月为 1 个疗程。

8．统计分析

用 SPSS 12.0 软件包分析，计量数据以均数 ± 标准差（$\bar{x} \pm s$）表示，，采用 t 检验，方差分析。等级资料，采用秩和检验。计数资料用 χ^2 检验。$\alpha = 0.05$ 为检验水准。以 $P < 0.05$ 为差异显著。

（二）结果

1．综合疗效

治疗 1 个疗程（3 个月），治疗组疗效优于对照组（$P < 0.01$），见表 16–46。

表 16–46　两组临床疗效

组别	n	显效	有效	无效	总有效率 /%	组间比较
治疗组	49	8	32	9	81.60	$P < 0.05$
对照组	50	3	23	24	52.00	

2．症状、体征积分

治疗 1 个疗程（3 个月），症状、体征积分两组均明显改善（$P < 0.05$），治疗组改善优于对照组（$P < 0.05$），见表 16–47。

表 16–47　症状和体征积分变化

项目	组别	n	治疗前				治疗后					
			－	+	++	+++	－	+	++	+++	组内对照	组间对照
咳嗽	治疗组	49	0	22	10	17	15	23	8	3	χ^2=17.71	χ^2=14.95
	对照组	50	0	16	18	16	3	22	18	7	$P < 0.05$	$P < 0.05$
气喘	治疗组	49	0	23	22	4	9	22	16	2	χ^2=9.91	χ^2=5.17
	对照组	50	0	20	24	6	2	21	22	5	$P < 0.05$	$P < 0.05$
啰音	治疗组	49	0	21	25	3	8	26	13	2	χ^2=8.71	χ^2=4.14
	对照组	50	0	22	23	5	2	24	21	3	$P < 0.05$	$P < 0.05$

3. CT 或 HRCT 及肺功能

治疗 1 个疗程（3 个月），CT 或 HRCT 及肺功能两组均明显改善（$P < 0.05$，$P < 0.01$），组间无明显差异（$P > 0.05$），见表 16-48。

表 16-48　两组胸部 CT/HRCT 及肺功能变化　（$\bar{x} \pm s$）

	组别	n	治疗前	组间比较	治疗后	组内比较	组间比较
胸部 CT	治疗组	49	42.7 ± 6.1	$P > 0.05$	35.7 ± 3.1	$P < 0.01$	$P > 0.05$
	对照组	50	41.9 ± 5.0		37.8 ± 6.3	$P < 0.05$	
肺功能 D_LCO	治疗组	49	66.3 ± 9.5	$P > 0.05$	60.2 ± 9.3	$P < 0.01$	$P > 0.05$
	对照组	50	65.0 ± 5.6		60.4 ± 7.9	$P < 0.05$	

（三）讨论

按马玉琛教授“经痹”和“痰毒”理论，痹证包括五体痹和五脏痹。肺痹属五脏痹之一，系外邪痹阻肺气。肺痹与风湿病相关的肺间质纤维化，在病理特点、临床表现、病情进展极为相似；可将风湿关节炎相关间质性肺疾病归属为肺痹。肺间质纤维化病理过程中肺泡壁增厚，渗出物机化，肺泡变形闭锁，间质纤维组织收缩，毛细血管数量减少等，这些增生和坏死性病理改变，不能单纯以风、寒、湿三气乘袭解释。根据痰和毒概念，实质应为痰和毒，是外邪侵袭，正气与之交争病理过程的产物，正气不足以化，湿邪成痰，在瘀、火、气的作用下，痰结为积，积又可蕴生内毒，坏血腐肉，蚀筋淫骨。治疗祛风散寒除湿，化痰散结、解毒攻毒为根本法则。选用少量有毒之品，僵蚕、白附子化痰散结，雄黄消肿攻毒，组成雄附方，制成散剂，作为主方。

雄黄辛、温、有毒；归心、肝、胃经；燥湿，祛风，杀虫，解毒功效。《本草经疏》曰：“雄黄主寒热，鼠瘘，恶疮，疽痔，死肌，疥虫，疮等证，皆湿热留滞肌肉所致，久则浸淫面生虫，此药苦辛，能燥湿杀虫，故为疮家要药。……辛能散结滞，温能通行气血，辛温相合而杀虫，故能搜剔百节中大风积聚也。”

白附子：辛、甘、大温、有小毒；归胃、肝经；祛风痰，定惊搐，解毒散结止痛等。《中药大辞典》记载，独角莲球茎供药用，逐寒湿、祛风痰、镇痉。僵蚕：咸、辛、平；归肝、肺经；息风止痉、祛风止痛、化痰散结。三药合用共为君。加祛风散寒除湿为主的副方，以白芥子、露蜂房增强化痰解毒功能为臣，陆英、九节茶、徐长卿祛外邪、化瘀血为佐，随症加减，共治类风湿关节炎间质性肺病，效果良好。

现代药理研究：雄黄有抗肿瘤作用，能抑制移植性小鼠肉瘤 S-180 生长，对细胞有腐蚀作用。吸收后对神经有止痉、止痛作用；体内外均有杀虫作用。水浸剂对金黄色葡萄球菌、人体结核杆菌、变形杆菌、绿脓球菌及多种皮肤真菌均有不同程度抑制作用。研究发现僵蚕具抑菌、抗惊厥、抗凝、抑瘤等作用。白附子可增强机体免疫功能。

三、实验研究

（一）雄附散弥散性间质性肺病大鼠

1．材料与方法

（1）主要试剂与仪器

雄附散（主方：雄黄粉 0.1 g，制白附子粉、僵蚕粉各 1.2 g）。

醋酸泼尼松片（规格 5 mg）。

注射用盐酸博来霉素（规格 15 mg）。

超氧化物歧化酶（SOD）、丙二醛（MDA）、谷胱甘肽过氧化物酶（GSH-Px）、诱导型一氧化氮合成酶（iNOS）检测试剂盒和考马斯亮蓝蛋白测定试剂盒。722 可见分光光度计，恒温水浴箱，pH 计，组织切片机（Leica UCT），透射电子显微镜（H-7500）。

（2）实验动物

雄性 SD 大鼠［SPF 级，中国人民解放军军事医学科学院实验动物中心，许可证号 SCXK-（军）2002-001］，体重（206 ± 16）g。

（3）模型复制

1.5% 戊巴比妥钠腹腔注射麻醉（0.25 mL/100g）后将大鼠固定，颈部消毒，切开颈部皮肤，逐层剥离，暴露气管，然后向气管内注入 0.3 ml 博来霉素生理盐水溶液（1.5 mg/200 g），随即继续注入 0.3 mL 空气，注后立即将动物直立并旋转，使药液在肺内均匀分布。假手术组大鼠肺部注入等体积生理盐水，正常组大鼠不做任何处理。实验期间饮水与进食不受控制。

（4）分组干预

70 只 SD 大鼠随机分为正常组、假手术组、模型组、醋酸泼尼松组、雄附散高、中、低剂量组，10 只 / 组。大鼠造模后第 2 d，各组大鼠分别腹腔注射给予相应药物。正常组、假手术组、模型组大鼠分别腹腔注射生理盐水 0.014 L/kg。醋酸泼尼松组腹腔注射醋酸泼尼松蒸馏水混悬液，剂量为 5.6 mg/kg。雄附散高、中、低剂量组分别腹腔注射 1.4 g/kg、0.7g/kg、0.35 g/kg 雄附散蒸馏水混悬液，各组大鼠每天腹腔注射体积相等（按体重计算）。每周连续给药 6 天，共给药 4 周。

（5）取材、组织学染色及 SOD、MDA、GSH-PX、iNOS

各组动物于给药结束后断头处死，取部分右中肺组织 4% 多聚甲醛溶液固定后常规石蜡包埋、切片，HE 染色和 Masson 染色；部分右中肺组织切成约 1 mm^3 小块放入 4% 戊二醛中前固定，PBS 充分清洗后，放入 1% 锇酸中后固定；再用 PBS 充分清洗后，酒精梯度脱水，每次 10 ~ 15 min，环氧树脂 812、815 混合物包埋、聚合;Leica 超薄切片机切片（厚度为 50 nm）；醋酸铀和柠檬酸铅双重电子染色，日立 H-7500 型透射电子显微镜观察、照相（加速电压 80 kV）。各组光镜病变切片和电镜照片均由两名副高级职称以上病理医生确认判断。

取部分右中肺组织用冰冷的生理盐水漂洗，滤纸拭干后称重。加入 9 倍体积预冷的匀浆液（pH 7.0，PBS 为 400 g/L 的蔗糖液）后进行冰浴匀浆，4000 r/min 离心 10 min，取上清液按试剂盒测定方法分析。

肺匀浆中蛋白总含量用考马斯亮蓝蛋白测定试剂盒测定。考马斯亮蓝蛋白与 MDA 浓度、SOD、GSH-px、iNOS 活性测定的具体操作方法和试剂、缓冲液配制按试剂盒说明书进行。

（6）统计分析

用 SPSS 12.0 软件统计分析，计量资料采用均数 ± 标准差（$\bar{x} \pm s$）表示，用单因素方差分析进行多组间比较及两两比较。以 $P < 0.05$ 为差异显著。

2．结果

（1）病理组织学

1）肉眼观察

正常对照组与假手术组肺外观呈粉红色，表面光滑，质软；

模型组肺组织颜色较深，多呈灰白、灰红及暗红相间，质稍硬；

醋酸泼尼松组与雄附散中、低剂量组的肺组织表现较为相似，多呈灰红与暗红相间，部分区域质微硬；

雄附散高剂量组肺组织多呈粉红与暗红色相间，质软。

2）HE 染色

正常对照组与假手术组肺组织肺泡间隔内血管均未见明显异常，无炎细胞浸润现象，无纤维组织增生，见图 16–4a；模型组肺组织肺泡壁上皮部分缺失，肺泡间隔明显增宽，其内血管充盈，纤维组织增生，呈以淋巴细胞为主的炎细胞浸润现象，部分肺泡腔内有炎性渗出物，见图 16–4b；醋酸泼尼松组与雄附散中、低剂量组的肺组织肺泡壁上皮无明显缺失，肺泡间隔稍增宽，部分区域内呈现血管充盈、纤维组织增生以及以淋巴细胞为主的炎细胞浸润现象，肺泡腔内无明显渗出物，见图 16–4c；雄附散高剂量组肺组织绝大多数区域肺泡间隔内未见明显纤维组织增生，仅个别肺泡间隔内有少量淋巴细胞浸润现象，见图 16–4d。

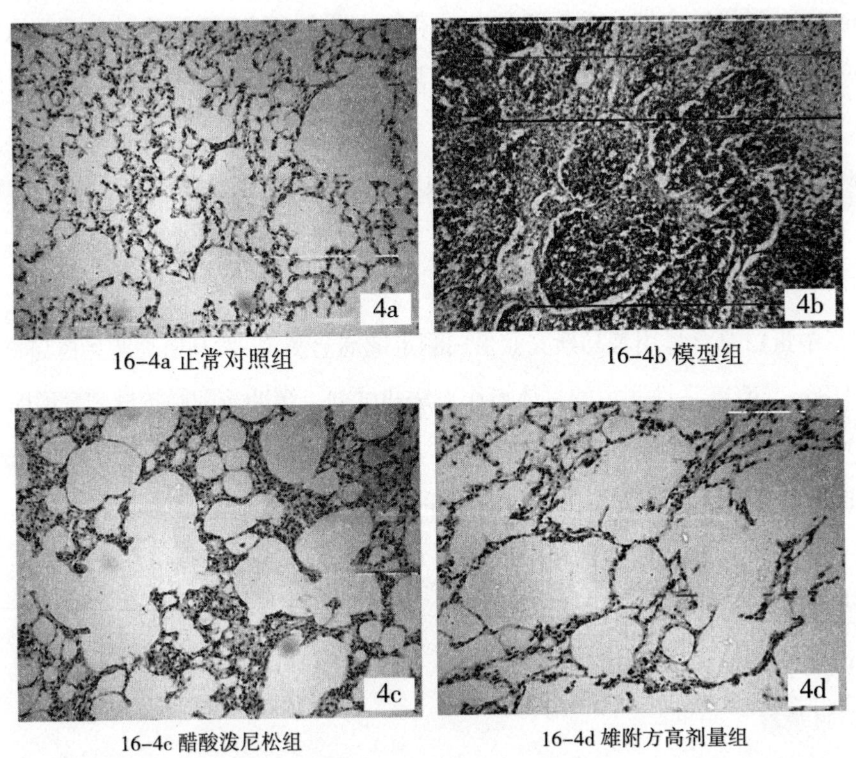

16–4a 正常对照组　16–4b 模型组

16–4c 醋酸泼尼松组　16–4d 雄附方高剂量组

图 16–4　雄附散对抗博来霉素诱导 ILD 大鼠肺组织病理学改变（HE 染色，×100 倍）

3）Masson 染色

胶原纤维和网状纤维组织在 Masson 染色中呈绿色。

正常对照组与假手术组肺组织未显示肺泡间隔内有胶原纤维增多，见图 16–5a；

模型组肺组织显示肺泡间隔内胶原纤维明显增多，见图 16–5b；

醋酸泼尼松组与雄附散中、低剂量组部分区域肺泡间隔内胶原纤维含量稍有增加，见图 16–5c；

雄附散高剂量组未显示肺泡间隔内有明显胶原纤维增多现象，见图 16–5d。

4）电镜观察

正常对照组与假手术组Ⅱ型肺泡上皮细胞游离面可见短小的微绒毛，胞质见线粒体和溶酶体，粗面内质网和高尔基复合体发达，核上方见较多板层小体。肺泡间质内部分区域可见少量胶原纤维，见图 16–6a。

模型组肺组织Ⅱ型肺泡上皮细胞表面微绒毛数量显著减少，板层小体数量明显减少，部分板层小体脱落（可能为制片时酒精脱水所致）；部分线粒体嵴和膜融合、结构模糊不清甚至缺失；粗面内质网轻度扩张，脱颗粒现象明显，间质有大量胶原纤维增生，见图 16–6b。

醋酸泼尼松组肺组织Ⅱ型肺泡上皮细胞表面微绒毛数量中度减少，板层小体数量中度减少，线粒体和粗面内质网中度变化，间质胶原纤维呈中度增生，见图 16–6c。

雄附散低剂量组的肺组织Ⅱ型肺泡上皮细胞表面微绒毛数量轻中度减少，板层小体数量轻中度减少，线粒体和粗面内质网轻中度变化。间质胶原纤维呈中轻度增生。雄附散中剂量组的肺组织Ⅱ型肺泡上皮细胞表面微绒毛数量接近正常，板层小体数量轻度减少，间质胶原纤维呈轻度增生。雄附散高剂量组肺组织Ⅱ型肺泡上皮细胞表面微绒毛数量接近正常，板层小体数量接近正常，线粒体及粗面内质网接近正常，间质胶原纤维接近正常，见图 16–6d。

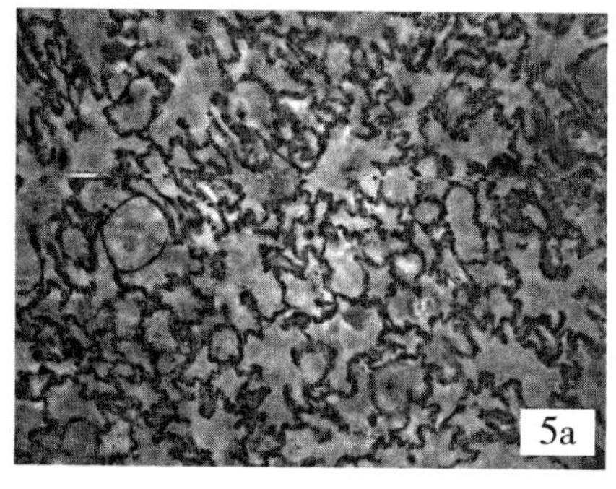

16–5a 正常对照组

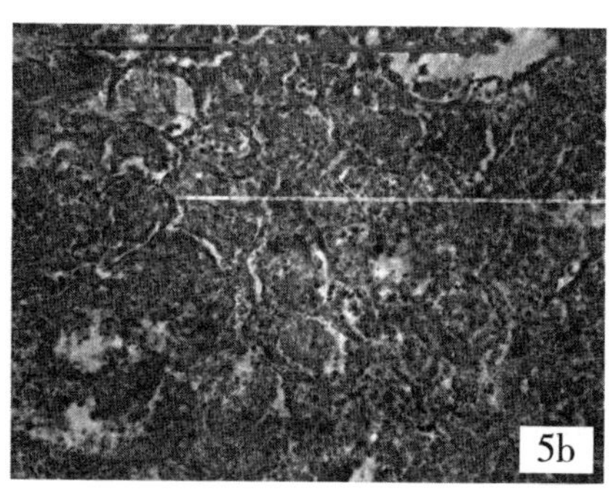

16–5b 模型组

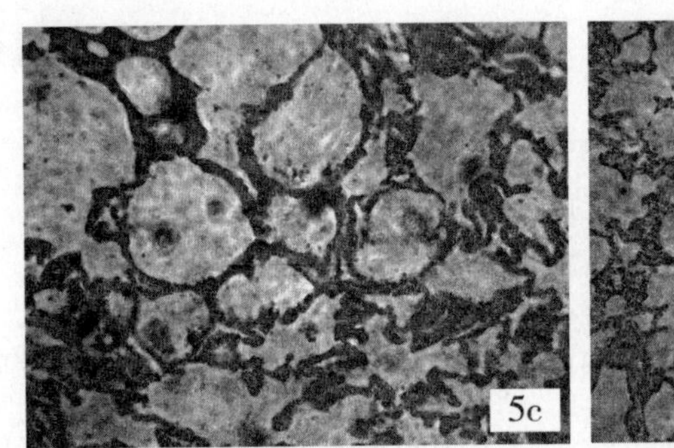

16-5c 醋酸泼尼松组

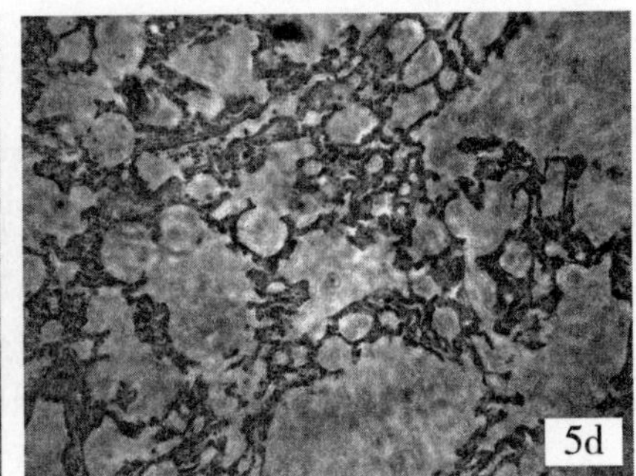

16-5d 雄附方高剂量组

图 16-5 雄附散对抗博来霉素诱导 ILD 大鼠肺组织病理学改变（Masson 染色，×100 倍）

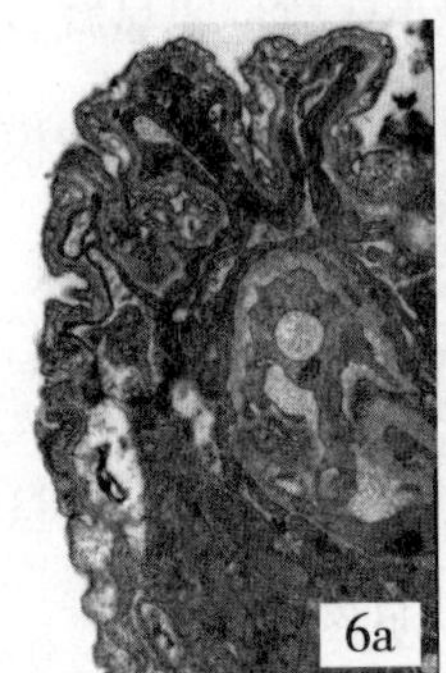

16-6a 正常对照组

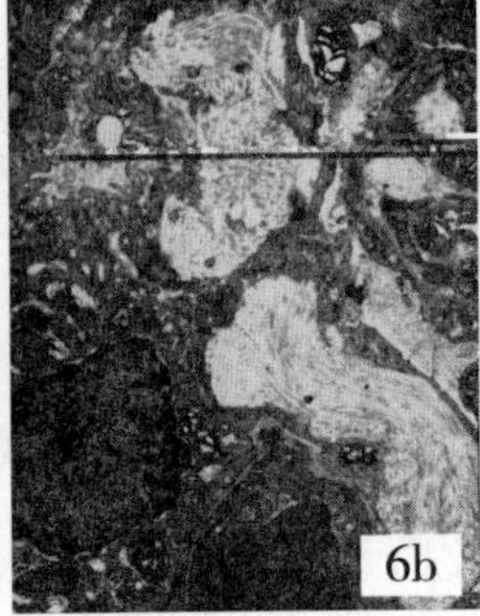

16-6b 模型组

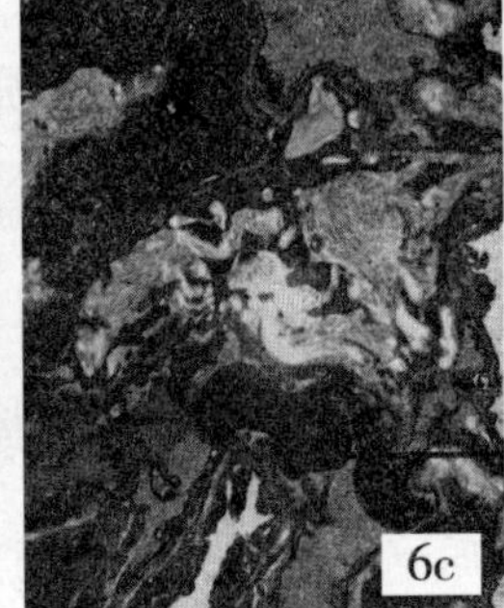

16-6c 醋酸泼尼松组

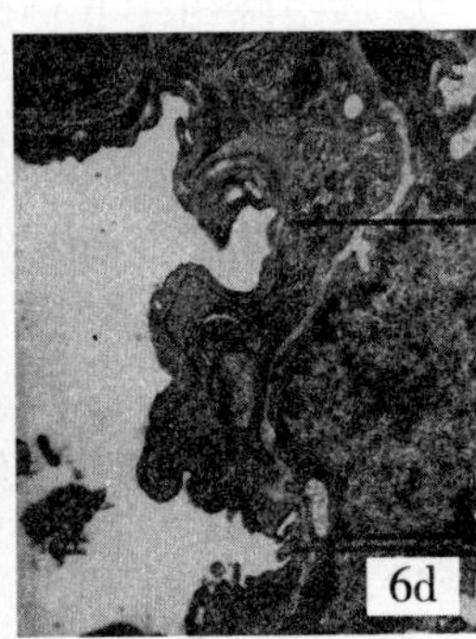

16-6d 雄附方高剂量组

图 16-6 雄附散对抗博来霉素诱导 ILD 大鼠的各组电镜形态学变化特点（×10000 倍）

5）结论：雄附散可对抗博来霉素致 ILD 大鼠模型肺纤维化过程。

（2）肺组织 SOD 活性

SOD 酶活性假手术组明显高于其他各组（$P < 0.01$）；模型组低于醋酸泼尼松组和雄附散高、中、低剂量组（$P < 0.01$），雄附散高剂量组最明显（749.45 ± 45.64 U/mgprot）；醋酸泼尼松组高于雄附散中剂量组（$P < 0.01$），与低剂量组无显著差异（$P > 0.05$）；雄附散中、低剂量组间无显著性差异（$P > 0.05$），见表 16-49。

（3）肺组织 MDA 含量

肺组织 MDA 含量正常对照组、假手术组和雄附方高剂量组低于其他组（$P < 0.01$），三组间无明显差异（$P > 0.05$）；模型组明显高于其他各组（$P < 0.01$）；醋酸泼尼松组与雄附散中、低剂量组明显高于模型组（$P < 0.01$），三组间无明显差异（$P > 0.05$），见表 16-49。

（4）GSH-Px 活性

肺组织 GSH-Px 酶活性正常对照组、假手术组和雄附方高剂量组低于其他组（$P < 0.01$）；醋酸泼尼松组和雄附散高、中剂量组明显高于其他各组（$P < 0.01$），雄附散高剂量组活性最高（$P < 0.01$）；正常对照组、假手术组和雄附散低剂量组之间两两比较均未见明显差异（$P > 0.05$），见表 16-49。

表 16-49　各组肺组织 SOD 和 GSH-Px 活性及 MDA 含量 iNOS 活性　（$\bar{x} \pm s$）

组别	SOD（U/mgprot）	MDA（nmol/mg）	GSH-Px（U/mgprot）	iNOS（U/mgprot）
正常对照组	$705.55 \pm 20.15^{\#}$	$7.89 \pm 0.94^{\#}$	502.56 ± 41.54	10.07 ± 4.15
假手术组	$822.71 \pm 48.51^{\#}$	$8.07 \pm 1.46^{\#}$	526.59 ± 39.40	11.56 ± 3.01
模型组	$483.17 \pm 30.64^{*}$	$36.23 \pm 11.54^{*}$	498.90 ± 47.79	$23.95 \pm 6.77^{*}$
醋酸泼尼松组	$620.81 \pm 25.96^{*\#}$	$15.96 \pm 5.5^{*\#}$	$605.74 \pm 23.45^{*\#}$	$16.30 \pm 4.59^{*\#}$
高剂量组	$749.45 \pm 45.64^{*\#\triangle}$	$9.53 \pm 3.1^{\#\triangle}$	$683.89 \pm 60.67^{*\#}$	$12.00 \pm 3.74^{*\#\triangle}$
中剂量组	$577.85 \pm 34.52^{*\#}$	$15.34 \pm 6.39^{*\#}$	$651.96 \pm 46.31^{*\#}$	$13.08 \pm 5.14^{*\#\triangle}$
低剂量组	$604.82 \pm 57.41^{*\#}$	$16.24 \pm 6.31^{*\#}$	$546.00 \pm 38.29^{*\#\triangle}$	$16.90 \pm 7.92^{*\#}$

注：肺组织 SOD 和 GSH-Px 活性及 MDA 含量与对照组和假手术组比较，$^{*}P < 0.05$；与模型组比较，$^{\#}P < 0.05$；同种酶各治疗组组间比较，$^{\triangle}P < 0.05$

注：肺组织 iNOS 活性与对照组比较，$^{*}P < 0.01$；与模型组比较，$^{\#}P < 0.01$；与醋酸泼尼松组比较，$^{\triangle}P < 0.01$

（5）肺组织 iNOS 活性

肺组织 iNOS 酶活性模型组高于其他各组（$P < 0.01$）。醋酸泼尼松组和雄附散高、中、低剂量组低于模型组（$P < 0.01$），雄附散高、中剂量组势低于醋酸泼尼松组和雄附散低剂量组（$P < 0.01$），见表 16-49。

（6）结论：雄附散可对抗博来霉素致大鼠肺间质纤维化模型的纤维化过程。可使其肺组织中 SOD 和 GSH-Px 酶活性增高，MDA 含量和 iNOS 酶活性降低。

3．讨论

ILD 可由多种原因造成，其中风湿病相关 ILD 可归属“肺痹”范畴。各种原因导致 ILD 有共同规律，即肺间质、肺泡、肺小血管或末梢气道不同程度炎症，炎症损伤和修复过程中导致肺间质纤维化，推测它们可有相同的病理机制。病变局部氧自由基水平增高造成肺组织损伤后纤维组织增生是肺纤维化形成的主要机制。局部病变组织中抗氧化酶活性相对不足又是局部氧自由基水平过高的重要原因。周钢和牛建昭等发现传统中药姜黄素和复方鳖甲软肝方均可提高肺组织内抗氧化酶类活性，有效防治博来霉素诱导大鼠肺纤维化。SOD 能有效清除超氧阴离子自由基。GSH-Px 能通过特异地催化还原型谷胱甘肽（GSH）氢过氧化物还原反应，阻断脂质过氧化链锁反应，清除脂类有机氢过氧化物，保护细胞膜结构和功能的完整。

MDA 是氧自由基攻击生物膜过程中产生的主要脂质过氧化物之一，受损组织中 MDA 含量变化可在一定程度上反映体内自由基生成及脂质过氧化程度。组织损伤早期此类抗氧化酶表达活性增强，对保护该部位细胞免受或降低损伤程度有重要价值。iNOS 活性增强在肺纤维化过程中的重要作用也有报告。

我们参考《杨氏家藏方》《金匮要略》等古方，根据病因病机和辨证施治原则组成雄附方。本研究以雄附方主方制成散剂（芎附散），干预博来霉素诱导 ILD 大鼠模型。研究提示，肺纤维化水平最低的雄附散高剂量组中肺组织 SOD 酶活性升高亦最明显，MDA 含量降低变化趋势除假手术组外，与其他各组 SOD 的活性增高趋势亦基本一致，但假手术组过高表达 SOD 酶活性这一现象未能得到合理解释，机制还有待进一步研究。研究结果提示各组肺组织中 GSH-Px 活性变化趋势亦基本符合 SOD 的变化规律，各干预组肺组织 GSH-Px 活性均高于模型组，雄附散高剂量组最明显；高剂量组有效抑制大鼠肺间质纤维化与该组肺组织 iNOS 活性表达水平明显降低于其他各组有关，但无法解释中剂量组 iNOS 活性表达水平不高，但组织学抗肺纤维化效果不如高剂量组，提示雄附散治疗 ILD 作用与抑制肺组织 iNOS 活性升高有关，但肺纤维化过程可能受多因素影响，相关机制和确切环节需进一步研究。

综上所述，雄附散能提高大鼠体内抗氧化酶类活性表达水平，降低和抑制自由基引发肺组织结构氧化损伤。

（二）MMP1、MMP2 和 TIMP2 在雄附散干预大鼠肺间质纤维化中的作用

1．材料和方法

（1）主要仪器及试剂

光学显微镜及配套图像采集与分析软件（Olympus IX71 和 imagepro plus6.0）。注射用盐酸博来霉素（15mg/ 支，粉剂），用生理盐水稀释成浓度为 0.5% 的博来霉素注射液。兔抗大鼠 MMP1、MMP2 和 TIMP2 多克隆抗体（工作浓度 1 ∶ 150、1 ∶ 150、1 ∶ 100 和 1 ∶ 100）、即用型 SP^{TM} 检测试剂盒和浓缩型 DAB 显色试剂盒。

雄附散（主方：雄黄粉 0.1 g，制白附子粉、僵蚕粉各 1.2 g）。

醋酸泼尼松片（5 mg/ 片，片剂）。

（2）实验动物及分组

选择 SPF 级 SD 雄性大鼠 70 只，6 周龄，体重（206 ± 16）g，购自中国人民解放军军事医学科学院实验动物中心，许可证号 SCXK-（军）2002-001，饲养环境温度（25 ± 1）℃，相对湿度 50% ~ 60%。

随机分为正常组（BC），假手术组（PS），模型组（MD），醋酸泼尼松组（5.6 mg/kg）（PN），雄附方高、中、低剂量组（1.4 g/kg、0.7 g/kg、0.35 g/kg）（XFFH、XFFM 和 XFFL）7 组，10 只 / 组。

（3）模型复制及干预给药

实验大鼠腹腔注射 1.5% 戊巴比妥钠（30 mg/kg），麻醉后仰卧位固定在鼠台，以 75% 医用酒精常规消毒皮肤、铺巾；取颈部正中线剪开皮肤 0.5 cm，血管钳钝性分离逐层剥离暴露气管，4 号针头从气管软骨环间隙向心端刺入气管，注入 0.3 mL 博来霉素生理盐水溶液（7.5 mg/kg）或生理盐水溶液（假手术组），再注入 0.3 mL 空气，立即将动物直立并旋转，使药液在肺内均匀分布。再次消毒后缝合肌肉、皮肤。假手术组除注入气管的等量生理盐水外，其他步骤同手术造模。

灌胃干预造模第 2 d, 开始用生理盐水（0.014 L/kg）或相应药物（混悬液 0.014 L/kg），每天灌胃（ig），灌胃体积相等（按体重计算），每周连续给药 6 d，休息 1 d，共给药 4 周。

连续干预 4 周后断头处死，用手术剪和镊子摘取双肺，取部分右中肺组织，4% 多聚甲醛溶液固定，常规石蜡包埋、切片。

（4）观测指标

免疫组织化学染色（SP）法检测肺组织中 MMP1、MMP2 和 TIMP2 表达。具体步骤参照相关试剂盒使用说明书。

每组染色均设阳性对照（以已知 MMP1、MMP2 和 TIMP2 阳性的乳腺癌组织切片）和阴性对照（以 0.01mol/L PBS 代替一抗）组切片染色。MMP1、MMP2 和 TIMP2 染色阳性定位为胞质内，阳性细胞均呈棕黄色颗粒显示，背景清晰无非特异性着色。

采用测量累积光密度（IOD）值定性评价方法，评估各组肺组织中 MMP1、MMP2 和 TIMP2 阳性表达。选取各组肺组织中每张切片 400 倍视野中 5 个有代表性不连续视野，将所选目的区域图像经 OlympusIX71 光学显微镜及其自带软件 imagepro plus6.0 采集并测量 IOD 值，每组共需测量和记录 50 个 IOD 值，取均数组间差异比较。

本研究选取 IOD 值越大代表目的蛋白阳性表达水平越高的 IOD 值检测体系。

（5）统计分析

所得数据以平均值 ± 标准差（$\bar{x} \pm s$）表示，采用 SPSS 16.0 for windows 软件包中单因素方差分析（one-way ANOVA）法多组间比较及两两比较，$\alpha = 0.05$。以 $P < 0.05$ 为差异显著。

2．结果

（1）肺组织形态学

前期实验研究中形态学研究结果显示，无论从肺组织肉眼形态学变化，还是肺组织切片 HE 染色、Masson 染色和透射电镜扫描微观结构的病变特征，均支持雄附散高剂量组具有良好阻抗大鼠肺间质纤维化发生效果。此外，醋酸泼尼松组与雄附方中、低剂量组亦有部分程度的阻抗效果。

（2）免疫组织化学染色（IHC）

1）MMP1 表达

MMP1 以细胞质呈棕黄色颗粒者为阳性细胞，背景清晰无非特异性着色。阳性细胞包括肺泡上皮细胞、间质成纤维细胞和部分炎细胞。MMP1 在 MD 组阳性表达水平最高（455.16 ± 39.08）；PN、XFFM 和 XFFL 组 MMP1 阳性表达强度均高于 BC、PS 和 XFFH 组（F=264.715，$P < 0.05$）；其中 XFFH 组表达水平最低（20.11 ± 11.94），详见图 16-7 和表 16-50。

2）MMP2 表达

MMP2 阳性部位在肺泡上皮细胞、间质成纤维细胞和部分炎细胞的细胞质。蛋白表达水平在 MD 组阳性表达为各组之最（253.24 ± 48.72）；PN、XFFM 和 XFFL 组 MMP2 的阳性表达强度均高于 BC、PS 和 XFFH 组（$P < 0.01$）（F=168.58，P < 0.05）。XFFH 组表达水平最低（33.59 ± 17.32），见图 16-7 和表 16-50。

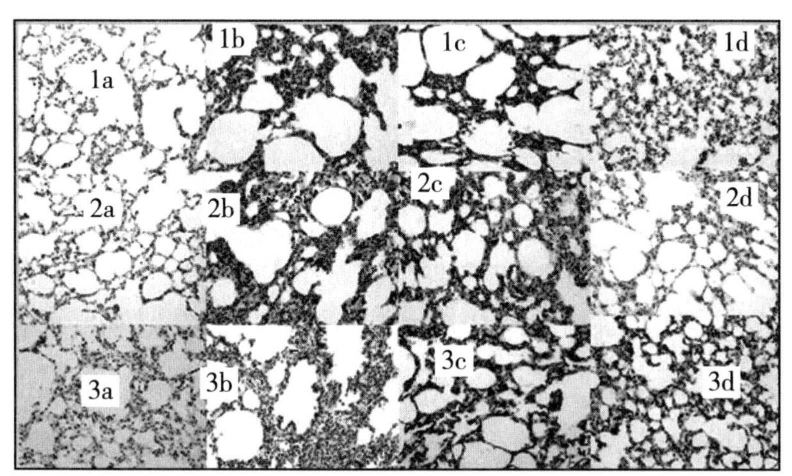

图 16-7　MMP1、MMP2 和 TIMP2 在雄附方对抗博来霉素诱导大鼠肺纤维化肺组织中的阳性表达（IHC 染色，×400）

注：MMP1：16-7-1a 正常对照组；16-7-1b 模型组；16-7-1c 醋酸泼尼松组；16-7-1d 雄附方高剂量组；MMP2：16-7-2a 正常对照组；16-7-2b 模型组；16-7-2c 醋酸泼尼松组；16-7-2d 雄附方高剂量组；TIMP2：16-7-3a 正常对照组；16-7-3b 模型组；16-7-3c 醋酸泼尼松组；16-7-3d 雄附方高剂量组

3）TIMP2 表达

肺泡上皮细胞、间质成纤维细胞和部分炎细胞的细胞质中可见 TIMP2 呈阳性染色。MD 组 TIMP2 蛋白阳性表达水平最高（458.96 ± 67.87）；PN、XFFM 和 XFFL 组 MMP1、MMP2 和 TIMP2 阳性表达强度均高于 BC、PS 和 XFFH 组（F=217.48，$P < 0.05$）。BC 组表达水平最低（21.37 ± 15.47），见图 16-7 和表 16-50。

表 16-50 各组肺组织 MMP1、MMP2 和 TIMP2 表达 （$\bar{x} \pm s$）

组别	n	MMP1	MMP2	TIMP2
空白对照组	10	47.6 ± 13.49	35.12 ± 9.49	21.37 ± 15.47
假手术组	10	51.61 ± 15.97	33.82 ± 18.49	36.81 ± 10.01
模型组	10	455.16 ± 39.08*#	253.24 ± 48.72*#	458.96 ± 67.87*#
醋酸泼尼松组	10	282.12 ± 44.01*#◆	195.12 ± 56.89*#	236.8 ± 39.26*#◆
雄附散高剂量组	10	20.11 ± 11.94◆△	33.59 ± 17.32◆△	147.56 ± 30.07*#◆△
雄附散中剂量组	10	303.78 ± 51.43*#◆☆	196.09 ± 35.04*#◆☆	227.08 ± 45.04*#◆☆
雄附散低剂量组	10	355.52 ± 49.24*#◆△☆	222.8 ± 38.87*#◆☆△○	259.96 ± 33.43*#◆☆
组间比较		F=264.715	F=168.58	F =217.48
P		< 0.05	< 0.05	< 0.05

3．讨论

肺间质纤维化属“肺痹”范畴。马玉琛教授认为肺痹为痰毒侵肺或内生，阻塞气机，阻碍气血，着而成痹。积聚日深，发则咳喘、短气。痰毒贯穿肺间质纤维化发生、发展和变化整个过程。肺泡间隔纤维化，ECM 过量沉积，部分抗氧化酶活性降低等形态和代谢检测指标的改变，均为“痰”毒侵袭或内生，“痰”积毒淫，“痰”结蕴毒，毒存助“痰”，坏血食气，蚀筋腐肉的过程。应用攻坚破积、消肿散结、蠲涤冲荡之剂方能建功。以消肿散结之品消痰散结；有毒之品以毒攻毒。马玉琛教授创立雄附方，实现对“痰积毒蚀”有效干预。

肺间质纤维化属间质性肺疾病（ILD），是许多疾病并发症，如呼吸系统炎症、矽肺、类风湿关节炎、百草枯中毒和肿瘤机体放化疗后等。肺间质纤维化严重时可造成呼吸衰竭，是部分患者难以治愈、生活质量下降、甚至死亡的重要因素。肺间质纤维化是上皮细胞损伤和不良修复的结果。目前对肺纤维化治疗主要应用糖皮质激素、免疫抑制剂 / 细胞毒药物和抗纤维化药物联用或单用，疗效均不理想。中医药能够改善患者症状、缓解病情、提高生存质量。临床实践与动物实验均证实雄附方可有效治疗继发性肺纤维化，机制较为复杂，虽然部分动物实验已证实雄附散治疗机制与有效调节受损肺组织中抗氧化酶活性有关，但如何降低受损肺组织中细胞外基质含量的机制尚未完全阐明。

肺间质纤维化是多种原因引起的成纤维细胞增生、MMPs/TIMPs 系统平衡被破坏，大量细胞外基质聚集。肺间质纤维化发生过程中受损肺组织在致病因素作用下发生实质细胞变性坏死，局部炎细胞浸润，氧自由基含量增加，间质支撑结构与细胞外基质（ECM）成分早期被分解破坏，炎症后期受损组织增生修复过程中，局部新生成 ECM 在肺间质的沉积过多等诸多环节和因素的影响有关。而细胞外基质的含量变化除了与分泌 ECM 主要成分（如胶原纤维）的肌成纤维细胞数量增加相关，还与受损组织中蛋白水解酶含量和活性有关。常见几种蛋白水解酶中，基质金属蛋白酶（MMPs）作用一直非常受关注。

MMPs 基因家族成员在脊椎动物中共鉴定出 24 种 MMP，可分为可溶型与膜联 MMP 两大类。酶原活性种类包括胶原酶（MMP1/8/13）、间质溶酶（MMP7/11/26）、明胶酶（MMP2/9）、弹性蛋白酶（MMP12）等，激活后可直接降解基底膜和 ECM。

MMPs 与特异性抑制剂 TIMPs 特异性结合之后可以失活，两者含量之间比例平衡可直接影响和参与 ECM 代谢。MMPs 与特异性抑制剂 TIMPs 含量比例平衡，决定 ECM 是否过量沉积于肺，推测亦与痰毒是否蕴积于肺有关。

本研究观察基质金属蛋白酶（matrix metalloproteinases，MMPs）中 MMP1 与 MMP2 和内源性基质金属蛋白酶组织抑制因子（tissue inhibitor of matrix metalloproteinases，TIMPs）中的 TIMP2 在各组肺组织中活性变化，观察雄附方干预博来霉素诱导肺间质纤维化大鼠模型肺组织表达，旨在进一步探讨雄附方预防大鼠肺间质纤维化形成过程中，有效减少受损肺组织中细胞外基质（ECM）沉积作用机制。

研究结果显示：造模 4 周后，MD 组肺组织中 MMP1、MMP2 和 TIMP2 活性表达水平上升，肺组织纤维化程度重；发生机制可能是肺组织受损，机体代偿增多 MMP1 降解 ECM 中胶原纤维，增多 MMP2 降解明胶，局部 TIMP2 蛋白表达水平也代偿性升高，但不足以平衡 MMP1、MMP2 活性比例；组织中来源于肌成纤维细胞、肺泡Ⅱ型上皮细胞和血液中骨髓干细胞的成纤维细胞在晚期数量增加，分泌胶原纤维增多，ECM 沉积增加，局部肺组织发生纤维化。

雄附散高剂量组肺组织 MMP1 和 MMP2 表达水平在造模用药干预后 4 周，均明显低于模型组和其干预组，此时间点 TIMP2 表达水平明显高于正常组和假手术组。提示 MMP1 和 MMP2 在损伤后期表达呈下调趋势，可能与雄附方上调局部 TIMP2 表达，造成晚期 MMPs/TIMPs 比值下降等有关。此作用机制造成局部受损组织在损伤后重建过程中 ECM 沉积减少，故组织纤维化程度不明显。高剂量雄附散造成局部 TIMP2 呈高表达，具体发生机制尚不清楚，可能与用药前博来霉素造成早期局部肺泡上皮损伤，基底膜部分暴露后刺激 MMPs 表达水平上升等生物效应有关。MMP1 与 MMP2 呈低水平表达机制可能与药物干预有关，推测高剂量雄附散可降低 MMP1 与 MMP2 活性水平。醋酸泼尼松组虽肺组织中的 MMP1 和 MMP2 表达水平在造模用药干预后 4 周时明显低于模型组，但与对照组与假手术组比较，仍明显增高（$P < 0.05$）；高于雄附散高剂量组（$P < 0.05$）。雄附散中低剂量组 MMP1、MMP2 和 TIMP2 表达水平与醋酸泼尼松组相近，说明高剂量是干预肺间质纤维化形成的最佳剂量，为临床用药提供了依据。

综上所述，雄附散可有效对抗肺组织纤维化，可能与有效维持和平衡受损肺组织中 MMP1、MMP2 和 TIMP2 表达水平有关。

（马玉琛　王勇）

第十七章 气热理论辨治急性传染性疾病

发热是人体对环境条件异常变化的抵御、调整和适应过程，是人体内外阴阳动态变化的一种表现。正气（简称气）是人体功能活动的物质基础和动力，气对发热起了决定性作用。气被分为阳气和阴气。具有温热功能的阳气为人身之火。人身之火又有少火和壮火之分，少火为生理之火，少火生热；壮火为病理之火，壮火表现为亢盛之热，壮火耗气。热来源于火，火来源于气，“气为火热之源”。壮火最常见的是外感，包含被病原微生物感染所致的发热，有表热和高热之分，皆由正气不足或阴阳失衡及异常的环境变化引起人体与环境的内外平衡失调所致。干预的基本原则已在本书其他章节介绍，在预防上要保护正气，在治疗上要适时清热、保护阳气；针对外因，祛邪清热；针对气态，调节体质等。本章着重介绍“气热”理论在急性流行性感染性疾病的应用。

第一节 中医药防治 H_1N_1 流感

一、方药

（一）防治甲型 H_1N_1 流感煎剂

1. 流感煎 1 号方

（1）方药：沙参、生地黄、藿香、黄芩、大青叶各 10 g。

（2）用法：1 剂 /d，水煎服，分 2 次服，连服 7 日。

（3）主治：适用秋季感染地区人群，可调节免疫，提高抵抗力，预防感冒。

2．流感煎 2 号方

（1）方药：沙参、生地黄、藿香、黄芩、大青叶、金银花、连翘、贯众各 10 g。

（2）用法：1 剂 /d，水煎服，分 2 次服，连服 7 日。

（3）主治：适用于秋季感染地区人群有外感发热者，可调节免疫，杀灭病毒，预防和治疗甲型 H_1N_1 流感。

注：防治冬季甲型 H_1N_1 流感方未定。

（二）秋季预防中药和饮食方

（1）桑叶、菊花各 3 g，芦根 10 g，开水泡代茶饮服。

（2）薄荷 3 g，带皮梨 1 个，大枣 6 枚，水煎饮服，梨和大枣可同时食用。

（3）鲜鱼腥草 30 ～ 60 g，蒜汁加醋凉拌食用。

（4）鲜败酱草 30 ～ 60 g，开水焯后，蒜汁加醋凉拌或蘸酱食用。

（5）鲜马齿苋 30 ～ 60 g，开水焯后，蒜汁加醋凉拌或蘸酱食用。

（6）麦冬、菊花、金银花各 3 g，开水泡，代茶饮服。

（7）大枣 6 枚，薏苡仁 20 g，煮粥食用。

（8）陈皮、藿香、茯苓、沙参各 10 g，1 剂 /d，水煎分 2 次服。

（9）百合、莲子各 20 g，薏苡仁 50 g，煮粥食用。

（三）冬季预防中药和饮食方

（1）炒菜时应多加花椒、生姜、葱白。

（2）炖肉时宜多加干姜、肉桂、大茴香、小茴香、肉豆蔻等。

（3）当归、生姜各 15 g，羊肉和调料适量煮汤，饮汤食肉。

（4）制附片、枸杞子各适量，酒泡，饮酒，10 mL，3 次 /d。

（5）生姜 3 g、大枣 3 个、葱白 1 根，生姜切丝，葱白切段，加沸水 200 ～ 300 mL，加盖浸泡 5 ～ 10 分钟趁热饮用。

（6）苏叶、佩兰、陈皮各 10 g，1 剂 /d，水煎，分 2 次服。

（四）秋季治疗中药方剂

1．汤剂

（1）银翘散加减：金银花 12 g，连翘 15 g，淡竹叶、荆芥、牛蒡子、豆豉、薄荷、生甘草、桔梗 10 g、芦根、沙参、大青叶各 10 g。1 剂 /d，水煎服，分 2 次服。

（2）桑菊饮加减：桑叶、菊花、桔梗、连翘、杏仁、生甘草、薄荷、芦根、沙参、板蓝根各 15 g。1 剂 /d，水煎服，分 2 次服。

（3）加减葳蕤汤加减：玉竹、白薇、豆豉、葱白、桔梗、生甘草各 10 g，大枣 3 枚，薄荷 10 g，贯众 12 g。1 剂 /d，水煎服，分 2 次服。

（4）桑杏汤加减：桑叶、杏仁、豆豉、象贝、栀子、沙参各 10 g，板蓝根 15 g，梨皮自备。1 剂 /d，水煎服，分 2 次服。

2．中成药

感冒退热冲剂，柴胡口服液，桑菊感冒片、冲剂、丸剂，双黄连口服液、颗粒、注射液，喜炎平注射液。

（五）冬季治疗中药方剂

1．汤剂

（1）麻黄汤加减：麻黄、桂枝、杏仁、葛根、柴胡、甘草各 10 g。1 剂 /d，水煎，分 2 次服。

（2）桂枝汤加减：桂枝、白芍各 10 g，葛根 12 g，厚朴、杏仁各 10 g。1 剂 /d，水煎服，分 2 次服。

（3）人参败毒散加减：党参、茯苓各 12 g，枳壳、桔梗、柴胡、前胡、羌活、独活、川芎、薄荷、生姜、生甘草各 10 g。1 剂 /d，水煎服，分 2 次服。

（4）九味羌活汤加减：羌活、防风、细辛、苍术、白芷、川芎、黄芩各 10 g，生地黄 12 g，生甘草、生姜各 10 g、葱白 2 根。1 剂 /d，水煎服，分 2 次服。

2．中成药

九味羌活丸，防风通圣丸，柴麻解表丸，风寒感冒冲剂，冲和丹，感冒清热冲剂，感冒清热颗粒、口服液，荆防冲剂、合剂。

（六）参考方案

建议遣药处方时，参考《全国甲型 H_1N_1 流感诊疗方案》（2009 年试行版第 1 版）。

1．毒袭肺卫

（1）症状：发热、恶寒、咽痛、头痛、肌肉酸痛、咳嗽。

（2）治法：清热解毒，宣肺透邪。

（3）参考方药：炙麻黄、杏仁、生石膏、柴胡、黄芩、牛蒡子、羌活、生甘草。

（4）常用中成药：连花清瘟胶囊、银黄类制剂、双黄连口服制剂。

2．毒犯肺胃

（1）症状：发热或伴有恶寒、恶心、呕吐、腹痛腹泻、头痛、肌肉酸痛。

（2）治法：清热解毒，化湿和中。

（3）参考方药：葛根、黄芩、黄连、苍术、藿香、姜半夏、苏叶、厚朴。

（4）常用中成药：葛根芩连微丸、藿香正气制剂等。

3．毒壅气营

（1）症状：高热、咳嗽、胸闷憋气、喘促气短、烦躁不安、甚者神昏谵语。

（2）治法：清气凉营。

（3）参考方药：炙麻黄、杏仁、瓜蒌、生大黄、生石膏、赤芍、水牛角。

必要时可选用安宫牛黄丸以及痰热清、血必净、清开灵、醒脑静注射液等。

二、具体实施

经专家组讨论，医院领导决定，按马玉琛教授所制定防治甲型 H_1N_1 流感的中医药诊疗方案进行甲型 H_1N_1 流感的中医药治疗。医院投资，由制剂室将流感煎 1 号和 2 号方制成口服液，每剂煎煮浓缩至 20 mL，分装入 10 mL 容量的塑料瓶中，根据有无上呼吸道感染症状（有感冒症状者，尚不能判断有无甲型 H_1N_1 病毒感染），分别发放给全院工作人员，每人 1 份（7 剂共 14 瓶），2 次 /d，1 瓶 / 次，连服 7 日。

三、结果

2009 年秋甲型 H_1N_1 流感流行，收治感染患者得到及时治疗并痊愈，疾病未在 2009 年住院患者中传播流行，全院工作人员未发生 1 例甲型 H_1N_1 感染患者。

四、讨论

甲型 H_1N_1 流感为外感病，属伤寒病和温病。病毒可随季节变化变异，人在不同季节功能状态和对病原微生物刺激反应程度也不一样，尽管发病临床表现有个体差异，但仍存在可遵循的季节规律，存在一个群体中每一个体在相同时间、地点所表现的共同证型，为中医药防治提供了理论基础。外感在秋季发病称为秋燥，冬季发病称为伤寒。2009年秋甲型H_1N_1流感在秋季流行，故称之为秋燥；未及时控制，延迟在入冬以后再有发作者，称之为伤寒。表现和防治各有所不同。

1．甲型H_1N_1流感预防

预防原则：难以预料谁能或谁不能发生甲型H_1N_1流感，只能因人、因时、因地调节免疫，增强抗病能力。

（1）秋季：根据天人相应和五运六气理论，秋季大部分时间为阳明燥金之气，属燥属收，气候干燥，万物敛收，人体当有表阳微有不足表现，阳明燥金承长夏太阴湿土之气。2009年长夏多有雨水，秋季时令，湿气太过而燥气不及，这种气候变化可使人体表阳微不足改变减轻，夹杂水湿，如保持体内的阴阳平衡，以便调节和适应自然环境异常变化，使人体及时与自然环境保持内外阴阳平衡，必须在养阴透阳基础上，温化水湿，提高免疫功能和抗病能力。预防甲型H_1N_1流感方法主要应甘凉滋阴润燥，芳香醒阳化湿，减缓或制止阴虚内热，可予微苦轻寒之品。

流感煎1号方中，沙参、生地黄为君，藿香、黄芩为臣，正为此法而设，大青叶清热解毒，为方中佐剂，以备温燥毒疫之邪侵袭，及时清除。

（2）冬季：冬季大部分时间在太阳寒水之气中，属寒属藏，寒冷气候中，阳气遮藏于内，对自然环境异常变化反应迟缓。阴阳失调，亦即免疫失调表现主要是阳气不足或内寒，调整阴阳平衡、提高抗病能力、预防甲型H_1N_1流感的方法主要应为温肾通阳。

2．甲型H_1N_1流感治疗

甲型H_1N_1流感初起临床表现发热、流涕、鼻塞、咽痛、咳嗽、头痛、肌痛等，与普通感冒不易区别，因此治疗感冒和防治甲型H_1N_1流感方法是大致相同的。

治疗原则：根据发病季节规律，风、寒、湿、热邪袭表不同表现，分别予以疏散风、寒、湿、热，早期治愈，防止病情发展。流感煎2号方除在秋季预防甲型H_1N_1流感外，还可用于感染后治疗；根据1号方理法，加金银花、连翘、贯众等，加重清热解毒之效。外邪入里，出现肺炎及其他脏器并发症，高热不退，甚至神昏、抽搐、出血等热扰神明、生风、动血等，应酌情重镇安神、清热息风、凉血止血等，时刻不忘补气养阴，扶助正气，提倡中西医药联合治疗。

（马玉琛）

第二节 中医药防治腺病毒感染及后遗症

一、中医药防治腺病毒感染

（一）预防方药

1．方药

（1）冬青薏甘汤：沙参、麦冬、太子参、大青叶各 10 g，板蓝根 15 g，蚤休、贯众各 10 g，生薏苡仁 15 g，薄荷 10 g，生石膏 20 g，柴胡、生甘草各 10 g。

（2）用法：水煎服，1 剂 /d，分 2 次服。

（3）主治：春季腺病毒感染。

2．辅助预防

春季在厥阴风木或少阴君火之气，主风，主酸，主阳气生发，主疏泄调达，预防应注重自身预防和生活环境。

（1）自身预防：注意保暖，不随意减少衣服，多晒太阳，适当户室外活动，减少体能消耗；空气干燥，要多饮水。

（2）生活环境：居室温暖、通风；空气干燥，可洒地、种植花草、放置鱼缸、盆景或加湿器等，保持室内空气湿润。也可用食醋熏蒸对室内空气消毒。酸属春木，蒸发酸味，可升发和条达春天之气。

（二）治疗方案

1．卫分 1 号方

（1）方药：桑叶、杭菊、薄荷各 10 g，牛蒡子 12 g，金银花 10 g，连翘 12 g，大青叶 10 g，板蓝根 15 g，沙参 10 g，芦根 15 g，生甘草 10 g。

（2）主治：邪在卫表（上感症状，无咳嗽，CT 肺无阴影）。

2．卫分 2 号方

（1）方药：柴胡、薄荷各 10 g，牛蒡子、大青叶各 12 g，板蓝根 15 g，沙参、麦冬、杏仁、桔梗、枇杷叶各 10 g，桑白皮 12 g，生甘草 10 g。

（2）主治：风热犯肺（上感症状，虽伴有咳嗽，CT 肺无阴影）。

3．气分 1 号方

（1）方药：麻黄、杏仁各 10 g，石膏 30 g，知母、大青叶各 12 g，板蓝根 15 g，桔梗 10 g，枇杷叶 12 g，桑白皮 15 g，生甘草 10 g。

（2）主治：邪热壅肺（肺炎症状，CT 肺部病灶较轻）。

4．气分 2 号方

（1）方药：麻黄、杏仁各 10 g，石膏 30 g，黄芩 10 g，黄连 6 g，黄柏、制半夏、桔梗各 10 g，紫菀、瓜蒌各 12 g，竹茹、生甘草各 10 g。

（2）主治：痰热阻肺（肺炎症状，CT 肺部病灶较重）。

5．急、重症方

（1）方药：麻黄、杏仁各 10 g，石膏 30 g，黄芩 10 g，黄连 6 g，栀子、柴胡各 10 g，穿心莲、鱼腥草各 15 g，制半夏、桔梗各 10 g，桑白皮 12 g，紫菀 10 g，瓜蒌 12 g，生甘草 10 g。

（2）主治：高热、肺部改变迅速、病情凶险辅助治疗。

6．减毒恢复方

（1）方药：杜仲、仙灵脾、巴戟天、肉苁蓉各 10 g，补骨脂 12 g，桂枝、木香、天花粉各 10 g，煅牡蛎 15 g，制半夏 10 g，茯苓 12 g，生甘草 10 g。

（2）主治：激素慢性停减过程反跳和不良反应。

7．随症加减

（1）鼻血：鼻黏膜干燥，非热病动血，加地榆、侧柏叶、仙鹤草等。

（2）腹泻：如热在气分，热迫阳明，加葛根、苍术、厚朴等。

（3）便秘：为热在气分，阳明腑实，加大黄、枳实、芒硝等。

（4）神昏：温邪逆传心包，应用安宫牛黄丸、紫雪丹、至宝丹等。

8．用法

1 剂 /d，水煎服，分 2 次服。

（三）具体实施

医院制剂室将马玉琛教授所拟冬青薏甘汤统一煎制、每剂水煎至 200 mL，分装至

100 mL 塑料袋，消毒后，作为基本给药，每人每次服 1 袋，2 次 /d，连服 7 日，供全院工作人员和住院患者预防之用。医院还宣传并采取了马玉琛教授所建议的辅助预防措施。

对已被腺病毒感染患者，参考马玉琛教授所拟方案，中医药治疗。

（四）结果

在中医药预防治疗措施为主干预或辅助作用下，全院对腺病毒感染的防治做到了工作人员零感染、住院零扩散、患者零死亡，受到了省部级行政领导和部门的表彰。

（五）讨论

2011 年冬末和 2012 年春，山西和河北部分地区先后局限性暴发了人 B 组 55 型腺病毒感染。医院接到防治此腺病毒感染任务后，非常重视充分发挥中医药的作用。开始就把马玉琛教授列入专家组，并将中医科作为收治感染群体发热患者救治病区。作为中医药工作者，非常有幸与患者进行深入的接触，并在严格执行专家组制定的救治方案基础上，开展中医药防治工作。

1．理论渊源

腺病毒感染主要表现为发热，属“温热病”范畴。中医对温热病认识已有数千年历史，自秦汉以来，逐渐形成了完整的理论体系，至清代可谓登峰造极。最著名的有“伤寒”和“温病”两个学派，代表著作有汉代张仲景《伤寒论》、明代吴又可《瘟疫论》、清代吴鞠通《温病条辨》等。中医药防治主要源于“伤寒”和“温病”两大学派理论。

2．病因病机

腺病毒感染发病机制，不外乎邪气旺盛、正气不足或气机不调、内外失于平衡。

2012 年为农历壬辰年，气候条件与 2003 年 SARS 相似。按“五运六气”理论，立春后气候寒冷，暖风迟来，气候干燥，雨水不临，应为“岁水太过，寒气流行”（太阳寒水之气主水、主寒）；母乘于子，木气不升（厥阴风木之气主木、主风）；抑或受上年秋季阳明燥金气之燥邪潜伏影响。六气太过和不及，机体季节变化周期紊乱，原本阴微虚、气微升、阳微浮、脉微弦表现发生变化，也易发微生物基因突变，产生或增强致病毒性。若体能过度消耗，或不加强身体保暖，不调节室内空气湿度，尤其异地迁入，水土未服，成为相对特异性易感人群，易因劳倦过度、精气耗损、饮食欠周、营卫失和而内外合邪，发生疾病。

异常气候条件、特殊地域环境可能是这次腺病毒感染的起始环节。

3．中医特点

（1）表现、辨证和预后

早期入院中医病区90余名患者普遍有发热、咽痛、口渴、有汗、舌尖红、苔薄黄；部分舌苔薄黄黏腻，或伴消化道症状。病史先是上呼吸道表现，进一步发展，侵犯肺脏。鉴于上述特点，又发生在春季，根据风温诊断要点，应属温病——风温，邪在于卫，稍有夹湿；部分转为气分证，温邪犯肺。虽寒冷为发病重要条件，却不属伤寒。

古往今来，温病病程普遍规律是“温邪上受，首先犯肺，逆传心包”（即高热神昏等神经症状）。此次腺病毒感染，尽管一部分患者病情较为凶险，但很少逆传心包，也无生风动血表现，与古代大多数温病相比，波及重要脏器范围小、疾病严重程度相对较低。在科学、及时、强有力的医学干预下，完全得到有效控制。

（2）与甲型（H_1N_1）流感区别

伤寒初起以风寒表证为主，春温初起以里热证为主，瘟疫传染性和流行性更为强烈。

2009年暴发的甲流亦为温病，发生在秋季，属秋燥，当年长夏雨水多，湿气太过而秋令燥气不足，所以患者初起表现主要是发热、流涕、鼻塞、头痛、肌痛等，湿邪较明显，虽与此次腺病毒感染有许多相似，更有明显不同之处。

4．预防和治疗

（1）预防：我们汲取甲型流感预防经验，因时、因地、因人而异，主以养阴，辅以清热、佐以渗湿，拟定预防组方——冬青薏甘汤，其中沙参、麦冬养阴润燥，以生薏苡仁健运利湿以制之；党参、柴胡补气升阳，生石膏、薄荷甘辛凉透以助之；大青叶、板蓝根、蚤休、贯众清除潜伏或侵袭人体之病毒，生甘草调和诸药，缓其或过之性；共助人体调节免疫、抵抗病邪之能力。现代药理研究清热解毒药物有广谱抗菌、抗病毒作用，薄荷、生石膏、柴胡有解热功效。

（2）腺病毒感染表现及治法

1）卫分证

A．邪在卫表（上感症状，无咳嗽，CT肺无阴影）

证候：发热，口渴，咽痛，有汗，舌尖红，苔薄黄，脉浮数。

治法：辛凉解表，清热解毒，养阴生津。

B．风热犯肺（上感症状，虽伴有咳嗽，CT 肺无阴影）

证候：发热，咽痛，有汗，干咳，少痰，胸痛，舌红，苔黄，脉数。

治法：清热解毒，养阴润燥，宣肺止咳。

2）气分证

A．邪热壅肺（肺炎症状，CT 肺部病灶较轻）

证候：身热，多汗，口渴，烦躁，咳喘，痰黏不爽，胸痛胸闷，舌红，苔黄，脉数。

治法：清热宣肺，止咳平喘。

B．痰热阻肺（肺炎症状，CT 肺部病灶较重）

证候：身热，多汗，咳喘，痰多而黄，胸痛胸闷，气喘发憋，舌红，苔黄腻，脉滑。

治法：清热化痰，止咳平喘。

3）高热、肺部改变迅速、病情凶险

清热泻火，宣肺化痰，平喘止咳。

4）防治激素慢性停减过程的反跳和不良反应

温肾壮骨，行气化痰，生津利水。

5．防治腺病毒感染启示

（1）丰富了中医望诊内容

从专家组（西医）学习了不少知识，如 301 医院汪建新教授非常重视望闻问切。望诊，汪教授对每一个患者都深入到扁桃体、悬雍垂、咽后壁；触诊，微小淋巴结变化，都触摸清清楚楚，重视切身感受、患者宏观变化的作风和精神，比中医还中医，我们只是注重切脉、望舌。从中得到启示：应将舌诊扩展到咽诊，咽部比舌更能反映人体气、血、津液和中医寒、热、燥、湿状况。

（2）增加对中医病因学的理解

病原微生物也随气候改变而发生变异，外感六淫之邪（风、寒、暑、湿、燥、火），对人体影响不单纯是气候，也包括这些随环境改变变异的病原微生物对人体影响，扩大了中医外邪的含义，为全面理解中医外因开拓了思路。

（3）发现藏象学说研究的课题

患者之所以舌尖红、苔薄黄，一般认为是感受风温夹湿之邪后引起，是否患病之前已存在这些变化，存在这些变化的个体，是否因体质为阴虚有热夹湿对病邪有易感性呢？

应进一步观察和探讨。

（4）重视中医药辅助治疗效果的研究

此次，组成治疗腺病毒感染的方药从温病理论应该有效，但实践中能否缩短病程，减少肺部感染，减少体温反复，是否对激素、抗生素有减毒增效作用，还需大样本研究验证，也开始尝试进行了一些前瞻性临床研究。

二、中医药防治腺病毒感染后股骨头病变

1．方药

（1）三七鹿仙茶方：三七 2 g，血竭 1 g，泽兰、仙灵脾各 3 g，鹿角胶、僵蚕各 1.5 g（方中所选中药饮片皆由北京普生霖药业有限公司提供的优质道地药材）。

（2）用法：按以上剂量，制成小块砖茶（12 g/ 块），1 块 / 次，2 次 /d，开水泡代茶饮，连服 2 个月。

（3）主治：腺病毒感染后股骨头病变。

2．实施方法

对腺病毒感染后有股骨头病变依此方临床设计、观察。

3．结果

部分患者取得较好效果。临床观察正在治疗、追踪、总结。

4．讨论

（1）研究现状和存在问题

SARS 后体会，前瞻性对照研究空白。有专家基于骨代谢方面理论防治有一定指导意义，也有专家提出微循环理论，似乎更加有说服力，但扩血管药物作用于外周毛细血管时，可能还会不同程度地关闭骨骼系统毛细血管床，尤其是股骨头解剖结构特点，更易造成局部缺血。如何设法扩血管药物有效作用于股骨头毛细血管，改善局部供血，防治股骨头病变，正进行大量经验性治疗和临床实验研究，至今没有比较成熟的方案。

有学者对微循环理论充分肯定，提出 654–2 加三七皂甙制剂（如血塞通软胶囊）防治，但 654–2 具有明显口干、尿少、视物不清、心率加快等不良反应，不适合长时间使用，单纯改善骨骼系统尤其股骨头血液循环，显然力量不足。也有提出以川芎嗪改善微循环，但该药扩张外周血管作用较强，对骨骼整体或局部微循环影响不甚明了。有提出局部治

疗，得到大多数同行认可；但对中药外敷治疗股骨头病变有不同看法，有效成分很难通过皮下组织、脂肪层、关节囊到达股骨头，还是皮肤血管吸收，经体循环到达作用部位，优点是避免了消化道不良反应，但不如消化道吸收有效成分多而迅速。因此，股骨头病变内科治疗是现代医学的一个难点。

（2）中医治疗的理论依据

股骨头坏死属“骨蚀”“骨痿”“骨痹”“瘀血”范畴，为先天禀赋不足或后天耗损过度，或病邪侵害导致肝肾亏虚、血脉瘀滞、精髓不足、筋骨失养。糖皮质激素为辛热燥烈之品，过度应用可耗伤阴液，阴亏血滞，则血行不畅，经脉不通；阴虚及肾，则肾气亏虚，骨髓失充而导致本病。使用激素的人虽多，但能引起股骨头坏死的只是一部分，“邪之所凑，其气必虚”。抗病能力低下、肝肾不足之人，对激素异常反应，可能是这部分人股骨头坏死的潜在原因。治疗应从整体出发，以补肝肾、活血化瘀、通络续骨为根本法则。

（3）治疗和研究思路

2011 年冬末和 2012 年春，山西和河北部分地区先后局限性暴发了人 B 组 55 型腺病毒感染。因病毒作用、卧床或药物，尤其应用激素等多种原因，部分患者可在一定时间出现骨质疏松乃至股骨头病变，甚至造成股骨头坏死，给个人造成痛苦，给家庭、单位、国家造成负担。“力争少残疾”，预防和治疗股骨头病变成了我们面前的艰巨任务。鉴于没有现成的、可遵循的、确切有效的防治方法，应进行深入研究探讨。

中医药自身特点，在防治腺病毒感染，尤其是救治严重肺炎中，只能起到辅助作用；但对感染后遗症的防治，却能够发挥特有优势。本研究在微循环理论的框架内，遵循中医基本理论，结合以往经验，在必要西医药防治基础上，创建内服与外用、全身与局部结合的中医药综合治疗方案。内服以活血化瘀、补肾壮骨为主要治法，由三七、仙灵脾等药物组成三七仙鹿茶方，三七为化瘀止血代表，三七皂甙制剂具有生理性扩张、收缩血管的双向调节作用，可选择性加强人体缺血部位的血液供应；仙灵脾等补肾壮骨，较好调节骨代谢，诸药合理组合，扩张血管、降低血液浓度、改善微循环、减少骨吸收，弥补单纯扩张血管、单纯活血化瘀药物的不足；酌情配外治，用臭氧关节腔内注射、局部场热。臭氧可增加局部组织氧含量，具有局部灭菌、减少氧自由基、调节免疫作用，关节腔注射，向组织弥散较快，可减少关节腔穿刺感染，避免注入液体药物造成关节腔内压力升高；场热穿透力较强，可达 16 ~ 25 cm 深度，能使股骨头温度升高，血管扩张，微循环改善，是其他一般理疗或药物外敷治疗所达不到的。制定中医药综合治疗方案目的是：治疗 2 个月，观察骨质疏松是否改善，髋关节骨髓水肿或髋关节积液是否消除，个别早中期股骨头坏死是否得到有效控制，以便决定下一步防治方案。减少致残，保持有效的劳动能力，保证自主参加正常工作。

三、中医药治疗腺病毒感染后肺间质改变

1．方药

（1）雄附散：雄黄 0.08 g，制白附子 0.96 g，僵蚕 0.96 g。

用法：共制细粉，1 剂 /d，分 2 次开水冲服；或装入胶囊，每粒 0.5 g，每次 2 粒，2 次 /d。

（2）三子汤：三七、泽兰、太子参各 4 g，枇杷叶、五味子各 6 g。

用法：水煎至 200 mL，分 2 次服。或按以上比例，制成小块砖茶，12 g/ 块，1 块 / 次，2 次 /d，开水泡代茶饮。

（3）主治：上 2 方联合应用，治疗腺病毒感染后肺间质改变。

2．临床治疗

腺病毒感染治愈后，胸部 CT 检查发现有肺间质改变和 / 或有肺纤维化，按上法连续服用，每疗程 1 个月，共服 3 个月；胸部 CT 检查，观察肺间质改变和 / 或肺纤维化变化。并与其他方法干预的对照。

3．结果

连续治疗 3 个月，腺病毒感染后肺间质改变和 / 或肺纤维化 CT 检查都有不同程度改善。

4．讨论

（1）临床意义

2011 年冬和 2012 年春，山西和河北部分地区先后局限性暴发人 B 组 55 型腺病毒感染性肺炎。患者有不同程度肺间质改变，一部分患者留有或可演变为肺纤维化，严重者最终可造成呼吸衰竭，甚至危及生命。病因不完全清楚，预后进一步吸收、病变永久性存留或进一步发展难以预料。除应用糖皮质激素外，没有更有效的干预手段，应“力争

少残疾”，预防和治疗肺纤维化。

（2）国内外研究现状和问题

腺病毒感染常由上呼吸道蔓延累及下呼吸道，使气道上皮破坏，纤毛功能损害，黏膜坏死，细支气管阻塞，累及肺实质，造成肺炎，炎症吸收后可遗留或演变为肺纤维化。许多肺纤维化患者在病变初始均有病毒感染史，提示病毒感染在肺纤维化发生发展过程中有一定作用。腺病毒在肺内表达活化的 TGF-β_1，影响成纤维细胞增生，在体外能诱导典型的成纤维细胞变成肌成纤维细胞表型。

肺纤维化有多种类型，腺病毒感染后肺纤维化一般归属特发性肺纤维化（idiopalhic pulmonary fibrosis，IPF）。主要病理改变：早期或急性期可见肺泡壁和间质内炎症细胞炎渗出和浸润，肺泡腔细胞和纤维蛋白渗出，肺泡间隔可有网硬蛋白增生；随疾病发展，成纤维细胞和胶原纤维增生，肺泡壁增厚，Ⅰ型肺泡细胞减少，Ⅱ型肺泡细胞增生，肺泡结构变形和破坏，并可波及肺泡管和细支气管。后期呈现弥漫性肺纤维化，气腔变形，扩张成囊状（蜂窝肺）。临床主要是进行性加重的气急、干咳、少痰，晚期常发生以低氧血症为表现的呼吸衰竭。X 线检查早期病变可呈磨砂玻璃样，典型改变为线条状、结节状、小片状或网状阴影，严重者可显示蜂窝样改变。CT 表现为小叶间隔增厚、不规则线状阴影、结节状阴影、囊状改变、磨砂玻璃样改变或气腔实变等。

目前认为是肺损伤、免疫反应、炎症反应和纤维生成综合作用，可分为肺泡炎、肺损伤、纤维化三个过程。主要特征是肺内炎症因子刺激和异常组织修复导致在肺间质和肺泡腔内异常的成纤维细胞和肌成纤维细胞聚集，以及胶原和其他细胞外基质的沉积代替了肺内正常组织。故此推论出抗炎抗免疫治疗方案，应用皮质激素、硫唑嘌呤、环磷酰胺等药物治疗。随着对 IPF 发病机制长期深入理解及临床实践，发现该方案不能阻止炎症进展，也不能控制疾病发展，有些药物本身亦可导致肺纤维化。

（3）中医药治疗体会

根据肺纤维化最突出特点，将其归属“肺痹”或“肺痿”范畴。现代病理改变也极大增加了中医病机探讨空间。认为是致病因素侵入人体，留滞肺内，痰浊积滞，气滞血淤，久则损伤肺脏，继而累及于肾。病机涉及痰瘀互结、肺肾两虚、热毒浸淫等多方面，总属本虚标实、虚实夹杂之证。

口服雄附方，以散痰攻毒法为主，治疗风湿病相关间质性肺病取得较好效果。并进行疗效机制的实验研究，证明具有抗氧化作用。以散痰攻毒、活血化瘀、补肺益肾法，自拟雄附散和三子汤为代表方，联合应用，攻补共施，标本兼治，用于腺病毒感染后肺纤维化，具有坚实的理论依据和实践基础。

实践证明，中医药不但在防治腺病毒感染，尤其是救治严重肺炎中能起到重要的或辅助治疗作用，乃至感染后遗症防治，都取得一定效果，发挥中医药优势。自拟雄附散合并三子汤的应用，为腺病毒感染后肺纤维化的防治提供有效的中医药治疗方法，相关研究正在进行。

（马玉琛）

第十八章　脊穴点段针刺临床应用及研究

根据经络理论，现代解剖、生理、病理学知识，结合长期临床实践，探索出了与传统背俞和华佗夹脊穴不同、独具特色的“脊穴点段针刺疗法”，发现24个夹脊别穴、21个俞别穴，拟定穴段，确定脊穴位置及主治和刺法。阐述穴位新含义，创造性地提出穴点、穴段，将相连几个相同功能穴点组成的穴段应用到临床，明显提升疗效。经治疼痛，关节、肌肉、软组织、血管、神经和部分脏器疾患5000余例，见效快，操作方法简便，无毒副反应，易于推广，尤其适用于基层，深得军地患者欢迎，用该法治疗泌尿系结石曾获省部级科学进步奖。

第一节　脊穴点段针刺联合西药促进脑卒中运动功能恢复

一、穴位、手法和主治

1．脊穴点段针刺治疗取穴

枕舌穴，肩病穴，手臂穴，坚柱穴，下肢穴，上髎穴。

2．操作手法

患者取俯卧位，采用提插捻转手法，得气后留针 30 min，1 次 /d。

3．主治

脑卒中运动功能障碍。

二、材料与方法

1．诊断标准

西医诊断

参照 1995 年全国第四届脑血管病学术会议制定的各类脑血管病分类方案；

中医诊断

参照 1995 年中华人民共和国中医药行业标准，《中医病证诊断疗效标准》及国家中医药管理局脑病急症协作组 1996 年制定《中风病诊断与疗效评定标准（试行）》。

2．纳入标准

①符合中西医诊断标准；

②年龄 40 ～ 75 岁；

③血压稳定（100 ～ 160/60 ～ 95 mmHg）；

④处于恢复期：脑卒中后生命体征平稳开始至发病后 1 年；

⑤知情同意，签署知情同意书。

3．排除标准

①溶栓治疗及脑出血手术；

②心、肺、肝、肾等重要脏器功能减退或衰竭；

③蛛网膜下隙出血、短暂性脑缺血发作及可逆性缺血性神经功能缺损；

④重度认知障碍；

⑤脑肿瘤、脑外伤等引起的脑卒中患者；

⑥病情恶化出现新的梗死或出血，重度脑水肿或昏迷等病情不稳定者；

⑦并发恶性肿瘤。

4. 退出标准

①不符合纳入条件，纳入错误 / 未按规定实施干预措施；

②擅自服用其他可能影响疗效药物；

③资料不全，无法判定疗效或安全性；

④过敏反应或严重不良事件。

5. 治疗方法

均常规内科药物治疗。连续治疗每 2 周 1 个疗程，疗程间休息 3d。

（1）对照组

西医康复疗法，以 Brunnstrom 技术、Bobath 技术和运动再学习技术为主。

（2）治疗组

脊穴点段针刺。康复疗法及西药治疗同对照组。

6. 疗效判定

治疗 2 个疗程，简化 Fugl–Meyer 运动功能评定（FMA）、日常生活能力评定（Barthel Index 评分）和美国国立卫生院脑卒中评定表（NIHSS），判定运动功能。

（1）Fugl–Meyer

Fugl Meyer 及合作者于 1975 年发表，专用于脑卒中包括运动及平衡、感觉和关节活动度及疼痛评价肢体运动功能。满分 100 分。

（2）美国国立卫生院脑卒中评定表（NIHSS）

Brott 等人制定，主要评测患者整体神经功能缺损程度，包括意识水平、定向力问题、定向力命令等 13 个方面，最高 36 分，得分越低功能越好。

（3）日常生活能力评定

采用 BADL 量表，使用 Barthel 指数。包括排便、排尿、修饰、用厕所、进食、转移、运动、穿衣、上楼和洗澡 10 个方面，满分 100 分。

7. 统计分析

使用 SPSS 17.0 统计分析，计量资料采用均数 ± 标准差（$\bar{x} \pm s$）表示，两组间比较及治疗前后比较，符合正态分布前后比较配对 t 检验，组间比较（方差齐性检验，以 0.05 作为检验水准）采用两独立样本的 t 检验，不符合正态分布或方差不齐用秩和检验。率的比较用四格表 χ^2 检验。以 $P < 0.05$ 为差异显著。

三、结果

1．基线资料

纳入样本120例为解放军第252医院中西医结合科及神经内科2010年1月至2011年5月住院康复患者，随机分2组，两组人口学资料及临床特征FMA、NIHSS、BI等具有均衡性（$P > 0.05$），见表18–1。

表18–1 两组人口学资料及临床特征 （$\bar{x} \pm s$）

组别	n	男/女	年龄/岁	平均年龄/岁	病程/d	平均病程/年	脑出血	脑梗死
治疗组	57	27/30	41～69	52.80 ± 5.13	7～145	40.50 ± 12.54	37	20
对照组	63	34/29	43～74	55.90 ± 6.13	8～180	45.9 ± 11.57	44	19
组间比较		$P > 0.05$	$P > 0.05$		$P > 0.05$		$P > 0.05$	$P > 0.05$

2．退出/脱落病例

治疗2个疗程（1周），两组无退出/脱落病例。

3．日常生活能力BI、整体神经功能NIHSS、肢体运动功能FMA

治疗2个疗程（1周），日常生活能力BI、整体神经功能NIHSS、肢体运动功能FMA评分两组均明显降低（$P < 0.01$）；治疗组降低大于低于对照组（$P < 0.05$），见表18–2。

表18–2 两组常生活能力BI、整体神经功能NIHSS、肢体运动功能FMA评分变化 （$\bar{x} \pm s$）

指标	组别	n	治疗前	组间比较	治疗后	组内差值	组内比较	组间比较
BI	治疗组	63	35.01 ± 15.16	$P > 0.05$	71.52 ± 20.79	35.91 ± 22.01	$P < 0.01$	$P < 0.05$
	对照组	57	37.11 ± 25.61		61.37 ± 28.92	26.18 ± 23.47	$P < 0.01$	
NIHSS	治疗组	63	7.22 ± 3.58	$P > 0.05$	3.01 ± 2.46	4.76 ± 2.94	$P < 0.01$	$P < 0.01$
	对照组	57	7.94 ± 5.30		5.19 ± 3.87	1.67 ± 2.58	$P < 0.01$	
FMA	治疗组	63	44.28 ± 24.89	$P > 0.05$	75.43 ± 21.54	30.99 ± 24.31	$P < 0.01$	$P < 0.01$
	对照组	57	41.84 ± 27.93		61.76 ± 27.65	19.78 ± 28.43	$P < 0.01$	

四、讨论

1．中医药治疗脑卒中运动障碍临床依据

血管疾病是常见病和多发病，尤其是脑中风（脑梗死和脑出血）是严重威胁人类生命和健康的三大疾病之一。世界卫生组织对脑卒中的定义是指起病迅速、由脑血管疾病引起的局灶性脑功能障碍，且持续24小时或引起死亡的临床综合征。

本病属“中风”范畴。乔淑珍等辨证分型分为气虚血瘀、痰瘀阻络、阴虚阳亢、肾虚血瘀、痰热腑实五大型，配合常规治疗脑梗死100例，取得较好疗效。文丽等中医综合疗法［甘露醇＋血塞通注射液＋电针（含头皮针）＋推拿］急性脑梗死下肢关节活动度改善，针灸推拿为主能显著提高偏侧下肢关节活动度，均能明显降低损伤百分率，能有效减少脑梗死的后遗症，提高患者生活质量。

2．针刺疗法的有效性及作用机制

针刺可疏通经络，调节气血，使元气通达，发挥维护正气、抗御病邪和康复病损作用。针灸治疗脑卒中在我国历史悠久，已有大量临床及实验验证。有学者研究表明，早期针刺病灶对侧相当于人手三里、外关、伏兔、足三里等穴位，可使缺血受损神经突触得到恢复。也有研究显示电针可提高大鼠脑缺血再灌注区域纹状体抗氧化损伤能力，提高纹状体神经元细胞能量代谢，发挥对缺血再灌注纹状体损伤保护作用。针灸治疗脑卒中运动功能障碍可能是刺激皮内的触痛觉感受器，通过触痛觉传导束将冲动投射至大脑皮质中央后回，经各级神经中枢整合后由锥体系或锥体外系的运动传导通路传出，支配相应的骨骼系统针灸体肌防止肌肉萎缩，抑制痉挛。

3．脊穴点段针刺疗法应用体会

（1）脊穴点段针刺疗法

脊穴点段针刺疗法是马玉琛教授根据经络理论，现代解剖、生理、病理学知识，结合长期临床实践，探索出的与传统背俞和华佗夹脊穴不同、独具特色的“脊穴点段针刺疗法”，是从脊穴穴位进针，达到穴点及穴点所属穴段，解除、缓解疾病痛苦的一种新的针刺治疗方法。首次发现了24个夹脊别穴、21个俞别穴，分别拟定了它们的穴段，确定了脊穴的位置及主治和刺法。

（2）脊穴点段针刺疗法相关概念

脊穴点段针刺疗法提出穴点、穴段等新概念。所谓脊穴是指脊柱周围的腧穴，包括传统和新发现的腧穴。脊穴上下包括颈、背、腰、骶四部分；左右在督脉两旁三寸（四横指）之内。每个脊穴包括穴位、穴点（中点）、穴段（节段）三部分。

穴位：与传统针灸穴位意义不同，这里的穴位指毫针可达穴点体表定位，一个脊穴有一个穴点，但可有若干个穴位。

穴点：也可称为穴心、穴核、穴窝、穴根，是脊穴的主体，脊穴的中点、核心是治疗效果的根本点，对针刺反应最为敏感，处于大的经脉、自主或交感神经干、大血管、部分器官或器官自身外部的所属管道、肌肉、肌腱、韧带之上或邻近部位，在距离穴位1 ~ 3寸的地方。

穴段：穴点沿经脉、神经、血管、器官延续管道、肌肉等走向的延伸部分，上下各波及1 ~ 3个椎体，穴段可包含若干穴点，一个穴段的穴点有相同的主症，并有对某一个病症有协同治疗作用。本临床研究采用穴位主要包括枕舌、肩病、手臂、坚柱、下肢、上髎穴等，符合脊柱点段针刺疗法所介绍的功能和适应证。

（3）脊穴点段针刺疗法优势

脊穴点段针刺疗法创造性地提出穴点、穴段的概念，传统夹脊穴、俞穴体表位置分别在相邻两个椎体棘突之间陷窝旁开0.5寸、1.5寸，因锥体横突、肋骨起始与之处于同一水平线上，此位置直刺，毫针常达不到相应的相邻两个肋骨间隙之中，却被锥体横突、肋骨体阻挡住。夹脊别穴、俞别穴可避开锥体横突和肋骨体的阻挡，直刺正好经过相邻两个肋骨间隙之中；俞别穴都分布在脊中线旁开1寸处，比俞穴稍靠里，针刺治疗效果更好，尤其将相连几个相同功能穴点组成的穴段应用到临床，通过穴段刺激增加对经络刺激量、加强经络刺激“去抑制机制”功能，明显增加了疗效。

脊穴点段针刺疗法与普通针刺穴位不同，所选穴位均为夹脊别穴、俞别穴都处于支配脑卒中后功能障碍器官的脑或脊神经后支附近，距离中枢神经近、神经传导速度快、效率高，这可能是对脑卒中后舌体歪斜，语言不利，吞咽困难，抬肩无力，上、下肢活动无力，偏瘫等具有较好治疗效果的重要原因。本研究结果还显示出此方法操作简单，安全无不良反应，值得推广应用。

（陈晶）

第二节　脊穴点段针刺辨治脑卒中吞咽障碍

一、穴位、手法和主治

1．针灸选穴

枕舌穴［穴位位于平第1颈椎（寰椎）后弓中点旁开1.5寸处，直刺2寸达穴点］；颈1穴段［平第1颈椎（寰椎）后弓上缘中点旁开1.5寸处、平第2颈椎棘突中点旁开1.5寸处共同组成］。

2．操作方法

患者取俯卧位或侧卧位，局部常规消毒，选用30号25 ~ 40 mm毫针。缓慢进针，直刺2寸，捻转行针，平补平泻，1次/d，30 min/次。

3．主治

脑卒中吞咽障碍。

二、一般资料

（一）病例来源

在解放军第82集团军医院（原解放军252医院）选择住院及门诊患者。

（二）诊断标准

1．脑卒中

参照中华神经科学会、中华神经外科学会1996年制定《各类脑血管疾病诊断要点》。

（1）高血压性脑出血

①常于情绪激动或体力活动时发病；

②发作时常有血压升高、头痛和反复呕吐等临床表现；

③病情进展迅速，常出现偏瘫、意识障碍及其他神经系统局灶症状；

④多有高血压病史；

⑤首选检查为 CT 检查；

⑥腰椎穿刺脑脊液多压力增高和含血（其中 20% 左右可不含血）。

（2）动脉粥样硬化性血栓性脑梗死

①多于安静状态下发病；

②大多数患者发病时无明显呕吐和头痛；

③发病多逐渐进展或呈阶段性进行较缓慢，多与脑动脉粥样硬化有关，也可见于血液病、动脉炎等；

④一般发病后 1 ～ 2 天内意识清楚或轻度障碍；

⑤有椎 – 基底动脉系统和（或）颈内动脉系统症状和体征；

⑥应做头颅 MRI 或 CT 检查；

⑦脑脊液腰椎穿刺一般不应含血。

（3）蛛网膜下隙出血：

①多急骤发病；

②常伴有剧烈呕吐及头痛；

③一般意识清楚或有轻微意识障碍，可伴有精神症状；

④多有脑膜刺激征，少数可伴有颅神经及轻偏瘫等局灶体征；

⑤腰椎穿刺脑脊液呈血性；

⑥首选检查为 CT 检查；

⑦全脑血管造影可协助明确病因。

2．吞咽障碍

参考《吞咽障碍评估与治疗》，吞咽障碍是由于下颌、双唇、舌、软腭、咽喉、食管括约肌或食管功能受损，不能安全有效地把食物由口腔运送到胃内取得足够营养和水分的进食困难。

3．纳入标准

（1）符合上述诊断标准。

（2）年龄 45 ～ 75 岁。

（3）假性延髓麻痹。

（4）意识清楚，病情稳定。

（5）知情同意，签署知情同意书。

4．排除标准

（1）真性延髓麻痹。

（2）伴其他原因所致吞咽功能障碍。

（3）生命体征不稳定，心、肾等重要脏器严重功能障碍。

（4）严重感觉性失语或认知功能障碍以致不能配合检查及治疗。

（5）有严重并发症如糖尿病、高血压等。

（6）治疗区域皮肤感染或破损。

5．退出标准

（1）不符合纳入条件，纳入错误 / 未按规定实施干预措施。

（2）擅自服用其他可能影响疗效药物。

（3）资料不全，无法判定疗效或安全性。

（4）过敏反应或严重不良事件。

三、研究方法

（一）随机分组

按随机原则分为治疗组（64 例）、对照组（56 例），

（二）治疗方法

连续治疗 14 d 为 1 个疗程，疗程间期间休息 3 d。

1．基础治疗

（1）神经内科脑卒中常规治疗：

营养脑神经、改善脑血液循环，调整血压、血糖及对症治疗。

（2）吞咽基础训练：

①口腔周围肌肉运动训练，让患者进行表情运动，咀嚼、鼓腮、张颌等；舌肌运动训练，伸舌前突、后伸、上卷、左右活动等被动、主动、抗阻运动；咽肌运动训练，高声发“啊”音、进行空吞咽等；

②咽部寒冷刺激，用冰冻棉棒以前腭弓为中心，大范围、长时间接触咽后壁和舌后

等刺激部位，左右相同部位交替刺激。

吞咽基础训练每日治疗一次，每次 30 分钟，14 天为 1 个疗程，间隔 3 天后进行下 1 个疗程，连续治疗 2 个疗程；

③进食训练：选择坐位、半坐位或健侧卧位，颈部前屈。根据患者吞咽障碍的程度及先易后难的原则选择食物，以半固体食物开始如稀饭、面糊等，逐渐增加固体食物，直至正常饮食。嘱患者每餐用餐时间控制在 45 分钟左右，慢于正常人进食速度，每次摄入的一口量不超过 20 mL。

2．对照组

针刺传统穴位。

（1）针灸选穴：廉泉、合谷、内关。

（2）操作方法：患者取卧位，局部常规消毒，选用 30 号 25 ~ 40 mm 毫针。常规针刺，捻转行针，平补平泻。

（3）每日治疗一次，每次 30 分钟，14 天为 1 个疗程，期间休息 3 天，共治疗 2 个疗程。

3．治疗组

针刺脊穴。针灸选穴和方法同上述。

（三）观察指标

1．有效性指标

（1）洼田饮水试验：

患者于坐位时饮 30 mL 温水，观察全部饮完状况及时间。

1 级（1 分）：能 1 次并在 5 秒内饮完，无呛咳、停顿；

2 级（2 分）：1 次饮完，但超过 5 秒，或分 2 次饮完，但无呛咳、停顿；

3 级（3 分）：能 1 次饮完，但有呛咳；

4 级（4 分）：分 2 次饮完，有呛咳；

5 级（5 分）：有呛咳，不能全部饮完。

（2）藤岛一郎吞咽疗效评价：

1 分：不能进行任何吞咽训练，完全不能经口进食；

2 分：仅适合基础吞咽训练，但仍不能经口进食；

3 分：可进行摄食训练，但仍不能经口进食；

4分：在安慰下可少量进食，但需静脉营养支持；

5分：可经口进食1～2种食物，需部分静脉营养支持；

6分：可经口进食3种食物，需部分静脉营养支持；

7分：能经口进食3种食物，不需静脉营养支持；

8分：除特别难吞咽食物外，均可经口进食；

9分：可经口进食，但仍需临床观察指导；

10分：能正常吞咽。

2．安全性指标并发症及不良反应

（1）吸入性肺炎：观察体温、白细胞计数及胸片等，确定入院后有无肺炎发生。

（2）营养不良：人血白蛋白、上臂围、体重指数等，其中一项指标降低10%以上或有两项指标降低为异常。

（3）不良反应：治疗过程中晕针、皮下出血等。

（四）疗效判定

1．洼田饮水试验

（1）显效：吞咽困难消失或明显改善，饮水试验评定为≥3级，患者吞咽功能提高2级以上，2级患者达到1级。

（2）好转：吞咽困难有改善，吞咽功能提高1级。

（3）无效：吞咽困难改善不明显，吞咽功能无变化。

2．藤岛一郎吞咽疗效

基本痊愈：吞咽评分≥9分；明显好转：吞咽评分提高6～8分；好转：吞咽评分提高3～5分；无效：吞咽评分提高0～2分。

（五）统计分析

使用SPSS17.0版统计软件，计量数据以均数±标准差（$\bar{x}\pm s$）表示，方差齐、数据成正态分布者，采用t检验；如数据不呈正态分布，或方差不齐，采用秩和检验。计数资料采用卡方检验分析。以$P<0.05$为差异显著。

四、结果

1. 基线资料

纳入样本 120 例，均为解放军第 82 集团军医院（原解放军 252 医院）2012 年 1 月至 2012 年 12 月住院及门诊患者。随机分 2 组。

两组人口学资料及临床特征具有均衡性（$P > 0.05$），见表 18–3。

表 18–3　两组人口学资料及临床特征　（$\bar{x} \pm s$）

组别	n	男 / 女	平均年龄 / 岁	平均病程 /d	脑卒中类型	
					脑梗死	脑出血
治疗组	64	37/27	54.93 ± 11.37	18.70 ± 2.78	43	21
对照组	56	32/34	57.21 ± 9.63	20.03 ± 3.09	37	19
组间比较	χ^2=0..01		t =1.18	t =1.48	χ^2=0.02	
P	> 0.05		> 0.05	> 0.05	> 0.05	

2. 洼田饮水试验

治疗 2 个疗程，洼田饮水试验总有效率治疗组 87.5% 显著高于对照组 78.6%（$\chi^2 = 0.07$，$P < 0.05$），临床疗效治疗组优于对照组，见表 18–4。

表 18–4　两组洼田饮水试验疗效

组别	n	显效	有效	无效	总有效率 / %	组间比较
治疗组	64	35	21	8	87.5	$\chi^2 = 0.07$
对照组	56	20	24	12	78.6	$P < 0.05$

3. 洼田饮水试验积分

洼田饮水试验积分治疗前两具有均衡性（$t = 0.38$，$P > 0.05$）。治疗 2 个疗程，洼田饮水试验积分两组均明显降低（$P < 0.05$），治疗组积分降低大于对照组（$t = 10.31$，$P < 0.05$），见表 18–5。

表 18-5　两组洼田饮水试验积分变化　（$\bar{x} \pm s$）

组别	n	治疗前	治疗后	组内比较
治疗组	64	3.56 ± 1.04	1.13 ± 0.58	$P < 0.05$
对照组	56	3.64 ± 1.26	2.69 ± 1.04	$P < 0.05$
组间比较		$t = 0.38$	$t = 10.31$	
P		$P > 0.05$	$P < 0.05$	

3. 藤岛一郎吞咽疗效

藤岛一郎吞咽疗效积分治疗前两具有均衡性（$t = 1.44$，$P > 0.05$）。治疗 2 个疗程，藤岛一郎吞咽疗效积分两组均明显降低（$P < 0.05$），治疗组积分降低大于对照组（$t = 7.30$，$P < 0.05$），见表 18-6。

表 18-6　两组藤岛一郎吞咽疗效积分评分变化　（$\bar{x} \pm s$）

组别	n	治疗前	治疗后	组内比较
治疗组	64	3.51 ± 1.08	8.38 ± 1.52	$P < 0.05$
对照组	56	3.24 ± 0.96	5.79 ± 2.33	$P < 0.05$
		$t = 1.44$	$t = 7.30$	
		$P > 0.05$	$P < 0.05$	

4. 并发症及不良反应

治疗 2 个疗程，并发症及不良反应治疗组均低于对照组（$P < 0.05$），见表 18-7。

表 18-7　两组洼田饮水试验积分变化　（$\bar{x} \pm s$）

		并发症			不良反应		
组别	n	吸入肺炎	营养不良	发生率 / %	晕针	出血 / 血肿	发生率 / %
治疗组	64	0	2	3.13	1	0	1.56
对照组	56	1	4	8.93	2	5	3.57
组间比较		$\chi^2 = 3.00$			$\chi^2 = 2.1005$		
P		$P < 0.05$			$P < 0.05$		

五、讨论

（一）针灸治疗脑卒中历史和现状

脑卒中是急性脑血液循环障碍，常因多种诱发因素作用于脑血管，引起脑内动脉痉挛狭窄，甚至闭塞或破裂，具有高发病率、高死亡率、高致残率明显的三高特点。

根据脑卒临床表现可归“中风”范畴，列为四大疑难顽症“风、痨、臌、膈”之首。吞咽障碍是脑卒中后常见并发症。国外统计吞咽障碍于大脑卒中后发生率为44.7%，脑干、延髓部分发生率高达55%。

药王孙思邈在《千金方》中说：“风爵者，奄息不知人，咽中塞，窒窒然，病在脏腑。”描述了卒中吞咽障碍病机及症状。隋巢元方《诸病源候论·风舌强不得语候》曰：“脾脉络胃夹咽，连舌本散舌下，心之别脉系舌本，心脾两脏多风邪，故舌强不得语也。”《圣济总录》载“喑痱之状，舌喑不能语，足废不为用。盖肾脉络舌本，肾气内夺，气厥不至舌本，故不能语而为喑。”由此可见，吞咽障碍与心、脾、肾等脏腑相关。此外，《灵枢·忧恚无言》曰：“咽喉者，水谷之道也；喉咙者，气之所以上下也；会厌者，声音之户也；口唇者，声音之扇也；舌者，声音之机也；悬雍垂者，声音之关也；颃颡者，分气之所泄也；横骨者，神气所使，主发舌也。”指出吞咽、发音与口舌、咽喉等密切相关。归纳病因病机，认为病位在脑，其症在口舌、咽喉，与心、脾、肾等脏腑相关。中风发病过程中，虽然风、火、气、血、痰、虚相互影响，但急性期系风火痰瘀互结，上扰髓海，元神受损，气机闭塞不通，风痰瘀闭塞经络，咽喉开合失司，窍机不利。亚急性期及恢复期以血气不足，脉络空虚或气血痹阻为主，又因痰湿素盛，痰瘀闭阻经络而致吞咽障碍难以恢复。

本病针灸治疗方法多样，主要有辨证取穴、局部取穴，特色治疗如头针、项针、舌针、口针、耳针、眼针等。古代文献中也有很多相关记载：《铜人针灸图经》载“口噤舌根急缩，下食难取廉泉、翳风治喑不能言”；《类经图翼》载“风池治中风不语，汤水不能入口”；《卫生宝鉴·中风针法》载“手阳明天鼎，暴喑并喉痹。……足阳明颊车、地仓，不语，饮食不收。承浆，漏落，左治右，右治左。”

（二）脊穴点段针刺疗法

1. 脊穴点段针刺疗法

脊穴点段针刺疗法是马玉琛教授根据经络理论，现代解剖、生理、病理学知识，结合长期临床实践，探索出的与传统背俞和华佗夹脊穴不同、独具特色的“脊穴点段针刺疗法”，是从脊穴穴位进针，达到穴点及穴点所属穴段，解除、缓解疾病痛苦的一种新的针刺治疗方法。首次发现了24个夹脊别穴、21个俞别穴，分别拟定了它们的穴段，确定了脊穴的位置及主治和刺法。

2. 脊穴点段针刺疗法相关概念

脊穴点段针刺疗法提出穴点、穴段等新概念。所谓脊穴是指脊柱周围的腧穴，包括传统和新发现的腧穴。脊穴上下包括颈、背、腰、骶四部分；左右在督脉两旁三寸（四横指）之内。每个脊穴包括穴位、穴点（中点）、穴段（节段）三部分。

穴位：与传统针灸穴位意义不同，这里的穴位指毫针可达穴点体表定位，一个脊穴有一个穴点，但可有若干个穴位。

穴点：也可称为穴心、穴核、穴窝、穴根，是脊穴的主体，脊穴的中点、核心是治疗效果的根本点，对针刺反应最为敏感，处于大的经脉、自主或交感神经干、大血管、部分器官或器官自身外部的所属管道、肌肉、肌腱、韧带之上或邻近部位，在距离穴位1～3寸的地方。

穴段：穴点沿经脉、神经、血管、器官延续管道、肌肉等走向的延伸部分，上下各波及1～3个椎体，穴段可包含若干穴点，一个穴段的穴点有相同的主症，并有对某一个病症有协同治疗作用。本临床研究采用穴位主要包括枕舌、肩病、手臂、坚柱、下肢、上髎穴等，符合脊柱点段针刺疗法所介绍的功能和适应证。

3. 脊穴点段针刺疗法优势

脊穴点段针刺疗法创造性地提出穴点、穴段的概念，传统夹脊穴、俞穴体表位置分别在相邻两个椎体棘突之间陷窝旁开0.5寸、1.5寸，因锥体横突、肋骨起始与之处于同一水平线上，此位置直刺，毫针常达不到相应的相邻两个肋骨间隙之中，却被锥体横突、肋骨体阻挡住。夹脊别穴、俞别穴可避开锥体横突和肋骨体的阻挡，直刺正好经过相邻两个肋骨间隙之中；俞别穴都分布在脊中线旁开1寸处，比俞穴稍靠里，针刺治疗效果更好，尤其将相连几个相同功能穴点组成的穴段应用到临床，通过穴段刺激增加对经络刺激量、加强经络刺激“去抑制机制”功能，明显增加了疗效。

脊穴点段针刺疗法与普通针刺穴位不同，所选穴位均为夹脊别穴、俞别穴都处于支配脑卒中后功能障碍器官的脑或脊神经后支附近，距离中枢神经近、神经传导速度快、效率高，这可能是对脑卒中后舌体歪斜，语言不利，吞咽困难，抬肩无力，上、下肢活动无力，偏瘫等具有较好治疗效果的重要原因。本研究结果还显示出此方法操作简单，安全无不良反应，值得推广应用。

4．脊穴点段针刺疗法中医理论基础

历代医家对背部穴位都极为重视。《黄帝内经》对背部腧穴论述为脊穴的发现及该疗法的确立奠定了坚实的理论基础。《素问·长刺节论》曰："迫脏刺背，背腧也。"即指人体脏腑有疾，可通过刺激背部穴位来治疗。《素问·刺疟》曰："疟脉满大，急刺背腧""十二疟者……又刺项下侠脊者必已。"《后汉书》记载"有人病脚躄，足不能行，佗切脉……挟脊刺之。"由此可见，背部腧穴的治疗在《内经》甚至更早时期，就已发展为一种具有理论、穴位、处方的治疗方法，并为后世医家对背部腧穴的理解和发展奠定基础。归纳前代医家对背部腧穴的认识，主要有背俞穴和华佗夹脊穴两种。背俞穴是指十二对与脏腑相关的俞穴，位于背部足太阳膀胱经第一侧线，后泛指背部的全部腧穴。《灵枢·背腧》曰："胸中大腧在杼骨之端，肺俞在三焦之间……""皆挟脊相去三寸所"。《素问·气府论》曰："六府之腧各六。"《备急千金要方》曰："夹脊骨两边，相去一寸半。"夹脊穴又称华佗夹脊穴，是指与挟脊柱而伴行的穴位，故又称"挟脊""侠脊"。最早见于《素问·刺疟》"十二疟者……又刺项下侠脊者必已。"杨上善注"脊有二十一椎，以两手挟脊当椎按之"指出夹脊穴位置。现存文献中记载最早使用夹脊穴的是华佗，故也称为华佗夹脊穴。

马玉琛教授及本人在临床工作中碍于传统夹脊穴、背俞穴在解剖结构、临床疗效、作用途径及针刺危险性等方面的不足，探索出了与背俞穴和夹脊穴不同、独具特色的"脊穴"。

5．脊穴与脏腑经络关系

脊穴与脏腑生理、病理有密切联系。如《灵枢·背腧》曰："胸中大腧在杼骨之端，肺俞在三焦之间，心俞在五焦之间……"；《素问·气府论》曰："六府之腧各六"。《素问·长刺节论》曰："迫脏刺背，背腧也。"这为脊穴诊治疾病提供了客观依据。

归纳《内经》中经脉循行分布，可以看出脊穴与经络之间联系是十分密切的。十四经脉的循行中，有的直接分布于脊穴周围，有的通过各自的经别相合间接达于脊穴附近。

（1）督脉：本支：《灵枢·营气》云："足厥阴……其支别者，上额，循巅，下项中，循脊，入骶，是督脉也。"旁支：《灵枢·经脉》曰："督脉之别，名曰长强，挟膂上项，散头上，下当肩胛左右，别走太阳，入贯膂。"交会：《素问·骨空论》曰："其络循阴器……少阴上股内后廉，贯脊属肾。"《素问·骨空论》曰："与太阳起于目内眦，上额交巅上，入络脑，还出别下项，循肩膊内，挟脊抵腰中，入循膂络肾。"督脉循身之背，背为一身之阳，故对阳经有督促、统率的作用，金代医家张洁古认为，督脉"为阳脉之都纲"即是此意。又因脏腑通过背部的俞穴受督脉经气的支配，功能活动均与督脉有关。此外，督脉循行于脊里，入络于脑，与脑和脊髓有密切联系。

（2）足太阳膀胱经：《灵枢·经脉》曰：其直者："从巅入络脑，还出别下项，循肩膊内，挟脊抵腰中，入循膂，络肾，属膀胱。"经别：《灵枢·经别》曰："……直者，从膂上入于项，复属于太阳。"经筋：《灵枢·经筋》曰："足太阳之筋：……上挟脊上项；其支者，别入结于舌本。其直者，结于枕骨；……其支者，从腋后外廉，结于肩髃。"

（3）手太阳小肠经：经筋：《灵枢·经筋》曰："……其支者，后走腋后廉，上绕肩胛，循颈，出足太阳之筋前，结于耳后完骨。"

（4）足少阳胆经：《灵枢·经脉》曰："起于目锐眦，上抵头角，下耳后，循颈，行手少阳之前，至肩上，却交出手少阳之后，入缺盆。"

（5）手少阳三焦经：其支者"从膻中，上出缺盆，上项，系耳后……"。经筋：《灵枢·经筋》曰："……上绕臑外廉，上肩，走颈，合手太阳。"

（6）足阳明胃经：《灵枢·经脉》曰："足阳明之别，名曰丰隆，……其别者，循胫骨外廉，上络头项。"《灵枢·经筋》曰："足阳明之筋……上循胁，属脊。……上颈，上挟口……"。

（7）手阳明大肠经：《灵枢·经脉》曰："起于大指次指之端……上肩，出髃骨之前廉，上出于柱骨之会上"。经别：《灵枢·经别》曰："手阳明之正，从手循膺乳，别于肩髃，入柱骨"。经筋：《灵枢·经筋》曰："……其支者，梲肩胛，挟脊；其直者从肩髃上颈。"

（8）足少阴肾经：《灵枢·经脉》曰："起于小指之下……贯脊属肾，络膀胱。"络脉：《灵枢·经脉》曰："足少阴之别，名曰大钟，其别者，并经上走于心包下，外贯腰脊。"

经别：《灵枢·经别》曰："足少阴……直者系舌本，复出于项，合于太阳。"经筋：《灵枢·经筋》曰："……循膂内挟脊，上至项，结于枕骨，与足太阳之筋合。"

（9）足太阴脾经：经筋：《灵枢·经筋》曰："足太阴之筋……其内者着于脊。"

6．脊穴治疗机制

脊穴治疗机制主要有以下几方面：

（1）脏气所输：人体五脏六腑均集中胸腹背部之间，背部穴位既是脏腑之气所输注之处，又直接通于各脏腑。因此，脏腑病变就会在相应部位出现反应，通过针刺脊穴等刺激，也能治疗相应脏腑及所主组织、器官疾患。

（2）经络所循：背部有多条经脉及所属络脉、经别、经筋循行分布，包括督脉、手足三阳经、手足太阴经、足少阴经。其中，最主要的是督脉和足太阳膀胱经。清代丁锦云："督脉者都也，能统诸阳脉行于背，为阳脉之都纲也。"足太阳膀胱经其上有众多与五脏六腑相连的背俞穴。脊穴位于脊柱两旁，靠近上述众多经络，甚至一些脊穴就位于上述经络之上，刺激脊穴的同时，对相应经络亦有刺激作用。

西医治疗机制：

根据解剖学知识，脊髓节段、脊神经与皮肤感觉区域、肌肉、血管、内脏等全身重要组织器官均有联系，因此，脊穴可治疗相应节段病变产生的疾病和症状。31 对脊神经和自主神经系统在背部广泛分布，此外，在特定规律下，丰富的表皮神经分支会全面联络表皮至内脏。

脊穴穴点、穴段组织中分布有神经末梢、椎旁交感神经干和脊神经后支。脊穴为脊神经的所在之处，附近均有相应的脊神经后支伴行，脊神经于椎间孔处分出的脊神经后支，在关节突外侧绕上向后行，脊柱两旁的交感干神经节借节间支连成左右交感干，所有脊神经皆是由交通支与交感干相联系，前支与交感神经相联系，因此脊穴与脊神经和交感神经有密切联系。针刺等刺激脊穴，不但会影响脊神经后支，而且也会牵涉前支，并由此影响交感神经干，使末梢释放乙酰胆碱和去甲肾上腺素等神经递质，影响多组织、多器官的生理功能，调节内脏功能。

例如，针刺脊穴，交感神经节后纤维末梢就会将去甲肾上腺素释放到周围组织及靶器官，抑制交感神经系统功能。此外，针刺等作用于脊穴，对表皮、肌肉各种良性刺激，不仅可缓解肌肉痉挛，减轻对神经血管压迫，改善局部组织代谢，减轻躯体因素对内脏神经影响，而且，这种刺激作用于大脑皮质，可激发高级神经中枢调整功能，产生一系列神经体液调节，从而达到消除病理过程、恢复生理平衡的治疗效果。

7．本研究穴位主要功效

“枕舌穴”位于平第 1 颈椎（寰椎）后弓中点旁开 1.5 寸处，直刺 2 寸达穴点。可用于治疗脑卒中舌体歪斜、语言不利、吞咽困难。颈 1 穴段含 2 个穴点：平第 1 颈椎（寰椎）后弓上缘中点旁开 1.5 寸处、平第 2 颈椎棘突中点旁开 1.5 寸处共同组成。可配合枕舌穴，通过穴段刺激增加对经络的刺激量，从而加强经络刺激“去抑制机制”功能，有协同治疗作用。

8．脊穴点段针刺疗法治疗本病的有效性探讨

中医认为脑卒中后吞咽障碍其症在咽喉，病根在脑，为本虚标实，属风、痰、气、血壅塞于喉，痹阻经络，咽喉开阖失司而致。

一方面，枕舌穴及颈 1 穴段位于颈项部，根据腧穴的近治作用可疏通咽喉部气机，开关启闭；另一方面，该穴位通过周围多条经脉直接或间接通连于脑，如督脉“后入脊里，上行项后，入脑内”，足太阳膀胱经“从巅入络脑，还出别下项”，“经之所过，主治所及”，可醒神开窍，恢复脑为“元神之府”。

从解剖方面来看，包括枕舌穴及颈 1 穴段在内的脊穴系统穴区组织在舌咽、迷走神经感觉纤维支配区域内，周围分布有丰富的脊神经分支等神经末梢，针刺可增强神经反射，调整大脑功能，逐渐恢复受损伤神经组织功能，重建被破坏的吞咽神经反射弧。深层还有椎动脉、椎静脉分布，针刺上穴位可明显改善椎 - 基底动脉血液循环，对增加脑组织血流起到良性调节作用，并可促进侧支循环的建立，纠正病灶区的缺血缺氧状态，促进疾病恢复。此外，针刺刺激还通过感 - 传系统作用于大脑皮质，激发高级神经中枢的调整功能，产生一系列神经体液调节，从而达到消除病理过程、恢复生理平衡的治疗效果。针刺脊穴，不仅对吞咽过程发生的局部有调整作用，而且兼顾脑的整体调节。

9．创新点

本研究是基于马玉琛教授独创性提出的脊穴点段针刺疗法理论对脑卒中吞咽障碍进行治疗，采用穴位系独创。在吞咽功能训练方法的基础，脊穴点段针刺疗法在临床疗效及并发症、不良反应方面较传统针刺方法存在明显优势，为临床治疗脑卒中吞咽障碍提供新的思路。

10. 存在问题

由于时间及经费所限，尚未进行更大规模的临床研究；受患者病情限制及接受度影响，未采取目前较为先进的检测手段［如电视荧光吞咽检查（VFSS）］对客观标准评价；对脊穴点段针刺疗法的作用机制未进行深入探讨，无法更充分的阐述作用原理。

（张培）

第三节　脊穴点段针刺辨治脑卒中肢体肌张力增高

一、穴位、方法及主治

1. 针刺穴位

颈病穴（穴位位于平第2颈椎棘突中点旁开1.5寸处，直刺2寸达穴点）、肩病穴（穴位位于平第4颈椎棘突中点旁开1.5寸处，直刺2寸达穴点）、手臂穴（穴位位于平第6颈椎棘突中点旁开1.5寸处，直刺2寸达穴点）、坚柱穴（穴位位于平第1腰椎棘突中点旁开1寸处，直刺3寸达穴点）、下肢穴（穴位位于平第3腰椎棘突中点旁开1寸处，直刺3寸达穴点）、上髎穴（穴位位于第1骶椎孔处，直刺3寸达穴点）。

2. 操作方法

患者取俯卧位，局部常规消毒，选用0.35 mm × 25 mm的华佗牌一次性针灸针针刺以上的穴位。直刺各穴穴点，中医辨证为实证者用泻法，虚证用补法，虚实夹杂者用平补平泻法。每次留针20分钟，每日一次。

3. 主治

脑卒中肢体肌张力增高。

二、研究对象

（一）病例来源

采用随机平行对照试验方法，在解放军第82集团军医院（原解放军252医院）中医康复科、神经内、神经外科住院及门诊，选择脑卒中（脑出血、脑梗死）后肢体肌张力增高住院及门诊患者120例。

（二）诊断标准

1．西医诊断

（1）脑卒中参照中华神经科学会、中华神经外科学会1996年制定的《各类脑血管疾病诊断要点》。

1）高血压性脑出血：

①常于情绪激动或体力活动时发病；

②发作时常有血压升高、头痛和反复呕吐等临床表现；

③病情进展迅速，常出现偏瘫、意识障碍及其他神经系统局灶症状；

④多有高血压病史；

⑤首选检查为CT检查；

⑥腰椎穿刺脑脊液多压力增高和含血（其中20%左右可不含血）。

2）动脉粥样硬化性血栓性脑梗死：

①多于安静状态下发病；

②大多数患者发病时无明显呕吐和头痛；

③发病多逐渐进展或呈阶段性进行较缓慢，多与脑动脉粥样硬化有关，也可见于血液病、动脉炎等；

④一般发病后1～2天内意识清楚或轻度障碍；

⑤有椎－基底动脉系统和（或）颈内动脉系统症状和体征；

⑥应做头颅MRI或CT检查；

⑦脑脊液腰椎穿刺一般不应含血。

（2）改良Ashworth分级评分标准

1）0级（0分）：正常肌张力。

2）1级（1.0分）：肌张力略微增加，受累部分被动屈伸时，在关节活动范围之末时呈现最小的阻力，或出现突然卡住和突然释放。

3）1^+级（1.5分）：肌张力轻度增加，在关节活动后50%范围内出现突然卡住，然后在关节活动范围后50%均呈现最小阻力。

4）2 级（2.0 分）：肌张力较明显地增加，通过关节活动范围的大部分时，肌张力均较明显地增加，但受累部分仍能较容易地被移动。

5）3 级（3.0 分）：肌张力严重增加，被动活动困难。

6）4 级（4.0 分）：僵直，受累部分被动屈伸时呈现僵直状态，不能活动。

2．中医辨证

参照第六版《中医内科学》痉证辨证分型：

①实证：邪壅经络、肝经热盛、阳明热盛、心营热盛、痰浊阻滞；

②虚证：阴血亏虚。

（三）纳入标准

①符合脑出血、脑梗死诊断标准。

②伴有单侧上下肢偏瘫。

③病程 0.5 ～ 6 个月。

④意识清醒，理解力、记忆力基本正常，无气管插管，生命体征平稳。

⑤知情同意，签署申请同意书。

（四）排除标准

①合并严重其他系统疾病及并发症，颅内感染，肾功能障碍，水、电解质失衡，重症糖尿病。

②脑卒中后相关并发症，严重压疮、静脉血栓、骨位异化。

③语言表达和理解有困难，不配合检查和治疗，依从性差。

④排除双上肢瘫、双下肢瘫、交叉瘫。

⑤经过改良 Ashworth 分级评价肌张力为 0 级、1 级、4 级，即肌张力基本正常、微弱增加或完全僵直。

⑥治疗观察期间又接受其他治疗。

（五）退出标准

①不符合纳入条件，纳入错误 / 未按规定实施干预措施；

②擅自服用其他可能影响疗效药物；

③资料不全，无法判定疗效或安全性；

④过敏反应或严重不良事件。

（六）统计分析

使用 SPSS 13.0 统计分析，计量资料采用均数 ± 标准差（$\bar{x}\pm s$）表示，两组间比较及治疗前后比较，符合正态分布前后比较配对 t 检验，组间比较（方差齐性检验，以 0.05 作为检验水准）采用两独立样本的 t 检验，不符合正态分布或方差不齐用秩和检验。率的比较用四格表 χ^2 检验。以 $P < 0.05$ 为差异显著。

三、方法

1．基础治疗

连续治疗 30 d 为 1 个疗程，间隔 3 d 后进行下 1 个疗程，连续治疗 2 个疗程。

两组均给予：

（1）神经内科脑卒中常规方案：营养脑神经、调控生命体征、血糖、血脂及情绪、二便等。

（2）配合以 Bobath 技术为主的神经促进技术进行康复训练：

①肌肉按摩：按摩肌群为偏瘫侧肢体瘫痪的优势肌群，一般为上肢伸肌肌群、下肢屈肌肌群；

②关节活动：依次活动髋、膝、踝、趾、肩、肘、腕、手指关节，顺序是先大关节，后小关节，活动远端关节时近端关节必须固定，活动范围为功能位，轻柔缓慢，有节律，避免引起疼痛；

③利用健肢帮助患肢运动，例如双手十指交叉，患手拇指在上，健肢带动患肢，由胸前上举，肘腕伸直，然后缓慢放下；

④桥式运动，训练躯干肌肌群，促进患者姿势反射，缓解躯干下肢挛缩，训练骨盆的控制能力，促进下肢分离运动，并可通过提升髋部的活动，建立像正常人一样的完全髋控制的行走；

⑤抑制上下肢痉挛训练，控制上下肢连带运动训练；易化上下肢分离运动，踝背屈训练，体位转移训练：如床上翻身，仰卧位到坐位，坐位到立位，站立步行，上下楼训练等。

2．治疗组

治疗组针刺脊穴。针灸选穴、操作方法同上述。

3．对照组

普通针刺。

（1）针灸选穴：①上肢：天井、清冷渊、消泺、外关；②下肢：殷门、委中、合阳、承山。

（2）操作方法：患者取合适体位，以仰卧位为主，针刺处常规消毒，0.35 mm × 25 mm 的华佗牌一次性针灸针针刺以上的穴位，刺法同治疗组。

（三）观测指标

单盲评价：评定师不知道患者分组情况，避免人为因素。同一位评定师做康复量表评定。

1．肌张力疗效

（1）根据改良 Ashworth 痉挛评分量表。

显效：评分恢复≥ 2 级；

有效：评分恢复 1 级；

无效：评分无变化。

2．肌张力相关因素指标

（1）肌力

根据 Lovett 分级法评定标准分为正常、良好、尚可、差、微弱、无收缩六个等级。

显效：肌力提高≥ 2 级；

有效：肌力提高≥ 1 级；

无效：肌力无变化。

Lovett 分级法评分：

0 级：零（zero，0）：无触及肌肉的收缩。

1 级：微弱（trace，T）：可触及肌肉的收缩，但不能引起关节活动。

2 级：差（poor，P）：解除重力的影响，能完成全关节活动范围的运动。

3 级：可（fair，F）：能抗重力完成全关节活动范围的运动，但不能抗阻力。

4 级：良好（good，G）：能抗重力及轻度阻力，完成全关节活动范围的运动。

5 级：正常（mormal，N）：能抗重力及最大阻力，完成全关节活动范围的运动。

（2）改良 Fugl-Meyer 运动功能

包括肢体运动功能评价 50 个项目，每一项进行三级评定（0-1-2），“0”表示不能做某一动作，“1”表示部分能做，“2”表示能充分完成，共计 100 分。

（3）ADL 指数

根据功能复杂程度将 ADL 分为 6 个方面：洗澡、穿着、用厕、转移、大小便控制、进食，7 个功能等级（A-G）。

ADL 评定分级如下：

A 级：完全自理。

B 级：只有一项依赖。

C 级：只有洗澡和其余 5 项之一依赖。

D 级：洗澡、穿着和其余 4 项之一依赖。

E 级：洗澡、穿着、用厕和其余 3 项之一依赖。

F 级：洗澡、穿着、用厕、转移和其余 2 项之一依赖。

G 级：所有项目均依赖。

显效：ADL 指数提高≥ 2 级；

有效：ADL 指数提高 1 级；

无效：ADL 指数无变化。

3．安全性指标

晕针、感染、皮下出血或血肿、重要脏器损伤等不良反应。

四、结果

1．基线资料

纳入样本 120 例系解放军第 82 集团军医院（原解放军 252 医院）中医康复科、神经内、神经外科 2011 年 1 月至 2014 年 2 月住院及门诊患者，诊断脑卒中（脑出血、脑梗死）后肢体肌张力增高，随机分为 2 组。

治疗期间，纳入 120 例中，治疗组 1 例不配合检查和治疗，对照组 1 例不配合检查和治疗，1 例脑卒中复发。最终完成观察 117 例，治疗组 59 例，对照组 58 例。两组人口学资料及临床特征具有均衡性（$P > 0.05$），见表 18-8、表 18-9。

表 18-8　两组人口学资料及临床特征　($n,\bar{x} \pm s$)

组别	n	男 / 女	年龄 / 岁	病程 /d	脑卒中类型	
					脑出血	脑梗死
治疗组	59	38/21	56.23 ± 10.31	51.5 ± 7.22	22	37
对照组	58	32/26	54.93 ± 12.23	3.6 ± 5.18	31	27
组间比较		$P > 0.05$	$P > 0.05$	$P > 0.05$	$P > 0.05$	

表 18-9　两组人口学资料及临床特征 –Ashworth 分级　(n)

组别	n	上肢			下肢		
		Ⅰ⁺级	Ⅱ级	Ⅲ级	Ⅰ⁺级	Ⅱ级	Ⅲ级
治疗组	59	13	20	22	9	21	19
对照组	58	7	21	24	10	22	21
组间比较		F=0.029，P=0.874			F=0.062，P=0.815		

2．肌力

治疗 2 个疗程，肌力、肌张力临床疗效治疗组优于对照组（$P < 0.05$），见表 18-10、表 18-11。

表 18-10　两组肌力临床疗效

组别	n	上肢				下肢			
		显效	有效	无效	总有效 / %	显效	有效	无效	总有效 / %
治疗组	59	24	27	8	86.4	29	23	7	88.1
对照组	58	18	23	17	70.7	15	27	16	72.4
组间比较		χ^2=4.3187，P=0.0377 < 0.05				χ^2=4.5774，P=0. 324 < 0.05			

表 18-11　两组肌张力临床疗效

组别	n	上肢				下肢			
		显效	有效	无效	总有效率 / %	显效	有效	无效	总有效率 / %
治疗组	59	18	30	11	81.3	21	26	12	79.7
对照组	58	12	23	23	60.3	18	19	21	63.8
组间比较		$\chi^2 = 6.2633$ P=0.01230 < 0.05				$\chi^2 = 3.6367$ P=0.0565 > 0.05			

2. 肌张力改良 Ashworth 评分

治疗 2 个疗程，肌张力改良 Ashworth 评分两组均显著改善（$P < 0.05$），治疗组改善优于对照组（$P < 0.05$），见表 18-12。

表 18-12　两组肌张力改良 Ashworth 评分变化　（分，$\bar{x} \pm s$）

组别	n	治疗前		治疗后			
		上肢	下肢	上肢	组内比较	下肢	组内比较
治疗组	59	2.57 ± 0.53	2.67 ± 0.34	1.86 ± 0.53	$P < 0.05$	2.03 ± 0.43	$P < 0.05$
对照组	58	2.48 ± 0.42	2.56 ± 0.39	2.39 ± 0.38	$P < 0.05$	2.41 ± 0.28	$P < 0.05$
组间比较		t=1.017	t=1.627	t=6.207		t=6.207	
P 值		0.3113 > 0.05	0.106 > 0.0	$P < 0.05$		$P < 0.05$	

3. 改良 Fugl-Meyer 运动功能评分

治疗 2 个疗程，改良 Fugl-Meyer 运动功能评分两组均显著改善（$P < 0.05$），治疗组改善优于对照组（$P < 0.05$），见表 18-13。

表 18-13　两组 Fugl-Meyer 运动功能评分变化　（分，$\bar{x} \pm s$）

组别	n	治疗前	治疗后	组内比较
治疗组	59	35.3 ± 21.0	57.23 ± 29.69	$P < 0.05$
对照组	58	36.55 ± 25.9	46.26 ± 27.95	$P < 0.05$
组间比较		t=0.287	t=2.057	
P 值		> 0.05	< 0.05	

4.ADL 功能等级疗效

治疗 2 个疗程，ADL 功能等级临床疗效治疗组优于对照组（$P < 0.05$），见表 18-14。

表 18-14　两组 ADL 临床疗效

组别	n	显效	有效	无效	有效率 / %	组间比较
治疗组	59	20	32	7	87.9	$\chi^2 = 2.5752$
对照组	58	12	32	14	77.6	P=0.0163 < 0.05

5. 不良反应

治疗组不良反应发生率 1.7%，对照组 5.2%，组间无显著差异（$\chi^2 = 1.2633$，$P > 0.05$），见表 18-15。

表 18-15　两组不良反应

组别	n	晕针	感染	皮下出血 / 血肿	损伤重要脏器	发生率（%）	组间比较
治疗组	59	1	0	1	0	1.7	$\chi^2 = 1.263$
对照组	58	4	0	2	0	5.2	$P < 0.05$

五、讨论

1．调控肌张力－脑卒中肢体功能恢复核心

脑卒中是急性脑血管病导致脑细胞缺血、缺氧，最终死亡。卒中后运动障碍是脑组织损伤、死亡后出现的不自主异常运动模式，不能顺利地完成目的性的动作。卒中后肌张力恢复是由低到高顺序进行的，逐渐达到高峰后，再逐渐下降，当肌张力达到适当水平后肢体出现自主运动，最终获得随意运动。

不是每个患者都按此规律恢复，部分患者肌张力达到高峰后不再下降，使关节、肌肉活动受到限制，造成关节僵直、肌肉挛缩、出现痉挛性偏瘫。在卒中后肢体功能恢复的过程中，肌张力的调控是核心。

2．中医医籍认识

《难经·二十九难》曰：“阴跷为病，阳缓而阴急；阳跷为病，阴缓而阳急。”认为阴阳脉气失调，会出现肢体两侧或弛缓或拘急的不平衡，中风后痉挛性瘫痪以上肢屈肌及下肢伸肌痉挛为主，上肢属阳缓而阴急，为阳虚阴盛之证；下肢属阴缓而阳急，为阴虚阳盛之证。刘完素在《河间六书·脑卒中》中记有：“所谓脑卒中筋脉紧急者，有阳热暴盛于内，……阴主于筋，而风气自甚，又燥热加之，……则筋太燥。燥筋主于收敛，劲切紧涩，故为病筋脉紧急而噤”，把筋脉紧急之因归为阳热、筋燥。张景岳在《景岳全书·论治血气》中说：“偏枯拘急痿弱之类，本由阴虚。……气中无血，则病为抽掣拘挛。”提出病因为阳热阴虚，筋燥血虚。明清时期，叶天士在《临证指南医案·卒中》中云：“若机体拘挛，半身不遂，……此本体先虚，风阳夹痰火壅塞，以致营卫脉络失和。”指出病因为风阳夹痰壅塞。现代有医家认为中风恢复期或后遗症期，壅脑之邪大势已去，标证虽平，痰浊瘀血未清，脑神未复，正虚已现，肝肾阴虚之本质未变，主要表现阴液不足、筋脉失养、痰瘀阻络、肢体筋脉肌肉失养而导致痉挛性瘫痪。可见历代医家虽对中风后肢体拘挛的病因各有看法，但均归于阴阳失衡，经脉筋络失和。

治疗此病的方法多种多样，针刺法发挥了重要作用，得到广泛认可。《灵枢·根结》云：“用针之要，在于知调阴阳，调阴与阳，精气乃光，合形与气，使神内藏。”《素问·至真要大论》亦说：“谨察阴阳所在而调之，以平为期。”明确指出针灸治病关键在于调节阴阳偏盛偏衰，使机体转归于“阴平阳秘”，恢复正常功能，可见调和阴阳是针灸治疗所有疾病的最终目的。

中风后痉挛性瘫痪为阴阳失于平衡之“阳急阴缓”或“阴急阳缓”之证候，治当“扶阴抑阳”或“扶阳抑阴”，以调节阴阳平衡，运动协调。《素问·痿论》所说：“宗筋主束骨而利机关也”。经筋的作用是约束骨骼，活动关节，保持人体正常运动功能，维持正常体位姿势。针刺缓解患者筋脉的拘挛状态，使肢体运动功能得到有效改善。临床主要辨证施针，大体分为体针、头针，也有舌针、耳针、眼针。针法主要有醒脑开窍、平衡阴阳等。古代文献中也记载了一些特殊针法，如《素问·长刺节论》认为：“病在筋，筋挛节痛，不可以行，名曰筋痹。刺筋上为故，刺分肉间，不可中骨也，病起筋炅已止。”《灵枢·官针》则曰：“恢刺者，直刺傍之，举之前后，恢筋急，治筋痹也”“关刺者，直刺左右尽筋上，以取筋痹。”

3．脊穴治疗机制

（1）古代医家对脊穴认识

背部俞穴最早在《灵枢·背腧》中就有详细记载，有五脏背俞穴名称和位置；《素问·气府论》中也指出了背部俞穴大体定位；《内经》中还明确指出背部俞穴的刺激方法，包括刺、灸、按、放血等法。由此可见，背部俞穴在《内经》时代就形成了一套成熟针灸理论、独特选穴方法，贯穿《内经》全书，所以《内经》是该疗法坚实的理论基石。杨上善注："除病遣疾又复不少，正可以智量之，适病为用，不可全言非也。而并为非者，不知大方之论"，提出"适病为用"，解释背俞穴定位的多样性，又阐述了背俞功能带的观点，是穴位、穴段的理论基础。

医家将背部腧穴主要分为背俞穴和华佗夹脊穴两种。背俞穴是五脏六腑之气输注于背腰部的腧穴，包括十二对与脏腑相关的俞穴，位于背部足太阳膀胱经第一侧线，膀胱经所生病是主筋所生病。《灵枢·背腧篇》日："肺腧在三焦（椎）之间……。肾腧在十四焦（椎）之间……"。《素问·血气形志篇》中还有另外取法："欲知背俞，先度其两乳间，中折之，……当其下隅者，肺之俞也。复下一度，心之俞也……是谓五脏之俞，灸刺之度也。"两种说法对背腧穴定位略有差异，现代临床应用基本以"夹脊相去三寸所，则欲得而验之，按其处，应在中而痛解，乃其腧也"为原则。在《精简经穴治疗学》中最早记载使用夹脊穴的是华佗，故夹脊穴又称华佗夹脊穴，还称"挟脊""侠脊"，是指与挟脊柱伴行的穴位，即指背腰部脊柱棘突下旁开五分的一类穴位。最早见于《素问·刺疟》："十二疟者……又刺项下侠脊者必已。"西汉《足臂十一脉灸经》中记载：足泰阳脉循行时"夹脊"，灸泰阳脉可治疗"夹脊痛"。

（2）脊穴治疗中医机制

原气散发之所，脏气输注之处：背部区域主要是原气散发区域及脏腑之气输注的地方，强调背部脊穴与原气和脏腑的关系。人体五脏六腑集中在胸腹背部之间，脏腑病变，就可出现在体表相应部位的反射点，出现特定症状和体征。《明堂》的脏腑直接"出于背者"，又直接"内通脏腑"的观点更验证此论点。

经络循行之处：背部区域有多条经络及所属经别、经筋分布，如督脉、手足三阳经、手足太阴经、足少阴经。脊柱两侧最主要经络为督脉和足太阳膀胱经，督脉和膀胱经皆挟脊而行，在背部形成一条功能带，脊穴恰恰在此功能带上，所以刺激脊穴亦可刺激经络，达到治疗疾病的功效。《内经》云："欲得而验之，按其处，应在中而痛解"。

（3）脊穴治疗西医机制

根据西医解剖知识，脑组织、脊髓组成中枢神经系统。由脊髓发出前根和后根汇合形成31对脊神经，包括8对颈神经、12对胸神经、5对腰神经、5对骶神经和1对尾神经组成。脊神经后根在邻近椎间孔处有一椭圆形膨大的脊神经节，内有假单极神经元（感觉神经元）的胞体集聚，周围的感觉神经末梢分布于躯体和内脏。前根主要由脊髓前角和侧角（α、γ 运动神经元）发出的运动神经纤维组成。脊神经很短，出椎间孔后分为前支、后支、脊膜支、交通支4支：

①前支形成颈丛、臂丛、腰腰丛、骶丛，分布于躯干前外侧部和四肢的肌肉及皮肤；

②后支分布于项背部肌肉及皮肤，具有明显的节段性，C_1 神经后支分布于项部深肌，C_2 神经后支分布于枕部皮肤，$L_{1\sim3}$ 及 $S_{1\sim3}$ 后支分布于臀上部和臀下部的皮肤，$S_{4\sim5}$ 后支分布于尾骨周围的皮肤。

由此可知脊神经是肌肉、内脏、血管运动、感觉的传输带，既有外传又有内输的作用。脊穴系在脊柱周围，与脊柱伴行与脏腑相连的一组腧穴，所以从西医解剖学知识来讲，脊穴与皮肤感觉、内脏感觉运动、肌肉运动等密切相关。脊穴穴点处是脊神经出椎间孔处，多个具有相似功能的穴点与前支、后支、脊膜支、交通支相伴行组成穴段，所以针刺脊穴不但会影响脊神经后支，也会牵涉前支；皮肤、肌肉、内脏功能病变时，刺激脊穴可“抑制和易化”双重调控作用，收到调节体液平衡，缓解病痛的治疗效果。

4．脊柱点段针刺疗法

马玉琛教授在长期的临床实践中，总结并提出了“脊穴点段针刺疗法”，选取脊柱周围一组特定脊穴针刺治疗相关病症，是以历代医家对背部穴位研究理论为基础，对传统经络理论的发展提升。此法是根据经络理论，现代解剖、生理、病理学知识，以传统夹脊穴、背俞穴理论为基础，发扬优点，又不断总结治疗病种的范围、疗效、解剖生理及安全性方面的不足，结合自己长期临床实践，探索出与传统背俞和华佗夹脊穴不同、独具特色的一种针刺方法。

该法发现了24个夹脊别穴、21个俞别穴，分别拟定了它们的穴段，确定了脊穴的位置及其主治和刺法。阐述了穴位的新含义，创造性地提出穴点、穴段的概念，在理论上，提出经穴的闸门观点。认为因生理和解剖等方面的特点，针刺方法的实施受到了很大限制，督脉治疗效果不能得以很好发挥，只能从督脉周围遴选穴位，距离督脉越近的穴位针刺效果应越好，夹脊别穴和俞别穴是距离督脉最近、穴位和穴点间没有组织障碍，是最好的选择，可直接刺激脊神经后支附近，刺激量更大，冲动更强烈，故将其称为经穴闸门，闸门一开，主干道经气就会像水一样流到支渠，灌溉四旁，使人体器官、组织得以濡养。尤其将相连的几个相同功能的穴点组成的穴段应用到临床，通过对穴段的刺激来增加对经络刺激量，加强经络“抑制和易化双向调节机制”及“协同作用”，可很好地提高疗效。

5．小结

（1）所用穴位主要功效

颈病穴

位于平第 2 颈椎棘突中点旁开 1.5 寸处，直刺 2 寸达穴点。

主要功效：用于颈椎病颈部疼痛、酸楚、活动不利。

肩病穴

位于平第 4 颈椎棘突中点旁开 1.5 寸处，直刺 2 寸达穴点。

主要功效：用于肩周炎，上肢近端肌肉无力。

手臂穴

位于平第 6 颈椎棘突中点旁开 1.5 寸处，直刺 2 寸达穴点。

主要功效：用于上肢关节伸屈不利，肌肉、软组织疼痛麻木、酸楚无力。

坚柱穴

位于平第 1 腰椎棘突中点旁开 1 寸处，直刺 3 寸达穴点。

主要功效：用于内脏下垂，小肠疝气，髋关节伸屈不利等。

下肢穴

位于平第 3 腰椎棘突中点旁开 1 寸处，直刺 3 寸达穴点。

主要功效：用于下肢关节、肌肉、软组织疼痛、酸楚麻木，髋、膝关节伸展不利。

上髎穴

位于第 1 骶椎孔处，直刺 3 寸达穴点。

主要功效：用于坐骨神经痛，下肢关节（含膝、踝）、皮肤软组织疼痛、酸楚麻木，关节屈伸不利，肌肉无力等。

上述脊穴与上下相邻功能相似的夹脊别穴共同组成穴段，增加对经络刺激量，加强经络“双向调节机制”及“协同作用”，提高疗效。

（2）本研究有效性

肌肉、关节屈伸和肢体运动皆与经筋有关。“宗筋主束骨而利机关也”，这里的经筋就是本研究的肌张力增高的症状，即筋脉的牵引、拘挛。此法所选脊穴靠近椎间孔，距离脊神经最近，通过针刺上述脊穴，可疏通气血，改善血液循环，筋脉得以供养，起到舒筋活络的效果。

解剖生理方面，一个完整的反射弧包括传入神经纤维、中枢、传出神经纤维和效应器。任何一部分受损，反射活动均不能完成。脑卒后反射弧通路中的中枢受损，失去对脊髓水平 α 和 γ 运动神经抑制，中间神经元对 γ 神经元抑制被释放，使肌梭兴奋性增高；肌肉被牵张时，众多同步兴奋的冲动沿着Ⅰ α 类传入神经到达 α 运动神经元，引起同步兴奋的 α 运动神经元数量增加，牵张反射范围扩大，反射增强，出现高肌张力。

脊穴点段针刺疗法治疗此病所选取脊穴临近椎间孔，系传入神经和传出神经的汇合点，此处有丰富的脊神经分支，毗邻神经节，前根和后根，针刺此处使可增加外周感觉的输入，逆向传导至脊神经，使过度兴奋的脊髓水平 α 和 γ 运动神经元得到抑制和易化，恢复电生理平衡，降低肌张力、缓解肌肉痉挛。治疗本病的上下相邻脊穴组成穴段，椎动脉和椎静脉相伴行，针刺此处可明显改善椎－基底动脉血液循环，促进侧支循环建立，增加脑组织血流，促进神经突触再生、树突“发芽”、改变突触阈值，进行脑神经细胞功能的重组，进而达到治疗目的。

综上所述，马玉琛教授“脊穴点段针刺疗法”，系重新调整脊神经传导功能，调控四肢肌肉靶点，重塑正常运动模式。

（3）创新点

本研究是基于马玉琛教授独创性提出的脊穴点段针刺疗法理论对脑卒后高肌张力进行治疗，采用穴位系独创，将取穴规范化，可重复操作，提高了信度。

在康复医学基础上，脊穴点段针刺疗法在临床疗效及整体调理方面较普通针刺存在明显优势，且无明显不良反应，为临床治疗脑卒中肌张力增高提供新的思路和方法。

（4）存在问题

由于观察试验结果时间较长，患者依从性较差，未进行大规模临床研究。受我院现有医疗资源的影响，未采用表面电极肌电图、紧张性振动反射等电生理评定方法辅助评定；对脊穴点段针刺疗法的作用机制探讨较表浅，没有从更深层次阐述其作用原理。

（郭晓艳）

第四节　脊穴点段针刺辨治功能失调性呃逆

一、穴位、方法及主治

1．选穴

膈病穴，夹脊别穴。

2．方法

患者取坐位，低头，针刺处常规消毒，先在“膈病穴”用2寸毫针，针尖向前下方直刺2寸到达穴点，得气后留针20分钟，同时针刺该穴段上的夹脊别穴，方法同前，每日1次。

3．主治

功能失调性呃逆。

二、材料与方法

1．一般资料

脊穴点段法（治疗组）：80例，男性49例，女性31例；年龄20 ~ 81岁；病程2天至1年；胃部疾病35例，手术后患者18例，脑血管意外10例，肺、肝癌晚期8例，风寒引起6例，暴怒等精神因素而发3例。

常规法（对照组）：80例，男性52例，女性28例；年龄18 ~ 72岁；病程5天至11个月；胃部疾病38例，手术后患者22例，脑血管意外7例，肺、肝癌晚期6例，风寒引起5例，暴怒等精神因素而发2例。

2．方法

（1）治疗组：选穴和治法同上述。

（2）对照组：取中脘、内关、膈俞穴。常规消毒，针刺得气后，留针 20 分钟。

（3）疗程：1 次 /d，连续治疗 7 次。

3．疗效判定

痊愈：呃逆控制症状消失；

有效：呃逆频率减小，程度减轻；

无效：临床症状无缓解。

三、结果

治疗 1 疗程 (7 d), 临床疗效治疗组优于对照组（χ^2=13.44，$P < 0.01$），见表 18–16）。

表 18–16 两组临床疗效

组别	n	痊愈	有效	无效	总有效率 / %	组间比较
治疗组	80	62	16	2	78.00	χ^2=13.44
对照组	80	35	28	17	63.00	$P < 0.01$

四、讨论

呃逆是横膈痉挛性收缩，伴有其他呼吸肌收缩及声门短暂关闭，引起气逆上冲，喉间呃逆连声，声短而频，难以自制。患者很痛苦，常常影响到饮食及睡眠。近年来我们应用第三批全国名老中医师带徒专家马玉琛教授自创脊穴点段针刺法中的“膈病穴”治疗功能失调性呃逆 80 例取得很好疗效。

脊穴点段针刺疗法通过针刺穴位到达穴点和穴段来治疗疾病的一种针法。穴位是穴点在体表的投影，穴点是治疗效果的根本点，对针刺反应最为敏感，针感最强。穴段一般上下各波及 1 ~ 3 个椎体，可包含若干穴点，一个穴段的穴点有相同的主症，并对某一个病症有协同治疗作用。脊穴点段疗法中的“膈病穴”又称为第三颈椎夹脊别穴（C3j），位于颈 3 棘突旁开 1.5 寸处，与颈 2 夹脊别穴（位于颈 2 棘突旁开 1.5 寸处）、颈 4 夹脊别穴（位于颈4棘突旁开1.5寸处）共同组成“膈病穴”穴段。针刺这六个穴位达到的穴点，正是颈2、颈3、颈4脊神经出椎间孔部位，这三条颈神经分支组成膈神经的运动纤维，支配膈神经，刺激膈神经产生强烈的针感，解除膈肌痉挛，从而达到治疗疾病的目的，这可能是该针法治疗膈肌痉挛的机制。“膈病穴”穴点与穴段的联合应用，在临床中治疗膈肌痉挛，效果立竿见影，操作方法简单，尤其适用基层，值得到推广。

（张培）

第五节　脊穴点段针刺辨治脊髓亚急性联合变性

一、穴位、方法及主治

1．选穴

根据脊髓MRI变性节段，以变性节段上下各一椎体为区间；棘突下旁开0.5寸处选为穴位。

2．针刺方法

常规皮肤消毒后，取28号1.5寸针，双手指夹持进针，患者有针感，即达到穴点，顺时针捻转，产生滞针后留针15分钟，拔针，每日1次；上肢可配合肩髃穴、曲池、外关、手三里、合谷，下肢可配合阳陵泉、足三里、梁丘、三阴交、解溪。

3．主治

脊髓亚急性联合变性。

二、材料与方法

1．一般资料

纳入76例系2003年1月至2010年10月入住我科脊髓亚急性联合变性（SCD）住院患者，入院后即按抓阄随机分组，分成观察组和对照组，38例/组，年龄30 ~ 52岁；

出现相关症状半年至 20 年，有神经系统症状 5 天至 6 个月。

2．纳入标准

符合《临床诊疗指南—神经病学分册》诊断标准，不同程度伴有肢体无力、感觉异常。

脊髓 MRI：在受损节段脊髓均显示等或稍长 T_1、T_2 表现，均无异常强化。

肌电图显示神经源性或周围神经损害。排除其他原因引起的中枢或神经系统。

3．方法

（1）基础治疗：

均采用西药治疗：维生素 B_{12} 注射液 0.05 mg，肌内注射，1 次 /d；叶酸片 0.5 mg，口服，3 次 /d；甲钴胺片 0.5 mg，口服，3 次 /d。

（2）观察组：在西药的治疗基础上，根据脊髓变性的节段配合脊穴点段针刺疗法，每天一次，每次 15 分钟。

（3）疗程：15 天为 1 个疗程，间隔 2 天，进行下 1 个疗程，治疗 2 个疗程，判定疗效。

4．疗效判定

参照《中医病证诊断及疗效标准》评定。

痊愈：体功能正常，肌肉丰满，神经系统及实验检查正常。

好转：肢体痿弱好转，症状改善，神经系统及实验室检查基本正常。

无效：肢体痿软无改善。

5．统计分析

使用 SPSS 17.0 统计分析，计量资料采用均数 ± 标准差（$\bar{x}\pm s$）表示，两组间比较及治疗前后比较，符合正态分布前后比较配对 t 检验，组间比较（方差齐性检验，以 0.05 作为检验水准）采用两独立样本的 t 检验，不符合正态分布或方差不齐用秩和检验。率的比较用四格表 χ^2 检验。以 $P < 0.05$ 为差异显著。

三、结果

治疗 2 个疗程，临床疗效观察组优于对照组（$P < 0.05$），见表 18-17。

表 18-17　两组临床疗效

组别	n	痊愈	好转	无效	总有效率 / %	组间比较
观察组	38	20	17	1	97.4%	$P < 0.05$
对照组	38	16	15	7	81.6%	

四、讨论

SCD 是维生素 B_{12} 缺乏造成的神经系统病变。维生素 B_{12} 是人体 DNA 和 RNA 合成必需的辅酶，维生素 B_{12} 缺乏导致脂肪酸合成异常而影响髓鞘转换，神经髓鞘脱失，轴突变性，进而导致神经元死亡。主要累及脊髓侧索、后索、大脑锥体系、脊髓小脑变性及周围神经系统，多在中年以后，无性别差别，隐匿起病。一般先后出现巨幼细胞性贫血，伴发乏力、倦怠、进食差、舌炎、腹泻，随后出现双下肢无力、步态不稳，踩棉花感，以及指端麻木、刺痛、灼热感。前期进展缓慢，后期进展迅速，早期诊断及治疗是关键。

此病属“痿证”范畴，是劳累过度，饮食失节，脾胃损伤，造成血气运化失衡，精微不化，经脉肌肉失养而纵驰不收，肢体软弱无力。以针灸治疗，具有可靠理论依据。

脊穴点段针刺法根据 SCD 脊神经前根、后根神经脱髓鞘等病理基础，从受损节段下方发出的脊神经就近取穴，每个脊穴包括穴位、穴点、穴段三部分，穴点是脊穴主体、核心点，对针刺反应最为敏感，从而刺激受损的脊神经，达到调节体液、促进血液循环、营养神经的作用。

脊穴点段针刺法，是在督脉、膀胱经中间，能振奋阳气，阳生阴长，气畅经通，阴阳调和，气血运行正常，从而达到事半功倍的效果。

自 2003 年 1 月至 2007 年 10 月，采用西药配合脊穴点段针刺治疗 SCD 患者 38 例，观察组疗效高于对照组，取得了满意效果。说明脊穴点段针刺法是治疗 SCD 的一种安全、有效的治疗方法。

（郭晓艳）

第十九章　医案医话

本章皆为马玉琛教授研究生、学术继承人整理的2016年以来跟师门诊医案，对导师学术思想、经验理解和心得体会，也有学生在导师学术思想指导下，自己的一些临证理法方药记录和解释。

第一节　屈彬跟师医案及体会

医案01：粉刺（痤疮）

某女，1994年出生。2016-08-31初诊。

2个月前无明显诱因出现面部瘙痒，后出现丘疹，小米粒至高粱粒大小，色红，疼痛，无脓疱，曾间断于当地医院诊治，症状缓解不明显，为求进一步诊治今来我院门诊。现纳差、少气懒言、气短乏力，睡眠尚可，二便调。查体：心肺腹（－），舌淡，苔薄白，脉弱。

诊断：西医诊断为痤疮。

　　　中医诊断为粉刺（脾气虚弱，郁而化热）。

治法：补中益气，解郁宣热。

补中益气汤加减：党参10 g，生黄芪20 g，白术10 g，柴胡、升麻、蝉蜕、薄荷各6 g，葛根 15 g，川芎 6 g，丹参、生甘草各 10 g。

1 剂 /d，水煎，分 2 次服。

复诊：口服中药 2 周后，面部瘙痒、少气懒言、气短乏力症状减轻，原方不变，续给服 21 剂。

体会

痤疮，俗称青春痘，是青春期最常见的毛囊皮脂腺炎症。

本例纳差、少气懒言、倦怠乏力、舌淡、苔薄白、脉弱，乃脾气虚弱。丘疹色红且痛，为阳热之表现。按东垣《脾胃论》，阴火乃心火，起于肾，脾气虚弱，谷气下流于肾，引动阴火，阴火上乘，郁于皮肤，则发生此病。因此，可补中益气汤加减。方中参、术、芪补脾；柴胡、升麻补脾并提升阳气；葛根可解肌退热、透疹，与柴胡、升麻配伍，发表透疹；蝉蜕、薄荷，柔经透表，宣毒透疹，祛风止痒；川芎、丹参活血行瘀，丹参清热消痈解毒，符合东垣甘温除热之意。患者用药 2 周后复诊时面部痤疮症色较前减淡，瘙痒症状较前减轻，症状好转。

医案 02：风湿热痹（血管炎）

某男，2000 年出生。2016-09-26 初诊。

1 年前无明显诱因出现双下肢小腿处瘙痒、疼痛，抓破后出现溃烂，经久不愈，溃疡形成后，周围红肿，无发热、咽痛、口腔溃疡、肌肉酸痛不适，无头晕、头痛、腹痛、腹泻不适，曾于北京某医院查（2015-06）：血尿酸 438 umol/L，RF（-），BRT（-），ENA（-），ANA（-），诊断为血管炎，并给予激素甲泼尼龙 6 片、1 次 /d 口服，6 个月后减至 3 片、1 次 /d 口服至今。现自觉症状缓解不明显，纳差、乏力、倦怠。自发病以来无发热、无汗出，双下肢溃破口疼痛，无头晕、胸闷、胸痛、腹胀不适，无耳鸣、耳聋，夜间睡眠可，纳差，二便调。无糖尿病、冠心病及高血压史，无肝炎、结核等传染病史，无食物及药物过敏史。查体：形体一般，精神佳，言语流利，嗅无异常，脊柱四肢无畸形，关节无红肿，双下肢无水肿。双侧肢体肌力、肌张力正常存在，双侧肱二、肱三头肌腱正常存在，跟膝腱反射正常。舌红，苔薄黄，脉数而无力。

诊断：西医诊断为血管炎？

中医诊断为痹病（风湿热痹）。

治法：补气调中，清热利湿。

半夏泻心汤合当归赤小豆散加减：清半夏、生甘草各 10 g，黄连 6 g，干姜、大枣各 10 g，党参、当归各 12 g，赤小豆 30 g，薏苡仁 20 g，茯苓、泽泻各 10 g，黄芪 20 g，川牛膝 12 g，鸡血藤 15 g。

1 剂 /d，水煎，分 2 次服。

体会

下肢皮肤溃疡，西医诊断为“血管炎”，可参照同是血管炎的白塞病，白塞病类似《金匮要略》“狐惑病”。方以半夏泻心汤或当归赤小豆散为主。血管炎归风湿免疫病，风湿免疫病属“痹病”范畴，按《素问·痹论》，病邪当为风寒湿。本例以湿邪为主，病理过程或化热，或瘀血，或生痰，或可损耗正气。在半夏泻心和当归赤小豆方的基础上，以薏苡仁、茯苓、泽泻加重祛湿，以黄芪助党参补气并生新，牛膝、鸡血藤引血下行并活血祛瘀，或可起到良好的治疗作用。

医案 03：热淋（泌尿系感染）

某男，1975 年出生。2016-09-05 初诊。

10 天前无明显诱因出现小便频、急、疼痛不适，小便时伴有烧灼感，每日饮水约 1 500 mL，小便症状缓解不明显，曾口服千金片，症状缓解不明显。无发热、口苦、恶心、呕吐不适。自发病以来无发热、无汗出，无头晕、胸闷、胸痛、腹胀不适，无耳鸣、耳聋，夜间睡眠可，饮食尚可，大便正常，无黏液脓血便。尿常规：白细胞 122/μL。查体：形体一般，精神佳，言语流利，嗅无异常，双肾区无叩痛，肛门、外生殖器未见异常。舌红，苔薄黄，脉数。

诊断：西医诊断为泌尿系感染。

中医诊断为淋证（热淋）。

治法：清热利湿通淋。

八正散：川木通 10 g，车前子、瞿麦、萹蓄各 15 g，滑石 20 g，泽泻、猪苓、黄柏各 10 g，蒲公英 15 g，丹参 12 g，赤芍 10 g，黄芪 20 g，甘草 10 g。

1 剂 /d，水煎，分 2 次服。

复诊：服药 1 周，尿痛、尿急、尿频缓解，2 周后自觉症状消除。

体会

根据小便频急、疼痛，结合《金匮要略·消渴小便不利淋病脉证并治》“淋之为病，小便如粟状，小腹弦急，痛引脐中”，故属“淋证”范畴。本例临床症状、舌脉象皆符合热淋，八正散主证。加泽泻、猪苓助通淋，黄柏、蒲公英助清热解毒，下焦湿热亦可伤及脉络，故以丹参、赤芍凉血活血，黄芪补中，以免利水伤气，甘草解毒、调和诸药。注意，本病例当避免温热之品。

医案 04：皮、骨痹（白疕、银屑病性关节炎）

某男，1970 年出生。2016–09–26 初诊。

半年前无明显诱因出现左足趾及右踝关节疼痛不适，不可屈伸，行走艰难，每遇风冷则剧痛难忍，得温则减，下肢冷凉重着。3 个月前出现皮肤瘙痒不适，瘙痒难以忍受，无发热、头晕、头痛、恶心、呕吐、腹痛、腹泻不适，无体重下降、关节畸形，曾于某医院诊断为“银屑病关节炎”，予甲泼尼龙，现减至隔日半片口服，症状缓解不明显。自发病以来无发热、汗出、头晕、胸闷、胸痛、腹胀不适，无耳鸣、耳聋，夜间睡眠可，饮食佳，二便调。查体：形体一般，精神佳，言语流利，嗅无异常，全身皮肤散在斑块，色稍红，无渗出物，附有少许白色鳞屑，周身浅表淋巴结未触及肿大，双侧肢体肌力、肌张力正常存在，双侧肱二、肱三头肌腱正常存在，跟膝腱反射正常，双下肢无水肿，双骶髂关节压痛，“4”字试验（+），浮髌试验（+）。

辅助检查：血沉为 29 mm/h，C– 反应蛋白为 2.8 mg/L。舌淡，苔白，脉沉迟。

诊断：西医诊断为银屑病性关节炎。

中医诊断为白疕：皮、骨痹（风寒湿症）。

治法：祛风散寒除湿，补正解表止痒。

乌头汤加减：制川乌 3 g，黄芪 20 g，赤芍、炙麻黄、白术、防风各 10 g，补骨脂、当归各 12 g，柴胡、升麻各 10 g，炒薏苡仁 20 g，薄荷、蝉蜕各 10 g，地肤子 15 g，木香、炒麦芽各 10 g。14 剂。

1 剂 /d，水煎，分 2 次服。

2016–10–10 复诊。服药 14 剂，无关节疼痛，时有畏寒，皮肤症状无明显改善，舌淡胖边红，苔薄白，脉细。改处方为桂枝芍药知母汤：制川乌 6 g，防风 10 g，当归 12 g，赤芍 10 g，生地黄 12 g，鳖甲、升麻各 10 g，薄荷 6 g，地肤子 15 g，蝉蜕、乌梢蛇、生甘草各 10 g。

体会

根据马玉琛教授“经痹”理论，患者关节疼痛，属痹病，皮肤淡红色斑块，附鳞屑，瘙痒，足、踝关节疼痛，骶髂关节压痛，“4”字试验阳性，可能有骶髂关节病变，病位在皮、骨，属皮合并骨痹，畏寒、舌淡、苔白、脉沉迟，病性为风寒湿痹。体质有阳虚，也有阴虚血燥表现，治当祛风散寒除湿、温经养阴润燥，以乌头汤加木香、炒麦芽、白术、薏苡仁行气、消导、健脾利湿，补骨脂强肾补骨，当归、防风养血祛风，柴胡、升麻、薄荷、蝉蜕、地肤子升阳解表，方中含玉屏风散调节免疫。服 14 剂后疼痛症状缓解，舌淡胖边红、苔薄白、脉细，说明祛除外邪效果尚可，阳气抗邪能力也有些恢复，皮肤症状改善不明显，故减祛除寒湿外邪之力，去补气加养阴，以免火旺伤阴，加乌梢蛇搜内风，以利外风祛除。

医案 05：胃痛（慢性萎缩性胃炎）

某男，1953 年出生。2016–10–10 初诊。

1 年前无明显诱因出现上腹部疼痛不适，疼痛为隐隐作痛，痛无定处，饥饿时疼痛明显，进食后可稍缓解，进食后伴有腹部胀满、恶心不适，无发热、口干、口苦、呕吐、腹泻不适。查体：形体一般，精神佳，言语流利，嗅无异常，发育正常，营养均等，自动体位，皮肤黏膜无黄染，无腹壁静脉曲张，全腹软，剑突处轻压痛，无反跳痛及肌紧张，肝、脾肋下未触及，腹部叩鼓音，移动性浊音（–），肝颈静脉逆流征（–），双下肢无水肿。胃镜示：慢性萎缩性胃炎伴肠化生，胃窦慢性萎缩性胃炎伴肠化生及低级别上皮内瘤变。发病以来无发热、汗出，头晕、胸闷、胸痛不适，无耳鸣、耳聋，夜间睡眠可，饮食尚可，大便干燥，无黏液脓血便。舌淡胖齿痕，苔薄白，脉弦。

诊断：西医诊断为慢性萎缩性胃炎。

中医诊断为胃痛（肝郁脾虚证）。

治法：健脾疏肝，和胃止痛。

理中汤加减：党参 12 g，白术 10 g，黄芪 20 g，桂枝 12 g，干姜、肉蔻、厚朴、枳实、制半夏、莪术、延胡索、柴胡、郁金各 10 g，炒麦芽、炒神曲各 15 g，炙甘草 10 g。

1 剂 /d，水煎，分 2 次服。

2016-10-24 复诊。上腹痛、腹胀减轻，舌淡胖齿痕，苔薄白，脉弦。仍予上方。

体会

上腹疼痛伴腹胀，结合《外台秘要·心痛方》“足阳明为胃之经，气虚逆乘心而痛，其状腹胀归于心而痛甚，谓之胃心痛”，故属“胃痛”范畴。舌象改变为脾气不足，脉弦为肝郁，症状和舌脉象相符，无矛盾。予补气温阳、疏肝消导、理气止痛。还要考虑萎缩性胃炎伴肠化应具有痰积血瘀病理过程，予半夏、枳实、莪术等化痰、散结、活血药物，以便达到改善病理变化的目的。治疗 3 ~ 6 个月，复查胃镜和病理，观察有无改善。

医案 06：肺胀（肺癌）

某男，1956 年出生。2016-10-14 复诊。

2013 年无明显诱因出现咳嗽、咳痰，反复发作，输抗生素及口服用药（药物不详）后症状未见缓解，渐进性加重，痰为白色黏痰不易吐出，咳嗽加重时伴有呼吸困难，偶咳鲜血及小指肚大小黏稠块状物。曾多次行胸部 CT 检查，显示为肺占位，拒绝支气管镜检查，先后两次对咳出物病理检查，分别肉芽组织、高分化鳞癌，不接受手术、放化疗，已连续服中药近 2 年。无糖尿病及冠心病、高血压史，否认肝炎、结核等传染病史，无食物及药物过敏史。近日因受凉后出现咳嗽、咳痰、胸闷、发憋加重，双手指、双膝关节疼痛。无发热，时有汗出，无头晕，无耳鸣、耳聋，无恶心、呕吐，夜间不能平卧，影响睡眠，饮食尚可，大便干燥，无黏液脓血便。查体：形体一般，慢性病容，言语流利，嗅无异常，双肺呼吸音减弱，可闻及痰鸣音。心率 78 次 /min，律齐，各瓣膜听诊区未闻及杂音，无心包摩擦音。全腹软，剑突处轻压痛，无反跳痛及肌紧张，双下肢无水肿。辅助检查：血沉 20 mm/h，CRP（+），血常规（-），结核菌素试验（-），结核抗体（-），抗核抗体（–），抗 ENA 抗体（–），腹部超声未见异常。舌胖、暗红，少苔，脉沉细。

诊断：西医诊断为肺占位，肺癌？肉芽肿？

中医诊断为肺胀（痰积阻肺证）。

治法：化痰散结，解毒攻毒，宣肺纳气，补气益阴。

定喘汤加减：白果、麻黄、桔梗、枳壳、制半夏各 10 g，细辛 3 g，生姜、羌活、独活各 10 g，五味子 15 g，蛤蚧 1 只，黄芪 20 g，沙参、麦冬、玉竹各 10 g，茯苓 12 g，白花蛇舌草、半枝莲 10 g。

1 剂 /d，水煎，分 2 次服。

加雄附散（雄黄、白附子、僵蚕），口服 0.5 g/ 次，2 次 /d。

体会

患者曾诊断为“肺癌”，病理也证实，但不除外有结缔组织病。患者不愿接受手术和放化疗，于 2015 年 2 月始，连续在我院单纯服中药。患者坚持不采用支气管镜和穿刺检查，曾咳出坏死组织做病理，一次为肉芽组织，一次为高分化鳞癌。病位在肺，气道为肿物阻塞，当平喘宽胸之剂白果、麻黄、桔梗、枳壳等扩张支气管，增加通气量，缓解气喘、发憋症状。关节疼痛，说明有风寒湿邪侵袭，以羌活、独活、细辛祛风散寒除湿。肿物本身即为痰积，有坏死物排出，为痰积毒蚀所致，必以半夏、白附子、僵蚕、雄黄、蛇舌草、半枝莲等化痰散结、解毒攻毒。根据马玉琛“崇阳”和“持衡”理论，人体阳气充盛，抗击外邪和在内之痰积，应有明显热象；今热象不明显，但见舌胖、暗红，少苔，脉沉细，说明病在初始之时，壮火之气抵抗内外之邪，不但未获胜利，却已伤及气阴，病程久之，阳气已经虚衰，故以五味子、蛤蚧补肾纳气，黄芪、细辛、生姜、茯苓补脾温阳，化气利湿，沙参、麦冬、玉竹养阴，以诸药配合，鼓舞阳气，调节阴阳平衡，提高免疫和抗邪能力。阳气虽虚，尽量不用附子、肉桂等大辛大热之品，以免损伤气阴；曾有出血，虽痰积必有血瘀，也慎用活血之剂。

医案 07：眩晕（脑供血不足？颈椎病？）

某女，1950 年出生。2016–11–16 初诊。

1年前生气后出现头晕而眩，失眠，胸闷、嗳气，背部疼痛，头晕发作时不伴有恶心、呕吐，无头痛、头胀。曾间断输液及口服用药（具体药物及剂量不详），症状缓解不明显。发病以来无发热、汗出，无胸痛，无耳鸣、耳聋，夜间睡眠差，饮食欠佳，二便正常。无高血压、糖尿病、脑卒中史。查体：形体一般，神疲乏力，言语流利，嗅无异常，心率65次/min，律齐，各瓣膜听诊区未闻及杂音。心电图示：大致正常。心脏冠脉CTA：未见明显异常。舌质淡胖，苔淡黄而腻，脉弦细。

诊断：西医诊断为①脑供血不足？②颈椎病？③神经功能失调。

中医诊断为眩晕（肝郁脾虚证）。

治法：疏肝解郁，养血健脾。

逍遥散加减：当归12 g，赤芍、柴胡各10 g，茯苓12 g，白术、升麻、郁金、陈皮、青皮、制半夏、竹茹、天麻、栀子各10 g，生牡蛎20 g，远志、炒酸枣仁各15 g，生甘草10 g。

1剂/d，水煎，分2次服。

体会

“诸风掉眩，皆属于肝”，肝属风，为眩晕始动因素。本患平素忧虑，肝气郁结，肝气犯脾，脾失健运，一则气血不足，二则聚湿生痰。肝气郁结，阳气不升，气血虚弱，不得上承，脑海不足；阳不化气，痰浊内停，阻遏中焦，蕴生窃热，上干清窍，皆可致眩晕，即所谓“无风不做眩”“无虚不做眩”“无痰不做眩”。与西医年老新陈代谢不足、动脉硬化、颈椎病骨质增生等致脑供血不足同出一辙。治以逍遥散加郁金、升麻疏肝升阳，加陈皮、半夏、竹茹、天麻化湿祛痰，以栀子清中上焦之热，天麻清眩，生牡蛎、远志、炒酸枣仁除烦安神，共除眩晕不适、神疲乏力、背痛胸闷、嗳气纳差、睡眠欠佳等症。

医案08：乳癖（乳腺增生）

某女，1973年出生。2016-11-14初诊。

2个月前因生气后间断出现乳房胀痛，每逢月经前后期疼痛加重，并伴有胸闷、胁胀不适，心烦，口苦，纳差等。曾超声检查诊为“乳腺增生”，予“乳癖消”口服，症状缓解不明显，不伴发热、恶心、呕吐。发病以来无发热、汗出，无头晕、胸痛不适，无耳鸣、耳聋，夜间睡眠可，饮食尚可，大便干燥，无黏液脓血便。查体：形体一般，精神佳，言语流利，嗅无异常，腋下和颈部未触及肿大淋巴结，上腹部轻压痛，无反跳痛及肌紧张，肝脾未触及。乳腺彩超：乳腺增生。舌质红，舌体胖，苔薄黄，脉细弱。

诊断：西医诊断为乳腺增生。

中医诊断为乳癖（肝郁脾虚证）。

治法：补中益气，疏肝解郁，化痰散结。

补中益气汤加减：党参 12 g，白术 10 g，黄芪 30 g，柴胡、升麻、川楝子、青皮、延胡索、制半夏各 10 g，僵蚕 6 g，当归 12 g，柏子仁 20 g，炙甘草 10 g。

1 剂 /d，水煎，分 2 次服。

2016-12-01 复诊。服上药 14 剂后，诸症大部减轻，仍感乳房疼痛，舌淡红，舌体胖，苔薄白，脉细弱。再予 14 剂。随时复诊调方，择机复查乳房 B 超。

体会

按马玉琛“痰毒”理论，乳房增生结节实质为痰积，肝气郁结、肝气犯脾、脾虚生痰、痰气相结，肝郁脾虚是发病始动因素，又是发展变化重要原因，是典型的肝郁脾虚。故以补中益气汤加减，方中柴胡、升麻加川楝子、延胡索、青皮疏肝解郁、行气止痛，肝气犯脾，酌加补中益气之品。既已成积，说明正气已不足以驱除内邪，故在疏肝健脾基础加半夏、僵蚕化痰散结，加当归补血行瘀，与柏子仁相伍，又可润肠通便。舌红，苔薄黄，为肝郁化火所致，仅以疏肝即可，不用清热之品，有维护阳气之意。

医案 09：湿疮（过敏性皮炎）

某女，1980 年出生。2016-11-20 初诊。

2 个月前无明显诱因出现面部瘙痒不适，多个约 0.5 cm × 0.5 cm 的小丘疹，丘疹无渗出，无红肿，无苔藓样改变，曾口服药物（具体药物及剂量不详），症状缓解不明显。现手脚畏寒，上肢麻木，下肢无力。发病以来无发热、汗出，无胸闷、胸痛不适，无耳鸣、耳聋，夜间睡眠差，饮食欠佳，二便正常。无食物及药物过敏史。查体：形体一般，神疲乏力，言语流利，嗅无异常，舌质淡，苔白腻，脉弦细。

诊断：西医诊断为过敏性皮炎。

中医诊断为湿疮（心脾两虚证）。

治法：健脾养心，升阳透表。

归脾汤加减：党参 12 g，白术 10 g，茯苓 15 g，当归 12 g，赤芍 10 g，远志、炒酸枣仁各 15 g，木香、柴胡、升麻、桂枝各 10 g，川牛膝 12 g，葛根、蝉蜕、薄荷、生甘草各 10 g。

1 剂 /d，水煎，分 2 次服。

体会

湿疮多由禀赋不足、饮食失节，或过食辛辣刺激之物，致使脾胃受损，湿浊内生，外邪侵袭，内外合邪，浸淫肌肤所致。患者四肢寒凉，下肢无力，神疲乏力，纳差，舌质淡，苔白腻，是脾失健运、中气不足、痰浊内停、阻遏气机所致。上肢麻木、失眠、脉弦细是心血不足、肝气不舒的表现。卫失后天之本，藩篱功能减弱，不但外邪易于入侵，痰湿亦易蕴于肌表，出现皮疹。脉不沉，无身体畏寒，可见四肢症状非肾阳不足，乃阳气阻遏，不达四末。故以归脾汤补气健脾、助运安神，柴胡、升麻疏肝解郁，升举阳气；桂枝通阳化气；葛根通经络；蝉蜕、薄荷散表邪，使郁于皮肤之湿邪得以宣泄；赤芍活血凉血；牛膝引血下行，以免瘀滞于皮肤之痰湿化热。

医案 10：百合病（自主神经功能紊乱？干燥综合征？）

某女，1970 年出生。2016-12-02 初诊。

3 个月前无明显诱因出现口舌干燥，饮水后症状缓解不明显，眼部干燥不适，烦躁，伴夜间入睡困难，醒后不能再入睡；阵发性汗出，大便干燥，曾外用滴眼液效果不佳。1 天前口服枸杞子、大枣及桂圆后自感症状加重。无发热，无胸闷、胸痛不适，无耳鸣、耳聋，饮食尚可，小便正常。无甲亢、糖尿病史。查体：形体一般，言语流利，嗅无异常，无牙齿脱落，双肺呼吸音清，两肺未闻及干湿性啰音。心率 62 次 /min，律齐，各瓣膜听诊区未闻及杂音，无心包摩擦音。全腹软，无压痛、无反跳痛及肌紧张，双下肢无水肿。舌质淡，苔黄燥，脉弦细。

诊断：西医诊断为①自主神经功能紊乱；②干燥综合征？

中医诊断为百合病。

治法：滋阴养血。

百合地黄汤加减：百合 30 g，生地黄 5 g，柴胡、郁金、升麻、黄芪、桂枝各 10 g，远志、炒酸枣仁、夜交藤、合欢皮各 15 g，密蒙花、青葙子、生甘草各 10 g。

1 剂 /d，水煎，分 2 次服。

体会

心主血脉，肺朝百脉，心肺为百脉之宗，心肺虚损则百脉受累，证候百出，百脉一宗，悉致其病。此患属“百合病”。口眼干燥，烦躁失眠，便干多汗，苔黄燥，脉弦细，乃肝气郁结，郁而化火；母病及子，心阴不足，阴虚内热，化热伤阴，阳热上亢。舌质淡，说明肝气犯脾，脾肺气虚。舌有苔且黄，脾运化水湿、肺肃降功能不足，肝热煎湿为痰。故以《金匮要略》百合地黄汤加柴胡、郁金滋阴养血疏肝；黄芪、甘草、桂枝、升麻补脾化气升阳，使心肝脾肺气血充盛，脏腑阴阳气机通畅；加远志、炒酸枣仁、夜交藤、合欢皮宁心安神；密蒙花、青葙子清肝明目。先予 14 剂，约复诊调方。

医案 11：失眠（自主神经功能紊乱、冠心病？）

某女，1935 年出生。2016-12-19 初诊。

2 月前无明显诱因出现背部疼痛，呈闷痛，疼痛时间较短，2 分钟后可自行缓解，并伴有心悸、气短不适，曾于当地医院诊断为“冠心病”，并给予药物（具体药物及剂量不详）对症治疗后疼痛稍减轻。为求进一步诊治遂来我院门诊口服中药对症治疗。现失眠，夜梦多，神疲乏力，不愿进食，大便黏滞。无寒热、汗出，无头晕、头痛，无耳鸣、耳聋，小便正常。冠心病病史 10 年，无高血压、糖尿病病史，无食物及药物过敏史。查体：形体一般，言语流利，嗅无异常，双肺呼吸音清，两肺未闻及干湿性啰音。心率 72 次 /min，律齐，二尖瓣听诊区可闻及收缩期杂音，无心包摩擦音。全腹软，无压痛、无反跳痛及肌紧张，双下肢无水肿。舌质暗，苔薄黄，脉沉。

诊断：西医诊断为①自主神经功能紊乱；②冠状动脉粥样硬化性心脏病。

中医诊断为失眠（心脾两虚证）。

治法：益气补血，健脾养心。

归脾汤加减：党参 12 g，白术 10 g，黄芪 20 g，当归、茯神各 12 g，远志、炒酸枣仁各 15 g，升麻、柴胡各 10 g，黄连 6 g，阿胶、川芎各 10 g，丹参、炒扁豆、炒薏苡仁各 15 g，生甘草 10 g。

1 剂 /d，水煎，分 2 次服。

体会

舌苔黄、失眠多梦、心悸气短，为心火亢盛之表现。舌暗、脉沉、神疲乏力、饮食欠佳、背部闷痛，按《脾胃论》理论，为亢盛之火耗伤气血，子病及母，肝火旺盛，肝木克土，脾气虚弱，气虚血瘀所致。故治疗当以归脾汤补脾气安神，加黄连、阿胶补心血清热，柴胡、升麻疏肝气解郁，川芎、丹参活血化瘀，扁豆、薏苡仁健脾利湿。予 14 剂，约复诊。

医案 12：虚劳（甲状腺功能减退）

某女，1982 年出生。2016-12-30 初诊。

4 年前诊断为“甲状腺功能减退”口服左甲状腺片，后未复查自行停药。半年前无明显诱因出现畏寒，不愿进食生冷食物，口渴，大便干燥，便秘，3 ~ 4 日一行，无黏液脓血，无里急后重感。半年前曾查甲功示：T_3：0.59，FT_3：1.62，再次口服“左甲状腺片、右归胶囊”治疗，畏寒症状较前稍减轻。现仍大便干结，便秘，纳差，无汗出、头晕、头痛、耳鸣、耳聋，饮食欠佳，夜间睡眠可，小便正常。查体：消瘦，面色淡白，表情呆滞，言语流利，嗅无异常，甲状腺不大，双肺呼吸音清，两肺未闻及干湿性啰音，心率 70 次 /min，律齐，心脏各瓣膜未闻及病理性杂音，无心包摩擦音，全腹软，无压痛、无反跳痛及肌紧张，双下肢无水肿。舌质淡，苔薄白，脉沉细。

诊断：西医诊断为甲状腺功能减退。

中医诊断为虚劳（脾肾阳虚证）。

治法：温补肾阳。

金匮肾气丸加减：山茱萸 10 g，山药 15 g，熟地黄 12 g，制附片 9 g，干姜、肉蔻、砂仁各 10 g，桂枝 15 g，火麻仁 20 g，当归 12 g，川芎 15 g，木香、肉苁蓉、锁阳各 10 g，炙甘草 15 g。

1剂/d，水煎，分2次服。

体会

肾阳虚弱主要表现为畏寒，肢冷，便溏，口干，舌淡胖，苔白，脉沉。甲减症状与肾阳虚证候极为相似，不同的是大便干燥，究其原因，乃阳不化气生津，大肠失于润泽，且肾水反客脾土，脾阳运化失司，水谷传导不利所致。治以金匮肾气丸加干姜、肉蔻、砂仁温补脾肾之阳，去茯苓、泽泻，加锁阳、肉苁蓉、火麻仁、木香温润大肠，并使水液由膀胱改经大肠排出，以便通便；肾水可克心火，加桂枝、炙甘草通阳化气，温补心阳；气为血母，精血同源，为防脾肾之虚导致血虚血瘀，故加当归、何首乌、川芎等补血活血而制之。予14剂，约复诊调方，择期查甲功。

医案13：失眠

某女，1790年出生。2016-01-25初诊。

1年前生气后出现夜间不能安静入睡，或入睡后易醒，醒后不能再入睡，曾口服中成药（具体药物及剂量不详）治疗，失眠反反复复，未见明显好转。近1个月畏寒、口苦、纳差、腹痛不适、大便次数多。无发热，无恶心、呕吐，无汗出，无头晕、头痛，无耳鸣、耳聋，小便调。曾查胃镜：慢性非萎缩性胃炎。子宫肌瘤术后6年，无冠心病、高血压、糖尿病史。查体：形体一般，言语流利，嗅无异常，双肺呼吸音清，两肺未闻及干湿性啰音。心率66次/min，律齐，心脏各瓣膜未闻及病理性杂音，无心包摩擦音。全腹软，无压痛、无反跳痛及肌紧张，双下肢无水肿。舌质淡有裂纹，苔黄，脉沉。

诊断：西医诊断为慢性胃炎。

中医诊断为不寐（脾胃虚寒证）。

治法：温中健脾，疏肝清心。

理中汤加减：炙甘草、党参、白术、干姜、肉豆蔻、砂仁各10 g，炒扁豆15 g，炒薏苡仁20 g，炒神曲、炒麦芽各15 g，柴胡、郁金、延胡索、姜黄各10 g，黄芩6 g，远志、炒酸枣仁各15 g。14剂。

1剂/d，水煎，分2次服。

体会

情绪不佳，可致脏腑功能失调。心火过旺可病及木母，灼伤土子，肝气不舒又可木克脾胃，忧思过度也能直接伤脾，久之可致脾阳不足。反之脾胃虚弱，谷气下流，干于下焦，牵动阴火，又可助心、肝之火。当以理中汤加豆蔻、砂仁温补中焦，扁豆、薏苡仁健脾利湿止泻，神曲、麦芽消导，延胡索、姜黄止痛，柴胡、郁金疏肝解郁，黄芩清心火，远志、炒酸枣仁镇静安神。虽寒热并用，但可升降沉浮，各司其职，调节脏腑关系，达到治疗目的。

医案 14：月经后期

某女，1990 年出生。2016–01–10 初诊。

3 个月前着凉感冒后出现月经推迟 10 天，量少，颜色深红，带有血块，伴畏寒，下腹部疼痛不适，曾口服西药对症治疗，效果不明显。无发热、汗出、头晕、头痛、耳鸣、耳聋，饮食睡眠可，二便调。查体：形体一般，言语流利，嗅无异常，双肺呼吸音清，两肺未闻及干湿性啰音，心率 60 次 /min，律齐，心脏各瓣膜未闻及病理性杂音，无心包摩擦音，全腹软，无压痛、无反跳痛及肌紧张，双下肢无水肿。舌质淡，苔薄白，脉沉细。

诊断：西医诊断为月经不调。

　　中医诊断为月经后期（寒凝血瘀证）。

治法：活血化瘀，温经止痛。

少腹逐瘀汤加减：干姜、小茴香、延胡索各 10 g，生蒲黄 6 g，当归、党参各 12 g，白术 10 g，川芎 6 g，鸡血藤 15 g，川牛膝、炙甘草各 10 g。

1 剂 /d，水煎，分 2 次服。

2016–01–25 复诊。14 剂药后，出现乳房胀痛不适，首方加用柴胡、郁金疏肝解郁，嘱再服 7 剂。

体会

经血为气所化，血液得到阳气温煦，来畅自如；血液遇寒就会运行受阻。感受风寒后出现上述症状，考虑应为寒邪伏内，阻碍气血；舌质淡、苔薄白、脉沉细，皆为虚寒象，治予温经止痛，少腹逐瘀汤。方中小茴香、干姜温暖下焦；生蒲黄、川芎活血，加鸡血藤、川牛膝助之并引血下行，二药还可补肾，防止药力过而伤及下焦；当归加党参、白术，补益气血。针对患者证型，补泻兼施，以求桴鼓相应。嘱咐患者服药期间避免怀孕。

医案 15：癥积（肝硬化）

某女，1980 年出生。2016-02-06 初诊。

2 年前因腹痛、腹胀症状，曾于当地诊所诊断为"肝硬化"，间断口服药物（具体药物及剂量不详）症状时轻时重。近 1 个月来患者诉腹痛、腹胀症状较前加重，并出现不愿进食，食之无味，视物模糊，大便干燥，无发热，无恶心、呕吐，无汗出，无头晕、头痛，无耳鸣、耳聋，睡眠佳，小便调，曾来我院查尿常规示：白细胞（+），蛋白（+），细菌（+）；肝功能示：谷丙转氨酶、谷草转氨酶升高，血糖升高，乙肝六项（+）；腹部 CT 示：肝硬化。查体：形体一般，言语流利，嗅无异常，双肺呼吸音清，两肺未闻及干湿性啰音。心率 62 次 /min，律齐，心脏各瓣膜未闻及病理性杂音，无心包摩擦音。全腹软，无压痛、无反跳痛及肌紧张，肝未触及，脾左肋缘下可触及，腹水征（-），双下肢无水肿。舌质淡胖暗，有齿痕，苔薄黄，脉沉弱。冠心病、糖尿病、高血压病史 2 年，胆囊炎 1 年，乙肝 2 年。

诊断：西医诊断为慢性肝硬化。

中医诊断为癥积（肝瘀脾虚证）。

治法：疏肝健脾，行气散结。

逍遥散加减：当归 12 g，白芍、柴胡、白术各 10 g，茯苓 15 g，生姜 10 g，党参 12 g，肉豆蔻、砂仁、薏苡仁、枸杞子、决明子各 10 g，焦三仙各 15 g，生甘草 10 g。

1 剂 /d，水煎，分 2 次服。

体会

肝硬化，CT 示脾大，积聚病无疑。刻下腹痛、腹胀、纳差，舌质淡胖暗，有齿痕，苔薄黄，脉沉弱，证属脾胃虚弱。究其原因，与肝血瘀滞相关。当以逍遥散疏肝、补肝、柔肝，对因治疗；针对主症，方中已有茯苓、白术，再加党参、肉豆蔻、砂仁、薏苡仁，可健脾、温胃、利湿，并可预防腹腔积液出现；佐以枸杞、决明子、焦三仙，明目、消导、润肠，防止大便干燥诱发便血。不用活血化瘀之品，有防止静脉曲张出血之意。约服 2 周后复诊。

医案 16：胃痛（慢性胃炎，十二指肠溃疡）

某男，1978 年出生。2016-02-08 初诊。

3 年前无明显诱因出现上腹部疼痛不适，疼痛为隐隐作痛，痛无定处，饥饿时疼痛明显，进食后可稍缓解；腹部胀满不适，伴有阴冷感，反酸，进食生冷后疼痛加重，无发热、汗出，无恶心、呕吐、腹泻，无头晕、胸闷、胸痛不适，无耳鸣、耳聋，睡眠可。曾查胃镜：非萎缩性胃炎伴糜烂，十二指肠溃疡。间断口服抑酸药物对症治疗，症状时轻时重。查体：形体瘦弱，精神尚可，言语流利，嗅无异常，双肺呼吸音清，两肺未闻及干湿性啰音，心率 72 次 /min，律齐，心脏各瓣膜未闻及病理性杂音，无心包摩擦音，全腹软，上腹部压痛，无反跳痛及肌紧张，双下肢无水肿。舌淡，苔薄黄，脉细弱。

诊断：西医诊断为①慢性胃炎；②十二指肠溃疡。

中医诊断为胃痛（脾胃虚寒证）。

治法：温中健脾，和胃止痛。

理中汤加减：党参 15 g，白术、干姜、肉豆蔻、砂仁、木香各 10 g，延胡索 15 g，焦三仙、黄芩、煅瓦楞子、乌贼骨、柴胡、炙甘草各 10 g。14 剂。

1 剂 /d，水煎，分 2 次服。

体会

胃痛，胃病常与肝脾等脏腑密切相关。胃痛时为隐隐作痛，平素畏寒，进食生冷后疼痛加重，脉细弱，为脾胃虚寒证，理中汤为主方，温中健脾、和胃止痛；但舌苔为薄黄，应考虑三个方面：①肝气疏泄失常，肝郁化火；②思虑过度，化生心火；③与消化不良有关，肝胃不和后，脾胃运化失调，不能腐熟水谷，饮食积滞蕴热。理中汤加肉豆蔻、砂仁为温中补脾，木香、延胡索理气止痛，焦三仙消食导滞，煅瓦楞子、乌贼骨制酸，柴胡疏肝气，黄芩清心火。虽为脾胃虚寒，但不可用附子，恐过于温热，壮火食气。

医案 17：头晕（高血压，颈椎病？）

某男，1970 年出生。2016-02-09 初诊。

2 年前开始间断性头晕，未引起注意。2 天前因生气后头晕复发，头痛而闷重，无旋转感，颈部微有僵硬不适，纳差，大便干燥，测血压 160/100 mmHg，未服降压药物，无发热、呕吐、饮水呛咳、腹痛、腹泻、四肢乏力不适，无胸闷、胸痛，无耳鸣、耳聋，睡眠可，小便正常。不接受西药治疗，要求服中药。高血压 2 年，无冠心病、糖尿病史。查体：形体稍胖，精神佳，言语流利，嗅无异常，双肺呼吸音清，两肺未闻及干湿性啰音。心率 70 次 /min，律齐，心脏各瓣膜未闻及病理性杂音，无心包摩擦音。全腹软，无压痛、无反跳痛及肌紧张，双下肢无水肿。舌红，苔薄黄，脉弦细。

诊断：西医诊断为①高血压；②颈椎病？

中医诊断为头晕（肝阳上亢证）。

治法：疏肝解郁，平肝潜阳。

逍遥散加减：当归 12 g，白芍、柴胡、白术、茯苓、郁金、丹参、红花、川芎各 10 g，钩藤后下 15 g，天麻 10 g，葛根 15 g，柏子仁、火麻仁各 20 g，生姜、薄荷、甘草各 10 g。14 剂。

1 剂 /d，水煎，分 2 次服。

体会

本例为肝阳上亢。肝气不舒，化热伤阴，肝阴不足，虚火亢盛而致头晕，故以逍遥散加郁金疏肝气、养肝阴，天麻、钩藤平肝潜阳；颈部不适用葛根，受启于《伤寒论》痉病之葛根汤和桂枝加葛根汤，屡用屡验；丹参、红花、川芎，乃为防治气滞血瘀。情绪不畅可致脑血管痉挛，颈部不适如为颈椎增生、曲度变直所致，可影响颈动脉向头部供血，扩张血管是必要的，与活血化瘀之治相一致，柏子仁、火麻仁润肠通便。

医案 18：呃逆（膈肌痉挛）

某男，1952 年出生。2016-02-09 初诊。

10 天前无明显诱因出现呃逆，不能自制，呈间断性发作，持续时间 2 ~ 4 个小时不等，影响进食和睡眠，纳差，反酸，腹胀，畏寒，大便干结，失眠，胸骨柄部位及双下肢关节、肌肉酸痛。症状不得缓解。无头疼，无恶心、呕吐，无腹痛、腹泻，无发热、寒战，高血压史 5 年，双膝关节疼痛 10 年，无糖尿病、冠心病史。查体：形体一般，精神佳，言语流利，嗅无异常，双肺呼吸音清，两肺未闻及干湿性啰音。心率 74 次 /min，律齐，心脏各瓣膜未闻及病理性杂音，无心包摩擦音。全腹软，无压痛、无反跳痛及肌紧张，双下肢无水肿，双膝关节压痛，下肢关节无肿胀，肌肉无压痛。舌淡，苔薄白，脉沉迟。

诊断：西医诊断为①膈肌痉挛；②双膝关节骨性关节炎。

中医诊断为①呃逆（脾胃虚寒证）；②痹病（风寒湿痹证）。

治法：温中健脾，降逆散寒，祛风除湿，活血止痛。

半夏泻心汤加减：党参 12 g，白术、干姜、半夏、黄芩、柴胡、厚朴、木香各 10 g，旋覆花 12 g，赭石 20 g，柿蒂 20 g，丁香 6 g，羌活、独活各 10 g，细辛 3 g，川牛膝 12 g，柏子仁 20 g，生甘草 10 g。7 剂。

1 剂 /d，水煎，分 2 次服。

2016-02-17 复诊。呃逆症状减轻，但仍有双下肢疼痛不适，上方减半夏、黄芩、厚朴、旋覆花、赭石、丁香，以黄芪 20 g，桂枝、肉蔻、砂仁各 10 g，茯苓 12 g，加重健脾温中，以青风藤、络石藤、鸡血藤、续断、杜仲壮腰健骨，并助羌活、独活、细辛、川牛膝祛风除湿活血通络，治疗关节肌肉疼痛。

体会

该患脾阳虚弱，不足升运化水谷精微，胃腑腐熟和传导功能失司，胃内水谷与脾之弱阳寒热相交，气逆而呃。治以半夏泻心汤加丁香温中散寒、辛开苦降，柴胡、厚朴、木香疏肝理气，旋覆花、赭石、柿蒂降逆止呃，羌活、独活、细辛、川牛膝祛风除湿、通血脉、利关节，柏子仁润肠，辅助治疗大便干结；脾阳不足，慎用大黄等苦寒泻下之品。症状好转后，随症加减。

医案 19：风湿热痹（类风湿关节炎？过敏性皮炎？）

某女，1951 年 11 月出生。2017-05-03 初诊。

1 前年无明显诱因出现四肢麻木不适，未予重视，近 6 个月来出现双腕、踝关节酸胀感，酸胀难受时自行口服调节神经药物（具体药物不详），偶感上肢肌肉沉重，酸痛，西药对症治疗，症状缓解不明显。1 个月来面部出现丘疹，时有瘙痒感，关节处无疼痛，不伴有发热、红肿、灼热感，腹胀，饮食欠佳，大便稀，无汗出，无头晕、胸闷、胸痛，无耳鸣、耳聋，睡眠尚可，小便调。高血压10年，平素口服硝苯地平缓释片，血压控制可。冠心病10年，平素口服硝酸异山梨酯片，无药物及食物过敏史。查体：形体一般，精神欠佳，言语流利，嗅无异常，面部散在高粱粒大小丘疹，色微红，无抓痕、渗血，双肺呼吸音清，两肺未闻及干性啰音。心前区无异常隆起，心尖冲动无弥散，心率60次/min，律齐，A2 ≥ P2，各瓣膜听诊区未闻及杂音，无心包摩擦音。腹平，未见肠型及蠕动波。无腹壁静脉曲张，全腹软，无压痛、反跳痛及肌紧张，肝、脾肋下未触及，腹部叩鼓音，移动性浊音（-），肝颈静脉逆流征（-），双肾区无叩痛，肠鸣音正常存在。双下肢无水肿。舌红，苔薄黄，脉沉。

诊断：西医诊断为①类风湿性关节炎？②过敏性皮炎？

中医诊断为痹病（风湿热痹证）。

治法：通阳行痹，调和营卫。

桂枝芍药知母汤：桂枝、赤芍各10 g，知母12 g，炙麻黄、白术、防风各10 g，细辛3 g，党参、茯苓各12 g，白扁豆15 g，薏苡仁20 g，砂仁、木瓜、防己、杜仲各10 g，川牛膝12 g，薄荷、蝉蜕、生甘草各10 g。14剂。

1剂/d，水煎，分2次服。

2017-05-18复诊。关节、肌肉酸胀、沉重感消失，余症状较前稍减轻，仍有面部丘疹，故继予上方14剂。约复诊。必要时抽血查风湿病指标。

体会

关节、肌肉酸胀、沉重或疼痛，考虑为痹病。“风寒湿三气杂至，合而为痹”，感有风寒湿外邪，酸胀、沉重为重，且便稀，湿邪为主。按马玉琛教授“经痹”和“崇阳”理论，痹病寒热取决于人体阳气盛衰，患者舌红、苔薄黄，说明体内阳气仍存有一定抵抗邪气能力，脉沉可能为湿阻所致，病性为风湿热痹。有皮肤、肌肉、关节症状，邪在皮表、肌肉，并已侵及关节周围软组织，病位为皮、肌、筋痹。以《金匮要略》桂枝芍药知母汤去附片加细辛、薄荷、蝉蜕，使外邪由皮表祛除；脾主肌肉，主运化水湿，以党参、茯苓、白扁豆、砂仁等健脾利湿、芳香化湿，以薏苡仁、木瓜、防己除湿利关节，以杜仲、川牛膝补肝肾、壮筋骨、活血脉，以免病邪进一步侵犯筋骨乃至肝肾。

医案 20：月经后期

某女，1965 年 3 月出生。2017–05–08 初诊。

3 个月前无明显诱因出现月经经期延长，月经周期为 50 天，经量少，颜色深，无痛经，月经期间乳房胀痛，口服“乳癖消”症状时轻时重，近 2 周来因受凉后发生膝关节及腰部疼痛不适，呈酸痛感，活动后疼痛加重，休息时疼痛症状减轻不明显，口服“布洛芬缓释片”疼痛可稍减轻，夜间睡眠差，饮食欠佳，无发热、汗出，无头痛、胸闷、胸痛不适，无耳鸣、耳聋，二便调。查体：形体一般，精神佳，言语流利，嗅无异常，双肺呼吸音清，两肺未闻及干湿性啰音。心率 65 次 /min，律齐，心脏各瓣膜未闻及病理性杂音，无心包摩擦音。全腹软，无压痛、无反跳痛及肌紧张，腰部压痛（+），骶髂关节压痛（–），双下肢无水肿，关节无畸形，“4”字试验（–），浮髌试验（–）。骶髂 CT：未见明显异常，血沉和 C– 反应蛋白正常。舌淡，苔薄白，有齿龈，脉沉。

诊断：西医诊断为①月经失调；②骨质增生？

中医诊断为①月经后期（脾肾阳虚证）；②痹病（风寒湿痹证）。

治法：益脾气补肾阳，祛风除湿散寒。

补中益气汤加减：党参 12 g，白术 10 g，茯苓 12 g，柴胡 10 g，黄芪 20 g，当归 12 g，制附片 6 g，桂枝 10 g，川牛膝 12 g，羌活、独活各 10 g，细辛 3 g，远志 15 g，砂仁、炙甘草各 10 g。14 剂。

1 剂 /d，水煎，分 2 次服。

2018–05–23 复诊。月经来潮仍有乳房胀痛，月经周期较前缩短，膝关节疼痛、腰痛症状减轻，睡眠改善，饮食差，故续予上方去远志加木香 10 g，14 剂，巩固和观察疗效。

体会

月经失调 3 个月，周期延长 7 天，属“月经后期”范畴。《金匮要略》谓“至期不来”，发病机制有虚有实，虚者或因营血亏损，或因阳气虚衰，以致血源不足，血海不能按时满溢。实者或因气郁血滞，冲任受阻，或是寒凝血瘀，冲任不畅，导致月经延后。舌淡，苔薄白，有齿龈，脉沉，属脾肾阳虚，脾虚气血生化无源，肾虚阳气推动无力，故月经延后；脾肾阳气不足，风寒湿之邪则易于侵袭，故膝关节及腰部疼痛。52 岁，处更年期阶段，虽月经后期，不必刻意调经，故不用少腹逐瘀汤，而用补中益气汤。补中益气，生血调肝，去升麻之升提，加牛膝而降血，以制附片、桂枝温肾通阳，羌活、独活、细辛祛邪止痛，远志镇静安神，砂仁芳香醒脾。

（屈彬）

第二节　李向东跟师医案及体会

医案21：狐惑（痤疮，白塞病？）

某女，1994年出生。2016-08-01初诊。

6个月前出现面部丘疹，手足冷，畏寒，有口腔溃疡，左眼不适，左膝关节偶痛，无阴部不适，睡眠易醒。无药物及食物过敏史。舌红，苔薄黄，脉沉细。

诊断：西医诊断为①痤疮；②白塞病？

中医诊断为狐惑（中焦湿热，肾阳不足证）。

治法方药：清利湿热，温阳化气。

半夏泻心汤加当归赤小豆散加减：清半夏10 g，黄连6 g，黄芩、干姜各10 g，党参12 g，当归12 g，赤小豆30 g，柴胡、升麻、杜仲各10 g，川牛膝12 g，蝉蜕、薄荷各10 g，葛根12 g，生甘草10 g。7剂。

1剂/d，水煎，分2次服。

2016-08-09复诊。口腔溃疡消失，余症状仍存。上方去当归、赤小豆，加远志、夜交藤各15 g，杭菊10 g，决明子12 g。14剂，用法同上，约复诊。

体会

《金匮要略》狐惑“状如伤寒”，可有身痛、骨节疼痛，故亦可视为痹病。“默默欲眠，目不得闭，卧起不安”“不欲饮食，恶闻食臭等”为湿浊内停，当属湿痹。湿邪蕴而化热，可见“脉数……微烦……汗出”等；湿热上逆或下注，可致口舌、阴部糜烂溃疡，蕴于皮肤，则“其面目乍赤、乍黑、乍白”，蚀于双目，而“目赤如鸠眼”“目四黧黑”。狐惑与现代风湿病白塞病极为相似。曾有口腔溃疡，加之阴部不适、丘疹、关节疼痛，不除外白塞病。按狐惑病治疗，半夏泻心汤中党参、甘草健脾补气；干姜、黄芩、黄连辛开苦降，补泻兼施，增强脾脏运化水湿功能；半夏燥湿化痰；以当归、赤小豆养阴血、清热利湿；柴胡、升麻、葛根化气升阳，使阳气由中焦的经脉达于皮肤；以蝉蜕、薄荷辛凉解表，使蕴于皮肤之湿热由肌表排出；牛膝引血下行，以便清利下焦之湿热。手足冷、脉沉细，舌红，苔薄黄不相符，化热之阳气源于阳明，肾脏阳气不足，故加杜仲壮腰肾、利关节。

医案 22：胃脘痛（慢性胃炎）

某女，1953 年出生。2016-09-12 初诊。

1 年前生气后出现上腹部胀痛，服寒凉饮食加重，大便干燥，服药后症状好转，现未服寒凉饮食。曾查甲功（–）；胃镜示：非萎缩性胃炎；病理：慢性炎症，部分区域萎缩，HP（–）。伴有失眠、视物不清。高血压 10 年，平素服用降压药物。舌淡暗，苔薄白，脉弦。

诊断：西医诊断为①慢性胃炎；②高血压。

中医诊断为胃脘痛（肝气犯脾证）。

治法方药：疏肝健脾。

归脾汤加减：党参 12 g，白术 10 g，当归 12 g，茯神、远志、炒酸枣仁各 15 g，木香 10 g，何首乌 15 g，柴胡、郁金、桂枝各 10 g，炒麦芽、炒神曲各 15 g，柏子仁 20 g，炙甘草 10 g。

1 剂 /d，水煎，分 2 次服。

体会

情志不舒，肝气犯脾，脾气不足。脾气不足，运化失司，多见大便溏稀。大便秘结，系脾阳不化气、津液不足、胃肠不得润滑。故以柴胡、郁金、茯神、远志、炒酸枣仁疏肝安神，参、术、甘草补脾益气，桂枝通阳化气，神曲、麦芽消导，当归、首乌、柏子仁润肠。虽有畏寒，为防肝郁化热，不用温中之剂。

医案 23：胃脘痛（慢性胃炎）

某男，1994 年出生。2016–09–19 初诊。

半年前因饮食不当出现上腹部疼痛，反酸，恶心，畏寒，口中有异味，大便干燥，时间无规律，曾查胃镜示：慢性非萎缩性胃炎，慢性肠炎。舌淡胖，有齿痕，苔黄腻，脉弱。

诊断：西医诊断为慢性胃炎。

中医诊断为胃脘痛（脾胃虚弱，饮食积滞证）。

治法：健脾阳脾，消积除热。

健脾丸加减：党参 12 g，白术 10 g，茯苓 12 g，香附、砂仁、陈皮各 10 g，黄连 6 g，山药 12 g，焦三仙各、延胡索各 15 g，制附片 6 g，炙甘草 10 g。

1 剂 /d，水煎，分 2 次服。

体会

上腹部疼痛，反酸，恶心，舌淡胖，有齿痕，脉弱，为饮食失节所致脾胃虚弱。脾运失职，饮食积滞，可寒化，亦可化热。根据马玉琛教授“崇阳”理论，是寒是热，主要原因当看脾胃阳气的强弱，今食积蕴而化热，说明脾胃之气虽虚，阳尚存，阳气与积食相搏，热气上逆，故出现反酸、口中异味、舌苔黄腻。人体之阳气有部位之分，今脾阳虽存，但肾阳却显不足，畏寒即为其表现。便秘有两种可能，一是胃热伤阴，二是阳不化气。舌质不红，可知便秘与畏寒同出一理。健脾丸补脾健运、消食积、清蕴热，延胡索行气止痛，附片温肾助阳，是马玉琛教授“崇阳”理论在脾胃病的很好运用。

医案 24：乳癖（乳腺增生）

某女，1992 年出生。2016–08–19 初诊。

1 年前开始双侧乳房疼痛，呈胀痛，情志不舒时加重。曾于 2016 年 1 月、4 月 2 次查超声均为双侧乳腺增生，右侧低回声结节。服药（药物不详）治疗后症状无好转。既往体健，月经正常。未婚。舌淡，苔薄白，脉弦。

诊断：西医诊断为乳腺增生。

中医诊断为乳癖（肝郁痰积证）。

治法：疏肝理气，散结止痛。

逍遥散加减：当归 12 g，赤芍、柴胡各 10 g，茯苓 12 g，白术 10 g，党参 12 g，桂枝、郁金、川楝子、延胡索、姜黄、制半夏、玄参各 10 g，僵蚕 6 g，生甘草 10 g。

1 剂 /d，水煎，分 2 次服。

体会

因情志不舒，肝气郁结，气机郁滞，乳络阻塞不通，不通则通；肝木克脾土，脾运化失司，痰湿停滞，凝聚成块，蕴结于乳房，可见乳腺增生。按马玉琛教授“崇阳”和“痰毒”理论，身有肿物，人体为化之、驱之，必增强新陈代谢能力，此时可出现内热之象，今患者只见舌淡、苔薄白、脉弦，不但说明肝郁脾虚，也说明阳气不足。治疗固当宜疏肝理气、化痰散结、活血止痛，也应加党参、桂枝补中化气之品。

医案 25：腰痛（腰肌劳损）

某女，1970 年出生。2016–09–26 初诊。

3 年前出汗受风后，腰部正中及两侧疼痛，未经治疗，好转后每于过度劳累或天气变冷、遇阴雨天时腰痛复发或加重，不向臀部和下肢放散，无其他关节疼痛，经休息、腰部热敷或服用止痛药物疼痛可减轻。曾查腰椎 CT 未见异常。近 2 周劳动后腰痛加重，腰部酸软、沉重无力，畏寒喜暖，静卧痛不减，不接受西药，要求服中药治疗。无发热，无自汗、盗汗，无头痛，无肢节屈伸不利或麻木，无心悸气短，饮食、睡眠正常，二便正常。无外伤、手术史。查体：脊柱四肢无畸形，两侧对称，腰段活动度可，感觉无异常，无压痛，双侧直腿抬高试验（–），舌淡，苔薄白，脉沉迟。

诊断：西医诊断为腰肌劳损。

中医诊断为腰痛（风寒湿痹证）。

治法：祛风散寒除湿，强肝肾补气血。

独活寄生汤加减：羌活、独活桑寄生、防风各 10 g，细辛 3 g，当归 12 g，赤芍 10 g，熟地黄 12 g，川芎、桂枝、杜仲各 10 g，川牛膝、党参个 12 g，续断、狗脊、炙甘草各 10 g。

1 剂 /d，水煎，分 2 次服。

体会

汗后受风，无恶寒发热等表证，感到腰痛，“百病之长”风邪侵犯人体时不仅仅携带寒邪或热邪，还有湿，“风寒湿三气杂至，合而为痹”。按马玉琛教授“崇阳”和“经痹”理论，感受外邪，患病之寒热，取决于人体阳气之虚实。患者舌淡、苔薄白、脉沉迟，是典型阳虚证候，病后理当为寒，故腰痛酸软、沉重无力，畏寒喜暖，为风寒湿痹。必以祛除风寒湿邪为主，予羌活、独活、防风、细辛；温补肾阳为辅，予桑寄生、熟地黄、杜仲、续断、狗脊、桂枝，兼顾补益气血，予当归、党参、甘草；佐以活血通络，予赤芍、川芎、川牛膝。值得注意的是：痹病初患，以祛邪为主，久病不瘥，当注重补虚，气血阴阳，酌情而定。

医案 26：胃脘痛并淋证（慢性胃炎，泌尿系感染）

某女，1950 年出生。2016-11-02 初诊。

3 个月前进冷食后上腹部隐痛，胃脘部有寒凉感，遇冷更甚，喜食热饮，受热后症状缓解，腹胀，倦怠乏力，无便溏。10 天前无明显诱因出现小便频急，尿灼热感，无恶寒发热、口苦、腰痛。慢性胃炎病史 3 年，1 年前查胃镜示：非萎缩性胃炎。无药物及食物过敏史。查体：腹软，上腹部轻微压痛、反跳痛及肌紧张。舌淡，苔薄白，脉数。

诊断：西医诊断为①慢性胃炎；②泌尿系感染。

中医诊断为①胃脘痛；②淋证（脾胃虚寒，下焦湿热证）。

治法：温中散寒，健脾利湿。

补中益气汤加减：党参 12 g，白术 19 g，茯苓 15 g，黄芪 20 g，升麻、柴胡、干姜、肉蔻、延胡索各 10 g，炒神曲、炒麦芽各 15 g，猪苓、桂枝、生甘草各 10 g。

1 剂 /d，水煎，分 2 次服。

体会

饮食失调，损伤脾胃，可见上腹部隐痛、腹胀，畏寒得热则缓，倦怠乏力等，以补中益气补脾益胃，调肝升阳，加干姜、肉蔻、延胡索、炒神曲、炒麦芽等散寒、止痛、消导。中气不足，谷气下流，干于肾脏，可生阴火，且肾与膀胱相表里，膀胱开口于前阴，外邪可侵于尿路，与尿液相合而作祟，少阴之阳气抗之，随发下焦之湿热，而生尿频、尿灼热感，当按东垣“小便赤或涩，当利之”，故加五苓散通利尿路，方中不用苦寒之剂，防伤及脾肾阳气，“腑以通为用”，只要通路畅通，在肾阳抗击和鼓动下，下焦之邪必可被制之，经由尿路祛除。

医案 27：胃脘痛（慢性胃炎）

某女，1983 年出生。2016-11-02 初诊。

1 年前进冷食后出现上腹胃脘部疼痛，痛处喜暖畏寒，温熨可使痛减，呃逆，腹胀，食欲缺乏，大便次数增多，不成形，口不渴，乏力，无呕吐、反酸，小便正常。曾服用西药治疗，上腹痛可减轻，之后每遇寒冷或食用生冷食物后上腹疼痛发作，痛处温熨后缓解。不接受西药。既往体健，月经正常，无传染病史。查体：上腹压痛，腹软，无反跳痛及肌紧张，舌淡，苔薄白，脉细弱。

诊断：西医诊断为慢性胃炎。

中医诊断为胃脘痛（脾胃虚寒证）。

治法：温补脾胃，散寒止痛。

理中汤加减：党参 12 g，炒白术 15 g，干姜、肉蔻、桂枝、清半夏各 10 g，延胡索 12 g，木香 10 g，炒神曲、炒麦芽各 15 g，莱菔子 12 g，炒扁豆、炒山药各 15 g，炙甘草 10 g。

1 剂 /d，水煎，分 2 次服。

体会

饮食不节，损伤脾胃，久之脾胃虚寒，生冷食物可使中焦气机阻滞，不通则痛；胃失和降则呃逆，食积则腹胀、纳差，脾阳不升则大便次数多，不成形。按马玉琛教授“崇阳”理论，中焦阳气不足，食积不易化热，故有喜暖畏寒、舌淡、苔薄白、脉细弱等虚寒之象。治宜温补脾胃、散寒止痛。理中汤加肉蔻、桂枝温中散寒，半夏、莱菔子降逆止呕，延胡索、木香行气止痛，炒神曲、炒麦芽消导，炒扁豆、炒山药健脾利湿止泻。脉细弱不沉，说明虽畏寒而肾阳并不虚，故不用附片。

医案 28：泄泻（慢性直肠炎）

某男，1989 年出生。2016-11-28 初诊。

2 年前因饮食不当出现大便次数增多，一日 3 ～ 7 次，里急后重，泻而不爽，颜色发黄，夹有脓性分泌物，无便血，轻度小腹疼痛，不畏寒，进食辛辣、饮酒后腹泻加重，尿黄，查肠镜示：直肠片状糜烂。外院服药治疗后症状无好转，寻求求服中药治疗。既往体健，无痔疮，无药物及食物过敏史。舌红，苔白厚，脉数。

诊断：西医诊断为直肠炎。

中医诊断为泄泻（下焦湿热证）。

治法：清热燥湿，健脾利湿。

葛根芩连汤加减：葛根 12 g，黄芩 10 g，黄连 6 g，翻白草 20 g，秦皮、黄柏、制半夏、苍术、厚朴各 10 g，炒薏苡仁 20 g，炒山药 15 g，炒白术 12 g，炒扁豆、赤石脂各 15 g，诃子 10 g。

1 剂 /d，水煎，分 2 次服。

体会

《伤寒论》葛根芩连汤主邪热下利证。感受外邪或饮食不节，病之初，脾胃运化失司，水液内停，内外合邪，进一步损伤脾胃；此时脾胃虽有损伤，正气尚能抗邪，正邪相搏，乃生湿热，热邪煎迫，大肠传导失职，故下热利。或病久不愈，脾阳不足，中气下陷，谷气下流，干于少阴，肾阳抗之，随生下焦之火，故中焦虽虚而下焦有热，湿热夹杂，大便溏稀而不寒。无论出于何种情况，治当清利中下焦湿热，以葛根芩连汤、二妙散加翻白草、秦皮、制半夏、厚朴清热燥湿，并当增强脾脏运化功能；炒薏苡仁、炒山药、炒白术、炒扁豆健脾利湿，防久泄伤及阳气固摄功能；以赤石脂、诃子补肾固肠，攻补兼施。

医案 29：痤疮

某男，1990 年出生。2016-12-21 复诊。

面部丘疹 1 年余，如小米至绿豆粒大小，暗红或微紫色，无化脓，稍痒，大者消退后留有浅表瘢痕及色素沉着，此起彼伏，来我处服中药20余剂，症状减轻，丘疹结节变小，颜色变暗，要求继续中药治疗。既往体健，无药物及食物过敏史。舌淡，苔白，脉细弱。

诊断：西医诊断为痤疮。

中医诊断为粉刺（湿蕴皮肤，中气不足证）。

治法：继续原中药治疗，益气升阳，化瘀散结。

补中益气汤加减：党参12 g，白术10 g，柴胡、升麻、当归、葛根各12 g，地肤子15 g，防风、薄荷、蝉蜕、赤芍、牡丹皮、生甘草各10 g。

1剂/d，水煎，分2次服。

体会

舌淡、苔白、脉细乃脾气不足之象。中气不足，阳气不升，湿气不化，郁于皮肤，而生疹疮。故以补中益气汤补脾升阳，地肤子、防风、薄荷、蝉蜕辛温、辛凉并用，和谐透表；赤芍、牡丹皮凉血清热，以防蕴而化热。方中不用补中益气之黄芪，乃因其固表，不易发散，用葛根，是为使其润通经脉，引中气达于皮表。

医案30：癥积（肝癌手术、介入后）

某女，1956年出生。2016-11-30初诊。

2004年前因肝癌行肝左叶切除，2005年又行肝脏介入治疗，之后病情平稳。2011年5月再次因肝癌进行肝脏介入，术后间断服用中药治疗。近来上腹部疼痛明显，腹胀，纳差，大便干燥，周身乏力，多汗。查体：面色萎黄，巩膜无黄疸，皮肤无水肿，浅表淋巴结不大，腹部平坦，可见静脉曲张，无压痛反跳痛，脾肋下可触及，腹水征（-）。舌淡，苔白厚裂纹，脉细。

诊断：西医诊断为肝癌手术、介入后。

中医诊断为癥积（肝瘀脾虚）。

治法：补益气血，化痰散结。

补中益气汤加减：党参12 g，白术、陈皮各10 g，黄芪20 g，升麻、柴胡各10 g，当归12 g，生姜、制半夏、竹茹、僵蚕、枳实、厚朴各10 g，焦三仙各15 g，莱菔子15 g。

1剂/d，水煎，分2次服。

体会

肝癌手术、介入后存活已12年。肝癌为肝气郁结，肝气犯脾，肝郁脾虚，有气郁、邪热、痰积、血瘀、毒蕴等互结之机，按马玉琛教授“崇阳”理论，诸实邪和阳气相搏，一则损伤正气，二则应现热象，一定程度热象倒是一种好现象。人体阳气虚弱，无力抗邪，则有虚寒之表现。此患者病程如此之长，说明病后心理压力较小，心态较为平和，肝气郁结启动因素已被切断，经介入、手术等多种治疗，肿物大部分已不在体内，正邪搏击的程度已衰减，不如当初；久病，人体正已虚损，推动、化气、固摄功能皆失于正常运行，从而见多汗、纳差、上腹部疼痛、腹胀、大便干燥、周身乏力、舌淡、苔白厚裂纹、脉细等。治以补益正气，以补中益气汤补益气血，疏肝升阳；宏观肿物或已切除，微观痰积定仍存在，以生姜、制半夏、竹茹、僵蚕、枳实、厚朴行气化痰散结；脾胃虚弱能影响腐熟消化功能，加焦三仙、莱菔子消食导滞；大便不通，以柏子仁、火麻仁润之。本例应注意有三：其一，虽有血瘀，可行气活血，慎用活血化瘀，以免食管、胃底、肛门静脉曲张出血；其二，患者现没有应用化疗药物，处理好补正祛邪关系，补正要酌情化痰解毒，以便祛除体内残存肿块和随时可产生肿瘤细胞；其三，注意保持大便通畅，避免下消化道出血，还可减轻消化道症状，增进饮食，但唯可润肠，除非非用不可，不宜以大黄等苦寒泻下之剂，以免进一步损伤正气。

医案31：失眠（高血压，自主神经功能失调）

某女，1973年出生。2016-12-05初诊。

1个月前因事思虑太过，出现心悸，失眠，烦躁，头晕，口干，纳差，疲乏无力，四肢时有麻木。无胸闷、胸痛，无恶心、呕吐，二便正常。患者平素畏寒，患高血压病3年，服用降压药物保持血压正常至今，月经量少。舌淡胖，苔薄黄，脉沉细。查甲功正常，颈椎拍片未见异常。

诊断：西医诊断为①高血压；②自主神经功能紊乱。

中医诊断为失眠（心脾两虚证）。

治法：补益心脾，镇静安神。

归脾汤加减：党参 12 g，白术 10 g，黄芪 20 g，当归 12 g，茯神木、远志、炒酸枣仁各 15 g，木香、柴胡、郁金、黄芩各 10 g，桂枝 12 g，川芎、赤芍、杜仲各 10 g，川牛膝 12 g，生甘草 10 g。

1 剂 /d，水煎，分 2 次服。

体会

思虑太过，引发心火，火旺内耗阴血，血虚则心悸、失眠、口干、头晕、四肢麻木。火旺伤子，累及脾胃，脾胃即虚，则食欲缺乏、疲乏无力、肢倦神疲、月经量少。畏寒说明已损及脾阳。心火伤母，可使肝气不舒，舌淡胖，苔薄黄，脉沉细与上述证候相符。以归脾汤补益气血，安神镇静，加柴胡、郁金、黄芩清心疏肝，杜仲、川牛膝补肾助阳，桂枝、川芎、赤芍活血通脉。

医案 32：耳鸣（神经性耳鸣）

某女，1982 年出生。2016-12-05 初诊。

1 年前无明显诱因出现双侧耳鸣，心情不佳或劳累后症状明显，逐渐性加重，失眠，多梦，烦躁，头痛，心悸，汗出，腰酸，尿频，大便正常。曾诊断为“神经性耳鸣”，经治疗无好转。既往体健，无高血压、甲亢、颈椎病病史，月经量少。舌红，苔薄黄，脉细。

诊断：西医诊断为神经性耳鸣。

中医诊断为耳鸣（肝肾虚亏，阴虚火旺证）。

治法：滋阴清热，补肾健脑，养血安神。

百合地黄汤加减：百合 30 g，生地黄 15 g，黄连 6 g，阿胶烊化冲服 6 g，生牡蛎先煎 20 g，柴胡、郁金、栀子各 10 g，远志、夜交藤、合欢皮各 15 g，磁石先煎 20 g，石菖蒲、益智仁、桑螵蛸、生甘草各 10 g。14 剂。

1 剂 /d，水煎，分 2 次服。

2016-12-20 复诊。耳鸣明显减轻，失眠、烦躁、心悸、汗出好转，仍多梦，头痛，腰酸，尿频，舌脉象同前。上方去黄连、阿胶，加延胡索、丹参各 15 g。14 剂。

体会

耳鸣已1年，心情不佳或劳累后症状明显，说明与劳累和体虚有关。劳累有心劳、房劳、体劳。体劳一般易致阳虚，患者非体力劳动者，可除外体劳。患者正值壮年，病之始大抵与心劳和房劳相关。思虑过度可使心火旺盛，情志不遂可肝郁化火，“壮火食气”，两者皆可耗损和灼伤阴血，房劳过度可致肝肾虚亏，肝肾阴血不足，髓海失养，清窍不通，发为耳鸣，并可见腰酸、尿频、月经量少、失眠、多梦、烦躁、头痛、心悸、汗出、舌红、苔薄黄、脉细等症。以百合、生地黄、阿胶滋养心血，柴胡、郁金疏肝理气，黄连、栀子清热降火，远志、夜交藤、合欢皮、生牡蛎安神镇静，柴胡、郁金疏肝解郁，益智仁、桑螵蛸补肾健脑，磁石、石菖蒲平肝通窍，生甘草调和诸药。

医案33：泄泻（溃疡性结肠炎）

某男，1972年出生。2016-12-05初诊。

20年前开始，腹泻、便下脓血，里急后重，下腹部疼痛，无发热，无关节疼痛。肠镜检查诊为“溃疡性结肠炎”，服“柳氮磺胺吡啶”半年，症状好转。因服药后纳差、恶心、上腹疼痛自行停药，此后复发再服该药，不但胃肠反应较前加重，且无明显效果，故未坚持服之。改用其他药物及中药治疗效果亦不明显，1个月前因症状加重，服沙利度胺，2片/日，仍大便1日10余次，带脓血，故特来我院，求助于中药治疗。无药物及食物过敏史。舌淡胖，苔白厚，脉弱。

诊断：西医诊断为溃疡性结肠炎。

中医诊断为泄泻（脾胃气虚，大肠湿热证）。

治法：补气健脾，清热利湿。

参苓白术散合葛根芩连汤加减：党参12 g，炒白术、茯苓、炒扁豆、炒山药各15 g，炒薏苡仁20 g，砂仁10 g，葛根12 g，黄芩10 g，黄连6 g，黄柏10 g，翻白草15 g，地榆10 g，赤石脂20 g，生甘草10 g。

1剂/d，水煎，分2次服。

2016-12-20复诊。大便次数减少，便脓血减轻，无里急后重，舌脉象同前，继续服

14 剂，约复诊。

体会

舌淡胖、苔白厚、脉弱，与大肠症状完全不符，此种情景临床多见，并不矛盾。按马玉琛教授“崇阳”和“经痹”理论，中焦脾胃之气与下焦肝肾之气有区别，阳明、太阴、少阴、厥阴之经和脏腑所含阳气有多有寡，各有所司。今或饮食不节，或感受外邪，使脾胃虚弱，谷气下流，湿浊之邪被肾气抗之，肾气虚则成寒泄，肾气充则为热利。虽脾气不足，但肾气不虚，故成寒热错杂证。攻补兼施，参苓白术与葛根芩连加减化裁治之。

医案 34：风湿热痹（类风湿关节炎）

某男，1958 年出生。2016–12–12 初诊。

10 年前出现双手指关节疼痛，多次查 RF 阳性，确诊为“类风湿关节炎”，服用激素（剂量不详），也间断服用其他中西药（具体名称不详）。目前口服甲泼尼龙 2 片、1 片，隔日服，来氟米特 2 片 /d，尼美舒利 1 片 /d。现手指关节疼痛，晨僵，查血沉 37 mm/h，C– 反应蛋白 41.5 mg/L。6 年前小肠疝气手术，术后恢复良好。查体：双手指掌关节肿胀，手指尺偏，天鹅颈样畸形，舌红裂纹，苔黄腻，脉弱。

诊断：西医诊断为类风湿关节炎。

中医诊断为痹证（风湿热痹证）。

治法：除湿祛风散寒，强肝肾补气阴。

桂枝芍药知母汤加减：炙麻黄、白术各 10 g，制川乌、细辛各 3 g，徐长卿、羌活、独活各 10 g，薏苡仁 20 g，桂枝、赤芍、络石藤、青风藤、乌梢蛇各 10 g，知母 15 g，杜仲 10 g，川牛膝 12 g，生甘草 10 g。14 剂。

1 剂 /d，水煎，分 2 次服。

2016–12–19 复诊。手指关节疼痛和晨僵明显减轻，血沉 25 mm/h，C– 反应蛋白 16 mg/L，继服上方 14 剂复诊，坚持治疗。如诱导缓解，酌情减少激素剂量，必要时逐渐停止应用。

体会

本例为类风湿关节炎活动期，按“风湿病诊疗指南”治疗。患者已用糖皮质激素、非甾体类抗炎药、免疫抑制剂，效果不明显。因经济问题，不接受生物制剂，存在骨质疏松和消化不良，也不愿加大激素和非甾体类抗炎药剂量，要求服中药治疗。按马玉琛教授“经痹”理论，根据舌脉象和筋骨损伤、手指关节畸形，为风湿热痹，病位虽在五体，但已达肝肾。处于风湿病活动期，虽病程已长，治疗仍以祛除风寒湿三邪气为主，正气与外邪相搏，故出现热象；邪热伤阴，见舌红裂纹，脉弱；苔黄腻，说明湿邪为重。以桂枝芍药知母汤加减，炙麻黄、制川乌、细辛、徐长卿、羌活、独活、薏苡仁除湿、祛风、散寒，加白术以制麻黄发散之力，助薏仁利湿之功；桂枝、赤芍、络石藤、青风藤通阳化气，活血通络，加乌梢蛇引药入骨，搜风定痛；知母滋养阴液；杜仲、川牛膝补肝益肾；甘草调和诸药，共奏除湿、祛风、散寒，舒筋活络，滋阴液以清热，补肝肾以强骨之效。

医案 35：腹胀（慢性胃炎）

某女，1981 年出生。2016-12-12 初诊。

5 个月前饮食无规律出现上腹部胀满，易腹泻，畏寒，睡眠质量欠佳，易醒，情绪不佳时上述症状加重，无上腹部疼痛，无反酸、无恶心、呕吐。胃镜：非萎缩性胃炎。口服西药无明显好转。既往体健，无药物及食物过敏史。舌淡，苔薄黄，脉沉细。

诊断：西医诊断为慢性胃炎。

中医诊断为腹胀（心脾两虚证）。

治法：健脾养心，消食除胀。

归脾汤加减：党参 12 g，白术 10 g，茯神木、远志各 15 g，木香、柴胡各 10 g，黄连 6 g，黄芩、干姜、制半夏各 10 g，炒薏苡仁 20 g，炒扁豆、炒神曲、炒麦芽各 15 g，生甘草 10 g。7 剂。

1 剂 /d，水煎，分 2 次服。

2016-12-20 复诊。腹胀好转，无腹泻，仍失眠，上方去半夏、干姜、黄连，加炒酸枣仁 15 g。14 剂后复诊。

体会

综合病因、病程、病症分析，本例属脾胃虚弱。有睡眠欠佳、苔黄、脉细，原因其一可能为食积蕴热；其二可能有心血不足，心火旺盛。治以归脾汤加减，党参、白术、炒薏苡仁、炒扁豆补脾气，助运化，止泄泻；木香行气；黄连、黄芩、干姜、制半夏辛开苦降以治上腹胀满；炒神曲、炒麦芽消食导积化热；黄连、黄芩清心火，柴胡疏肝母以安心子，共助茯神木、远志养神安眠；甘草调和诸药。据病症变化加减。

医案 36：腹胀（慢性胃炎）

某男，1981 年出生。2016–12–12 初诊。

1 年前因进食寒凉出现上腹胀满、反酸，无呕吐、腹泻、腹痛，曾查胃镜示：非萎缩性胃炎。服西药治疗后症状好转。近来进食后又出现上腹胀满，纳差，反酸，畏寒，胸膈不疏，无明显疼痛，大便不成形，倦怠乏力，服西药治疗症状无好转。舌淡胖，苔薄白，脉细弱。

诊断：西医诊断为慢性胃炎。

中医诊断为腹胀（脾胃虚寒证）。

治法：补中益气。

补中益气汤加减：党参、炒白术各 12 g，黄芪 20 g，干姜、肉蔻、升麻、柴胡、木香、陈皮、厚朴、旋覆花各 10 g，乌贼骨、煅瓦楞各 15 g，炙甘草 10 g。14 剂。

1 剂 /d，水煎，分 2 次服。

2016–12–27 复诊。诸症好转，继服 14 剂，巩固疗效。

体会

腹胀由外邪直中，饮食失节，忧伤思虑，郁闷烦满所致脾胃虚弱或功能失调。按马玉琛教授“崇阳”和“持衡”理论，不管外感六淫还是心理刺激，人体为维持内外阴阳平衡，体内阳气都会起而抗击。阳气虚会出现寒证；阳气相对不虚，病理过程可向不同程度阳热方向转化。该患者进食寒凉，属外邪直中或饮食失节，阳气本虚或病久伤及阳气，引起脾胃虚寒。以补中益气加温中、降逆、制酸药物应该比较切证。

医案 37：失眠（自主神经功能紊乱）

某男，1951 出生。2016–12–21 初诊。

5年前开始出现抑郁寡欢，时而烦躁，严重失眠，头晕，纳食无味，疲乏无力，大便干燥，长期服用抗抑郁和安眠药物，效果欠佳，1年前来我院就诊，要求服中药，连续以百合地黄汤加减或归脾汤加减治疗，症状明显好转，逐渐脱离抗抑郁和安眠药物，定期门诊调方，病情平稳。近来偶有失眠，大便干燥，双下肢无力。既往无高血压、冠心病、糖尿病病史，无药物及食物过敏史。舌体胖，色淡而偏于紫暗，舌尖红，苔薄白，脉细弱。

诊断：西医诊断为自主神经功能紊乱。

中医诊断为失眠（心脾两虚证）。

治法：健脾疏肝，养心安眠，升阳活血，补肾通便。

归脾汤加减：党参 12 g，白术 10 g，黄芪 20 g，当归 12 g，柴胡 10 g，茯神木、远志、炒酸枣仁、五味子各 15 g，生牡蛎 20 g，升麻、川芎、红花、杜仲各 10 g，川牛膝 12 g，柏子仁 20 g，肉苁蓉 12 g，何首乌 15 g，生甘草 10 g。

1 剂 /d，水煎，分 2 次服。

体会

长期失眠，不外忧思、抑郁，损及心肝。心火旺盛，心血不足，母病及子（火生土），肝气郁结，亦可木克脾土（肝属木），故出现失眠、头晕，肢倦神疲，纳食无味等脾气虚弱表现；脾气虚弱，气血不能上乘，谷气下流，必干于少阴，引发阴火，心火更旺，皆可致失眠，舌体胖，色淡，舌尖红，苔薄白，脉细弱为其征象。便秘乃脾运化失调。年过六旬，肾气当虚，必下肢无力。阳气不足、肝气郁结皆可致血瘀。治以归脾汤，党参、白术、黄芪、当归补益心脾；柴胡、茯神木、远志、炒酸枣仁、五味子、生牡蛎疏肝养心，镇静安眠；升麻、川芎、红花升阳活血；杜仲、川牛膝、柏子仁、肉苁蓉、何首乌补肾通便。酌加安神、补肾、活血、温通大便之品。生甘草调和诸药。遣药种类虽较多，以归脾汤为主线。

医案 38：癥积（原发性肝癌）

某男，1956 出生。2016–12–21 初诊。

3 个月前因呃逆、腹胀于医院就诊，超声、X 线、CT、骨扫描等诊断为肝癌转移。

现呃逆、腹胀；饮食，二便可，无发热、黄疸、腹痛及身痛。近期查超声脾脏稍大，无腹水，化验检查：血浆白蛋白稍低于正常，肝功转氨酶和黄疸指数稍高，血常规无异常。患者不接受介入和放化疗。既往无乙肝病史，嗜好饮酒。查体：巩膜和皮肤未见明显黄染，皮肤无水肿，肺呼吸音正常，无啰音，腹部平软，轻度压痛，无反跳痛，腹水征（–），肝脾肋下皆可触及，舌体胖，裂纹，色淡暗，苔白稍厚，脉无力。

诊断：西医诊断为原发性肝癌。

　　中医诊断为癥积（痰积血瘀，邪毒内蕴，脾气虚损证）。

治法：补脾疏肝，行气化痰，散积攻毒，降逆消导。

玉屏风散加减：黄芪 30 g，白术、当归各 12 g，柴胡、郁金各 10 g，茵陈蒿 20 g，枳实、厚朴各 10 g，茯苓 15 g，清半夏 10 g，制白附子 6 g，僵蚕、露蜂房各 10 g，白花蛇舌草、半枝莲各 15 g，旋覆花 12 g，代赭石 20 g，焦三仙 15 g，炙甘草 10 g。

1 剂 /d，水煎，分 2 次服。

体会

原发肝癌已转移，不适合手术，放弃化疗，要求服中药。按马玉琛教授“持衡”和“重阳”理论，体内肿瘤，是气滞、血瘀、痰结、蕴毒、伤正等病理过程的产物，人体当调动阳气化解之，表现为代谢功能增强的阳热之象；今反见舌体胖，裂纹，色淡暗，苔白稍厚，脉无力。说明气滞、血瘀、痰结、蕴毒等，也说明阳气虚损，代谢、反应、抵抗及免疫能力明显不足。补益正气为治疗根本，辅以攻邪和对症处理，酌情加抗肿瘤中药。方中黄芪、白术、炙甘草、当归、柴胡、郁金、茵陈蒿健脾胃，补气血，疏肝利黄（黄疸指数升高）；枳实、厚朴、茯苓、清半夏行气化痰；制白附子、僵蚕、露蜂房、白花蛇舌草、半枝莲散积攻毒；旋覆花、代赭石、焦三仙降气消导。补益气血、提高免疫、增强体质、保护脏器、抗击肿瘤，缓解呃逆、腹胀等。马玉琛教授认为，能正常饮食是中医药治疗肿瘤非常有利的时机，应很好利用。此时或补或泻，最易掌控。中医抗肿瘤药物的特点是毒副反应小，但也不是完全没有毒副反应，应根据身体情况酌情慎用。不管是否手术和放化疗，重要的是补益正气和对症治疗。补益正气是根本，通过增强人的体质，增加人体免疫能力，杀灭、抑制、减少正常细胞变异，或减少西医内外科治疗的毒副反应；对症治疗主要是提高肿瘤患者生活质量。血瘀虽为肿瘤发病机制之一，但对肝癌应慎用活血化瘀，防止增加脾功能亢进、门脉压升高所导致静脉曲张、血小板减少出血的可能。阳气对痰积聚结有化解能力，抗肿瘤治疗当慎大苦大寒之品，以免损伤阳气。

医案 39：风湿热痹（强直性脊柱炎）

某男，1978 年出生。2016-12-21 初诊。

3 个月前无明显诱因出现腰骶部和双髋部疼痛，晨僵，下肢麻木，随即查骶髂关节 CT：双侧骶髂关节髂骨面炎性改变，HLA-B27 阳性；无贫血，血沉正常，C- 反应蛋白 4.59 mg/L，口服塞来昔布和来氟米特，效果不明显。既往体健，无药物及食物过敏史。查体：腰部及骶髂关节处压痛，“4”试验（+），浮髌试验（-），下肢抬高试验（-），舌红，苔薄白，脉细。

诊断：西医诊断为强直性脊柱炎。

中医诊断为痹病（风湿热痹证）。

治法：祛风除湿散寒，滋阴补肾健骨，活血散结解毒。

桂枝芍药知母汤加减：桂枝、赤芍、炙麻黄各 10 g，制川乌 3 g，白术、防风各 10 g，细辛 3 g，羌活、独活各 10 g，知母 15 g，川断、仙灵脾、狗脊各 10 g，鸡血藤 15 g，川牛膝、僵蚕各 10 g，制白附子 6 g，生甘草 10 g。14 剂。

1 剂 /d，水煎，分 2 次服。

2017-01-05 二诊。明显好转，舌脉象同前。上方去制川乌，继续服 14 剂。

2017-01-20 三诊。进一步好转，舌淡，苔薄白，脉细。调首诊方去制川乌、炙麻黄、白术、知母，14 剂。

体会

诊断明确的风湿病，宜按西医指南治疗。应用中医药原则：增效减毒，被动替代（不能执行治疗指南，患方同意，替代西药）。本例是在应用西药治疗效果不明显的情况下，配合中药，增强疗效。按马玉琛教授“经痹”和“崇阳”理论，强直性脊柱炎属痹病，病位在骨，为骨痹，根据本例表现，尤其舌红、苔薄白、脉细，为风湿热痹。风寒湿三气侵袭，深入骨骼，人体阳气与之搏击，化热伤阴；据马玉琛教授“三维”辨证理论，CT 骶髂关节髂骨面硬化、增生、髂骨面锯齿样改变，为病邪化痰成积、蕴毒腐蚀；外邪痹阻，必有血瘀。祛邪补虚并用，养阴护阳双调，虽有热象，避免应用大苦大寒之品，免伤阳气，以《金匮要略》桂枝芍药知母汤加减。方中桂枝、炙麻黄、制川乌、白术、防风、细辛、羌活、独活祛风除湿散寒；知母、川断、仙灵脾、狗脊滋阴补肾健骨；赤芍、鸡血藤、川牛膝、僵蚕、制白附子、生甘草活血散结解毒。根据病情变化及时调方，无活动期复发，逐步减少祛邪药，长久治疗当以补肾、活血、散结解毒为要。

医案 40：风寒湿痹（类风湿关节炎）

某男，1970 年出生。2017-03-06 初诊。

3 个月前出现双手近端指关节疼痛，晨僵，双腕、左肩关节疼痛，无关节肿胀、畸形，腰背及下肢关节不痛，畏寒肢冷，饮食、二便正常。外院查 FR（++），CCP 抗体（+），血沉：44 mm/h，血红蛋白（HB）：108 g/L，糖皮质激素和非甾体类抗炎药（品种和剂量皆不详），治疗好转后自停，至今未服药已 1 个月余。近一周关节疼痛复发，双手指间关节和指胀关节为重，晨僵，不愿再接受西药。查：ESR：20 mm/h，CRP：3.8 mg/L，WBC：7.02×10^9/L，HB：112 g/L，PLT：215×10^9/L，CCP 抗 体（–），ASO（–），类风湿因子（RF）：27。无药物过敏史。未见关节肿胀和畸形，舌淡，苔白，脉沉迟。

诊断：西医诊断为类风湿关节炎。

　　中医诊断为痹病（风寒湿痹证）。

治法：祛风除湿散寒，通络活血止痛，温阳补气强筋。

乌头汤加减：制川乌 3 g，炙麻黄 10 g，细辛 3 g，羌活、独活、徐长卿各 10 g，络石藤、青风藤各 15 g，赤芍 10 g，制附片 6 g，黄芪 20 g，当归 12 g，杜仲 10 g，川牛膝 12 g，桂枝、炙甘草各 10 g。14 剂。

1 剂 /d，水煎，分 2 次服。

2017-03-21 复诊。手指关节疼痛、晨僵减轻，血沉、C- 反应蛋白正常，效不更方，继服 14 剂。

体会

类风湿关节炎缓解期，患者不接受西药。按马玉琛教授“经痹”和“崇阳”理论，症状、舌脉相一致，风寒湿痹无疑，阳气本虚，无力抗击入侵之风寒湿三气，故未表现任何热象，仅手指关节疼痛、晨僵，未出现关节肿胀、畸形。

病位在于筋，为五体痹之筋痹，仅有轻度贫血，不能认为邪已深入脏腑，虽无风湿活动，治疗亦当祛除外邪为主。外邪入侵根本原因是正虚，辅以扶正，为《金匮要略》乌头汤主证。方中制川乌、炙麻黄、细辛、羌活、独活祛风除湿散寒；徐长卿、络石藤、青风藤、赤芍、川牛膝、通络活血止痛；制附片、黄芪、当归、杜仲、川牛膝、桂枝、炙甘草温阳补气强筋。用当归一是与黄芪组成当归补血汤，预防邪干心脾，气血虚弱，致 RA 贫血；二是与赤芍、川牛膝配合，活血通痹；加桂枝，与黄芪配合，通阳化气，增加卫阳之气抗邪能力。络石藤、青风藤、赤芍虽偏寒凉，但有附片及诸温热药制约，也不至于伤及阳气。

（李向东）

第三节　王焕娟跟师医案及体会

医案 41：胃痞（慢性胃炎？）

某男，1960 年出生。2017-06-01 初诊。

2 年前无明显诱因出现舌苔片状剥脱，口渴，无口腔溃疡，曾先后口服中药一百多剂，无明显缓解。近 10 天来，舌苔剥脱有所加重，不欲饮食，上腹胀满，无腹痛，耳鸣，睡眠可，小便黄而不畅，无尿急尿痛，大便正常。有乙肝病史 30 年，大三阳，肝功正常。无高血压、糖尿病、冠心病病史，无结核病史，无手术及外伤和药物过敏史。查体：胸廓对称，双肺呼吸音清，未闻及干湿性啰音。心前区无异常隆起，心尖冲动无弥散，心律规整，心率 75 次 / 分，各瓣膜听诊区未闻及病理性杂音。腹软，无压痛及反跳痛，肝脾未触及，双下肢无水肿。生理反射存在，病理反射未引出。舌红，有裂纹，苔黄，片状剥脱，脉弦。

诊断：西医诊断为慢性胃炎？

中医诊断为胃痞（胃阴不足证）。

治法：滋阴健脾，化气升清，疏肝利湿，消导醒脾。

沙参麦冬饮加减：沙参、麦冬、玉竹各 10 g，生地黄 15 g，党参 12 g，茯苓 15 g，薏苡仁 20 g，柴胡 10 g，茵陈 15 g，木香 10 g，焦三仙各 15 g，砂仁、桂枝、升麻、石菖蒲各 10 g，磁石 20 g，生甘草 10 g。14 剂。

1 剂 /d，水煎，分 2 次服。

体会

乙肝多年，木克土，日久及脾。脾主运化升清，脾虚运化不足，饮食积滞，痰湿内停，见不欲饮食，上腹胀满。痰、食停滞久之，化热伤津。舌苔为“胃气”上乘于口表现，胃热阴虚，口失于润养，故口干，舌质红而裂纹，舌苔黄而剥脱。阴液不足于上升至耳则耳鸣，不能下行于前阴则尿不利。故以沙参麦冬饮加减，沙参、麦冬、玉竹、生地黄、党参滋阴健脾为君，桂枝、升麻化气升清为臣，茯苓、薏苡仁、柴胡、茵陈疏肝利湿对因，木香、焦三仙、砂仁消导醒脾对症，石菖蒲、磁石化痰通窍治耳鸣，生甘草调和诸药。水之源得补，路之障得清，养之精得化，滋之品得上，诸症必除也。

医案 42：风湿热痹（成人 Still 病）

某女，1985 年出生。2017-08-24 初诊。

2 个月前无明显诱因出现高热，体温 39℃以上，周身成片分布红色斑丘疹，体温下降时皮疹减轻，随体温升高而加重，游走性周身关节疼痛，无咽痛、咳嗽等。血常规白细胞 2 万 ~ 3 万，血沉、C- 反应蛋白明显升高，抗“O”、类风湿因子皆正常；超声：脾脏稍大。抗生素治疗无好转。不除外成人 Still 病，予甲氨蝶呤 15 mg/ 周，甲泼尼龙 32 mg/d 口服，治疗 2 个月余，皮疹及关节疼痛好转，体温逐渐下降，未恢复正常；白细胞仍 1 万 ~ 2 万，血沉、C- 反应蛋白仍高。近 1 周无明显诱因体温再次升高，达 38.5℃以上，同时伴头汗出，周身多关节疼痛，局部无肿胀，无皮疹复发，不愿增加激素用量，求中医药治疗。无咽痛，无咳嗽、咳痰，无尿频、尿急、尿痛，无腹痛、腹泻，大小便基本正常。饮食可，睡眠可。既往无肝炎、结核等传染病史，无手术及外伤和药物过敏史。查体：体温 38.0℃，体型肥胖，满月脸，皮肤无皮疹，颌下淋巴结稍肿大，活动，无触痛，胸廓对称，双肺呼吸音清，未闻及干湿性啰音。心前区无异常隆起，心尖冲动无弥散，心律规整，心率 73 次 /min，各瓣膜听诊区未闻及病理性杂音。双下肢无水肿，腹软，无压痛及反跳痛。关节轻压痛，无肿胀。双下肢肌力及肌张力正常。舌胖淡，舌尖红，苔白，脉沉。血常规：白细胞 11.2×10^9/L，中性粒细胞百分比 78.6%，红细胞 4.1×10^{12}/L，血红蛋白 115g/L，血小板 285×10^9/L，血沉 38 mm/h，C- 反应蛋白 24 mg/L。

诊断：西医诊断为成人 Still 病。

中医诊断为痹病（风湿热痹证）。

治法：祛风散寒除湿，补中益气清热。

桂枝汤合补中益气汤加减：桂枝、白芍、羌活、独活各 10 g，细辛 3 g，防风 10 g，党参 12 g，白术 12 g，茯苓 15 g，柴胡、升麻各 10 g，薏苡仁、滑石粉各 20 g，生石膏 20 g，清半夏 10 g、白附子、僵蚕各 6 g，生甘草 10 g。14 剂。

1 剂 /d，水煎，分 2 次饭后温服。

继续西药甲氨蝶呤 15 mg/ 周，甲泼尼龙 32 mg/d，口服。

2017-09-07 二诊。无发热，头部汗出减轻，关节疼痛好转，饮食可，大小便正常。体温 36.5℃，舌脉象同前。血常规：白细胞 9.73×10^9/L，中性粒细胞百分比 74.4%，红细胞 4.0×10^{12}/L，血红蛋白 118 g/L，血小板 288×10^9/L，血沉 25 mm/h，C- 反应蛋白 23 mg/L。西药不变，中药前方去生石膏、滑石粉、薏苡仁，加黄芪 20 g，当归 12 g。14 剂。

2017-09-21 三诊。发热未复发，无多汗，关节疼痛进一步好转，饮食可，大小便正常。体温 36.6 ℃，颌下淋巴结仍可触及，舌胖淡，苔白，脉沉。血沉 16 mm/h，C- 反应蛋白 8 mg/L。甲泼尼龙改为隔日 24 mg，甲氨蝶呤不变。中药前方加制附片 6 g。21 剂。

体会

成人 Still 以发热、关节疼痛、皮疹、白细胞明显升高为主要临床表现，经非甾体类抗炎药、糖皮质激素及免疫抑制剂治疗未完全好转，考虑上述西药毒副反应，应患者要求加中药治疗。病情好转，逐渐由中药替代西药。关节疼痛属“痹病”范畴。根据马玉琛教授“经痹”“崇阳”理论，属风湿热痹，为五体痹的皮痹，风寒湿三气杂至，人体卫阳与之搏击于皮表所致，发热如此之高，说明外邪较重，患者卫阳不虚。外邪束表，湿气内蕴，化痰、生热、蕴毒、瘀血，出现丘疹红斑；病邪深入皮肉腠理筋膜之间，关节肌肉疼痛；湿热化痰，痰瘀互结，为积为肿，颌下淋巴结即是；湿性黏滞，风邪易祛而湿邪难除，故虽汗出却热不解。治湿当为首要，邪处偏于表，宣而发之更为妥当。舌胖淡而不红（仅舌尖红），苔白而不燥，脉沉而不数，说明虽卫阳不虚，但太阴脾气不足，运化失司，影响水湿代谢；按东垣《脾胃论》所论，脾胃虚弱，谷气下流，邪干于肾，牵动少阴阴火，阴火上燎，亦可致大热。以桂枝汤合补中益气汤加减，桂枝、白芍调和营卫；羌活、独活、细辛、防风祛风散寒除湿；党参、白术、茯苓、柴胡、升麻、薏苡仁、滑石粉补脾胃、助运化、升阳气、利湿邪；生石膏清热；清半夏、白附子、僵蚕、生甘草散结解毒，诸药配合，中气充盛，脾胃健运，湿邪外可由表而出，下可由尿而渗，痰可由辛热而散，热可由辛凉而清，据病情变化，临证调方。风湿活动期缓解，肝功和外周血白细胞正常，维持甲氨蝶呤不变，激素按隔日递减的原则调整剂量，继续以上述原则服中药，随症加减，择期查超声，观测淋巴结和脾脏变化。

医案 43：水肿

某女，1976 年出生。2017-08-04 初诊。

1 个月前晨起发现双侧眼睑浮肿，不能自行恢复，腰部酸痛，失眠，自汗，无畏寒、大便秘结，下肢不肿，无尿频、尿急，无心悸、胸闷、气短，饮食可。肾功能、尿常规、泌尿系超声均未见异常。无高血压、糖尿病、冠心病病史，无肝炎、结核等传染病史。查体：双侧眼睑浮肿，肤色正常，胸廓对称，双肺呼吸音清，未闻及干湿性啰音。心前区无异常隆起，心律规整，心率 72 次 /min，各瓣膜听诊区未闻及病理性杂音。双下肢无水肿，双侧肾区无压痛及叩击痛。舌淡尖红，苔薄白，脉弱。

诊断：西医诊断为水肿原因待查。

中医诊断为浮肿（脾气不足证）。

治法：健脾利湿，通阳化气，清心安神。

四君子汤、五苓散合防己黄芪汤加减：党参、白术各 12 g，黄芪 20 g，干姜 10 g，桂枝、猪苓、泽泻各 12 g，茯苓 15 g，防己 12 g，黄芩 10 g，远志 15 g，五味子、独活各 10 g，细辛 3 g，炙甘草 10 g。14 剂，

水煎服，1 剂 /d，分 2 次服。

2017-09-07 复诊。双侧眼睑浮肿明显缓解，腰痛减轻，夜间睡眠无明显改善，饮食可，

大小便正常。舌尖红，苔薄，脉弱。党参、白术各12 g，茯苓15 g，黄芩10 g，远志15 g，五味子10 g，炒酸枣仁、夜交藤各15 g，独活10 g，细辛3 g，炙甘草10 g。14剂。

1剂/d，水煎，分2次服。

体会

马玉琛教授认为水肿主要有三种原因：湿邪侵袭，水道不通，阳不化气。湿邪侵袭指外感湿邪和饮食失节，水道不通指皮肤和二阴功能失调，阳不化气指脾肾二脏阳气不足。治疗应针对哪个环节或方面障碍，恰当处理；或除湿邪、调饮食，或"开鬼门""洁净腑""魄门亦为五脏使"，或补脾气、益肾阳。本患无外感和饮食失调，有汗、二便调，无畏寒、脉不沉；自汗、舌淡、苔薄白、脉弱，说明病之因在脾，脾阳不足，阳不化气，脾气虚弱，运化功能失职。至于失眠、舌尖红，是心火上炎，或子病及母，或母病及子，心脾互相影响。四君子汤、五苓散合防己黄芪汤加干姜健脾利湿，通阳化气，黄芩、远志、五味子、炒酸枣仁、夜交藤清心安神，以独活、细辛除湿散寒，湿出于表，缓解腰部酸痛。患者病情较轻，嘱减轻思想压力，症状缓解即可停药，有不适随时就诊。

医案44：热淋（前列腺炎）

某男，1962年出生。2017-06-08初诊。

5年前即出现尿频，甚则疼痛，小便不利，点滴而出，余沥不尽。泌尿系超声提示"前列腺增生"，自服"前列康"等药物，症状时隐时现。3个月前因家事，心情急躁，失眠，尿频、尿痛复发加重，排尿困难。就诊给予扩充尿道、电切割等治疗，发热39℃，输抗生素治疗7天，体温将至正常，失眠好转，自觉症状未明显缓解，多汗，腰痛，大便干，3～5天1次，饮食可，双下肢无水肿。既往高血压，无糖尿病、冠心病和肝炎、结核等传染病病史。查体：胸廓对称，双肺呼吸音清，闻及干湿性啰音。心前区无异常隆起，心尖冲动无弥散，心律规整，心率75次/min，各瓣膜听诊区未闻及病理性杂音。双下肢无水肿，上腹部无压痛，无反跳痛，肾区轻度叩击痛，舌红，苔薄黄，脉弦细。尿常规：白细胞（2+）。

诊断：西医诊断为前列腺炎。

中医诊断为淋病（热淋）。

治法：利尿通淋，滋阴补肾，化痰散结。

八正散加减：木通 10 g，车前子包煎、瞿麦各 15 g，滑石粉包煎 30 g，萹蓄 15 g，当归、生地黄各 12 g，茯苓 15 g，猪苓、泽泻各 10 g，柏子仁、火麻仁各 20 g，僵蚕、制白附子各 6 g，赤芍、生蒲黄各 10 g，山药 15 g，山茱萸、生甘草各 10 g。14 剂。

1 剂 /d，水煎，分 2 次服。

2017-06-23 二诊。腰痛、尿痛减轻，尿量较前增加，大便 3 天 1 次，较前易排除，汗出较前有所减少。仍排尿困难，口干苦，舌尖红，苔白，脉弦。继续上方，14 剂。

2017-07-08 日三诊。无腰痛，尿量较前增加，尿痛缓解，仍余沥不尽，排尿困难，大便正常，汗出减少，口干苦减轻，舌尖红，苔白，脉弦。上方去滑石粉、柏子仁、火麻仁，加萆薢 10 g，14 剂。约 2 周后复诊调方。

体会

根据马玉琛教授“崇阳”“痰毒”理论，焦虑急躁，心火下移小肠，或外邪侵于尿路，阳气起而抗之，则出现发热、尿频、尿痛；膀胱为储水之腑，水湿与邪热相结，可阻滞气机，灼湿为痰，痰积血瘀，一则损伤正气，二则可发展成臃膨肿胀之物，前列腺增生肿大即是之，可出现小便不利，点滴而出，余沥不尽。人体阳气虚弱，无力抵御侵于尿路之外邪，当无阳热之表现，外邪可经尿路，直达深部，引起更为严重损害。尽管为阳热之证，维护阳气也尤为重要，不宜轻易应用大苦大寒之品。遵“腑以通为用”，利尿通淋，“流水不腐”。邪热伤阴，便干，舌红、苔薄黄、脉弦细等，当重滋养阴液，八正散加五苓散正适之，大便干燥，慎用大黄，润以柏子仁、火麻仁之类。臃膨肿胀，宜化痰散结，患者虽经电切割，手术未必彻底，不能放弃制白附子、僵蚕等辛散和赤芍、生蒲黄等止血化瘀之物的干预，伤及肾气，可加山药、山茱萸补之。

医案 45：风寒湿痹（颈椎病）

某女，1955 年出生。2017-03-23 初诊。

2 年前无明显诱因出现颈肩及背部疼痛、沉重不适，双手麻木。查颈椎 CT 提示 C_5 ~ C_6 骨质增生，间隙变窄，诊断“颈椎病”，中药口服及牵引治疗，颈部沉重及双手麻木减轻。2 周前受寒后再次出现颈肩部及后背部沉重不适，理疗症状无减轻。刻下：

颈肩及腰背部沉重，双手间断麻木，晨起活动后稍微减轻，睡眠欠佳，无双髋关节疼痛。无胸闷气短，无头晕头痛。精神可，纳可，二便调。查体：胸廓对称，双肺呼吸音清，未闻及干湿性啰音。心前区无异常隆起，心尖冲动无弥散，心律规整，心率 62 次 /min，各瓣膜听诊区未闻及病理性杂音。腹软，无压痛，双下肢无水肿。专科检查：C_5、C_6 棘突压痛，压顶试验及屈颈旋转试验（-）。双侧“4”字试验（-）。面色萎黄，舌质淡暗，有齿痕，苔薄白，脉沉。

诊断：西医诊断为颈椎病（神经根型）。

中医诊断为痹病（风寒湿痹证）。

治法：散寒除湿，活血通络，补脾强肾。

乌头汤加减：制川乌 3 g，炙麻黄 10 g，细辛 3 g，羌活、独活、赤芍、桂枝、川芎各 10 g，黄芪 20 g，白术 10 g，制附片 6 g，狗脊 10 g，葛根 15 g，防己 10 g，茯苓 12 g，车前子 15 g，炙甘草 10 g。14 剂。

1 剂 /d，水煎，分 2 次服。

2017-04-06 复诊。颈肩及背部疼痛、沉重、双手麻木皆减轻，舌脉未变，方药同前，14 剂。

体会

颈、肩及背部疼痛、沉重隶属“痹病”范畴。按马玉琛教授“经痹”理论，该部位为督脉及足太阳膀胱经循行之处，足太阳经分布部位浅，为人体藩篱，督脉为阳脉之海，“贯脊属肾，总督一身之阳”。感受寒湿之邪，出现舌质淡暗，有齿痕，苔薄白，脉沉等寒湿之象，说明该部位之足太阳和督脉二经阳气无力与外邪相抗，出现一片寒象，为风寒湿痹。外邪经皮表入里，侵及肌肉、筋膜，是该部位疼痛、沉重主因；外邪痹阻脉络，血脉不通，则双上肢麻木，诊为五体痹的肌痹、筋痹和脉痹。治以祛邪通痹，辅以补虚，《金匮要略》乌头汤加减，制川乌、炙麻黄、细辛、羌活、独活祛风散寒除湿；赤芍、桂枝、川芎活血通脉；黄芪、白术、制附片、狗脊健脾强肾，补气温阳益肌、筋之主。取仲景治痉病之法，以葛根润颈部之筋，效西医脱水减神经根水肿之方，以防己、茯苓、车前子利尿。应注意，颈椎病中药内服之治，当以解除临床症状和减缓病情发展为主旨。

医案 46：风湿热痹（类风湿关节炎）

某男，1953 年出生。2017-04-27 初诊。

2 年前出现双手指关节疼痛，晨僵，时间大于 1 小时，双腕、双肘、双膝、双踝等多关节游走性疼痛，血沉 98 mm/h，类风湿因子阳性，诊为“类风湿关节炎”，甲氨蝶呤、泼尼松等治疗，症状缓解，遗留双踝关节、双膝关节轻微肿胀、疼痛。查见骨质疏松，外周血白细胞降低，自停此两种药物，间断服非甾体药。1 个月前无明显诱因病情复发，全身关节疼痛，以双肩、双膝、双踝为著，影响行走，恶风畏寒，双肩关节受凉后疼痛加重，双侧手指关节晨僵显著，口干苦，不欲饮食。否认药物过敏史。血常规正常，血沉 58mm/h，C- 反应蛋白（-）。查体：体温正常，面色潮红，皮肤无水肿，咽不红，双扁桃体不大，胸廓对称，双肺呼吸音清，未闻及干湿性啰音，心前区无异常隆起，心尖冲动无弥散，心律规整，心率 72 次 /min，各瓣膜听诊区未闻及病理性杂音，腹软，无压痛及反跳痛，生理反射正常，病理反射未引出，无明显肿胀、畸形，中指指间关节压痛，双膝、双踝关节肿胀压痛，该部位皮温升高，肤色正常，双膝骨摩擦音（+），浮髌试验（-），双下肢肌力及肌张力正常。舌红，苔薄黄，脉滑。

诊断：西医诊断为类风湿关节炎。

　　　中医诊断为痹病（风湿热痹证）。

治法：祛风散寒除湿，活血通络止痛，滋阴补肾壮骨，化痰散积解毒。

桂枝芍药知母汤加减：炙麻黄、白术各 10 g，细辛 3 g，羌活、独活、赤芍各 10 g，青风藤、络石藤各 15 g，制附片 6 g，桂枝 10 g，知母、生地黄各 12 g，杜仲 10 g，川牛膝 12 g，僵蚕、制白附子各 6 g。14 剂。

1 剂 /d，水煎，分 2 次服。

2017-05-11 二诊。恶风畏寒减轻，关节肿痛稍微缓解，不欲饮食加重，食之无味。口干苦，舌尖红，苔薄黄，脉滑。复查血沉 48 mm/h。上方炙麻黄改 6 g，加砂仁 10 g。14 剂。

2017-05-25 三诊。无恶风畏寒，关节疼痛明显减轻，晨僵好转，胀肿已不明显，局部皮温正常，食欲好转，食量较前增加。仍口干，舌红，苔薄，脉滑，复查血沉 26 mm/h。二诊方麻黄改 6 g，去制附片。14 剂。

体会

类风湿关节炎属“痹病”，按马玉琛教授“经痹”“崇阳”和“痰毒”理论，风寒湿三气杂至，入侵人体，阳气阻截并祛除之，阳气虚弱表现为寒证，为风寒湿痹；阳气相对充盛，则表现为热证，为风湿热痹。风湿热痹之热，并非外感之热邪，乃内生之阳热，是正邪相争的表现和结果，说明阳气在发挥抵御外邪作用。痹病，热优于寒，对病邪清除、病程缩短、症状减轻、疾病康复是一种正能量。此时应慎用清热，只要不是高热、大热，尽量不用大苦大寒之品，免损阳气，干扰疾病向好的方面转化。热也有一定的负面影响：耗气伤阴，尤其对阴液损伤首当其冲，即所谓“壮火食气”。因此，对风湿热邪的治疗，常寒热并用，虽有内热，也要用温燥之剂祛邪；虽有外寒，也要用甘凉之品滋阴，用温药避免增内热，用凉药防止助外淫，抗邪与扶正，要把握好方向和尺度，掌握好阴阳平衡。《金匮要略》之桂枝芍药知母汤是治疗风湿热痹的典型方剂。本例虽有恶风畏寒，应为外邪束表，口干苦，膝、踝部位皮温升高，舌红，苔薄黄，脉滑，证属风湿热痹，正当用此方，炙麻黄、白术、细辛、羌活、独活、赤芍、青风藤、络石藤，祛风散寒除湿，活血通络止痛；制附片温补阳气、桂枝通阳化气，助以上诸药祛邪；知母、生地黄滋补阳热所耗阴液，并以滋阴之法而清热，“壮水之主，以制阳光”。病位在关节，多处疼痛，属五体痹，晨僵，未见关节畸形，说明病损主要在筋；关节轻度肿胀，说明已开始痰积蕴毒。故加杜仲、川牛膝、僵蚕、制白附子等补肝强筋、化痰攻毒。治疗过程根据病情变化加减药味，治法不宜随意改变。尤其僵蚕、制白附子等化痰散积解毒之品，马玉琛教授按“无毒不足以治痹”，常做治疗风湿病的慢作用药 。

医案 47：风湿热痹并脾虚（类风湿关节炎并慢性胃炎）

某女，1974 年出生。2017-04-27 初诊。

1 年前出现右手中指、无名指近端指关节疼痛，渐肿胀，并扩展到双手、双肘等多关节间断疼痛，晨僵。查类风湿因子 114.9 IU/mL，C- 反应蛋白 70.2 IU/mL，抗 CCP 抗体＞ 1 600 RU/mL，考虑“类风湿关节炎”，雷公藤多甙、非甾体类抗炎药持续口服，症状减轻。1 个月前出现上腹及小腹部疼痛，伴有抽动感，关节症状又加重同 1 年前，恶风畏寒，不欲饮食，口干，大便干，小便黄，烦闷，睡眠差，自停上述西药。胃镜、超声和血、尿常规等检查，诊断为非萎缩性胃炎伴糜烂、泌尿系感染、盆腔炎等，胃动力药、抗生素等治疗，症状无减轻。小腹左侧压痛，白带色黄，有异味，口干口苦。无胸闷胸痛，无恶心呕吐。既往高血脂、腰椎间盘突出症病史，无高血压、糖尿病、冠心病病史。查体：胸廓对称，双肺呼吸音清，未闻及干湿性啰音。心前区无异常隆起，心尖冲动无弥散，心律规整，心率 78 次 /min，各瓣膜听诊区未闻及病理性杂音。双下肢无水肿。专科检查：双腕关节压痛，胃脘部及左侧小腹压痛，无反跳痛。舌红，苔黄，脉细数。辅助检查：血、尿、便常规正常，血沉 10 mm/h，C– 反应蛋白（–），类风湿因子 44.4 IU/mL，肝肾功、电解质正常，空腹血糖 6.49 mmol/L，心电图正常。

诊断：西医诊断为①类风湿关节炎；②慢性胃炎。

中医诊断为痹病（风湿热痹并脾虚证）。

治法：祛风散寒除湿，滋胃养心润肠。

桂枝芍药知母汤合沙参麦冬饮加减：炙麻黄、桂枝各 10 g，制川乌 3 g，防风 10 g，细辛 3 g，羌活、独活各 10 g，知母 12 g，沙参、麦冬、玉竹各 10 g，百合、柏子仁各 20 g，苍术、黄柏、泽泻、生甘草各 10 g。14 剂。

1 剂 /d，水煎，分 2 次服。

2017–05–10 二诊。药后矢气频频，胃脘部及小腹胀满不适减轻，饮食、睡眠改善，精神状态好转，周身关节疼痛、晨僵也减轻，大小便转正常，白带仍多而黄，舌红，苔薄黄，脉细。上方去制川乌、百合、柏子仁，续服 14 剂。

体会

周身关节疼痛属“痹病”范畴。按马玉琛教授“经痹”和“崇阳”理论，痹病证性之寒热，取决于人体阳气之盛衰。人体阳气有卫气、腑气、脏气之分。《素问·痹论》曰：“卫者水谷之悍气也，其气慓疾滑利，不能入于脉也，故循皮肤之中分肉之间，熏于肓膜，散于胸腹”，当外邪入侵，阳卫之气首当其冲，如《生气通天论》曰：“故天运当以日光明，是故阳因而上，卫外者也。”当邪深入于内，脏腑之阳气才并力祛除，肾主温化、脾主运化、肺主肃降、肝主疏泄等。此患者关节疼痛、晨僵伴有舌红，苔黄，脉数等热象，为风湿热痹。卫气不虚，才阻止外邪停于皮肤之中，分肉之间，骨节之周，虽未伤及骨骼，更未深入脏腑之中，却影响及筋。阳热伤于津液，胃肠燥热而脾阳不虚，加之所服西药对胃肠道损伤，脾脏运化水湿失调，胃腑传导糟粕失职，使上腹部疼痛，口干苦，大便干，脉细。脾胃阴阳不衡，水湿内停化热，湿热下移于胞宫，可小腹部疼痛，伴有抽动感，白带色黄，有异味，小便黄。烦闷，睡眠差，是邪热上行干于神明所致。桂枝芍药知母汤合沙参麦冬饮加减，炙麻黄、桂枝、制川乌、防风、细辛、羌活、独活祛风散寒除湿，知母、沙参、麦冬、玉竹、百合、柏子仁滋胃养心润肠，苍术、黄柏、泽泻苦温平燥清带，甘草调和诸药。马玉琛教授认为，阴虚与痰湿共存之治，滋阴易恋邪，祛湿易伤阴，故应掌握好尺度。滋阴不过于黏腻，祛湿有淡渗利湿、通便泻湿、宣散祛湿、芳香化湿、苦辛燥湿等，膀胱主水液之开合，其力最强，为防治伤阴，本例未选择之，因便干用润肠通便泻湿、因外邪用透表宣散祛湿、因带下用苦辛气平燥湿，燥湿时，苦辛互制，寒热相抵，是防止损伤阳气，影响风寒湿邪的祛除。

医案 48：月经不调

某女，1983 年出生。2017-05-18 初诊。

脱发伴月经不调 1 年。无明显诱因，梳头或洗发时掉发较多，头部皮肤无皮疹，无斑秃，月经先后无定期，经期延长，一般 7 ~ 10 天，失眠，头昏而胀，晨起为著，腰膝酸软，双膝关节间断疼痛，无晨僵，双下肢无水肿，乳房胀痛，饮食无味，纳差，无上腹疼痛，二便调，要求服中药治疗。既往无高血压、糖尿病、冠心病病史，无肝炎、结核病史及药物过敏史。查体：体型肥胖，面色萎黄，巩膜无黄染，双下肢无水肿，胸廓对称，双肺呼吸音清，未闻及干湿性啰音，心前区无异常隆起，心律规整，心率 70 次 /min，各瓣膜听诊区未闻及病理性杂音，腹部无压痛反跳痛腹轻压痛，肝脾未触及，舌体胖，色淡尖红，苔薄黄，脉细而弦。

诊断：西医诊断为月经不调。

中医诊断为月经不调（肝郁脾虚证）。

治法：补脾健肾，疏肝升阳，安神止血。

补中益气汤加减：黄芪 20 g，党参 12 g，炒白术 10 g，何首乌 15 g，杜仲、独活、柴胡、郁金、升麻、桂枝、薄荷、蝉蜕、血余炭各 10 g，棕榈炭、远志各 15 g，五味子 12 g，炙甘草 10 g。14 剂。

1 剂 /d，水煎，分 2 次服。

2017-06-01 二诊。失眠、脱发、乳房胀痛减轻，食欲改善，腰膝酸软、疼痛缓解，月经来潮，仍经期延长，行经 8 天，色暗有块。彩超提示附件囊肿，舌脉同前。上方去白术、独活、远志，加侧柏叶 10 g、仙鹤草 15 g。14 剂。

体会

舌体胖而淡，脉细，气血虚弱，脾胃功能不足，运化失司，表现为饮食无味，纳差，气血不能上承，致失眠、头昏、脱发；脾不统血致经期延长，后天不足以润养肝肾，筋骨虚弱，甚者遭受外邪所侵，故腰膝酸软，关节疼痛。究其病因，不能脱离心肝；舌尖红，苔薄黄，说明有心火；乳房疼痛，月经先后不定期，脉弦说明肝郁。心火旺，母病可伤及子土，肝气郁，肝木可克于中土，五行所主，生克乘侮，互相影响，恶性循环，经久不愈。治以补中益气汤加减：黄芪、党参、炒白术、炙甘草、何首乌、杜仲、独活补脾健肾；当归可活血，以首乌替代补血；独活为祛风除湿止痛；柴胡、郁金、升麻、桂枝、薄荷、蝉蜕疏肝升阳，其中薄荷、蝉蜕使气血达于皮表毛发；血余炭、棕榈炭、远志、五味子止血安神。

医案 49：风寒湿痹（强直性脊柱炎活动期）

某女，1980 年出生。2017-01-24 初诊。

10 年前产褥期受凉后，出现颈、腰、背、双髋部、双膝疼痛，伴僵硬感，畏寒，服“止痛药”（不详）可缓解，夜间加重，活动后有所减轻，未系统治疗，病情缠绵，时好时坏。近 1 个月无明显诱因，上述关节疼痛复发加重，双足发凉，上肢（含手指）关节不痛，无胸闷气短，无头晕、头痛，精神可，纳可，寐欠安，二便调。服柳氮磺胺吡啶、来氟米特、止痛药（不详）等，症状缓解，出现胃肠道不适，自停。既往无高血压、糖尿病、冠心病病史，无手术及外伤史。查体：面色如常，皮肤无水肿，胸廓对称，活动度正常，双肺呼吸音清，未闻及干湿性啰音，心前区无异常隆起，心尖冲动无弥散，心律规整，心率 73 次 /min，各瓣膜听诊区未闻及病理性杂音，腹软，无压痛，肾区无叩击痛，颈椎及腰椎活动度正常，C_5 ~ C_7 棘突压痛，压顶试验及屈颈旋转试验（-），腰、背部及骶髂关节压痛，双侧“4”字试验（+），浮髌试验（-），舌质淡暗，苔白厚，脉沉。CT示骶髂关节炎性改变，HLA-B27（+），BRT（-），ENA（-），血沉（ESR）32 mm/h，C-反应蛋白（CRP）12.0 mg/L。

诊断：西医诊断为强直性脊柱炎（活动期？）。

中医诊断为痹病（风寒湿痹证）。

治法：散寒邪祛风湿，补肝肾壮筋骨，化痰瘀清蕴毒。

乌头汤加减：制川乌 6 g，炙麻黄、白术各 10 g，细辛 3 g，羌活、独活、防风各 10 g，制附片 6 g，杜仲、狗脊、续断各 10 g，川牛膝 12 g，赤芍 10 g，鸡血藤 15 g，制白附子 6 g，僵蚕、炙甘草各 10 g。14 剂。

1 剂 /d，水煎，分 2 次服。

2017-02-08 二诊。及腰背部及下肢关节疼痛改善，夜间疼痛加重，双足发凉，纳寐可，二便调，舌质暗，苔白，脉沉。血沉（ESR）6 mm/h，C-反应蛋白（CRP）6.88 mg/L。风湿活动趋于缓解，上方去防风，制附片改为 9 g。14 剂。

2017-02-22 三诊。下肢关节已不感疼痛，颈及腰背部疼痛明显好转，双足发凉减轻，暂停经，纳寐可，二便调，舌淡，苔白薄，脉沉。治疗有效，减少祛邪，加重补虚。二诊方去细辛、羌活、防风，加仙灵脾 10 g 加重补肾，黄芪 20 g 益气固表。14 剂。

体会

强直性脊柱炎，属“痹病”范畴。按马玉琛教授“经痹”理论，畏寒肢冷，关节僵硬，夜间加重，舌质淡，苔白，脉沉，为风寒湿痹，寒湿为主；舌色暗，疼痛活动减轻，说明兼有血瘀；舌苔厚，说明湿邪化痰。骶髂关节硬化、融合、破坏，是痰久成积、蕴毒蚀骨，随病情发展，还可出现脊柱骨赘形成，呈竹节样改变。督脉为“阳脉之海”“贯脊属肾，总督一身之阳”，脊柱为督脉循行之所，主要由骨、筋、脉及周围肌肉、外部皮毛等组成，感受外邪，无论深浅，皆可表现出颈、背、腰等处病症，今有颈、背、腰等处疼痛，查有骶髂关节骨质病变影像学改变，微观辨证骨受侵已是无疑。足少阴肾、厥阴肝经皆循行于下肢，素体肝肾不足，足少阴、厥阴经脉空虚，病邪易由外而内，侵于肝肾二脏所主之筋骨，引起一系列病理变化。筋乃肌腱、韧带、筋膜总称，也包括附着点，强直性脊柱炎早期常以附着点炎为主要表现，本患下肢双髋部、双膝等处疼痛、僵硬，外邪已侵及于筋，如《素问·痹论篇》所曰："痹在于筋则屈不伸"。本痹病病位主要在骨、筋，为骨痹合并筋痹。病情进一步发展，可成为《素问·痹论》所说："善胀，尻以代踵，脊以带头"的"肾痹"。以《金匮要略》乌头汤加减，制川乌、炙麻黄、白术、细辛、羌活、独活、防风祛风散寒除湿；风易祛而湿不易除，故以白术制约麻黄发散之力，并健脾利湿；制附片、杜仲、狗脊、续断温补肝肾，强壮筋骨；川牛膝、赤芍、鸡血藤活血化瘀通络，并壮腰补血；制白附子、僵蚕化痰散积，以毒攻毒，配炙甘草，缓其毒性，以保护正气。诸药配合巧妙，当有良效。

医案50：肺痹（间质性肺病）

某女，1952年出生。2017-04-10初诊。

1年前因胸部憋闷于保定市某医院住院，查胸部CT示"肺间质改变、肺纤维化"，甲功低，抗核抗体（ANA）（+），血沉及C-反应蛋白升高，抗核抗体谱（ENA）（-），诊断为"肺纤维化、肺间质病变"，给予中药治疗，效果不明显。近1个月来出现胸部憋闷，气短，活动后加重，双下肢无水肿，无胸痛，咳嗽咳白痰。口干，不欲饮食，大便质稀，2次/d，小便基本正常，睡眠可。既往高血压多年，口服降压药物，血压控制尚可，具体药物不详；无糖尿病、冠心病、肝炎和结核病史，无手术及外伤和药物过敏史。查体：胸廓对称，双肺呼吸音低，未闻及干湿性啰音。心前区无异常隆起，心尖冲动无弥散，心律规整，心率85次/min，各瓣膜听诊区未闻及病理性杂音。腹软，无压痛，双下肢无水肿。生理反射存在，病理反射未引出。舌暗红，少苔，脉滑。辅助检查：血沉及C-反应蛋白皆正常。

诊断：西医诊断为间质性肺炎。

中医诊断为肺痹（肺阴不足，痰浊积聚证）。

治法：滋阴补气，化痰行瘀，散结攻毒，宣肺祛邪。

桂枝芍药知母汤加减：知母15 g，生地黄12 g，沙参、麦冬各10 g，党参12 g，制白附子6 g，僵蚕、清半夏各10 g，雄黄与山药3 g，共研细粉，冲服0.05 g，当归12 g，赤芍10 g，桂枝、麻黄、白术、羌活、生甘草各10 g。14剂。

1剂/d，水煎，分2次服。

体会

肺间质病变、肺纤维化，属“肺痹”范畴，为痹病之脏腑痹。按马玉琛教授“经痹”理论，脏腑痹往往有五体痹史或伴五体痹。今患者并无此，有可能外邪直中于肺脏，或曾经出现过较为轻微五体痹症状，现已处于缓解期，未引起注意。虽无五体痹，化验却见抗核抗体（ANA）（+），血沉及C-反应蛋白升高，支持结缔组织及风湿性疾病，故“痹病”不疑。马玉琛教授认为，胃为水谷之海，为多气多血之腑，阳明大肠与阳明胃为手足，二腑皆当多气多血。肺属太阴，与阳明大肠相表里，且与胃相毗邻，脾气散精，首先上输于肺，五脏肺气最为充盛。肺气通过手太阴肺经，疏散于表，是卫气的主要来源，故曰肺主一身之气，肺主表。风寒湿三气杂至，可经阳经病传入太阴经，也可通过鼻孔和皮表之藩篱，直接进入肺脏，肺气起而抵抗之，防止外邪进一步入侵心肝脾肾。外邪被阻滞于肺，可化痰蕴热，阻气瘀血，久之，痰结成积，热耗伤津。现代影像学之“肺纤维化、肺间质病变”和中医之胸部憋闷，舌暗红，少苔，脉滑，就是以上病机反应。气短，活动后加重，咳嗽痰白，说明病久不但伤及肺阴，亦伤已及肺气。不欲饮食，大便质稀，说明太阴病变波及手足阳明，脾胃功能不足。甲功低下，当有肾阳不足，外邪并未突破太阴肺之防线，病仅在太阴，未入少阴肾，故未出现少阴病表现。桂枝芍药知母汤加减，方中知母、生地黄、沙参、麦冬、党参滋阴补气；制白附子、僵蚕、清半夏、雄黄化痰散结，以毒攻毒；当归、赤芍活血行瘀，并可补血；桂枝、麻黄、白术、羌活、防风可祛除外邪，宣肺利湿。虽有热象，以养阴为主，不用苦寒，以保护阳气，“壮水之主，以制阳光”。

医案51：肺癌

某男，1960年出生。2017-11-01初诊。

1年前出现咳嗽伴痰中带血，时有发憋气短，胸部CT检查：肺癌，手术治疗，术后放疗。现周身乏力，自觉气短，恶风，易感冒。无胸闷发憋，无咳嗽咳痰，无发热。饮食可，无恶心呕吐，大小便基本正常，睡眠可，近期体重减少2 kg，复查胸部CT术后改变。既往无高血压、糖尿病、冠心病病史，无肝炎、结核传染病史，肺癌术后1年。查体：浅表淋巴结不大，胸廓对称，双肺呼吸音清，未闻及干湿性啰音。心前区无异常隆起，心尖冲动无弥散，心律规整，心率 78 次 /min，各瓣膜听诊区未闻及病理性杂音。胸部可见术后瘢痕，腹软，无压痛及反跳痛，肝区无肿大，双下肢无水肿。生理反射存在，病理反射未引出。舌红，苔薄，脉数。今查：血常规正常，血沉 12 mm/h，C- 反应蛋白正常，胸部 CT 术后改变。

诊断：西医诊断为肺癌手术、放疗后。

　　　中医诊断为肺癌（气血虚弱，痰瘀互结证）。

治法：益气养阴补血，化痰散结解毒。

玉屏风散加减：黄芪 30 g，白术、防风各 10 g，党参、当归、生地黄各 12 g，桂枝、升麻、柴胡 10 g，清半夏、玄参、僵蚕、桔梗、莪术各 10 g，半枝莲、白花蛇舌草各 15 g，生甘草 10 g。21 剂。

1 剂 /d，水煎，分 2 次服。

体会

马玉琛教授认为，癌症之形成有复杂综合因素，常见肝气郁结，气机不畅，升降失调，气滞血瘀，郁而化热，耗损气血；肝气犯脾，脾气虚弱，运化失司，阳不化气，痰浊内停，久而成积，是气滞、痰积、血瘀、毒蕴、正虚等多种病机变化相互作用结果。主要是机体对体内不良代谢产物或入侵体内有害物质不能有效运化、疏泄，即西医所说的解毒、清除、分解、排泄，在体内聚结而成。肿物已成，祛邪为主，以行气、化痰、软坚、散结、祛瘀、解毒为要，辅以补益正虚、健脾主运、温阳化气。当根据具体情况不同，治标治本，是补是泄，恰当调整。本患者肺内肿物已手术清除，未发现复发、转移证据，祛邪的重要性已非比术前。手术必损元气，放疗也伤正；病经 1 年，久病必虚，应补虚为主，补益正气，使体内脏腑气血阴阳平衡，增强体质，消除癌细胞生成因素，提高自身免疫能力，依靠自身力量，及时杀灭体内初生的、少量的、没有大量增生的肿瘤细胞。乏力，气短，恶风，易感冒，舌红，苔薄，脉数，是气阴两虚的表现，故以玉屏风散加党参、当归、生地黄补益气阴，平衡阴阳，增强脾运；桂枝、升麻、柴胡化气升阳，梳理肝脏郁结之气，共同减免肿瘤复发、发展之病机；半夏、玄参、僵蚕、桔梗、莪术化痰散结，清除手术、放疗残留之肿物。舌红，脉数是内热之象，按马玉琛教授“崇阳”理论，说明患者尚存有阳气，有利于肿瘤消除，对肿瘤患者讲，优于舌淡胖，脉沉为表现的阳虚体质。

此时，酌加白花蛇舌草、半枝莲等清热解毒抗肿瘤药物，但应注意适可而止，以免损伤阳气。

医案 52：湿疹（过敏性皮炎？）

某女，2010 年出生。2017-12-01 初诊。

自幼常无明显诱因即出现全身多发性皮疹，伴瘙痒，曾于医院进行过敏试验，未发现过敏源，诊断为湿疹，不除外皮肤过敏，未行特殊治疗，病情时重时缓，发作无明显规律性。1 个月前再次出现皮疹，呈泛发型，面部、四肢外侧、足部均可见淡红色丘疹，有的丘疹周围皮肤有红斑，无渗出，无脓、水泡，无脱屑，瘙痒，影响睡眠，近一周上述症状加重。现无汗，手足心发热，纳呆，大小便正常。口服抗过敏药物及自行艾灸治疗，症状改善不明显，特求中药治疗。既往体健，无药物过敏史。查体：面部、四肢外侧可见红色皮疹同前述，局部皮肤稍潮湿，有搔痕，胸廓对称，双肺呼吸音清，未闻及干湿性啰音。心前区无异常隆起，心尖冲动无弥散，心律规整，心率 89 次 /min，各瓣膜听诊区未闻及病理性杂音。腹软，无压痛及反跳痛，肝区无肿大，双下肢无水肿。生理反射存在，病理反射未引出。舌胖淡尖红，苔黄腻，脉细数。

诊断：西医诊断为湿疹，过敏性皮炎？

中医诊断为湿疮（湿热蕴阻证）。

治法：益气健脾，除湿透表。

补中益气汤加减：党参、白术、茯苓各 12 g，薏苡仁 20 g，陈皮、清半夏、砂仁、桂枝、柴胡、升麻各 10 g，葛根 12 g，蝉蜕、薄荷、紫苏叶各 10 g，地肤子 15 g，赤芍、牡丹皮、生甘草各 10 g。5 剂。

1/2 剂 /d，水煎，分 2 次服。

2017-12-14 二诊。皮疹减轻，颜色变淡，皮肤无明显潮红，瘙痒缓解，数量减少，消退后未复发，饮食可，大小便基本正常，舌尖红，苔薄白，脉细数。续上方 5 剂，1/2 剂 /d。

体会

皮肤丘疹，红斑，瘙痒，病损在皮表。感受感受外邪，抑或后天喂养不当，或饮食不节，脾气虚弱，运化水湿失调，致湿邪内停；脾土病及金子，肺脏宣发失常，鬼门不开，湿邪易郁积皮表；小儿为至阳之体，阳气与湿邪搏击，最易化生湿热。病变局部皮肤潮湿，手足心发热，纳呆，舌胖淡尖红，苔黄腻，脉细数，均为湿邪内停，蕴而生热，病在皮表，经久不愈，符合湿邪黏滞之性。补中益气汤加减，党参、白术、茯苓、薏苡仁补中益气，健脾利湿；砂仁、陈皮、清半夏芳香辛散，醒脾化湿；桂枝、柴胡、升麻温通化气，疏肝升阳，鼓动中气透发湿邪；葛根、蝉蜕、薄荷、紫苏叶、地肤子温凉并用，发表透疹；牡丹皮、赤芍、生甘草凉血活血，化瘀解毒。因黄芪固表，从原方中去之，以防湿邪郁而不发。地肤子及苏叶有很好的抗过敏作用，故与辛凉解表同用，祛湿止痒。马玉琛教授认为治病不外扶正祛邪，何时扶正，何时祛邪，要掌握好时机。祛邪之时，要给病邪留出路，或从皮肤，或从二便，酌情选择，如古人云："开鬼门""洁净腑""魄门亦为五脏使"。

医案 53：失眠（自主神经功能紊乱）

某女，1975 年出生。2017-10-04 初诊。

半年前出现心悸，情绪激动及劳累后加重，伴有气短，夜间睡眠欠佳，养血安神片口服，缓解不明显。近半个月因情绪不佳而加重，心悸，失眠，多梦，两胁胀痛，劳累及情绪激动时加重，需蜷卧身体，用手捂住胸口方觉减轻，气短乏力，食欲不佳，大便干燥。无胸痛，无头晕头痛，无肢体麻木，小便正常。查心电图未见异常，血常规、肝功、甲功皆正常。无高血压、糖尿病、冠心病病史，无肝炎、结核等传染病史。查体：胸廓对称，双肺呼音清，未闻及干湿性啰音。心前区无异常隆起，心尖冲动无弥散，心律规整，心率 78 次 /min，各瓣膜听诊区未闻及病理性杂音。双下肢无水肿，上腹部无压痛及反跳痛。舌胖色红，苔薄黄，脉弦细。

诊断：西医诊断为自主神经功能紊乱。

中医诊断为失眠（心阴不足，脾气虚弱证）。

治法：滋阴补气，疏肝宁心。

百合地黄汤加减：百合 30 g，生地黄 12 g，麦冬、黄芩各 10 g，黄芪 20 g，党参、当归各 12 g，柴胡 10 g，远志、炒酸枣仁、五味子、首乌藤各 15 g，柏子仁 20 g，桂枝 12 g，炙甘草 10 g。7 剂。

1剂/d，水煎，分2次服。

2017-10-11二诊。心悸明显缓解，失眠多梦好转，可安静睡眠7小时，大便较前易排除，每1～2日排便1次。现感觉心口发堵，无心慌气短。舌脉同前。上方加木香、枳壳各10 g。7剂，随访。

体会

百合地黄汤出自《金匮要略》，“百合病者，百脉一宗，悉致其病也，意欲食复不能食，常默然，欲卧不能卧，欲行不能行，饮食或有羹食，或有不用闻食臭时，如寒无寒，如热无热，口苦小便赤，诸药不能治，得药则剧吐利，如有神灵者，身形如和，其脉微数”。百合润肺止咳，清心安神，主治热病后期，余热未清，虚烦惊悸。《日华子本草》云：“百合安心，定胆，益智，养五脏。既能清热，又能养阴，治狂叫，惊悸。生地黄味苦甘，气寒，沉也，阴也，乃补肾家之要药，益阴血之上品，长于滋阴清热，又能凉血，善解心家之邪热”。马玉琛教授常用百合地黄汤加减治疗失眠、郁证等神经精神类疾病证属阴虚者。此患中年女性，情绪不畅，暗耗心血，血虚生热，肝气不舒，郁而化火，皆上扰神明，致心悸、失眠、多梦、两胁胀痛、大便干燥。肝木克土，母病及子，皆可使脾胃虚弱，气血不足，食欲不佳，气短乏力，身体蜷卧，喜捂胸口。舌胖色红，苔薄黄，脉弦细，与上述证候相符。故以百合地黄汤加减治之，百合、生地黄、麦冬、黄芩养心阴，清心火；黄芪、党参、当归、柴胡补脾胃，疏肝气；远志、炒酸枣仁、五味子、首乌藤、柏子仁宁心安神。当归、柏子仁还可补血通便；加桂枝、炙甘草合用，补气通阳，乃取桂枝甘草汤方意，心阴心阳双补，还可制约黄芩、柴胡寒凉之气，保护体内之阳气。

医案54：腰痛（腰椎间盘突出症）

某男，1988年出生。2017-09-01初诊。

半个月前弯腰劳作时突发腰痛，臀部及双下肢酸胀感，休息后无减轻，“舒筋活血片”口服及“麝香止痛膏”外敷，症状无减轻。左侧大腿酸胀感明显，双下肢阵发或交替放射性疼痛，可牵掣至双侧小腿外侧，右下肢为著，大腿后侧、小腿外侧疼痛明显，大便及咳嗽时及行走后加重，卧床休息后可稍微减轻，影响睡眠。无发热，其他关节无肿痛，晨僵不著，无雷诺现象，饮食可，大小便正常。查体：胸廓对称，双肺呼吸音清，未闻及干湿性啰音。无皮疹。心前区无异常隆起，心尖冲动无弥散，心律规整，心率 72 次 /min，各瓣膜听诊区未闻及病理性杂音。双下肢无水肿，腹软，无压痛及反跳痛。生理反射正常，病理反射未引出。L_4、L_5 棘突压痛，双侧直腿抬高试验（+），“4”字试验（-）。舌淡苔薄，脉沉。腰椎 CT 示 L_4 ~ L_5，L_5 ~ S_1 间盘突出，双侧神经根受压，脊髓受压。骶髂 CT 骨质未见异常。

诊断：西医诊断为腰椎间盘突出症。

中医诊断为腰痛（气滞血瘀证）。

治法：活血化瘀，祛湿通痹，行气止痛，利水消肿，补气生新。

桃红四物汤加减：红花、桃仁各 10 g，当归 12 g，赤芍、川芎各 10 g，延胡索 15 g，姜黄 10 g，制川乌、细辛各 3 g，炙麻黄、防己各 10 g，茯苓 12 g，猪苓 10 g，白术 12 g，黄芪 20 g，炙甘草 10 g。14 剂。

1 剂 /d，水煎，分 2 次饭后温服。

注意休息，避免腰部活动。

2017-09-16 二诊。腰痛及双下肢放射性疼痛明显缓解，腰部沉重减轻，活动较前灵活，行走时疼痛不明显。大小便正常，纳可，寐安。舌淡苔薄，脉沉。继上方 14 剂。

体会

按马玉琛教授“经痹”理论，《内经》痹包含有三：“病”“症状”“病理过程”。症状：关节、肌肉、筋脉疼痛、酸楚、麻木，关节屈伸不利都可称为痹；病理过程：不管什么原因，外感，内伤，凡引起身体气血阻滞不通的过程都可称为痹阻，简称为痹；按疾病：必须具备明确病因、病理过程、症状表现三个条件才称为痹病。如《素问·痹论》的痹病，病因是“风寒湿三气杂至”，病理和症状都叙述得很清楚。临床所说的痹，实际是《素问·痹论》的痹。其他如“胸痹”“血痹”，并未纳入临床所说的“痹病”范畴。腰椎间盘突出症有纳入的，有没有纳入的。马玉琛教授认为，虽然该病有时有外感诱发或加重情况，主要发病原因与《素问·痹论》的痹病不同，应“腰痛”冠名。该患者无外感过程和表现，与外伤机制有相似，是用力不当或过度，使腰部骨骼正常位置改变，经筋、肌肉遭受挤压、牵拉，腰部损伤、瘀血、水肿，引起疼痛、酸楚、麻木等。治疗以桃红四物汤加减，红花、桃仁、当归、赤芍、川芎活血化瘀；延胡索、姜黄、制川乌、细辛行气、祛湿、通痹止痛；防己、茯苓、猪苓、白术、麻黄利水消肿；黄芪、炙甘草补气生新。全方配伍严谨，方证相对，加之患者卧床休息，减轻局部水肿，故恢复较快，疗效显著。

（王焕娟）

第四节　张吉禄跟师医案及体会

医案 55：风湿热痹（脊柱关节炎活动期）

2 个月前出现背部、右腕疼痛，畏寒，大便正常，无结膜炎，外院服西药“止痛药”（具体不详）后上腹部疼痛，遂来我院就诊。既往无糖尿病、高血压、冠心病病史，无肝炎、结核等传染病史及手术外伤史。经期延长。父母体健，家族中无传染病及遗传病史。查体：心肺检查（-），腰背部压痛，骶髂关节压痛，“4”字试验（+），直腿抬高试验（-），双踝关节肿胀、压痛。舌红，苔薄黄，脉细数。辅助检查：抗可溶性抗原抗体（ENA）（-），抗核抗体（ANA）（-），抗链球菌溶血素“O”试验（ASO）（-），类风湿因子（RF）（-），C- 反应蛋白（CRP）：23 mg/L，血沉（ESR）：39 mm/h，血尿酸（-），血红蛋白（HB）：110 g/L，余阴性。CT 示左骶髂关节炎性改变；超声示双膝关节少量积液。

诊断：西医诊断为脊柱关节炎，活动期。

中医诊断为痹症（风湿热痹证）。

治法：祛风除湿，养阴清热。

桂枝芍药知母汤加减：桂枝 12 g，麻黄、防风各 10 g，制川乌、细辛各 3 g，羌活、独活各 10 g，络石藤、青风藤各 15 g，杜仲 10 g，川牛膝 12 g，薏苡仁 20 g，防己 10 g，知母、生地黄各 12 g，生甘草 10 g。14 剂。

1 剂 /d，水煎，分 2 次服。

体会

本病为脊柱关节炎，风湿活动期。脊柱关节炎属“痹病”范畴，按马玉琛教授“经痹”

和“崇阳”理论，为风湿热痹，病位在筋、在骨，为筋骨痹。风寒湿之邪，浸淫机体筋脉，搏结关节，气血运行不畅，肢体关节疼痛；湿浊下注，脚踝肿胀，双膝关节积液；舌红，苔薄黄，脉细数，是阳气与风寒湿外袭，日久化热伤阴，故给予《金匮要略》桂枝芍药知母汤加减治疗，方中桂枝、麻黄、防风、制川乌、细辛、羌活、独活祛风散寒除湿；络石藤、青风藤通络止痛；杜仲、川牛膝强腰膝、健筋骨，活血通痹；薏苡仁补气健脾除湿；防己祛风除湿利水，以利于膝、踝关节积液和肿胀的消退。本证虽有热象，方中还用川乌、细辛、桂枝、麻黄等辛温之品，目的是祛除外邪；用知母、生地黄等滋养邪热所灼伤之阴液；不用苦寒清热之药，为护卫阳气。注重阳气，阳气旺盛才能更好地抵御外邪。

医案 56：胃脘痛（慢性胃炎）

某男，1988 年出生。2016-09-19 初诊。

半年前无诱因出现上腹疼痛，反酸，恶心，纳差，畏寒，口中异味，大便干稀无规律，无呕吐，曾于外院多次治疗效果不佳，遂来我院就诊。既往史无特殊。查体：心肺检查(－)，上腹胃脘部压痛，舌淡胖，有齿痕苔黄腻，脉弱。胃镜示慢性非萎缩性胃炎。

诊断：西医诊断为慢性胃炎。

中医诊断为胃脘痛（饮食积滞证）。

治法：温中补气健脾，行气消导清热。

健脾丸加减：党参、茯苓各 12 g，白术、炙甘草各 10 g，山药 15 g，肉蔻、干姜各 10 g，炒山楂、炒神曲、炒麦芽各 15 g，木香、砂仁、陈皮各 10 g，黄连 6 g。7 剂。

1 剂 /d，水煎，分 2 次服。

2016-09-27 二诊。诸症明显好转，舌淡胖，有齿痕苔黄，脉弱。续服原方 7 剂，复诊调方。

体会

马玉琛教授认为，按《伤寒论》足太阴与足阳明虽相表里，阴阳之比，各不相同。脾属太阴，阴多而阳气少；胃属阳明，阴少而阳气多。外邪入侵或饮食不良刺激，入脾常表现为虚寒，可见上腹疼痛，反酸，恶心，纳差，畏寒，大便干稀无规律，舌淡胖，有齿痕脉弱；入胃则表现为实热，可见口中异味，舌苔黄腻。患者正值壮年，受病时间也较短，也未生变，如胃腑阳气过于损耗，证候则由热到寒。以党参、茯苓、白术、甘草、山药、肉蔻、干姜温中补气健脾；山楂、神曲、麦芽消食化滞；木香、砂仁、陈皮理气和胃止痛，黄连清胃腑之燥热；温清并使，寒热共用，健脾丸加减主之。

医案 57：鼻塞（慢性鼻炎）

某女，1953 年出生。2016–09–26 初诊。

间歇性鼻塞 10 余年，加重 2 周。素易感冒，两周前因天气转凉出现鼻塞，流清涕，打喷嚏，偶尔咳嗽，无痰，无发热、咽痛，饮食可，二便调，曾于外院治疗效果不佳，遂来我院就诊。既往无糖尿病、高血压、冠心病病史，无肝炎、结核等传染病病史，无药物、食物过敏史。查体：心肺检查（–），舌淡，苔薄白，脉弱。过敏原：尘螨过敏。

诊断：西医诊断为慢性鼻炎。

中医诊断为鼻塞（气虚型）。

治法：补肺固卫，祛风寒，通鼻窍。

玉屏风散加减：黄芪 20 g，白术 12 g，杏仁、桔梗各 10 g，苍耳子 15 g，辛夷 10 g，鹅不食草 12 g，柴胡、升麻、防风各 10 g，细辛 3 g，生甘草 10 g。10 剂。

1 剂 /d，水煎，分 2 次服。

2016–10–08 二诊。鼻塞、流涕、喷嚏消失，仍有轻微咳嗽，上舌脉同前，上方去苍耳子、鹅不食草，加枇杷叶 15 g、款冬花 10 g。共 10 剂。

体会

马玉琛教授认为，风为百病之长，天气通于鼻，鼻是呼吸的门户，鼻与喉相通而连于肺，外邪在风的统领下，入侵人体，首先通过鼻，到达咽喉和肺脏，进而引起其他脏腑病变。鼻腔黏膜实际是皮肤的延续，是皮表最为稚嫩部位，鼻腔虽很脆弱，却为人体抵御风邪的第一道藩篱，外邪侵袭皮表，也应最易和首先表现于鼻。保护鼻腔，治疗鼻腔疾患，对防治外邪入侵是极其重要的一个环节。肺主气属卫，宣发卫气，输精于表，其在体合皮，其华在毛，开窍于鼻，防治鼻腔疾病，必当补益肺气，维护卫表，调节肺之宣发功能，故以玉屏风散加减，方中黄芪、白术、甘草补肺气，固卫阳，养鼻腔；杏仁、桔梗、苍耳子、辛夷、鹅不食草宣肺气，透皮表，通鼻窍；加柴胡、升麻引药上行，加防风、细辛祛风散寒。马玉琛教授认为，脾气散精，首先上升于肺，补肺故当施以芪、术、草之类；肺主宣发，解表、抗风寒等辛散之品之应用，亦为对肺脏之补也。

医案 58：咳嗽（支气管炎？）

某女，1978 年出生。2016-10-27 初诊。

2 个月前感冒后出现咳嗽，咳少量白色痰，稍黏稠，夜间较重，无咯血、胸痛、发热、咽痛，服头孢类抗生素 2 周，效果不明显，症状时轻时重。畏寒，饮食可，二便调。既往无糖尿病、高血压、冠心病病史，无肝炎、结核等传染病病史，无药物、食物过敏史，无吸烟、饮酒嗜好。查体：心肺检查（-），舌淡，苔白，脉弦。

诊断：西医诊断为支气管炎？

中医诊断为咳嗽（痰湿阻肺证）。

治法：宣肺化痰，补气养阴。

二陈汤加减：陈皮、清半夏各 10 g，紫菀、瓜蒌各 12 g，桔梗、炙麻黄各 10 g，党参 12 g，黄芪 20 g，茯苓 12 g，白术、沙参、麦冬、生甘草各 10 g。14 剂。

1 剂 /d，水煎，分 2 次服。

2017-11-10 二诊。咳嗽、咳痰明显减轻，舌脉同前，继续服上方 14 剂。

体会

感邪之时正值秋季，燥邪当令，肺为娇脏，不耐寒热，燥邪易于伤肺。肺主宣发肃降、司呼吸，外合皮毛，机体正气不足，外邪入侵，肺首当其冲，宣发肃降功能失常，致咳嗽、咳痰，日久耗伤阴液，夜间阳入于内，阴使于外，夜间咳嗽加重是阴虚燥咳之表现。二陈汤加减，方中陈皮、清半夏、紫菀、瓜蒌、桔梗、炙麻黄宣肺化痰；党参、黄芪、茯苓、白术、甘草补益脾肺，通阳化气，运化痰湿；沙参、麦冬养阴润燥。马玉琛教授认为，本例病程较长，呼吸道上皮细胞可能出现一些病理改变，但为非感染性炎症，故抗生素无效；痰浊停滞气道，虽有咳嗽而不止咳，气道功能抑制，痰浊不易排出；病值燥秋季节，虽无阴虚而却须养阴，是防燥邪作祟肺脏，加重宣降失职。颇受启发。

医案 59：哮喘（慢性支气管炎，肺气肿）

某男，1954 年出生。2017-04-26 初诊。

反复咳喘 10 余年，间断口服氨茶碱，近 1 周加重，咳嗽连声，痰黄，多而黏稠，气喘，发憋，失眠，口干，纳可，二便调，头孢等药物口服（其他药物不详），病情未好转。既往无高血压、糖尿病、冠心病病史，无肝炎、结核等传染病病史，无药物、食物过敏史，不嗜烟酒。查体：无水肿，无颈静脉怒张，心脏（-），双下肺可闻及湿性啰音，腹平软，无压痛反跳痛，舌红，苔黄，脉细数。肺部正位平片示：肺气肿。

诊断：西医诊断为慢性支气管炎，肺气肿。

中医诊断为哮喘（痰热壅肺证）。

治法：化痰平喘，养阴清热。

定喘汤加减：炙麻黄、白果、清半夏各 10 g，桑白皮 15 g，苏子、黄芩、杏仁、竹茹各 10 g，紫菀 12 g，瓜蒌、沙参、麦冬、玉竹各 10 g，知母 12 g，生甘草 10 g。7 剂。

1 剂 /d，水煎，分 2 次服。

2017-05-03 二诊。咳嗽气喘明显好转，失眠、口干好转，仍有痰，饮食可，二便调，舌脉同前，上方继服 7 剂，煎服法同前。

2017-05-10 三诊。气喘、失眠、口干已消失，咳痰已明显减少，饮食可，二便调，舌淡红，苔薄白，脉数。上方去麻黄、黄芩、桑白皮、玉竹、知母，加党参 12 g，白术 10 g，继服 7 剂，服完后如无其他不适可停药。

嘱患者季节变换时注意防寒保暖，避免感冒，忌食辛辣刺激食品，以免诱发本病，如有复发，及时就诊。

体会

哮喘病机专注于痰，基本病理变化为“伏痰”，遇外感而引触，痰随气升，气因痰阻，相互搏结，壅塞气道，肺管狭窄，通畅不利，肺气宣降失常，致咳嗽、痰多、气喘、发憋等；痰黄、黏稠、失眠、口干、舌红、苔黄、脉细数为痰阻滞于肺，化热伤阴。定喘汤加减，方中炙麻黄、白果宣肺平喘，酌加黄芩制约麻黄温热之性；清半夏、苏子、竹茹、紫菀、瓜蒌、桑白皮化痰清肺，稍加杏仁止痰壅之咳；沙参、麦冬、玉竹、知母滋阴润燥，调肺脏阴阳之平衡。应说明的是，虽有咳嗽，却以化痰为要；虽有痰热，以养阴为主，体现了马玉琛教授“崇阳”理论治本和护阳思想。

医案 60：阳痿（性功能障碍）

某男，1985 年出生。2017-08-09 初诊。

2 个月前劳累后出现阳痿，并失眠，头晕，耳鸣，腰痛，四肢厥冷，大便不成形，小便无力，尿频，无尿痛。曾多次就诊。尿常规阴性，口服“男宝”等补肾药物治疗，未见好转。既往无高血压、糖尿病、肾炎病史，无肝炎、结核等传染病病史。个人性生活较为频繁，无吸烟、饮酒不良嗜好。查体：皮肤无水肿，心肺腹部检查（–），肾区压痛、叩击痛。舌淡胖，有齿痕，苔白，脉沉迟。

诊断：西医诊断为性功能障碍。

　　中医诊断为阳痿（命门火衰证）。

治法：温补肾阳。

金匮肾气丸加减：制附片先煎9 g，肉桂 10 g，山药 15 g，山茱萸、仙灵脾、生地各 10 g，黄芪 20 g，桂枝、柴胡、升麻各 10 g，五味子、远志各 15 g，炙甘草 10 g。14 剂。

1 剂 /d，水煎，分 2 次服。

嘱忌食生冷寒凉、油腻、不易消化食物，控制心理紧张，保持心情舒畅，尤其注意节制性生活，择期复诊。

2017-08-23 二诊。药后四肢厥冷、性功能好转，头晕、耳鸣消失，小便恢复正常，仍腰痛、大便不成形，舌淡，齿痕，苔白，脉沉。上方加炒薏苡仁 20 g，继服 14 剂。

2017-09-06 三诊。药后诸症明显好转，舌淡齿痕，苔薄白，脉沉。上方继服 14 剂。

体会

肾藏精，内寓真阴真阳。患者正值壮年，精液充盈，相火易于妄动，平素未能很好节制，房事太过，致元阳亏损，命门火衰，阳弱阴盛。精液失于温煦则阴冷，宗筋失于温煦则阳痿不举，肾府失于温煦则腰痛，四肢失于温煦则厥逆，中焦失于温煦则大便不成形，下焦失于温煦则小便无力、尿频。阳不化气，阳气不升，精不上承，脑髓失养，则失眠、头晕、耳鸣。舌淡胖齿痕、苔白、脉沉迟均为命门火衰之象。必以金匮肾气丸加减治之，重用制附片、肉桂，辅以山药、山茱萸、仙灵脾，意在温补肾阳；精液并未虚亏，不必滋养肾精，少用生地，乃防阳损及阴；脾为后天之本，以黄芪、桂枝补脾健中，通阳化气，以填补肾阳之虚。临床所见阳痿患者，器质病变少见，心理障碍居多，常兼有肝气之郁，心血之乱，故以柴胡、升麻疏肝升阳，五味子、远志宁心养神。此患之根本在于房劳过度，应三分治，七分养，服药同时，须予心理和生活指导。

（张吉禄）

第五节　黄维跟师医案及体会

医案 61：腰痛（腰椎间盘突出症，膝关节骨性关节炎）

某女，1954 年出生。2017-05-18 初诊。

3 年前无明显诱因腰部、双侧肩关节、双膝关节疼痛，疼痛为胀痛，每因劳累后加重，休息后症状缓解，多汗，间断服中（成药）、医药治疗，效果不明显。近 1 周加重，无胸闷、心慌，无头晕，口不苦，无腹胀不适，无耳鸣、耳聋，夜间睡眠可，纳可，二便调。既往高血压 10 年余，口服利血平片，血压控制尚可。无糖尿病及冠心病病史，无肝炎、结核等传染病病史。查体：形体肥胖，精神可，表情淡漠，言语流利，嗅无异常。胸部叩诊无异常，心前区无异常隆起，心尖冲动无弥散，心率正常，律齐。腹平，未见肠型及蠕动波。无腹壁静脉曲张，全腹软，无压痛、反跳痛及肌紧张，肝脾肋下未触及，腹部叩鼓音，移动性浊音（–），腰背部压痛（–）。检查血脂偏高。舌淡胖，舌边有齿痕，苔薄白，脉沉弦。

诊断：西医诊断为腰椎间盘突出症，膝关节骨性关节炎。

中医诊断为腰痛（肾阳不足证）。

治法：温补肾阳，散寒除湿，化痰消积，固表止汗。

乌头汤合玉屏风散加减：制附片 6 g，仙灵脾、桂枝各 10 g，细辛、制川乌各 3 g，羌活、独活、防风、防己各 10 g，茯苓 12 g，黄芪 20 g，白术 10 g，川牛膝 12 g，赤芍 10 g，络石藤 15 g，僵蚕、制白附子各 6 g，生甘草 10 g。7 剂。

1 剂 /d，水煎，分 2 次服。

2017-05-25 二诊。腰痛、汗出均减，双膝关节依然疼痛，舌淡胖，舌边有齿痕，苔薄白，脉沉弦。继续上方 10 剂。

2017-06-04 三诊。无多汗，双侧膝关节疼痛基本消除，行走过久则间断出现膝关节疼痛。原方去制川乌、络石藤，加杜仲、续断各 10 g。14 剂。

体会

按马玉琛教授“持衡”和“崇阳”理论，人体具有在进化环境条件下，调节与环境条件相平衡的能力。形体肥胖时，会自然地、主动地调动阳气的化气功能，提高自身代谢能力，试图将多余的脂肪代谢掉，必然出现热象。此患形体肥胖，却出现舌淡胖、舌边有齿痕、苔薄白、脉沉弦的症候，说明阳气不足，为痰湿兼有虚寒体质。同理，随年龄增长，骨质代谢产物，因阳气不足，也不会及时被清除，沉积在骨骼，形成骨赘、增生，椎间盘钙化、变性，造成突出，出现腰部或肢体关节疼痛。阳气不足，卫表不固，表现多汗，外邪也极易侵入人体，诱发疼痛发生。乌头汤合玉屏风散加减，方中制附片、仙灵脾、桂枝、细辛温补肾阳，通阳化气；制川乌、羌活、独活、防风、防己、茯苓祛风散寒，除湿止痛；黄芪、白术固表止汗；川牛膝、赤芍、络石藤活血通络；僵蚕、制白附子化痰消积，甘草缓急解毒。病位在筋骨，疼痛缓解后，当在温阳基础上，重视补肝肾强筋骨，以便延缓病情发展。

医案 62：心悸、胸闷（冠脉供血不足？）

某女，1951 年出生。2017-07-01 初诊。

2 个月前做家务后出现心悸、胸闷、头晕，每次睡醒后出现胸闷，劳累后诸症加剧，休息后症状缓解。近 1 周来加重。曾经诊为“心肌缺血”，口服“速效救心丸”，服药 20 分钟后缓解，但反复发作，不能控制病情。刻下：心悸，胸闷，无恶寒发热，无汗出，无头痛，二便调，纳可，无胸痛，无下肢水肿。既往高血压 10 年余，自行口服药物控制，血压尚平稳。无糖尿病、冠心病病史。查体：形体适中，精神可，面色稍有浮肿，表情自然，言语流利，嗅无异常，步态平稳。胸部叩诊无异常，心前区无异常隆起，心尖冲动无弥散，心率正常，律齐。腹平，未见肠型及蠕动波。无腹壁静脉曲张，全腹软，无压痛、反跳痛及肌紧张，肝、脾肋下未触及，腹部叩鼓音，移动性浊音（–）。心电图无明显异常，心肌酶谱（–）。舌淡胖，头晕，有裂纹，苔白不腻，脉弱。

诊断：西医诊断为冠状动脉供血不足?

中医诊断为心悸（心阳不足证）。

治法：温阳补气，化痰利湿，活血化瘀，宽胸理气。

桂枝甘草汤合生脉饮加减：桂枝、炙甘草、党参、麦冬各 12 g，五味子 15 g，制附片 9 g，黄芪 20 g，茯苓、泽泻各 10 g，白术 12 g，竹茹 10 g，丹参 15 g，红花、川芎、枳壳、柴胡、升麻各 10 g。7 剂。

1 剂 /d，水煎，分 2 次服。

2017–07–08 二诊。头晕、心悸大减，仍有睡醒后胸闷症状，较前减轻，舌淡胖，有裂纹，苔白，脉沉。原方加桔梗 10 g，川牛膝 12 g，加强宽胸理气。14 剂。

体会

患者年已逾 60 岁，固当阳虚，且有舌淡胖、有裂纹、苔白、脉沉等虚寒证候，阳气虚弱无疑。阳虚无力推动血液流通则血瘀，阳虚不能化气，有形之物血脂不得分解而沉积，沉积于血管可造成动脉硬化。血瘀、痰积于心脏，则出现心悸、胸闷，与脑窍则头晕。水可克火，子可犯母，病虽在心，肾、脾也不无干系。以张仲景桂枝甘草汤（发汗过多，其人叉手自冒心，心下悸欲得按者，桂枝甘草汤主之）加减治疗，方中桂枝、炙甘草温心阳；党参、麦冬、五味子补心气；制附片温肾阳；黄芪补脾气；茯苓、泽泻、白术、竹茹化痰利湿；丹参、红花、川芎活血化瘀；枳壳、柴胡、升麻宽胸理气，并升举阳气。引诸药之力达于心胸、脑窍，以便于缓解心悸，胸闷，头晕。

医案 63：呃逆（慢性胃炎）

某女，1956 年出生。2017–06–01 初诊。

2 个月前因家事生气后出现胃脘胀闷不适，喜按，伴嗳气频频，喉间痰鸣，每因遇事心烦后加重，肢体活动后加重，休息后症状缓解。刻下症见：胃脘胀闷不适，伴嗳气频频，喉间痰鸣，纳呆，无恶寒发热，无汗出，无头痛，二便调，无胸闷、心慌，无头晕。

既往有慢性支气管炎病史，间断性口服“多索茶碱”药物治疗，无糖尿病、冠心病、高血压病史，无肝炎、结核等传染病病史。查体：形体瘦弱，精神差，表情自然，言语流利，嗅无异常。胸部叩诊无异常，心前区无异常隆起，心尖冲动无弥散，心率正常，律齐。腹平，未见肠型及蠕动波。无腹壁静脉曲张，全腹软，上腹部压痛、无反跳痛及肌紧张，肝、脾肋下未触及，腹部叩鼓音，移动性浊音（–）。舌边红，有齿痕，苔薄黄，脉弦。

诊断：西医诊断为慢性胃炎。

中医诊断为呃逆（肝气犯胃证）。

治法：疏肝解郁，理气降逆，补脾益肺。

柴胡疏肝散加减：柴胡、郁金各 12 g，青皮、木香各 10 g，旋覆花 15 g，枳实、厚朴各 10 g，党参 12 g，白术、茯苓、炙麻黄、紫苏、薄荷、生姜、清半夏、生甘草各 10 g。7 剂。

1 剂 /d，水煎，分 2 次服。

2017-06-08 二诊。呃逆、嗳气发作减少，脘腹胀痛减轻，自感目胀、口苦，苔薄黄，脉弦，上方加黄芩 10 g。7 剂。

2017 年 6 月 15 日三诊。呃逆、嗳气基本消失，脘腹胀痛感亦好转，无目胀、口苦，苔黄转薄白，脉弦。二诊方去青皮、旋覆花、枳实、炙麻黄。7 剂。

体会

马玉琛教授认为，本病例从发病诱因、症状、体征、舌脉象看，皆符合肝郁犯脾，当疏肝健脾。人是有机整体，一定注意其他脏器与肝脾关系。该患有慢性支气管炎，尤其应注意肺脏的作用。肺主一身之气，大气出入于肺，变为宗气，是人身氧气的来源，肺脏有病，影响全身供氧，包括肝脾。肝缺氧，影响疏泄；脾缺氧，影响运化。治疗应在疏肝健脾基础上，增加对肺脏调节。脾气散精，首先上输于肺，补脾即可补肺，肺主皮毛，主宣发肃降，解表、利湿、化痰之剂适当应用也是补肺的重要方法。故以柴胡疏肝散治之。肝气横逆，柴胡、郁金、青皮、木香、旋覆花、枳实、厚朴疏肝解郁，理气降逆；见肝之病，当知传脾，党参、白术、茯苓、甘草健脾并益肺；肺为脾之子，子病可犯母，炙麻黄、紫苏、薄荷、生姜、清半夏解表化痰，宣通肺气，增加血液供氧，改善脏腑功能。舌有齿痕、舌边红、苔薄黄、脉弦，系肝郁化火、肝气犯脾，疏肝理气即可，气机通畅，热自然可解放，以免寒凉之剂伤及人体之阳气。

医案 64：风湿热痹（类风湿关节炎？）

某男，1974 年出生。2017–08–03 初诊。

1 个月前无明显诱因出现周身关节痛，疼痛为酸痛，呈间断性，晨僵，遇寒、活动后上述症状加剧，休息后症状缓解，双下肢轻度水肿，口干，无恶寒发热，无胸闷、气短，无汗出恶风，无头痛，二便调，饮食睡眠可。自服“来氟米特、甲氨蝶呤”，效果不明显。既往无糖尿病、高血压、冠心病病史，无肝炎、结核等传染病病史。查体：形体适中，精神可，面色红润，表情自然，言语流利，嗅无异常，步态平稳。胸部叩诊无异常，心前区无异常隆起，心尖冲动无弥散，心率正常，律齐。腹平，未见肠型及蠕动波。无腹壁静脉曲张，全腹软，无压痛、反跳痛及肌紧张，肝、脾肋下未触及，腹部叩鼓音，移动性浊音（–）。舌红，苔黄，脉弦。检查血沉：13 mm/h，C– 反应蛋白：7.8 mg/L，类风湿因子（–）。

诊断：西医诊断为类风湿关节炎？

中医诊断为痹病（风湿热痹证）。

治法：祛风除湿散寒，养阴清热强筋，通络化痰利湿。

桂枝芍药知母汤加减：桂枝、麻黄各 10 g，制川乌 3 g，防风 10 g，细辛 3 g，知母、生地黄各 12 g，秦艽、川牛膝、杜仲、络石藤、青风藤、鸡血藤、赤芍、白术各 10 g，茯苓 15 g，防己、生甘草各 10 g。7 剂，

1 剂 /d，水煎，分 2 次服。

2017–08–10 复诊。周身关节疼痛明显减轻，下肢水肿已经消失，舌红，苔薄黄，脉弦。原方去茯苓、防己，继服 14 剂。

体会

疑似类风湿关节炎，当进一步检查确诊，不便应用控制病情的西药，适合中医药治疗。周身关节痛，疼痛为酸痛、晨僵等，属“痹病”范畴。按马玉琛教授“经痹”“崇阳”和“痰毒”理论，关节酸痛、畏寒等，“风寒湿三气杂至”表现。出现舌红、苔黄、脉弦等阳热的证候，说明体内阳气正有力抗击病邪；下肢轻度水肿，可能与湿邪停留皮肤相关，晨僵说明病

邪侵及于筋；此为风湿热痹，病位在皮在筋，为五体痹的筋痹合并皮痹。按《金匮要略》“诸肢节疼痛，身体尫羸，脚肿如脱，头晕气短，温温欲吐，桂枝芍药知母汤主之”，方中桂枝、麻黄、制川乌、防风、细辛祛风散寒除湿；知母、生地黄、秦艽养阴清热；川牛膝、杜仲强筋壮骨；络石藤、青风藤、鸡血藤、赤芍活血通络；白术、茯苓、防己淡渗利湿；生甘草解毒并调和诸药。乃寒热并用，攻补兼施的治痹要方。

医案 65：风寒湿痹（功能性痛经，脊柱关节炎）

某女，1954 年出生。2017-05-23 初诊。

3 年前腰及双膝关节疼痛，CT 示：骶髂关节髂骨面炎性改变，血沉、C- 反应蛋白正常，诊为“脊柱关节炎缓解期”，持续口服“来氟米特”已 2 年余，间断服非甾体类抗炎药和中药治疗，关节疼痛不明显。1 年前，无明显诱因出现经期延长，持续 6 ~ 8 天，量少，行经期间及经后小腹坠胀疼痛，自汗，左膝关节疼痛，每因劳累后加重，休息后症状缓解，无胸闷、心慌，无头晕，口不苦，无腹胀不适，无耳鸣、耳聋，睡眠饮食可，二便调。既往无糖尿病、冠心病、高血压病史，无肝炎、结核等传染病病史。查体：形体适中，精神可，表情自然，言语流利，嗅无异常。胸部叩诊无异常，心前区无异常隆起，心尖冲动无弥散，心率正常，律齐。腹平，未见肠型及蠕动波。无腹壁静脉曲张，全腹软，无压痛、反跳痛及肌紧张，肝、脾肋下未触及，腹部叩鼓音，移动性浊音（-），腰背部压痛，骶髂关节压痛，“4”字试验（+），左侧浮髌试验（+），直腿抬高试验（+）。舌淡暗，苔薄白，脉沉。超声左膝关节积液，血常规未见异常。

诊断：西医诊断为①功能性痛经；②脊柱关节炎。

中医诊断为痹病（风寒湿痹证）。

治法：温经活血止痛，固肾补气收敛，祛风散寒除湿。

少腹逐瘀汤合玉屏风散加减：小茴香、干姜、没药、生蒲黄、川芎、杜仲各 10 g，续断 12 g，芡实 20 g，黄芪 30 g，白术 12 g，生牡蛎 20 g，细辛 3 g，羌活、独活、防己、炙甘草各 10 g。14 剂。

1 剂 /d，水煎，分 2 次服。

2017-06-06 二诊。汗出过多已消失，经期腹痛已显减，周期尚准，经行不畅，有暗色血块，舌淡暗，脉沉。上方去黄芪、生牡蛎，14 剂。

体会

脊柱关节炎诊断明确，属“痹证”范畴，病位在骨，属“骨痹”。骨痹多有肾气不足，肾主骨，肾虚使少阴经气不足，也可致气虚卫表不固，风寒湿邪极易通过皮表直接入骨，出现多汗，腰、膝疼痛，骶髂关节骨质病变，膝关节积液等；舌淡暗、苔薄白、脉沉，病属风寒湿痹。肾虚不但可气血虚弱，也可下焦不固，也可血行瘀阻，从而出现经期延长、月经过少、痛经等。综合考虑，少腹逐瘀汤合玉屏风散加减，小茴香、干姜、没药、生蒲黄、川芎温经活血止痛，治疗月经过少、痛经；杜仲、续断、芡实、黄芪、白术、生牡蛎固肾补气收敛，治经期延长，出汗过多；细辛、羌活、独活、防己祛风散寒除湿，止关节疼痛，减膝关节积液；生甘草缓急，解毒，调和诸药。为防病情进展，嘱患者继续服用来氟米特，必要时可用化痰散结攻毒之中药雄附散替代之。

医案 66：眩晕（颈椎病并脑动脉硬化）

某男，1954 年出生。2017-06-01 初诊。

半年前无明显诱因出现头晕，头眩，耳鸣，左手中指、无名指、小指手指间断性酸麻，颈部转侧时诸症加剧，休息后症状缓解。未引起注意，近 1 周加重。无恶寒发热，无汗出，无头痛，饮食可，二便调，无胸闷、心慌。既往糖尿病、动脉粥样硬化症多年，间断性口服“阿卡波糖、阿托伐他汀”等。无冠心病、高血压、脑卒中病史，无肝炎、结核等传染病病史。查体：形体肥胖，精神可，表情自然，言语流利，嗅无异常，步态不稳。胸部叩诊无异常，心前区无异常隆起，心尖冲动无弥散，心率正常，律齐。腹平，未见肠型及蠕动波。无腹壁静脉曲张，全腹软，无压痛、反跳痛及肌紧张，肝、脾肋下未触及，腹部叩鼓音，移动性浊音（–）。生理反射正常，病理反射未引出。舌淡胖，苔白，脉弦数。颈椎 X 线片检查示颈椎曲度变直，$C_{3\sim6}$ 骨质增生。

诊断：西医诊断为①颈椎病；②动脉粥样硬化症。

中医诊断为眩晕（气虚痰阻证）。

治法：补气通阳，化痰利湿，活血疏肝。

黄芪桂枝五物汤、二陈汤合五苓散加减：黄芪 20 g，党参 12 g，续断、桂枝、白术各 10 g，茯苓 15 g，猪苓、泽泻、清半夏、石菖蒲、竹茹、陈皮、赤芍、川芎各 10 g，柴胡 12 g，升麻 10 g，磁石 20 g，葛根 15 g，生甘草 10 g。14 剂。

1 剂 /d，水煎，分 2 次服。

2017-06-15 二诊。头晕减轻，耳鸣症状基本消失，仍有左手中指、无名指、小指手指间断性酸麻，症状较前减轻，舌淡胖，苔薄白，脉弦。上方去磁石，再进 10 剂。

2017 年 6 月 25 日三诊。头晕、头眩减轻，左手中指、无名指、小指手指间断性酸麻减轻，偶有腰腿酸痛，舌淡，苔薄白，脉弦。二诊方去猪苓、泽泻、竹茹，加独活 12 g，细辛 3 g，再进 14 剂，以巩固治疗。

体会

根据马玉琛教授“持恒”和“崇阳”理论，体形肥胖，脂肪在体内积聚，不能被利用，成为相对有害物质，即痰浊；人体会自然和主动地调动阳气，将这些成形阴气化掉，这个过程是增加代谢的过程，会产热，会使心跳加快，表现出舌红、脉数等热的证候。患者虽体型肥胖，但舌淡、苔薄白、脉不数，说明代谢不足，阳气虚弱，阳化气功能差。脂肪易停留于血管壁，形成动脉硬化，包括颈动脉斑块形成，影响头部供血。阳气不足，清除骨不良代谢产物能力亦会不足，易造成骨质增生，骨刺形成，骨周围组织变性、水肿，影响神经传导、动脉血管的流通，以及脊柱包括颈椎间盘突出、寰枢关节不稳等，可能是颈椎影像学改变的中医病理基础。脉弦，弦为肝脉，肝气不舒。头晕，头眩，耳鸣，左手中指、无名指、小指手指间断性酸麻，颈部转侧时诸症加剧，为阳气不足致颈动脉硬化、颈椎病，颈动脉因斑块和受压而狭窄、血管紧张收缩、颈丛神经受压，情志不舒等综合因素造成，与“无痰不作眩”“无虚不作眩”“无风不作眩”吻合。以黄芪桂枝五物汤、二陈汤合五苓散加减治疗，方中黄芪、党参、续断、桂枝温补和通调肾、脾之阳气，温化痰湿，干预动脉硬化和骨增生进程；白术、茯苓、猪苓、泽泻、半夏、石菖蒲、竹茹、陈皮健脾利湿，行气化痰，有利血脂和骨质不良代谢产物分解和排出，减少受挤压神经根水肿，缓解肢体麻木；赤芍、川芎、柴胡、升麻、葛根活血疏肝，缓解动脉血管紧张性收缩，并可升发阳气，引导血液上行，改善脑供血功能，减轻头晕，头眩，加磁石平肝阳、通耳窍，更可治疗耳鸣；生甘草调和诸药。

医案 67：头晕（震颤性麻痹？腰椎骨质增生）

某男，1966 年出生。2017-04-19 初诊。

2 个月前生气后出现头晕，烦躁，失眠，胸闷，双上肢间歇性颤动，右下肢持续性麻木，麻木从大腿后侧至小腿外侧，肢体活动后加重，休息后症状缓解，未引起重视，曾服西药镇静安眠药，至今有加重趋势。无恶寒发热，无汗出，无头痛，饮食可，二便调。既往高血压病史 10 余年，间断服降压药物，无糖尿病、冠心病、甲亢以及肝炎、结核等传染病病史，无头部外伤史，无烟酒嗜好。查体：形体瘦弱，精神差，表情自然，言语流利，嗅无异常。胸部叩诊无异常，心前区无异常隆起，心尖冲动无弥散，心率正常，律齐。屈颈、伸颈试验（-），击顶试验（-），颈神经根牵拉试验（-），闭目难立征（+），霍夫曼征（-）。舌体胖有齿痕，舌质红，苔薄黄，脉弦。腰椎 CT 检查示腰椎骨质增生。

诊断：西医诊断为①震颤性麻痹？②腰椎骨质增生。

中医诊断为头晕（肝阳上亢证）。

治法：滋阴养血，平肝潜阳，活血化瘀，镇静安神。

天麻钩藤饮加减：生地黄 12 g，白芍 10 g，黄芪 20 g，当归 12 g，益智仁 10 g，桑螵蛸、柴胡、郁金、赤芍各 10 g，丹参 15 g，川芎、天麻各 10 g，石决明 20 g，钩藤 15 g，生龙骨、生牡蛎各 20 g，炒酸枣仁、首乌藤各 15 g，生甘草 10 g。14 剂。

水煎，1 剂 /d，分 2 次服。

2017-05-07 二诊。头晕减，心烦除，睡眠安，仍双上肢间断性颤动，耳鸣，舌红，苔黄，脉弦。上方去郁金、炒酸枣仁、首乌藤，继续服用 14 剂。

体会

该患双上肢间歇性颤动是主症，应引起充分重视。颤动属动，风主动，无外感表现，应属内风。内风一是阴血虚弱生风，一是肝火旺盛生风，两者常并存互助。情绪不畅、高血压和腰椎骨质增生等，有动脉硬化、血管紧张、血管遭受挤压而出现脑部和其他组织缺血的病理基础，舌质红、苔薄黄、脉弦等为阴虚阳亢证候。滋阴养血、平肝潜阳、活血化瘀、镇静安神为法，遣天麻钩藤饮加减治疗。血属于阴，生地黄、白芍以养血；气为血之帅，黄芪、当归补气以生血；精血同源，精健脑生髓，益智仁、桑螵蛸补肾填精以补血。风属肝，柴胡、郁金以疏肝；肝郁则血瘀，以赤芍、丹参、川芎以活血；肝郁化热则阳亢，天麻、石决明、钩藤以平肝潜阳，生龙牡、炒酸枣仁、首乌藤以镇静安神。生甘草调和诸药。双手震颤需要较长时间治疗。

医案 68：脱发（自主神经功能紊乱）

某女，1983 年出生。2017-05-25 初诊。

半年前月经量少，经期延长。1 个月前，无明显诱因出现脱发。失眠、小腹胀痛、腰骶部疼痛，每因受凉或劳累后加重，休息后症状缓解，周身疲乏，少气懒言，自汗出，无胸闷、心慌，无头晕，口不苦，无耳鸣、耳聋，饮食可，二便调。既往无糖尿病、高血压、冠心病及肝炎、结核等传染病病史。查体：形体肥胖，精神疲惫，表情自然，言语流利，嗅无异常。胸部叩诊无异常，心前区无异常隆起，心尖冲动无弥散，心率正常，律齐。腹部脂肪较厚，未见肠型及蠕动波，无腹壁静脉曲张，全腹软，无压痛、反跳痛及肌紧张，肝、脾肋下未触及，腹部叩鼓音，移动性浊音（-），腰背部压痛（-）。舌淡胖，苔薄白，脉弱。

诊断：西医诊断为自主神经功能紊乱。

中医诊断为脱发（脾气不足证）。

治法：补气养血，化湿升阳，通经透表，安神固肾。

补中益气汤加减：黄芪 30 g，党参 12 g，白术、茯苓各 15 g，清半夏 10 g，当归 12 g，柴胡、升麻、桂枝各 10 g，葛根 12 g，薄荷、蝉蜕各 10 g，远志、炒酸枣仁各 15 g，金樱子 12 g，山茱萸 10 g，芡实 15 g，炙甘草 10 g。14 剂。

1 剂 /d，水煎，分 2 次服。

2017-06-09 二诊。失眠消失，脱发减轻，头发已有光泽，月经来潮，量可，经期缩短。守原方再进 14 剂，以固疗效。

体会

马玉琛教授认为，本例周身疲乏，少气懒言，舌淡胖，苔薄白，脉弱，按李东垣《脾胃论》，为六淫外感，或七情内伤，或饮食失节，所致中气不足。脾胃升降失调，运化水湿、水谷精微功能不足，痰湿内停而肥胖；中气下陷则经期延长；阳气不升，气血不能达于脑和巅顶可脱发、失眠。补中益气汤加减治之，黄芪、党参、白术、当归补气养血；茯苓、清半夏、柴胡、升麻化湿升阳；桂枝、葛根、薄荷、蝉蜕通经透表；远志、炒酸枣仁、金樱子、山茱萸、芡实安神固肾；甘草调和诸药。使眠可安，发可长，汗可收，力可增，痛可止，经可调。

（黄维）

第六节　杨蕾跟师医案及体会

医案 69：咳嗽（慢性支气管炎）

某男，1955 年出生。2017–12–20 初诊。

3 个月前咳嗽，咳声低微，痰多色白，质稀，面色不华，胸脘痞闷，神疲乏力，动则汗出，纳差，大便不成形。自服抗生素及甘草片等未见明显缓解。既往有类似发作时，每次感冒受凉后诱发，持续 3 ～ 4 个月迁延不愈，秋冬季节易发。查体：无水肿，咽无充血，扁桃体不大，肺部闻及散在干性啰音，心、腹部未见异常。舌淡，苔白腻，脉濡。胸片示：双肺纹理增多紊乱，支气管炎。

诊断：西医诊断为慢性支气管炎。

中医诊断为咳嗽（肺脾气虚，痰湿阻滞证）。

治法：补益肺脾，化痰止咳。

四君子汤加减：党参 15 g，白术 20 g，茯苓、山药各 15 g，紫苏、桂枝各 10 g，桔梗 15 g，升麻 10 g，炒苦杏仁 15 g，款冬花、枇杷叶、姜半夏、陈皮各 10 g，紫菀 12 g，细辛 3 g，炙甘草 10 g。14 剂。

水煎，1 剂 /d，分 2 次服

2018–01–04 二诊。咳嗽较前好转，胸闷稍舒，脉较前有力，舌苔较前稍薄，进食量较前增多，神疲乏力症状好转，守上方 7 剂。

2018–01–12 三诊。咳嗽明显减少，食欲大增，无胸脘痞闷不适，大便成形，每天一次，精神及乏力症状明显好转，出汗较前好转，上方去款冬花、枇杷叶、紫菀，加黄芪 20 g，五味子 15 g，7 剂。

体会

慢性支气管炎以咳嗽、咳痰为主，或有喘息，每年发病持续≥3个月，连续2年或以上，并排除其他具有咳嗽、咳痰、喘息症状的气管、支气管黏膜及周围组织的慢性非特异性炎症。病情缠绵难愈，且易反复。慢性支气管炎属“内伤咳嗽”“喘证”范畴，“五脏六腑，皆令人咳，非独肺也”，其中与肺脾肾关系最为密切。马玉琛教授“崇阳”理论认为，水湿靠阳气气化，痰浊靠阳气祛除。或由外感，或由内伤，病邪犯肺，脾肺气虚，不足以祛邪，亦不足以化湿，水湿内停，痰浊聚生，存储于肺，亦可反困脾土，形成恶性循环，甚则久病及肾，致肾虚不能纳气，即所谓“脾为生痰之源，肺为贮痰之器，肾为生痰之本”，可致咳嗽，痰多色白，质稀，面色不华，胸脘痞闷，神疲乏力，动则汗出，纳差，大便不成形，舌淡，苔白腻，脉弱等。故补益肺脾、培土生金、化痰止咳之法，四君子汤加减，方中党参、白术、茯苓、山药、甘草健脾利湿、补气益肺；紫苏、桂枝、桔梗、升麻辛温透表、宣肺利气；姜半夏、陈皮、紫菀、细辛温化痰湿；炒苦杏仁、款冬花、枇杷叶化痰止咳。扶正祛邪、标本兼治。注意：本患者脾肺气虚，阳气虚弱，抗病祛邪、免疫修复能力明显不足，应避免和慎用大苦大寒之品，以免进一步损伤阳气。

医案70：头痛（三叉神经痛）

某男，1975年出生。2017-11-15初诊。

左侧面颊、颞及额部发作性疼痛2个月余。初以为系感冒伤风，持续数分钟可自行缓解，一日数次不等，服去痛片、贝诺酯等止痛药，半个月后自愈，未引起注意。1个月前着风寒后疼痛复发，发作频率增加，疼痛较前剧烈，痛如针刺，吃饭、喝水、说话均可使疼痛加重，甚则扩展到满头，麻痛如触电，伴汗出，心慌。经查，诊断“三叉神经痛”。服贝诺酯、苯妥英钠10余天，症状缓解，减少药量则疼痛复发加剧。面色少华，舌淡苔薄白，脉弦而紧。

诊断：西医诊断为三叉神经痛。

中医诊断为头痛（风寒束表，寒邪阻滞证）。

治法：温阳散寒，活血化瘀，通络止痛。

川芎茶调散加减：荆芥、防风、白芷各10 g，羌活15 g，制川乌3 g，黄芪20 g，川芎 15 g，赤芍 10 g，白附子、僵蚕各 6 g，桂枝 15 g，细辛 3 g，延胡索 15 g，柴胡 10 g，升麻 10 g，全蝎 6 g，甘草 10 g。5 剂。

水煎，1 剂 /d，分 2 次口服。

2017–11–20 二诊。面颊部疼痛减轻，减西药半量，如疼痛无复发加重，一周后停用西药，继服上方 14 剂。

2017–12–13 三诊。原症状基本消失，未出现反复，守方继服 14 剂，随访。

体会

三叉神经痛，属“头痛”范畴，以阵发性短暂剧痛为特征。“头为诸阳之会”，三阳经循行于头面，风寒之邪上受，可直接中于三阳经。按马玉琛教授“崇阳”理论，病证寒热，由人体阳气的盛衰决定，本例面色少华，舌淡苔白薄，脉弦而紧，说明阳气虚弱，复感风寒，属风寒束表，痛在头面偏侧，应以少阳经为主，病位在少阳经。故以川芎茶调散加减治疗。

外因为风寒之邪，内因为阳气虚弱，方中荆芥、防风、白芷、羌活、制川乌、黄芪补气温阳、祛风散寒；病邪痹阻，致气滞血瘀，湿停痰积，川芎、赤芍、白附子、僵蚕活血祛瘀，化痰散积；加桂枝、细辛、延胡索化气通络止痛；加柴胡、升麻疏肝升阳，引药入经；全蝎祛除内风；甘草解毒，调和诸药。

医案 71：小儿感冒夹食积

某男，2014 年出生。2017–10–02 初诊。

发热、咳嗽、气喘、腹胀、纳差 2 天。2 天前因衣着单薄外出，不慎着凉，发热、鼻塞、喷嚏、咳嗽等，曾服“小儿感冒灵、小儿头孢颗粒”等，未见减轻，发热不退，咳嗽加重，出现气喘、腹胀、纳差等；无汗，大便已 2 天未行。体温：38.7℃，咽红，呼吸音清，无干湿性啰音，心脏查无异常，上腹部压痛，无反跳痛，舌红、苔黄腻，脉浮滑数。

诊断：西医诊断为上呼吸道感染。

中医诊断为小儿感冒（风寒表实食积证）。

治法：宣肺解表，消积和胃。

麻黄汤合保和丸加减：麻黄、桂枝各 3 g，连翘 8 g，黄芩、杏仁各 5 g，桔梗 3 g，党参、麦冬、木香、陈皮、半夏各 5 g，焦山楂 10 g，炒麦芽 15 g，炒莱菔子 5 g，生甘草 3 g。3 剂。

水煎，1 剂 /d，早晚分服。

2017-10-05 二诊。热退，咳喘减轻，排便 2 次，腹胀消失，能进食，仍鼻塞，咽红。原方去麻黄、桂枝，加荆芥、防风、苏叶，继予 5 剂。

2017-10-10 三诊。继用前方 5 剂后痊愈。

体会

马玉琛教授“崇阳”理论认为，小儿为稚阳之体，阳气虽有余，但调节阴阳平衡能力尚不足。六淫侵袭，易为表证并入里，且极易化热；饮食内停，亦易积滞化热；发热有两种原因，呼吸道感染发热、消化不良发热；可单独所致，亦可两种原因互相影响或联合引起，如某些小儿胃肠型感冒；发热程度和表现不一，可为表热、肺热、胃热；可仅有阳热征象（体温不高），低热，甚至高热，无论哪种形式，与成人相比，都更容易造成脏腑功能失调，甚至损害。本患发热持续不退，有鼻塞、喷嚏、咳嗽、气喘、腹胀、纳差、大便不通等，咽红、舌红、苔黄腻、脉浮滑数等，为外感风寒，表实不解，内迫阳明，肺失宣肃，脾失运化，饮食积滞，邪热伤津。即感冒引起了消化不良，或已有饮食积滞，又发生感冒。治以麻黄汤合保和丸加减，方中麻黄、桂枝、桔梗解表发汗；黄芩、连翘、杏仁清热止咳；党参补脾，可使发汗不伤正气；麦冬养阴，能补充发热所伤津液；木香、陈皮、莱菔子行气降逆；半夏、焦山楂、炒麦芽消食化湿；生甘草解毒并调和诸药。全方诸药阴阳相合，攻补共施，同奏宣肺解表、消积和胃之功。

医案 72：鼻鼽（过敏性鼻炎）

某女，2002 年出生。2017-08-12 初诊。

鼻塞、流涕反复发作 5 年，加重 1 周。5 年前因接触刺激性气味始鼻塞、打喷嚏、流鼻涕。曾用西药滴鼻剂及激素等，可暂时控制症状，常反复发作。1 周前，感冒诱发，鼻塞、打喷嚏、流清涕明显，用激素类药物后，打喷嚏及流涕可缓解，但鼻塞未减，遇冷空气可加重，后背冷感，无咳嗽、咳痰及喘憋，乏力，纳差，大便每日 2 ~ 3 次，便质稀。查体：鼻黏膜苍白水肿，咽（–），扁桃体不大，双肺呼吸音清，未闻及干湿性啰音，心腹神经查体未见异常。闻鼻音重，舌淡白，苔薄白，脉弱。检查嗜酸性粒细胞百分比为6%，皮肤过敏原试验（+）。

诊断：西医诊断为过敏性鼻炎。

中医诊断为鼻鼽（肺脾两虚证）。

治法：益气温阳，散寒通窍。

补中益气汤合苍耳子散加减：党参12 g，白术、升麻、柴胡、桂枝、白芍、防风、白芷各10 g，地肤子15 g，薄荷后下、干姜各6 g，细辛3 g，辛夷、路路通、鹅不食草、苍耳子、生甘草各10 g。7剂。

水煎，1剂/d，日服2次。

2017-08-19二诊。打喷嚏、流鼻涕较前减轻，后背发冷及大便稀均较前改善，但仍鼻塞，舌淡，苔薄白，脉弱。续予前方14剂。

2017-09-03三诊。鼻部自觉症状解除，大便每日1次，便稀，仍感乏力，背部发凉，舌淡，苔薄白，脉弱。玉屏风散加减：黄芪30 g，白术10 g，党参、茯苓各12 g，防风、羌活各10 g，细辛3 g，狗脊10 g，炒山药15 g，炒扁豆15 g，炒薏苡仁20 g，炙甘草10 g。14剂，随访。

体会

过敏性鼻炎，抗过敏药物、糖皮质激素等治疗，患者厌其疗效短，惧其不良反应，不愿接受。本病属“鼻鼽”范畴。马玉琛教授认为，按李东垣《脾胃论》所谓：“九窍者，五脏主之，五脏皆得胃气乃能通利”“胃气一虚，耳、目、口、痹，俱为之病”，脾气虚弱，是本病发生的内在根据。舌淡白、苔薄白、脉弱、乏力、纳差，便稀为脾气虚弱；脾为肺之母，脾虚肺必虚；肺主表，鼻腔黏膜为皮表之延续，且比皮表更为脆弱；肺又开窍于鼻。风寒之邪（包括过敏原）经鼻入侵，达于鼻之肺气抗击外邪不力，外邪停滞于鼻，鼻之通气功能障碍，致鼻塞、鼻痒、打喷嚏、流清涕等。以党参、白术补脾肺之气；黄芪固表，故且不用之；升麻、柴胡升举阳气，中气易上达于鼻；桂枝、白芍一散一敛，鼻腔皮表营卫调和，增强抗击病邪之能力；防风、白芷、地肤子、薄荷祛风透表，且有抗过敏之作用；干姜、细辛辛散温燥，可气化外邪瘀滞所致痰湿；辛夷、路路通、鹅不食草、苍耳子温通利窍，为治疗鼻塞之要药；甘草补气、解毒，调和诸药，与诸药一起，共行益气温阳、散寒通窍之效。

医案 73：小儿哮喘（哮喘性支气管炎）

某女，2013 年出生。2018-01-02 初诊。

自幼喘息多次，曾诊断为“哮喘”，5 天前突发咳喘，夜间喘息甚，有痰，色黄，无发热，纳欠佳，便干，1 ~ 2 日 1 次。查体：精神可，咽红，心音可，律齐，双肺呼吸音粗，可闻及喘鸣音及痰鸣音。舌红，苔黄腻，脉滑数。肺功能示通气功能障碍。

诊断：西医诊断为小儿哮喘性支气管炎。

中医诊断为哮喘（痰热犯肺证）。

治法：宣肺平喘，化痰止咳，补脾益气。

定喘汤加减：白果仁、炙麻黄、清半夏、瓜蒌、紫菀、桔梗、杏仁、款冬花、桑白皮各 10 g，党参 12 g，白术 10 g，茯苓 12 g，炒神曲、炒麦芽各 15 g，莱菔子 10 g，火麻仁 20 g，生甘草 10 g。2 剂。

水煎，1/3 剂 /d，分 2 次服。

2018-01-08 二诊。咳嗽减轻，夜间偶喘息，有痰，纳尚可，便仍干，每日 1 次，舌红，苔黄，脉数。原方去半夏、款冬花，加酒大黄 3 g。2 剂，1/3 剂 /d，分 2 次服。

2018-01-14 三诊。咳嗽明显减轻，无夜咳，无喘息，少痰，纳差，便调，舌淡尖红，苔薄黄，脉弱。二诊方去炙麻黄、清半夏、款冬花、火麻仁，加砂仁、沙参各 10 g。3 剂，1/3 剂 /d，分 2 次服。

体会

咳喘，痰黄，便干，咽红，舌红，苔黄腻，脉滑数，是明显阳热证表现。按马玉琛教授“崇阳”“痰毒”理论，病证寒热，主要取决于人体阳气。患儿平素阳气并不虚弱，为稚阳之体，阴阳平衡易失调。六淫之邪由皮表或口鼻而入，侵犯肺脏，卫阳和太阴之阳气起而抗击，必使肺之宣发肃降功能失调，气血痹阻，湿停痰积，化热伤津等一系列病理改变，形成小儿痰热犯肺之证。白果、炙麻黄平喘，扩张支气管，改善通气功能；半夏、瓜蒌、紫菀、桔梗化痰宣肺，使痰易于由气道排出；杏仁、款冬花、桑白皮止咳，避免剧烈咳嗽引起气道的进一步损伤；党参、白术、茯苓健脾，一可充肺气，有利恢复肺脏宣肃功能；二可强运化，使肺中痰浊易于消除；炒神曲、炒麦芽、莱菔子消导，可增强食欲，尽快恢复体力；火麻仁润肠，使肺与大肠表里相通，调节机体的气血阴阳平衡；甘草解毒，补气，调和诸药，使全方充分发挥。

医案 74：癃闭（前列腺肥大，慢性前列腺炎）

某男，1948 年出生。2018-01-10 初诊。

尿痛、尿频、排尿困难 1 个月余。1 个月前小便时尿道疼痛，伴灼烧和干涩感，小便次数增多，排尿吃力，尿流不畅，如细线或有分叉，每次需分几段才能排出，排而不尽，甚至阻塞不通，会阴憋胀，小腹胀满隐痛。既往高血压 10 余年，服降压药维持血压在正常范围；冠心病 10 余年，服扩冠、抗凝药物；无糖尿病和肝炎、结核等传染病病史。体检无水肿，心肺未见明显异常体征，腹部正常，肝、脾未触及，肾区无叩击痛，生理反射正常，病理反射未引出。舌质暗，有瘀斑，脉弦涩。彩超提示为“老年性前列腺增生Ⅱ度”。

诊断：西医诊断为前列腺肥大，慢性前列腺炎。

中医诊断为癃闭（痰积血瘀，下焦湿热证）。

治法：化痰散积，活血逐瘀，利尿通闭。

五苓散合缩泉丸加减：茯苓 15 g，猪苓、泽泻、白术、桂枝各 10 g，车前子 15 g，益智仁、桑螵蛸、乌药、砂仁、清半夏各 10 g，制白附子、僵蚕各 6 g，川牛膝 12 g，鸡血藤、山药各 15 g，山茱萸 10 g。7 剂。

1 剂 /d，水煎，分 2 次口服。

2018-01-17 二诊。小便较前畅通，大便利；胃中嘈杂不适，仍有尿道涩痛及排不尽感，会阴部憋胀。舌脉象同前，前方去白附子、山茱萸，加薏苡仁 20 g。7 剂。

2018-01-24 三诊。诸症皆缓解。舌脉象不变，继续服 14 剂。

体会

本病属“癃闭”范畴。《素问·上古天真论》曰：“丈夫八岁……八八天癸竭，精少，肾脏衰，形体皆极。”按马玉琛教授“崇阳”和“痰毒”理论，年龄已逾“八八”，肾精虚衰，肾阳不足，阳不化气，代谢产物聚集，化痰成积，气血阻滞，痰瘀互结，产生壅膨肿胀之物，压挤尿道，水湿停留于膀胱，与肾之残阳之气相搏化热，出现尿痛、尿灼烧感，尿频、排尿困难，会阴憋胀，小腹胀满疼痛，舌质暗，有瘀斑，脉弦涩等，证属痰积血瘀、下焦湿热。“急则治其标”“腑以通为用”。患者年老肾虚，不宜以二妙散等苦燥之品清热燥湿，免寒伤肾阳或燥伤肾阴，以五苓散加车前子等淡渗之品通利小便，即可解除排尿困难，又可通利、清除郁热，“流水不腐”；利水治法有可能造成或加重肾气不固，故可加缩泉丸补肾填精、辛香固涩、调节膀胱收缩功能；老年人肾气虚衰已久，壅膨肿胀之物之形成并非一日之功，遣半夏、白附子、僵蚕、川牛膝、鸡血藤、山药、山茱萸等化痰散结、活血祛瘀、强腰补肾，治辅助疗。此系前列腺肥大致慢性前列腺炎中药治疗的重要法则。

医案 75：风热证瘾疹（荨麻疹）

某女，2006 年出生。2017-06-13 初诊。

10 天前食海鲜后周身起风团样皮疹，色淡红，高出皮肤，单独或连接成片，疹间皮肤亦为淡红色，时隐时现，遇热加重，剧痒喜挠搔；身热但体温正常，口渴，咽痛，多汗，小便黄，大便干，自服氯苯那敏，虽能暂时控制症状，停药后复发，且服药后疲乏困倦。查体：神清，表情痛苦，咽充血，双侧扁桃体Ⅱ度肿大，双肺呼吸音粗，未闻及干湿性啰音及哮鸣音，心音可，各瓣膜听诊区未闻及病理性杂音，腹软无压痛及反跳痛，舌红苔黄，脉浮数。嗜酸性粒细胞百分比 6%，皮肤过敏原试验（+）。

诊断：西医诊断为荨麻疹。

中医诊断为瘾疹（风热证）。

治法：疏风清热，除湿止痒。

麻黄连翘赤小豆汤加减：麻黄 3 g，连翘 10 g，防风 6 g，地肤子 10 g，薄荷、蝉蜕、黄芩、桔梗、赤芍各 6 g，党参 8 g，茯苓 10 g，白术 6 g，薏苡仁 10 g，赤小豆 15 g，柴胡、升麻各 6 g，酒大黄 4 g，生甘草 6 g。7 剂。

1 剂 /d，水煎，日服 2 次。服药期间饮食清淡，禁食辛辣鱼虾之品。

2017-06-20 二诊。瘙痒明显减轻，发作次数减少，口渴、咽痛消失，大便调，舌尖红，苔薄黄，脉数。原方减大黄 7 剂。

2017-06-27 三诊。周身偶见少量风团样皮疹，转瞬即逝，多汗，纳差，舌淡，苔薄白，脉数。二诊方减麻黄，加生龙骨 10 g。7 剂。

体会

荨麻疹中医称为“瘾疹”。瘾疹首见于《内经》，《金匮要略》中有“邪气中经，则自痒而瘾疹”。发病如《圣济总录》所说：“盖身体风瘙而痒，瘙之隐隐而起者是也。”小儿肺脏娇嫩，易为邪气所犯，自服海鲜之品，饮食伤及脾胃，运化水湿失常，母病及子，肺宣发肃降失职，所主皮表不任风寒，营卫不和，水湿郁于皮毛肌腠之间，阻于经络，内不得疏泄，外不得透达，化浊化热，发为本病。以麻黄、连翘、防风、地肤子、薄荷、蝉蜕透表达邪，祛风止痒，发散水湿；桔梗、赤芍、黄芩开宣肺气，活血通郁，清除蕴热；党参、茯苓、白术、薏苡仁、赤小豆健脾补气，淡渗通利，使水湿得以运化，并可从小便分流；柴胡、升麻调理气机，升发阳气，脾气便于上输至肺，肺气便于通达于表，驱使病邪由皮表散出；大黄通利大便，治疗便秘，肺与大肠表里相通，阴阳相合，增强肺脏宣发肃降之能力；甘草补中气，解热毒，调和诸药，与诸药一起，共奏疏风清热、除湿止痒之功效。

医案 76：胸痹（冠心病心绞痛）

某女，1956 年出生。2017-05-14 初诊。

2 天前胸闷气短，头晕心慌，行走后加重，腰背酸疼，无多汗。既往冠心病近 10 年，平素服异山梨酯、肠溶阿司匹林等，病情平稳，血压、血脂偏高，间断服药，血压维持在正常范围。无糖尿病及肝炎、结核等传染病病史。查体：皮肤无水肿，心律齐，肺腹部（-）。舌淡暗，苔白腻，脉涩。心电图：T 波低平，S-T 段压低，无 Q 波，心肌酶谱正常，心脏彩超未见明显异常。

诊断：西医诊断为冠心病心绞痛。

中医诊断为胸痹（心血瘀阻证）。

治法：活血化瘀，化痰宽胸，补气通阳。

血府逐瘀汤加减：赤芍、川芎、当归各 10 g，丹参 20 g，桂枝 12 g，柴胡、木香、桔梗各 10 g，川牛膝 12 g，黄芪 30 g，白术 10 g，茯苓 12 g，瓜蒌 15 g，薤白、半夏、炙甘草各 10 g。7 剂。

水煎，1 剂 /d，分 2 次口服。继服西药不变。

2017-05-21 二诊。胸闷气短、头晕明显减轻，舌苔仍腻，大便黏滞不爽，上方去茯苓，加枳实 6 g，柏子仁 20 g。7 剂。

2017-05-28 三诊。病情好转，无胸闷气短、头晕、心慌，大便通畅，仍腰背酸疼，舌淡红，苔薄白，脉弱。二诊方去赤芍、木香、桔梗。14 剂，以善其后。

体会

陈修园曰："人之胸中，如天阳气用事。阳气一虚，诸阴寒得而乘之，则为胸痹之病。盖诸阳受气于胸，而转行于背。气闭不行，则阻其上下往来之路，而为喘息咳唾。塞其前后阴阳之位，则为胸背痛。且不特喘息咳唾，而呼吸之间，不相续而短气。"

按马玉琛教授"崇阳"理论，阳气虚弱，不足以气化水谷精微和湿浊（各种代谢产物），积聚体内，形成痰积，阻滞气血流通，蕴生内毒，坏血淫筋腐肉，这可能是西医动脉硬化的中医病因病机。阳气虚弱，不足以推动经气和血液流通，血流不畅，血管壅塞，脏腑血液供养不足而发疼痛、变性甚至坏死，这也可能是西医冠心病心绞痛的中医病因病机。痰积和血瘀互相影响，互相给力，严重时就导致胸痹，也就是西医的冠心病。痰积和血瘀仍然是标，阳虚才是本，"急则治其标，缓则治其本"，审时度势，酌情治标治本。本例当首先考虑活血化瘀、化痰宽胸，辅以补气通阳、标本同治，鼓动人体阳气发挥气化和推动作用，以便化痰活血药发挥更好效力。方以赤芍、川芎、当归、丹参活血化瘀；瓜蒌、薤白、半夏化痰散积；柴胡、桔梗、木香、川牛膝升降结合，开胸理气，并引药入经入位；黄芪、白术、茯苓、炙甘草补中健脾，运化水湿；桂枝温通经脉，通阳化气，使湿浊痰积易于运化，血瘀脉阻易于散通。马玉琛教授认为，胸痹正邪盛衰不同，分寒热两大类型：阳气不足，湿浊痰积壅阻，表现为寒证；阳气充盛，过食肥甘厚味，又懒运动，多余营养物质和不良代谢产物堆砌于体内，人体内在自然调节能力，力图分解和消耗掉，阳气拼力化之，此时能量代谢加强、心跳加快，出现舌红、脉数等阳热证候；即便如此，湿浊痰积亦难免壅盛，即发为胸痹热证。寒象不明显者，可按本患者治法治之；出现畏寒、脉沉等，当加制附片、肉桂等辛热药物；胸痹热证，不可擅用大寒之品，免伤阳气，宜重化痰散积，至关重要的是强调合理控制饮食，减少摄入，调整身高与体重比例失衡。

（杨蕾）

第七节　赵辉、李康、张磊、刘小静、刘振华跟师医案及体会

医案77：手指麻木（雷诺征，颈椎病）

某男，1954年出生。2017-05-07初诊。

1前年无明显诱因出现双手指麻木，偶有疼痛，用温水浸泡后可缓解，未予重视，后出现双手指发凉，有酸胀感，触冷水后手指皮肤变白，离开后又可变为紫色，口服西药（不详）效果不明显，未用糖皮质激素类药物疗。发病以来关节、肌肉疼痛；无皮疹，无发热、汗出；无头晕、胸闷、胸痛、腹胀不适，无耳鸣、耳聋。既往高血压5年余，自服“硝苯地平缓释片”，血压控制尚可。无糖尿病、冠心病及肝炎、结核等传染病病史，无食物及药物过敏史。查体：形体偏瘦，精神可，言语流利，嗅无异常。双手皮温略低，手指触摸发凉，按压疼痛，全身皮肤无水肿，关节无肿胀。胸部叩诊无异常，心前区无异常隆起，心尖冲动无弥散，心率正常，律齐。腹平，未见肠型及蠕动波。无腹壁静脉曲张，全腹软，无压痛、反跳痛及肌紧张，肝脾肋下未触及，腹部叩鼓音，移动性浊音（–）。舌淡，苔薄白，脉沉。颈椎X线片示颈椎骨质增生，超声检查示双上肢动脉血管（–）。

诊断：西医诊断为①雷诺病（风湿免疫性疾病待除外）；②颈椎病。

中医诊断为手指麻木（阳虚寒凝症）。

治法：温阳散寒，通脉活血。

黄芪桂枝五物汤合当归四逆汤加减：黄芪30 g，桂枝15 g，白芍10 g，制附片9 g，细辛3 g，防风、羌活、川木通各10 g，当归、熟地黄各12 g，赤芍15 g，川芎10 g，川牛膝12 g，炙甘草10 g。14剂。

水煎，1 剂 /d，分 2 次服。

2017-05-21 二诊。双手怕凉和手指麻木、酸胀感及受冷后颜色改变明显好转，舌质淡红，苔薄白，脉沉。继服上方 14 剂，随访。

体会

舌淡，苔薄白，脉沉，是阳虚证候。按马玉琛教授“崇阳”理论，阳气对人体有生长、推动、温煦、调节功能。阳不生，则阴血不长；阳无力，则气血瘀阻；阳不温，则四末厥冷；阳不调，则冷不适，从而出现双手指麻木、发凉、疼痛、酸胀，局部皮色、皮温随外界温度变化而变化。据《金匮要略》“阴阳俱微，寸口关上微，尺中小紧，外证身体不仁，如风痹状，黄芪桂枝五物汤主之。”以黄芪桂枝五物汤合当归四逆汤加减，方中制附片温补阳气；黄芪、当归、熟地黄、炙甘草补益气血；桂枝通阳化气，阴阳平衡、气血充盛，通达全身；桂枝加白芍调和营卫，增强人体环境变化调节适应功能，助肢体温度不随外界温度改变而改变；赤芍、川芎、川牛膝、木通活血通脉；细辛、防风、羌活散寒祛风，改善手指麻木、寒冷、疼痛的症状表现。

医案 78：风寒湿痹（颈椎病）

某女，1977 年出生。2017-05-10 初诊。

1 个月前淋雨后出现颈部肩部及肩胛部位疼痛，伴左上肢放射性疼痛麻木，放射到左侧中指和无名指指尖，后背僵硬重着不适；出汗较少，恶风，怕冷，遇寒加重，得热则减。既往无高血压、冠心病、糖尿等病病史。查体：形体偏瘦，皮肤白，面色偏白。双肺呼吸音清，两肺未闻及干湿性啰音。心率 70 次 /min，律齐，心脏各瓣膜未闻及病理性杂音，无心包摩擦音。全腹软，无压痛、无反跳痛及肌紧张，双下肢无水肿。舌淡偏紫，苔薄白，脉紧。辅助检查：心电图无异常，颈椎 X 线片示生理曲度变直，颈椎骨质增生。

诊断：西医诊断为颈椎病。

　　　中医诊断为痹病（风寒湿痹证）。

治法：祛风散寒除湿，温肾壮骨强筋，活血化瘀止痛。

乌头汤加减：制川乌 3 g，炙麻黄、白术各 10 g，细辛 3 g，羌活、独活各 10 g，制附片 6 g，杜仲、狗脊各 10 g，葛根 15 g，川芎、赤芍、延胡索各 10 g，茯苓 15 g，泽兰、泽泻、生甘草各 10 g。14 剂。

水煎，1 剂 /d，分 2 次服。

2017-05-24 二诊。周身汗出，颈肩部疼痛、背部僵硬、左手指麻木明显减轻，舌脉象同前。继服 14 剂。

体会

“风寒湿三气杂至，合而为痹”。此患虽为颈椎病，非通常所指痹病的风湿免疫病，有受风寒湿外邪侵袭病史，关节肌肉疼痛、麻木，也应视为痹病。恶风，怕冷，遇寒加重，得热则减，舌淡紫，苔薄白，脉紧，为风寒湿痹，病位在背、肩胛，涉及手指，有僵硬之感，颈椎X线片有颈椎骨改变，为五体痹的肌痹、筋痹和骨痹。从患者舌、脉象看，肾气本虚，肾虚及肝，肝亦不足；肾主骨，肝主筋，随之即可筋骨不坚，风寒湿外袭，最易受邪；阳气虚弱而化寒，外邪停滞，气血痹阻，瘀血不通，再加寒之凝滞，内外合邪，致本病发生。乌头汤加减，方中制川乌、炙麻黄、白术、细辛、羌活、独活祛风散寒除湿；制附片、杜仲、狗脊温肾壮骨强筋；葛根润经调营柔颈；川芎、赤芍、延胡索活血化瘀止痛；疼痛由颈部向手指传导，考虑颈部神经根及周围水肿受压，加用茯苓、泽兰、泽泻、白术利水渗湿，以便临床症状易于缓解。

医案 79：头晕（颈椎病）

某男，1980 年出生。2017-04-09 初诊。

长期坐办公室伏案工作，3 个月前出现头晕、耳鸣，卧床休息后症状减轻，常于劳累后头晕、耳鸣复发，颈肩部僵硬不适，四肢疲乏无力，食欲差，失眠。无头眩，无视物模糊，无恶心呕吐。既往无高血压、冠心病、糖尿病病史。查体：双肺呼吸音清，两肺未闻及干湿性啰音。心率 70 次 /min，律齐，心脏各瓣膜未闻及病理性杂音，无心包摩擦音。全腹软，无压痛、无反跳痛及肌紧张，双下肢无水肿。舌体胖大有齿痕，苔薄白，脉细。颈椎正侧位片示生理曲度变直。颈部超声多普勒示椎动脉供血不足。

诊断：西医诊断为颈椎病。

中医诊断为头晕（气血不足证）。

治法：补中益气，升阳活血。

益气聪明汤加减：黄芪 20 g，党参 12 g，白术、升麻、柴胡各 10 g，当归 12 g，狗脊 10 g，葛根、丹参各 15 g，川芎、制半夏各 10 g，僵蚕 6 g，炙甘草 10 g。14 剂。

1 剂 /d，水煎分 2 次服。

2017-04-24 二诊。头晕明显减轻，头目清醒，无耳鸣，颈项部僵硬感缓解，舌脉象同前。前方不变，继服 14 剂，随访。

体会

头晕引起的原因很多，有虚有实，实者为风、火、痰、瘀扰乱脑窍；虚者为髓海不足，或气虚清阳不升，发为头晕。《灵枢·口问》曰："上气不足，脑为之不满，耳为之苦鸣，头为之苦倾，目为之眩。"结合四诊，头晕为中气不足，清阳不升，治宜补中气、升清阳，首选李东垣《东垣试效方》卷五益气聪明汤，方中黄芪、党参、白术、当归补益气血；升麻、柴胡升举阳气；丹参、川芎活血化瘀，使气血充盈，血管扩张，在阳气的鼓动下，向上经由颈椎病压迫屈曲、狭窄的颈动脉，增加血流速度和血流量，改善脑部供血。颈椎为骨，肾主骨，故加狗脊补肾强骨；颈部不适为张仲景"痉病"主证，葛根为治疗"痉病"主药，故加葛根舒缓颈部软组织，调节颈椎曲度；颈椎骨质增生为阳气不足，骨不良代谢产物集聚，实质为"痰积"，故加制半夏、僵蚕化痰散结。补肾强骨、舒筋正骨、化痰散结相结合，不但可缓解颈椎病，也可减缓颈椎病发展进程，为颈椎病治疗提供中西医结合和中医药治疗新思路。

医案 80：臁疮腿（下肢静脉曲张）

某男，1967 年出生。2017-05-16 初诊。

30 年前出现双下肢浅表血管迂曲突出，未引起注意。5 年前左下肢浅表血管迂曲突出明显加重，诊为"浅静脉曲张"，未行治疗。5 个月前左下肢轻度水肿，胀痛，左踝关节上部皮肤颜色变黑、瘙痒，进而破溃，少量淡黄色分泌物，无发热，无头晕，饮食、睡眠可，二便正常。既往高血压病史，服降压药物，血压维持在正常范围；无糖尿病、冠心病及肝炎、结核等传染病病史，无手术外伤史和食物及药物过敏史，无烟酒嗜好。

舌质暗红，苔薄白，脉沉。超声检查示左侧下肢深静脉反流，血常规正常。

诊断：西医诊断为下肢静脉曲张。

中医诊断为左腿臁疮（湿热蕴结证）。

治法：清热利湿，活血生新。

四妙勇安汤合二妙散加减：银花藤 30 g，连翘 20 g，蒲公英 15 g，生甘草 10 g，茯苓 15 g，泽泻 10 g，薏苡仁 20 g，炒黄柏、苍术各 10 g，丹参 15 g，赤芍、生蒲黄各 10 g，僵蚕 6 g，玄参 10 g，黄芪 30 g，党参 12 g。14 剂。

1 剂 /d，水煎分 2 次服。

2017-05-30 二诊。左小腿瘀肿减轻，仍大片色素沉着，外踝部溃疡稍好转，疼痛减轻，仍感瘙痒。舌尖红，苔黄，脉数。上方续服 14 剂，随访。

体会

马玉琛教授认为，下肢静脉曲张常有先天因素，因站立工作性质、年龄增长、局部刺激等因素而加重，严重者可致局部充血、水肿、金属代谢物沉积、甚至破溃感染，中医称之为“臁疮腿”。本例为典型的臁疮腿，虽外周血象正常，但存在左下肢浅静脉炎症，超声左下肢有深静脉反流，可能因代偿原因，与浅静脉血液回流不畅有关；反之又可加重浅表静脉曲张。该患舌尖红，苔黄，脉数，左下肢水肿，胀痛，左踝关节上部皮肤颜色变黑、瘙痒、破溃，有分泌物，为下焦湿热。按马玉琛教授“崇阳”理论，为下肢血液瘀滞，阳气起而化之，阴阳相搏，说明阳气相对不虚。故以清热利湿、活血生新为法，择古方四妙勇安汤加减，方中银花藤、连翘、蒲公英、生甘草甘苦清凉无大寒，清热解毒而不伤阳气；茯苓、泽泻、薏米淡渗利湿，黄柏盐炒减其寒性，加苍术为二妙散，苦辛燥湿；丹参、赤芍、生蒲黄活血化瘀；僵蚕、玄参化痰散结，活血和化痰合用，减少经脉血液黏稠度，化解经脉血栓、赘生物；黄芪、党参补气生新，促进破损、坏死组织再生和溃疡愈合。中药治疗下肢静脉曲张，注意应适当了解活血化瘀药物现代药理作用，经脉平滑肌少于动脉，动脉对扩血管药物较静脉敏感；应用扩血管药物，下肢动脉血管扩张，静脉血管可能并无反应，徒增下肢血流量，加重下肢瘀血。活血化瘀治疗不宜选择川芎、红花、桂枝、细辛、当归等具有扩张血管作用中药，应选丹参、赤芍、生蒲黄、三七等，重在抗凝、降低血液黏稠度。下肢肌肉收缩能带动静脉血管收缩，脾主肌肉，黄芪、党参可补脾气，增加肌肉收缩力，有利下肢静脉血液回流，缓解静脉曲张。

医案 81：水肿（慢性肾炎）

某女，1957 年出生。2017-04-25 初诊。

1 年前无明显诱因出现眼睑、双下肢凹陷性水肿，以下肢为甚；头晕，血压升高，尿蛋白（++++），临床诊断“慢性肾炎”（未做肾穿病理检查），服醋酸泼尼松片 75mg（15 片）/d，持续至今，未加环磷酰胺等其他药物。今仍下肢水肿，凹陷性，尿蛋白持续（+++），服硝苯地平维持血压平稳；乏力，自汗，易感冒，饮食睡眠可，情志一般，未觉二便异常。既往无糖尿病、冠心病、风湿病、甲减及肝炎、结核等传染病病史。查体：满月脸，水牛背，脂肪向心性肥胖，眼睑稍肿，双下肢凹陷性水肿，心、肺、腹部（-），肾区叩击痛，肢体活动如常，神经反射存在，病理反射未引出。舌体胖，舌质红，苔薄黄，脉沉。尿常规检查尿蛋白（+++），血常规正常。

诊断：西医诊断为慢性肾炎（普通型）。

中医诊断为水肿（气阴两虚证）。

治法：滋阴补气，升阳固本，淡渗利湿。

六味地黄汤合补中益气汤加减：山茱萸 12 g，山药 15 g，生地黄 12 g，牡丹皮 10 g，茯苓 15 g，泽泻 10 g，党参 12 g，黄芪 20 g，白术、柴胡、升麻、猪苓、桂枝、益智仁、桑螵蛸各 10 g，川牛膝 12 g，鸡血藤 15 g，生牡蛎先煎 20 g。14 剂。

1 剂 /d，水煎，分 2 次服。继续服用泼尼松 75 mg/d。

2017-05-23 二诊。服上药 14 剂，又自取 14 剂，连续服用 4 周，水肿好转，乏力、自汗减轻，血压正常，尿常规蛋白（++）。舌质淡，舌尖红，苔薄黄，脉沉。上方去猪苓、泽泻，加薤白、清半夏各 10 g，化痰降浊，以减轻激素性肥胖。14 剂。泼尼松改 65 mg/d。

2017-06-04 三诊。水肿消退，乏力进一步减轻，无自汗，舌质淡，舌尖红，苔薄白，脉弦，尿常规蛋白（++），仍 2017-05-23 方。28 剂。泼尼松改为 55 mg/d，嘱 2 周后泼尼松改为 45 mg/d，4 周后复诊。

2017-07-02 四诊。泼尼松改 45 mg/d 已 14 天，无明显不适，激素性肥胖稍有好转，尿常规蛋白（++），舌质红，苔薄白，脉细。仍 2017-05-23 方。28 剂。泼尼松 30 mg/d，嘱 2 周后改 25 mg/d，4 周后复诊检查调方。

2017-07-30 五诊。泼尼松改 25 mg/d 已 14 天，无明显不适，激素性肥胖进一步好转，尿常规蛋白（++），舌质淡，苔薄白，脉细弱。2017-05-23 方去清半夏，加制附片 6 g，竹茹 10 g。14 剂。泼尼松改 20 mg/d，邀复诊检查调方。

2017-08-13 六诊。无明显不适，激素性肥胖进一步好转，尿常规蛋白（+），舌质淡，苔薄白，脉细弱。2017-07-30 方。14 剂。泼尼松改 20 mg、15 mg/ 隔日，邀复诊检查调方。

体会

马玉琛教授认为，本病虽未病理检查，诊断慢性肾炎当无疑问。根据临床表现，应为临床普通型。肾主水，司开合，脾主运化水谷精微和水湿；如无表证，人体水液代谢失常，营养物质流失，主要为肾、脾二脏阴阳平衡失调。舌质红，苔薄黄，脉沉，为肾阴虚；糖皮质激素可引起口干、心率加快等代谢功能和男性副性征增强，机械地对号入座，糖皮质激素有温阳药部分性质，肾阴虚可能与口服泼尼松有一定关系；泼尼松导致向心性肥胖，即中医所说痰浊积聚，应进行中医理论方面进一步探讨。舌体胖，为脾气不足，水湿运化不足。因此，辨证为水肿——气阴两虚。滋阴补气、升阳固本、淡渗利湿，六味地黄汤合补中益气汤，方中六味地黄汤滋补肾阴，党参、黄芪、白术温补脾气，两者是治疗水肿、除尿蛋白的根本；针对气阴两虚滋肾健脾，会增强或调节免疫功能。黄芪可托疮生肌，有利受损肾单位修复；柴胡、升麻升举阳气；益智仁、桑螵蛸加生牡蛎收涩固本，互相协助，便于减少血液蛋白下流，由小便丧失；生牡蛎还可补充激素所导致钙质不足；五苓散淡渗利湿，无苦寒之品，能排水液，治水肿却不伤阳气；川牛膝、鸡血藤补肾活血，增加肾脏血流量，改善肾脏功能。慢性肾炎以足量糖皮质激素治疗 2 个月，无明显效果当逐渐减停，并更换其他药物。本患者应用泼尼松每日 75mg 已经一年，不接受环磷酰胺等其他药物，正好可用中药。中药治疗过程中，按原则逐渐减少泼尼松用量，用心调养，但愿病情不复发、不加重，如有好转，乃为万幸；此病案却说明，单纯中药虽然作用缓慢，对慢性肾炎确实有消除水肿、降低尿蛋白作用，最起码，在减停激素过程中，可避免反跳现象发生。

医案 82：风湿热痹（脊柱关节炎活动期）

某女，1980 年出生。2017-07-25 初诊。

腰背部疼痛 10 个月，伴双膝关节疼痛；无膝关节肿胀，其余关节不痛；受凉后发病，发病时无恶寒发热，阴雨天加重，夜间疼痛明显，活动后减轻；服“布洛芬”等止痛药可临时缓解，但服后有上腹痛、纳差等胃肠道反应，睡眠欠佳，饮食可，二便调，病情反反复复。既往体健，无高血压、糖尿病、冠心病及肝炎、结核等传染病病史，无手术外伤和食物及药物过敏史，已婚，育有 1 男，产褥期曾因受凉而腰膝疼痛，自行好转，无家族遗传病病史。皮肤无水肿，心、肺、腹部未见异常，背、腰及骶髂关节部位压痛，“4”字试验（+），浮髌试验（-），直腿抬高试验（-），生理反射存在，病理反射未引出。舌体胖，舌质红，苔薄黄，脉沉。检查：血沉 20 mm/h，C- 反应蛋白 14.5 mg/L，血红蛋白（Hb）105 g/L，血小板计数（PLT）356 × 10^9/L（H）。骶髂关节 CT 示双骶髂关节炎性改变。

诊断：西医诊断为脊柱关节炎（活动期）。

　　　中医诊断为痹病（风湿热痹证）。

治法：祛风散寒除湿，补肝肾。

桂枝芍药知母汤加减：炙麻黄 10 g，制川乌、细各辛 3 g，防风 10 g，羌活、独活各 12 g，徐长卿 10 g，知母、生地黄各 12 g，黄芪 20 g，白术、狗脊、杜仲各 10 g，川牛膝 12 g，鸡血藤 15 g，生甘草 10 g。14 剂。

1 剂 /d，水煎，分 2 次服。口服来氟米特 20 mg，1 次 /d。

2017-08-08 二诊。腰背部及双膝关节疼痛减轻，舌体胖，舌质红，苔薄黄，脉沉。血沉 22 mm/h，C- 反应蛋白 11.5 mg/L。继续上述治疗，14 剂。

2017-08-24 三诊。腰背部及双膝关节疼痛明显缓解，舌体胖，舌尖红，苔薄白，脉弱。血沉 11 mm/h，C- 反应蛋白 6.0 mg/L。上方去制川乌、生地黄，加制附片 6 g，继服 14 剂，注意观察血沉、C- 反应蛋白变化。

体会

本患者为活动期脊柱关节炎活动期，考虑经济问题和胃肠道药物反应，不接受生物制剂和非甾体类抗炎药。中医诊断痹病，按马玉琛教授“经痹”和“崇阳”理论，CT 见有骶髂关节骨质病变，病位在骨，应为骨痹；病因虽为感受风寒湿邪，有舌胖、脉沉等阳气不足征象，但有舌质红、苔薄黄等阳热证候，说明人体一丝阳气尚能抗邪，热象为正邪相争表现，病性为风湿热痹。以桂枝芍药知母汤加减治之，针对病因以炙麻黄、制川乌、细辛、防风、羌活、独活、徐长卿祛风散寒除湿；针对病变，以知母、生地黄滋阴清热，避免邪热伤及阴液，以川牛膝、鸡血藤活血通痹，温肾补血，既化瘀又扶正；针对病本，以黄芪、白术、狗脊、杜仲，辅助肾脾之阳气，防治病邪进一步入里，并鼓动正气，由里向外祛除风寒湿邪，发挥提高、调整人体自动免疫之功。本例治疗实践证明，风湿病活动期完全可以用中药诱导缓解。

医案 83：咳嗽（慢性支气管炎）

某女，1955 年出生。2017–12–26 初诊。

间歇性咳嗽、咳痰、气喘 10 余年，常于秋或冬季复发。1 个月前感冒，恶寒发热，咽痛，口干，咳嗽，咳痰，服感冒药和头孢类抗生素后，感冒症状好转，但咳嗽加重，为阵发性，发作无定时；痰少，稍黏稠，色白，咽痒；时有气喘发憋，影响睡眠。无恶寒、发热、咽痛和口渴，无头痛、胸痛，饮食、二便可。高血压 10 余年，服降压药血压维持正常。无冠心病、糖尿病及肝炎、结核等传染病病史；无烟酒嗜好。查体：体温正常，皮肤无水肿，咽无充血，颈静脉无怒张，双肺闻及散在干性啰音，心脏未见异常，腹平，软，无压痛反跳痛，腹水征（–），肝脾未触及，肾区无叩击痛。舌红少苔，近无苔，脉细。

诊断：西医诊断为慢性支气管炎。

中医诊断为咳嗽（肺阴不足证）。

治法：滋阴健脾，化痰止咳，宣肺解表，补肾纳气。

沙参麦冬汤加减：沙参、麦冬、玉竹各 10 g，百合 30 g，黄芪 20 g，茯苓 15 g，白术 10 g，紫菀、瓜蒌各 12 g，炒杏仁 10 g，桑白皮 15 g，桂枝、白芍、荆芥、紫苏、生甘草各 10 g。14 剂。

1 剂 /d，水煎，分 2 次服。

2018–01–09 二诊。咳嗽咳痰减轻，早晨咳嗽较明显，阵发性咳嗽，痰少，早晨痰色偶黄，咽痒。舌红少苔，脉细。上方去杏仁，加桔梗 10 g。14 剂。

2018-01-23 三诊。偶有咳嗽，无痰，无胸闷气短。舌红，苔薄白，脉细。二诊方去紫菀、瓜蒌、桑白皮。14 剂。随访。

体会

根据马玉琛教授“崇阳”理论，外感六淫致肺病，一是肺主表，外邪可首先入侵于表；卫阳不足，表气不固，外邪则深入阳明；阳明与太阴相表里，阳明气血虚弱，外邪即可直中手太阴肺；二是肺开窍于鼻，外邪可由鼻孔，经气道直接进入肺脏。病邪一旦入肺，手太阴肺之阳气起而与之搏击，正邪相争，发生一系列病理变化，或邪气束肺，或生浊化痰，或正虚肉损，影响肺宣发肃降。马玉琛教授认为，阳气是决定病证寒热内在基础，病性之寒热，决定于正邪相争过程中人体阳气强弱。手太阴肺之阳气虚弱，阳气不足以抗邪，病从寒化；肺之阳气相对不虚，能发挥抵御和祛除病邪作用，则产生阳热证候。本患感冒发热后咳嗽、咳痰、气喘、发憋、舌红、少苔、脉细，说明外邪入侵，束肺化痰中，综观中医对类风湿关节炎发病机制认识，说明类风湿关节炎临床特征是正气虚弱、邪气侵袭、痰瘀气滞三方面，为临床辨证治疗类风湿关节炎提供了客观依据。根据这一特性，我们在预防上注意补肺气、调和营卫；治疗上注重调理脾胃，疾病后期注重补益气血、补益肾脏，补脏腑虚弱之本则应贯穿于治疗始终，类风湿治疗需兼顾肺脾肾三脏，辨证基础上有所侧重，确有优势，能更好地缓解病情，控制疾病，发挥中医治疗类风湿关节炎的优势。

太阴肺之阳气有力抵抗，化热并伤及肺阴，出现肺阴虚证，治疗当遣沙参、麦冬、玉竹、百合等滋养肺阴为主。马玉琛教授“崇阳”理论认为：阳气是生命产生和活动最原本动力，维护阳气是治疗疾病根本法则，治疗肺脏疾病，总不能忽略补益肺气，《素问·阴阳应象大论》曰：“五脏皆得胃气乃能通利”，《素问·经脉别论》曰：“脾气散精”，首先“上归于肺”，故通过黄芪、茯苓、白术、甘草补脾而补肺气，加强脾脏运化水湿功能，利于肺中痰浊消除。紫菀、瓜蒌、炒杏仁、桑白皮化痰止咳，化痰为主；止咳不当，痰浊不能经气道咳出，潴留于肺内，徒使病情加重。肺主表，主宣发，以桂枝、白芍调营卫，以荆芥、紫苏解表，不但可强化人体之藩篱，增加对外邪侵袭防护能力，亦可疏通肺脏宣发皮肤通路，以通为补。本例说明，咳嗽、咳痰等肺部疾患，与人体体质、反应、免疫功能状态、各种环境等多种因素都有关联，很大一部分存在非病原微生物感染性炎症，动辄应用抗生素往往不能奏效，中医药治疗可提供科学思路和方法，并取得较好疗效。

医案 84：风湿热痹（类风湿关节炎活动期）

某女，1963 年出生。2016-09-14 初诊。

双手指关节疼痛、肿胀 6 年，晨僵，双腕、肘、踝、足趾亦有不同程度的肿痛，在某综合医院诊断为“类风湿关节炎”，规律西药治疗曾一度好转，因出现胃脘不适，自行停止服用，病情复发。又辗转就诊多家医院，先后应用免疫抑制剂、激素、生物制剂，无法耐受不良反应，不欲饮食，上腹疼痛，恶心，体重下降约 10 kg，体质虚弱，生活不能自理，失去康复信心。无基础疾病，无类风湿关节炎家族史。查体：形体消瘦，面色无华，行走困难，轮椅推入，四肢大小关节肿痛，腕、膝、掌指、指（趾）间关节肿胀畸形，扪之灼热感，舌红略胖，苔面暗黄厚腻，脉细滑。实验室检查：血红蛋白（Hb）85g/L，血小板计数 400×10^9/L，白细胞正常，肝肾功能正常，抗 CCP 抗体＞ 300RU/mL，类风湿因子（RF）251IU/mL，C- 反应蛋白（CRP）28mg/L，血沉（ESR）56mm/h。

诊断：西医诊断为类风湿关节炎（活动期）。

中医诊断为痹病（风湿热痹证）。

治法：祛风散寒，健脾化湿，活血散积，补肾护阴。

桂枝芍药知母汤加减：桂枝、炙麻黄各 10 g，细辛 3 g，威灵仙、羌活各 10 g，独活 12 g，黄芪 20 g，党参 12 g，茯苓 15 g，白术 12 g，陈皮、清半夏、砂仁各 10 g，川牛膝 12 g，续断 10 g，知母 12 g，赤芍 10 g，僵蚕、制白附子各 6 g，乌梢蛇、生甘草各 10 g。14 剂。

1 剂 /d，水煎，早晚 2 次口服。甲氨蝶呤每次 7.5 mg，每周 1 次。

2016-09-28 二诊。药后厚腻苔渐化，关节肿痛略有减轻，进食增加，仍有恶心、嗳气，但无明显呕吐腹泻；上述治疗不变。14 剂。

2016-10-11 三诊。黄苔渐消失，食量逐渐增加，关节疼痛进一步减轻，能在搀扶下行走，中药继上方酌情加减，甲氨蝶呤不变，邀每两周复诊调方。

随访：治疗约半年余，体重增加 10 余千克，生活自理，缓慢步行前来就诊；纳食尚可，无腹泻，关节轻度肿痛，舌厚苔已化，实验室检查：血常规正常，肝肾功正常，C- 反应蛋白（CRP）12 mg/L，血沉（ESR）20 mm/h。

体会

本例为类风湿关节炎活动期。据马玉琛教授“经痹”理论，属《素问》痹病。关节扪之灼热感、舌红、苔黄、脉滑等阳热证候，病性为风湿热痹，热乃风寒湿三气杂至后，阳气起而抗之所化生；主要症状在四肢，有畸形等骨病变和晨僵，病位为五体痹的筋骨痹。肾主骨、肝主筋，说明患者素体有肝肾之不足；邪热必伤阴液，故可见脉细；西药伤及脾胃，运化水谷精微和水液功能失司，则有不欲饮食、上腹疼痛、恶心、体重下降、体质虚弱、消瘦、面色无华，以及舌胖、苔厚腻等；关节肿胀畸形是正邪相争过程，气血痹阻，运行不周，湿浊停滞，痰凝积结。治以桂枝、炙麻黄、细辛、威灵仙、羌活、独活、乌梢蛇祛除风寒湿之邪；黄芪、党参、茯苓、白术、甘草、砂仁、陈皮、半夏健脾化湿；赤芍、僵蚕、制白附子活血散积；川牛膝、续断、知母补肾护阴。祛除风寒湿邪效果包含了西药非甾体类抗炎药和糖皮质激素的抗炎止痛作用，在避免胃肠道反应和骨质疏松的情况下，使风湿活动期达到诱导缓解；健脾化湿和补肾护阴可增强体质，调节免疫；活血散积相当于免疫抑制剂的应用，唯恐效力不足，加西药甲氨蝶呤，以控制骨质侵蚀，更好预防关节畸形，中医药的合理应用，也符合了西医风湿病诊疗指南的要求。

医案 85：瘾疹（慢性荨麻疹）

某女，1981 年出生。2016-02-13 日初诊。

全身反复起风团样皮疹 3 年，严重时几乎每天发作，尤以夜间为甚，温度转暖即发，洗冷水亦起，屡治无效。近期皮疹再次复发加重，周身散在，高出皮肤，部分融合成片，伴有瘙痒，精神可，饮食、睡眠及二便基本正常。舌淡胖，苔薄白，脉细。

诊断：西医诊断为慢性荨麻疹。

　　　中医诊断为瘾疹（风湿瘀表证）。

治法：补气升阳，透表祛风。

补中益气汤加减：党参 12 g，白术 10 g，茯苓 15 g，陈皮、升麻、柴胡各 10 g，当归、桂枝各 12 g，炒白芍、紫苏、荆芥、防风各 10 g，地肤子 15 g，蝉蜕、薄荷、赤芍各 10 g，生甘草 6 g。7 剂。

1 剂 /d，水煎，早晚 2 次口服。

2016 年 2 月 20 日二诊。风团发作减轻，仍瘙痒，余不适，舌脉象同前，仍予前方 14 剂。

2016-03-16 三诊。风团消退，无复发，舌脉同前。补中益气方加减：党参 12 g，白术 10 g，茯苓 15 g，陈皮、升麻、柴胡各 10 g，当归 12 g，黄芪 30 g，防风、炙甘草各 10 g。14 剂。

1 剂 /d，水煎，分 2 次服。

体会

马玉琛教授认为，舌淡胖、苔薄白、脉细，乃脾气虚弱之象。脾为肺之母，脾虚则肺不足，肺主表，肺虚则营卫失调，风邪侵袭束表，水液不易由皮表发散，郁积于表，风湿二邪相合，则成瘾疹。治以补中益气补脾升阳，去黄芪乃避固表，加茯苓而助运化，以桂枝、白芍调和营卫，紫苏、防风、地肤子、薄荷、蝉蜕透表祛风，加赤芍活血并散郁积，由此则湿浊可由内向外而出之，皮疹可去也。皮疹消退后，当补中健脾，益气固表，巩固疗效，预防复发。

医案 86：湿疹

某男，1950 年出生。2016-05-06 初诊。

周身反复红斑、丘疹 9 年。无明显诱因，周身散在红斑，丘疹，伴瘙痒，曾多院诊治，均诊为“湿疹”，药物（具体药名及药量不详）治疗后好转。9 年来症状时轻时重，反复发作。1 个月前无明显诱因颜面红斑再次出现，并逐渐蔓延至颈部，并出现颜面肿胀。2 天前颜面、颈部红斑加重，同时出现前胸、腹部粟粒样皮疹，表面色红，部分融合成片，伴有渗出，无发热、无心慌、胸闷、无咳嗽、咳痰、无尿频、尿急、无关节肿痛等症状，精神、饮食可，大小便正常，睡眠正常。舌质红，苔黄，脉滑。

诊断：湿疹（湿热蕴表证）。

治法：辛凉透表，通阳化湿，补气升阳，保肺疏肝。

方药：薄荷、蝉蜕、秦艽、桑叶各 10 g，葛根 12 g，桂枝、清半夏、苍术各 10 g，党参、茯苓各 12 g，白术、升麻、桔梗、枳壳、柴胡、郁金、生甘草各 10 g。14 剂。

1剂/d，水煎，分2次服。

2016-05-20二诊。服药5天后颜面、颈部红斑基本消失，前胸、腹部皮疹明显减轻。服药8天后患者皮疹消退，舌淡，苔薄白，脉细。办理出院。嘱规律口服甲泼尼龙并逐渐减量，规律应用硫酸羟氯喹。

按上方继续口服7剂，皮疹彻底消失，未再出现。

巩固效果，上方去薄荷、蝉蜕、秦艽、桑叶、葛根，加黄芪20 g，防风10 g，14剂。

体会

马玉琛教授认为，本例反复皮疹，并见有液体渗出，为慢性湿疹。湿性黏滞，故病程缠绵9年。舌质红、苔黄、脉滑，为湿热证候，病位虽在表皮，二便未见异常，说明人体阳气尚不虚弱，脾之运化、肾之主水功能并未失调，只是或因邪重，或因气阻，脏腑至“鬼门”排液之道路失于通畅，湿浊之邪蕴于皮肤而已。疏导为主，辅以增强脾、肝、肺运化、疏泄、宣发之功效。薄荷、蝉蜕、秦艽、桑叶、葛根等辛凉透表；桂枝、半夏、苍术通阳化湿，化减在表之湿邪，并使之由皮表排出体外；党参、茯苓、白术、甘草、升麻补气升阳，鼓动脾脏由里至外，运化湿浊于皮表；桔梗、枳壳上浮保肺；柴胡、郁金理气调肝，致使气机通畅，湿浊之排泄免于受阻。马玉琛教授嘱咐，尽管病位表浅，且理法方药无误，因病程长久，难以一朝一夕可以完全奏效，应向患者及家属交代清楚。

医案87：不孕

某女，1986年出生。2016-10-10初诊。

结婚5年，未孕。未曾离异，曾有短暂分居，夫妻和睦，丈夫健康，婚后未采取避孕措施，一直未孕，月经不定期，量少，色淡，痛经，腰酸，时有乳房疼痛，头晕、目眩，乏力，易怒，饮食、睡眠一般，二便基本正常。体瘦，精神状态可，舌淡，苔薄白，脉弦细。曾检查超声示子宫内膜偏薄，未见其他异常。化验甲功正常。于多家诊所及医院诊治，口服多种中西药物（具体表述不详）治疗，未果。

诊断：不孕症（肾虚肝郁证）。

治法：温补肾阳，疏理肝气，暖宫填精。

金匮肾气丸合五子衍宗丸加减：制附片 9 g，肉桂、山茱萸各 10 g，山药 15 g，熟地黄 12 g，续断、白术各 10 g，当归 12 g，柴胡、白芍、木香、小茴香各 10 g，菟丝子、覆盆子各 15 g，女贞子 10 g，桑葚子 15 g，枸杞子、炙甘草各 10 g。14 剂。

1 剂 /d，水煎，分 2 次服

2016–10–24 二诊。无明显不适，乏力消失，饮食、睡眠有好转，仍腰酸，舌淡，苔薄白，脉沉。继上方，14 剂。

2016–11–07 日三诊。腰酸减轻，饮食、睡眠明显好转，月经至，经量、经色基本正常，经前胸胁胀满，舌淡，苔薄白，脉沉。前方去当归、白芍，加香附 12 g，14 剂。

每两周门诊调方 1 次，每次 14 剂，又连续调方 3 次后来诊，诉已孕。随访，2017 年 9 月顺产 1 健康男婴。

体会

马玉琛教授"道宗"和"崇阳"理论认为，《老子》"道生一，一生二，二生三，三生万物"亦描述了男女交媾、受精着床、精卵增生、胎儿生长的过程。道分阴阳，"道生一"即指阴阳相合，受精卵的产生。根据《内经》"阳生阴长""阳躁阴静"和"肾气盛，天癸至，精气溢泄，阴阳合，故能有子"，肾之阳气对生命产生和生长，占据主导地位，在阴阳相合的过程中，无论男女，肾之阳气旺盛，才能使新的生命产生。本例不孕，平素月经量少、色淡、痛经、腰酸、乏力、舌淡、苔薄白、脉细皆为肾阳虚弱之证候，不利于生子；月经不定期，乳房疼痛，头晕、目眩，易怒，脉弦，为肝气郁结之表现，肝肾精血同源，肝为肾之子，子之病可及于母，也会影响精卵结合。故以制附片、肉桂、山茱萸、山药、熟地黄、续断温补阳气、益肾填精，使肾脏虚空得以纠正；柴胡、白芍、木香、白术、当归疏肝理气、健脾生血，以助温补，恢复肾阳和元精之旺盛；小茴香、菟丝子、覆盆子、女贞子、桑葚子、枸杞子温胞养宫，增强子宫生理功能，促进卵子生成。方中续断、白术可安胎，利于受孕。避免活血化瘀及金匮肾气丸去茯苓、泽泻等，可避免孕后胎气不稳，甚至流产。马玉琛教授指出，不孕原因极为复杂，牵扯到内分泌、遗传、免疫、神经等诸多系统，以及精神心理状态等，但无论原因在何处，都会有外在表现，哪怕是这些表现很微细，只要进行包括舌象、脉象人体外在表现认真仔细观察，就可找到病因的蛛丝马迹，辨证施治予以分析、推理、归纳、干预。所以，中医药治疗不孕症是非常科学的。

（赵辉　李康　张磊　刘小静　刘振华）

第四篇

学术成就

本篇主要包括我发表的学术论文题目、出版的学术专著、参加国内外学术会议演讲报告和纳入会议论文汇编的论文题目、获得的科研课题和科研成果奖项的题目和主要奖项的简要内容、报纸刊登名中医的先进事迹和新闻报道等。文章列表并注明了标题、出处、时间等，课题和奖项列表并注明了题目、类别和等级、时间、批准单位等。所带学生、弟子、传承工作室、课题组或研究小组发表的相关论文、出版的著作等资料未列出。

第二十章　学术论文

我刻苦钻研，博览慎绎，善于总结，贯思勤记，及时捕捉思想火花，自觉发扬钉子精神，在做好专科行政和医疗、教学、科研、临床工作的同时，积极参加撰写并出版的学术专著 6 部，撰写并在医学期刊发表及收入国内外学术会议论文汇编 100 余篇，大多为第一作者，个别为第二、第三、第四排名者也是授意自己的研究生、学术继承人根据自己的学术观点撰写发表的。

第一节　概述

论文主要包括我对古今名中医及经典著作学习心得，中医理论创新，证实创新理论先进性、正确性、实用性和现代科学机制动物实验和临床研究，在自己学术思想、观点指导下治法方药的临床观察，以及对中医药事业发展的一些看法、意见和建议等。

一、学习心得

叙述接受老一辈名师培养教育、钻研《内经》《伤寒论》《金匮要略》《脾胃论》《老子》等古代经典著作，领悟精微，接受启迪，收获心得和体会，体现我学术思想、观点历史渊源及沿革。如“赵冠英教授调节情志三法”“试论《素问》的重阳思想”“对《素问》痹的理解”“对《素问》阳气与痹病关系的认识”“仲景在痹病治疗中补护阳气法的应用”“论关节、肌肉疼痛的《伤寒论》六经辨证治疗”“《伤寒论》胃肠病症的中医药证治”“浅谈桂枝在《伤寒论》中的作用”“《金匮要略》有关现代风湿病的论述”“对李东垣脾胃病学说的理解”“李东垣脾胃与《素问》痹的相关性探析”“从老子的‘道’到中医的‘治未病’等。

二、理论创新

记述我学习古今名中医和名著，结合临床实践，创建的“道为医养之宗”“衡为健康之本”“阳为生长之主”“痰为浊肿之身”“经为痹病之源”“病为三维之体”“气为火热之根”“脊为针刺之重”等中医理论、观点、方法及联系、指导中医临床预防、治疗、康复的核心内容。如“从老子道的哲学含义领悟中医学的科学性”“保持阴阳平衡是维护人体健康的根本方法”“对《素问》重阳思想与痹病关系的理解和临床发挥”“从《素问》的重阳思想看维护阳气在治未病中的重要作用”“阳气在痹病发病和治疗中的重要作用”“风湿病属痹及淫瘀痰毒合治论”“类风湿性关节炎痰毒并治研究”“类风湿性关节炎肺间质纤维化属肺痹及‘痰’毒并治论”“三维中医辨证治疗类风湿性关节炎、脊柱点段针刺疗法”等。

三、机制研究

记载我对所创理论正确性、先进性、有效性、安全性、实用性进行检测、证实的部分临床观察、实验研究。如“酒润风湿透皮散对AIA治疗作用的实验研究”“抗炎止痛口服液对AIA的治疗作用”“抗炎止痛口服液对佐剂诱导性关节炎中MMP-2表达的影响”“抗炎止痛口服液对改良弗氏完全佐剂诱导性关节炎大鼠滑膜细胞凋亡的影响”“雄附散治疗类风湿关节炎间质性肺病的临床和实验研究”“雄附散阻抗大鼠肺间质纤维化的病理形态观察”“蛭元方对血小板加剧的类风湿关节炎滑膜炎症和增生的影响”“活化血小板对类风湿关节炎滑膜炎症和增生影响的实验研究”等。

四、临床治疗

反映我学术风格，提出理论、观点和见解，形成的辩证思维方式、处方遣药和医技手法等在临床治疗常见病、多发病、疑难病，尤其是风湿、消化系统疾病、肿瘤所取得的显著效果。如自拟抗炎止痛、健骨抗炎、补气抗炎、活血抗炎、蠲痰攻毒系列治法及口服方剂，治疗类风湿性关节炎及其骨质疏松、贫血、血小板增高、药物毒副反应、肺间质纤维化，以及其他风湿病如脊柱关节炎、骨关节炎治疗、干燥综合征、皮肌炎等。以《金匮要略》“升麻鳖甲汤”加减治疗系统性红斑狼疮，以温肾阳、强筋骨、舒筋活血、豁痰攻毒法为主治疗强直性脊柱炎，自制电脑智能调温、热控中药透皮风湿治疗仪治疗类风湿性关节炎等。自拟行气化痰汤治疗高脂血症、补气益阴汤治疗IgA肾病、温脾平疡汤治疗十二指肠溃疡、活血益脑汤治疗脑中风后遗症等。2009年自拟针对甲型H_1N_1流感煎剂的1号方、2号方，2012年针对腺病毒感染自拟中医药治疗方案，2013年自拟针对禽流感煎剂的1号方、2号方，预防、控制疾病传播，对传染病疑似和确诊患者的预防、救治和康复。臭氧自血疗法治疗风湿免疫疾病。发明生命信息穴位疗法治疗冠心病心绞痛、冠脉供血不足、心律失常、人体免疫功能失调，应用迎香穴治疗快速心律失常。以“脊穴点段针刺疗法”治疗多种疼痛、关节、软组织、血管、神经和部分脏器疾病，如泌尿系结石。指导“治未病”、养生保健等。

五、意见建议

提出对中医药事业发展的看法、意见和建议等，如“浅议军队医院中医专科建设的原则”“如何才能做好一名中医”“谈谈对当前如何促进中医药工作发展的几点看法”等。

（马玉琛）

第二节　主要学术论文及著作题目

一、说明

无论在学术期刊发表还是收入国内外学术会议论文汇编，都促进了和中医专业同行的互相学习和交流，推广了自己独特的理论、观点、方法。这些论文是本书第二篇《学术思想》、第三篇《经验集萃》介绍内容的佐证。大部分论文内容都已在本书上述两篇中做过介绍。现将主要文章题目和著作列表。

二、主要学术论文及著作

表 20-1　主要学术论文及著作

学术论文或著作题目	刊物名称、出版单位	发表或出版时间	排名位次
SMS-03 型生命信息治疗仪穴位治疗冠状动脉供血不足 36 例	甘肃中医学院院报	1991，9	第一作者
行气化痰汤治疗冠心病高脂血症 38 例	河北中医	1992	第一作者
补中益气汤治疗不明原因低血压疗效观察	河北中医	1992	第一作者
赵冠英教授调节情志三法	甘肃中医学院院报	1992，9	第一作者
浅谈桂枝在《伤寒论》中的作用	河南中医	1993	第一作者
生命信息穴位治疗心脏神经官能性窦性心动过速 57 例	河北中医	1993，3	第一作者
翻白草煎治疗溃疡性结肠炎	中国肛肠病杂志	1993	第一作者
翻白草煎汤坐浴治疗痔疮	实用中西医结合临床杂志	1995，8	第一作者
社会心理治疗在中医治疗神经衰弱的作用	北京军区医药	1995，7	第一作者
针刺迎香治疗快速心律失常 68 例疗效观察	中国针灸	1996，16（5）：21	第一作者
军队医院中医专业如何在竞争中生存发展	解放军医院管理杂志	1997，4	第一作者
生命信息内关治疗对人体免疫功能的调节作用	实用中西医结合临床杂志	1998，3：1471	第一作者
针刺痛敏穴治疗肾、输尿管结石的临床观察	人民军医	1998，6：358	第一作者

针刺迎香穴治疗快速心率失常122例疗效分析	北京军区中医荟萃	1998，1	第一作者
针刺敏痛穴治疗肾输尿管结石的临床研究	实用中西医结合临床杂志	1998，11	第一作者
中药灌肠与贴敷法治疗慢性溃疡性结肠炎	河北医学	1998，4	第一作者
消化道溃疡的阴阳属性临床观察	甘肃中医学院院报	1998，2	第一作者
口服心得安与生命信息内关穴位治疗对神经官能性窦性心动过速即时效果比较	河北中医	1999，5：2	第一作者
心得安实验反应与生命信息内关穴位治疗心电图即时效果比较	中华实用中西医杂志	1999，12	第一作者
复方丹参与顺铂合用治疗恶性胸水的临床观察	实用心脑肺血管病杂志	1999，7	第一作者
养阴益气活血法治疗糖尿病性周围神经病变	四川中医	1999，17	第一作者
热控中药透皮法治疗类风湿性关节炎效果观察	人民军医	2000，43（1）：48	第一作者
Effective observation on curing fast arrhythmia by needing at Yingxiang in 122 cases	AJM American Journal of Medicine	2000，1（2）：24	第一作者
内关穴位治疗冠状动脉供血不全265例疗效分析	中华实用中西医杂志	2001，9：2090	第一作者
中药活血益脑汤治疗脑动脉硬化性神经衰弱综合征效果观察	中华实用中西医杂志	2001，12：2563	第一作者
浅谈龙胆泻肝汤和木通	中华临床医药杂志	2003，17：67	第一作者
赵淑灵．三步综合疗法治疗腰椎间盘突出症	四川中医	2004，1	第二作者

壮骨抗炎口服液治疗非活动期类风湿性关节炎的临床观察	中华临床医药杂志	2005，11（92）：2310	第一作者
RA贫血的中医辨证分型特点和临床疗效观察	中华实用医学杂志	2006，8（8）：98	第一作者
三维中医辨证治疗类风湿性关节炎	中国中医风湿病学杂志	2006，9（3、4）：135	第一作者
中国优秀医务工作者文集	中国广播电视出版社	2006，7	副主编
抗炎止痛口服液对活动期RA治疗作用的临床研究	中华实用中西医杂志	2006，19（11）：1315	第一作者
浅议军队医院中医专科建设的原则	解放军医院管理杂志	2007，1：76	第一作者
酒润风湿透皮散对RA治疗作用的临床和实验研究	全军中医药学会康复与保健专业委员会学术研讨会论文汇编	2007，41、83	第一作者
酒润风湿透皮散对AIA治疗作用的实验研究	全军中医药学会康复与保健专业委员会学术研讨会论文汇编	2007	第一作者
抗炎止痛口服液对AIA的治疗作用	第五届全军中医药学会中医内科疾病学术研讨会论文汇编	2007，145	第一作者
类风湿性关节炎淫瘀痰毒合治临床研究	风湿病学术新进展及特色疗法研讨会论文汇编	2007，80	第一作者
中国优秀医务工作者文集（续集）	中国广播电视出版社	2007，7	副主编
类风湿性关节炎痰毒并治研究	风湿病学术新进展及特色疗法研讨会论文汇编	2007，10	第一作者
谈谈对当前如何促进中医药工作发展的几点看法	风湿病学术新进展及特色疗法研讨会论文汇编	2007，10	第一作者
脊别穴点段针刺疗法及其临床应用	中国广播电视出版社：《中国优秀医务工作者文集（Ⅱ）》	2008，245	第一作者
抗炎止痛口服液对佐剂诱导性关节炎治疗作用的研究	时珍国医国药	2008，19（5）：1164	第一作者

类风湿性关节炎淫瘀痰毒合治临床研究	中外健康文摘医药学刊	2008，5（1）：14	第一作者
改良弗氏完全佐剂制备大鼠类风湿性关节炎模型	现代预防医学	2008，35（10）：1989	第一作者
类风湿性关节炎肺间质纤维化“痰”毒并治之我见	中国中医风湿病学杂志	2008，1（3、4）：236	第一作者
抗炎止痛口服液对佐剂诱导性关节炎中 MMP-2 表达的影响	中华医学杂志	2008，6：8	第一作者
抗炎止痛口服液对改良弗氏完全佐剂诱导性关节炎大鼠滑膜细胞凋亡的影响	山东医药	2008，48（43）：31-32	第一作者
抗炎止痛口服液对佐剂诱导性关节炎模鼠 MMP-2 表达的影响	中国中医风湿病学杂志	2008，11（3、4）：82	第一作者
段斐·抗炎止痛口服液对佐剂诱导性关节炎的实验研究	（In）：国际肿瘤细胞与基因治疗学会会议论文汇编	2008，111	第二作者
抗炎止痛口服液对佐剂关节炎大鼠滑膜细胞凋亡的影响	（In）：全国第七届中西医结合风湿病学术会议论文汇编	2008，129	第一作者
类风湿性关节炎肺间质纤维化属肺痹及“痰”毒并治论	（In）：全国第七届中西医结合风湿病学术会议论文汇编	2008，368	第一作者
王勇·痰毒并治类风湿性关节炎致肺间质纤维化	中国中医急症	2009，18（3）：395-402	第二作者
雄附散对类风湿性关节炎间质性肺病干预的临床和实验研究	河北省中医药学会风湿病专业委员会年会暨换届选举会议论文汇编	2009，7：104-108	第一作者
高压臭氧血液灌流疗法对类风湿性关节炎活动期疗效观察	河北省中医药学会风湿病专业委员会年会暨换届选举会议论文汇编	2009，7：117-119	第一作者

王澎澎·臭氧治疗强直性脊柱炎髋关节积液的疗效观察	河北省中医药学会风湿病专业委员会年会暨换届选举会议论文汇编	2009，7：124-125	第二作者
类风湿关节炎血小板升高辨证特点和化瘀祛邪治疗研究	中国中医骨伤科杂志	2009，17（11）：153-154	第一作者
风湿病属痹及淫瘀“痰”毒合治论	中国中医骨伤科杂志	2009，17（11）：214-215	第一作者
如何才能做好一名中医	北京军区第八届针灸理疗康复疗养学术研讨会论文专集	2009，11：10-14	第一作者
张培．脊穴点段针刺法治疗功能性呃逆的临床观察	北京军区第八届针灸理疗康复疗养学术研讨会论文专集	2009，11：44-45	第二作者
脊柱点段针刺疗法	北京军区第八届针灸理疗康复疗养学术研讨会论文专集	2009，11：50-54	第一作者
姚会艳．酒润风湿透皮散持续湿热透皮治疗风寒湿痹临床研究	北京军区第八届针灸理疗康复疗养学术研讨会论文专集	2009，11：78-80	第二作者
H_1N_1流感中医药防治方法理解和建议	北京军区第八届针灸理疗康复疗养学术研讨会论文专集	2009，11：80-82	第一作者
雄附散治疗类风湿性关节炎间质性肺病的临床和实验研究	中国中西医结合系统性红斑狼疮研究学术会议资料汇编	2009，11：229-234	第一作者
雄附散治疗类风湿性关节炎间质性肺病研究的启示	中国中西医结合系统性红斑狼疮研究学术会议资料汇编	2009，11：200-202	第一作者
王红．臭氧血液灌流联合套袋治疗 SLE 皮损的临床观察	第一届全国医用臭氧临床应用研讨会论文汇编	2009，7：112-113	第二作者
臭氧自血疗法对类风湿关节炎活动期疗效观察	第一届全国医用臭氧临床应用研讨会论文汇编	2009，7：116-119	第一作者
王澎澎．臭氧治疗膝关节积液的临床观察	第一届全国医用臭氧临床应用研讨会论文汇编	2009，7：156-157	第二作者
赵淑灵．臭氧治疗强直性脊柱炎髋关节积液的疗效观察	第一届全国医用臭氧临床应用研讨会论文汇编	2009，7：158-159	第二作者

类风湿关节炎间质性肺病属肺痹及痰毒并治论	医学信息	2009，1（11）：124	第一作者
杨永滨．雄附散抑制大鼠肺间质纤维化过程中肺组织 iNOS 的表达水平	医学研究与教育	2009,26(6):1-3	第三作者
王勇．雄附散对抗博莱霉素诱导的大鼠肺间质纤维化作用机制	军医进修学院学报	2010，1（129）：67-74	第三作者
风湿病属痹及淫瘀“痰”毒合治论	中华现代医学与临床	2010，7：12-14	第一作者
王勇．风湿病相关肺间质纤维化的中医诊治研究	军医进修学院学报	2010，5（133）：513-515	第二作者
王勇．风湿病相关间质性肺疾病的诊断治疗	军医进修学院学报	2010，4（132）：389-391	第二作者
雄附散治疗类风湿关节炎间质性肺病的临床和实验研究	中外健康文摘	2010，4：19-22	第一作者
雄附散阻抗大鼠肺间质纤维化的病理形态观察	武警医学	2010，2（192）：131-134	第一作者
痿痹发挥	中国医药出版社	2011，10	副主编
类风湿关节炎相关间质性肺病的中医理论探源和治法发挥	痿痹发挥	2011，10：336-340	第一作者
雄附方治疗类风湿关节炎相关间质性肺病的临床研究	痿痹发挥	2011，10：348-352	第一作者
雄附散对弥漫性间质性肺病大鼠作用的实验研究	痿痹发挥	2011，10：341-347	第一作者
雄附方治疗类风湿关节炎相关间质性肺病的临床研究	全国第九届中西医结合风湿病学术会议论文汇编．昆明	2011，93-95	第一作者
全国第十届中西医结合风湿病学术会议论文汇编	中国中西医结合学会风湿病分会．成都	2012，9	副主编

中医汗法治疗类风湿关节炎临床研究	中华中医药学会第十六届全国风湿病学术大会论文集	2012，8：210	第一作者
类风湿关节炎血小板升高与临床表现相关性及其机制研究	全国第十届中西医结合风湿病学术会议论文汇编	2012，9：208	第一作者
抗炎活血方治疗类风湿关节炎血小板升高临床研究	全国第十届中西医结合风湿病学术会议论文汇编	2012，9	第一作者
蛭元方对血小板加剧的类风湿关节炎滑膜炎症和增生的影响	中国实验方剂学杂志	2012，18（18）：178–182	第一作者
雄附方治疗类风湿关节炎间质性肺病的临床研究	军医进修学院学报	2012，33（1）：42–44	通信作者
发汗除湿方治疗类风湿关节炎的疗效分析	军医进修学院学报	2012，33（3）：233–234	通信作者
益气止汗方对高温湿热下体力训练汗液分泌影响的临床研究	军医进修学院学报	2012，33（4）：328–329	通信作者
活化血小板对类风湿关节炎滑膜炎症和增生影响的实验研究	细胞与分子免疫学杂志	2012，28（8）：828	通信作者
东垣升阳益胃法在类风湿关节炎中西医结合治疗中的作用	中华中医药学会第十七届全国风湿病学术大会论文集．杭州	2013，10：131–133	第一作者
对李东垣脾胃病学说的理解	中华中医药学会第十七届全国风湿病学术大会论文集．杭州	2013，10：245–248	第一作者
对李东垣脾胃病学说与痹关系的理解	中华中医药学会第十七届全国风湿病学术大会论文集．杭州	2013，10：252–254	第一作者
对《素问》中“痹”的含义的理解	中华中医药学会第十七届全国风湿病学术大会论文集．杭州	2013，10：280–282	第一作者
浅谈李东垣脾胃病	第二十五届全国中西医结合消化系统疾病学术会议论文集．南昌	2013，6：465–469	第一作者

调理脾胃在类风湿关节炎中西医结合治疗中的作用	第二十五届全国中西医结合消化系统疾病学术会议论文集.南昌	2013，6：469	第一作者
对李东垣脾胃病的理解	全国第十一届中西医结合风湿病学术会议论文汇编	2013，7	第一作者
止汗除湿散治疗高温湿热条件下局部多汗及其皮损的效果观察	武警医学	2013，24（2）：110-111	通信作者
白附子在痹病中的应用及药理研究	中国中医急症	2013，22（3）：350-351	通信作者
对《素问》痹的理解	风湿病与关节炎	2013，2（9）：46-49	第一作者
东垣升阳益胃法在类风湿关节炎中西医结合治疗中的作用	风湿病与关节炎	2013，2（10）：13-15	第一作者
李东垣“脾胃”与《素问》痹的相关性探析	风湿病与关节炎	2013，2（11）：63-65	第一作者
王勇.类风湿关节炎贫血中医病机与治法浅谈	世界中医药	2013，8（9）：1121-1127	第二作者
MMP1、MMP2和TIMP2在雄附方干预大鼠肺间质纤维化中的作用	解放军医学院学报	2013，23（4）：376-381	通信作者
A pooled analysis of the ERCC2 Asp312Asn polymorphism and esophageal cancer susceptibility	Tumor Biol.	2013，DOI 10.1007/s13277-014-1618-5	通信作者（SCI收录）
The association between the APE1 Asp148Glu polymorphism and breast cancer susceptibility: a meta-analysis based on case-control studies	Tumor Biol	2013，DOI 10.1007/s13277-014-1618-5	通信作者（SCI收录）

王勇 . 雄黄治疗风湿病的研究进展	现代中西医结合杂志	2014，8（9）：107-109	第二作者
对《素问》重阳思想与痹病关系的理解和临床发挥	全国第十二届中西医结合风湿病学术会议论文汇编 . 天津	2014，10：204	第一作者
《金匮要略》有关现代风湿病的论述	中华中医药学会第十八届风湿病学术大会论文集 . 北京	2014	第一作者
对《素问》痹病和《金匮要略》阴阳毒与 SLE 关系的探讨	中华中医药学会第十九届风湿病学术大会论文集 . 南昌	2015，11：443	第一作者
论关节、肌肉疼痛的《伤寒论》六经辨证治疗	中华中医药学会第十九届风湿病学术大会论文集 . 南昌	2015，11	第一作者
《伤寒论》胃肠病症的中医药证治	第二十七届全国中西医结合消化系统疾病学术会议论文集 . 长沙	2015，6	第一作者
赵晶 . 化痰解毒补肾方对类风湿关节炎骨病变治疗作用的临床研究	第十四届全国中西医结合风湿病学术会议论文汇编 . 沈阳	2016	第四作者
高龙娟 . 桂枝芍药知母汤对干燥综合征治疗作用的研究	第十四届全国中西医结合风湿病学术会议论文汇编 . 沈阳	2016	第四作者
辛昊洋 . 乌头雄附方治疗强直性脊柱炎的临床作用研究	第十四届全国中西医结合风湿病学术会议论文汇编 . 沈阳	2016	第四作者
辛昊洋 . 二活附子方治疗强直性脊柱炎临床疗效及安全性评价	解放军医药杂志	2016，28（3）：98	第三作者
从《素问》的重阳思想看维护阳气在“治未病”中的重要作用	中华中医药学会全国中医治未病学术会议论文集 . 长沙	2016，81-82	第一作者
《素问》阴阳平衡理论对“治未病”的启示	中华中医药学会全国中医治未病学术会议论文集 . 长沙	2016，81-82	第一作者
从老子的“道”到中医的“治未病”	中华中医药学会全国中医治未病学术会议论文集 . 长沙	2016，106	第一作者

阳虚型干燥综合征病机和治法方药探讨	中华中医药学会第二十次风湿病学术会议论文汇编 . 南京	2016，26	第一作者
试论《素问》的重阳思想	中华中医药学会第二十次风湿病学术会议论文汇编 . 南京	2016	第一作者
浅议痹病分类方法和临床表现	中华中医药学会第二十次风湿病学术会议论文汇编 . 南京	2016	第一作者
阳气在痹病发病和治疗中的重要作用	中华中医药学会第二十次风湿病学术会议论文汇编 . 南京	2016	第一作者
散痰攻毒法治疗类风湿关节炎间质性肺病的体会	中华中医药学会第二十次风湿病学术会议论文汇编 . 南京	2016	第一作者
人的心理与社会的平衡	亚健康分会	2016	第一作者
从老子“道”的哲学含义领悟中医学的科学性	全国中医药现代化论坛及中西医学汇通学术研讨会论文汇编 . 北京	2017-4	第一作者
保持阴阳平衡是维护人体健康的根本方法	中华中医药学会治未病分会2017年年会论文汇编 . 南京	2017-10	第一作者
保持人体与自然环境的平衡	中华中医药学会治未病分会2017年年会论文汇编 . 南京	2017-10	第一作者
体质辨识应注意的问题	中华中医药学会治未病分会2017年年会论文汇编 . 南京	2017-10	第一作者
干燥综合征病机和治法方药探讨	第十五届全国中西医结合风湿病学术会议论文汇编 . 济南	2017-4	第一作者
现代风湿病按中医痹病分类方法之我见	第十五届全国中西医结合风湿病学术会议论文汇编 . 济南	2017-4	第一作者
对《素问》阳气与痹病关系的认识	中华中医药学会第二十一次全国风湿病学术会议论文汇编 . 南京	2017-10	第一作者

阳气在维持人体生命活动中的主导作用	中华中医药学会第二十一次全国风湿病学术会议论文汇编 . 南京	2017-10	第一作者
仲景在痹病治疗中补护阳气法的应用	中华中医药学会第二十一次全国风湿病学术会议论文汇编 . 南京	2017-10	第一作者
脊柱关节炎中医诊疗之我见	中华中医药学会第二十一次全国风湿病学术会议论文汇编 . 南京	2017-10	第一作者

（马玉琛）

第二十一章 科研课题成果

我从医四十余年，在做好科室领导和其他行政工作的同时，钻研《内经》《伤寒论》《金匮要略》《脾胃论》《老子》等古代经典著作，结合临床体会，创新中医理论，提出“道宗”“持衡”“崇阳”“痰毒”“经痹”“三维”“气热”“脊刺”等学术思想、理论或观点，并作为梳理病情的主线，治疗常见病、多发病、疑难病，尤其是风湿、消化系统疾病、肿瘤，都取得了丰富经验，围绕上述内容进行深入的科学研究。主持“十一五”全军中医药重大临床攻关课题：《系统性红斑狼疮及类风湿性关节炎中医药主治方案的研究》，这项课题，也是总后提供资助支持的全军中医药重大临床攻关课题滚动项目，共资助经费70万元，2012年完成课题全部内容。主持“十二五”期间军队中医药科研重点课题《高温湿热多汗及其皮损的中医药防治研究》，总后资助经费35万元，多次冒酷暑天气下部队，防治官兵因军事训练多汗所造成的皮肤损害和高热所导致的全身不良反应。参加“十一五”国家科技支撑计划课题的重大疑难疾病中医防治研究项目：《脑退行性病变中医干预及疗效评价研究》，国家科技部资助经费500万元，为项目的主要研究人员，圆满完成了所承担的内容。主持、主研或参加军区、省、市级科研课题多项，还完成了多项自拟科研课题。获多项省部级和地厅级科技奖。

第一节　主要获奖项目

我以第一完成人完成“蠲痰解毒法治疗类风湿性关节炎基础和应用研究”“痹病痰毒并治论基础与应用研究”“雄附方治疗类风湿关节炎间质性肺病研究”，先后于2009年、2010年、2013年获军队医疗成果二等奖（省部级二等奖）、中华中医药学会科学进步二等奖、中国中西医结合学会科学进步二等奖；以第一完成人完成“生命信息穴位治疗心脏神经官能性心律失常临床研究”“生命信息穴位疗法治疗冠状动脉供血不全研究”“生命信息穴位疗法临床应用和疗效机制的研究”“针刺痛敏穴治疗泌尿系结石临床研究”“酒润风湿透皮散中药透皮治疗类风湿性关节炎研究”，获省部级科学技术三等奖，获地、厅级科技奖3项。学术论文多次在全国中医、中西医结合风湿病学术会会议获奖。

一、蠲痰解毒法治疗类风湿关节炎基础和应用研究

我以第一完成人获2009年军队医疗成果二等奖。

1．概述

类风湿关节炎（RA）是以对称性多关节疼痛、肿胀为主要表现的慢性、进行性、系统性自身免疫性疾病，关节侵袭性破坏，导致关节强直、畸形、功能丧失，致残率高，是世界性的疑难病症。病理特征为滑膜细胞增生，血管翳形成，软骨侵蚀和关节破坏，病情进展体现了炎症、自身免疫和滑膜增生这三种病理生理过程，其中异常增生的滑膜组织类似局部浸润性生长的肿瘤，发病机制尚未完全清楚，临床应用非甾体抗炎药、糖皮质激素、免疫抑制剂、生物制剂等，有消化道、肾脏、肝脏、造血系统等损害和感染、骨质疏松、诱发肿瘤等毒副反应，有些价格昂贵不易被接受，中医药应用和研究为该病治疗开辟了广阔的途径。风寒湿三气侵袭和正气虚弱分别为其发病的诱因和内因，血气不通为其基本病机变化，分别以祛风、散寒、除湿、清热以祛邪通痹及活血化瘀、扶正补虚等方法治疗。传统理论虽能部分解释关节疼痛、僵直、屈伸不利、全身虚弱等，却不能确切、完整地解释RA临床肿胀、萎缩、畸形和微细结构的增生性、侵蚀性病理变化，不能有力地指导临床治疗。

2．关键技术和内容

本课题应用现代生物医学研究手段，探讨发病机制。认为RA关节滑膜组织类似肿瘤性质增生性、侵蚀性病理改变，有明显“痰”“毒”特征，是关节肿胀、萎缩、畸形等的微观表现。结合祛邪通痹治法，提出RA“淫（外感六淫）瘀痰毒合治”，自拟抗炎止痛口服方为代表方：羌活、独活、防风、细辛、豨莶草、陆英、僵蚕、白芥子、露蜂房、徐长卿根、九节茶等，治疗RA辨证为风寒湿痹，针对证型变化加减，进行前瞻性临床研究。将抗炎止痛口服基本方制成抗炎止痛口服液，进行系列实验研究：

①观察AA大鼠用药后的体重、脏器指数、足趾肿胀度和胸腺、脾脏指数变化以及关节组织病理学改变；

②检测AA大鼠MMP-2表达活性的作用；

③检测AA大鼠关节滑膜组织中c-myc、ODC等mRNA的表达；

④自制改良佐剂关节炎大鼠模型，对该大鼠模型滑膜细胞凋亡因子Bax，bcl-2等进行检测；

⑤动物毒性试验。

3．疗效及结果

在RA发病机制、中医理论、治法和方药及现代化研究、大鼠实验模型制作都有创新。

（1）RA基础研究创新

用现代生物医学手段进行机制研究，发现AA大鼠原癌基因c-myc和ODC等mRNA转录水平增高是导致滑膜发生类肿瘤样增生，血管翳形成，侵蚀关节软骨及骨组织的直接原因，其中ODC在AA大鼠增高以前未见报告；过度表达的MMPs，引起致炎类细胞因子IL-1、TNF-α、IFN-γ等生成增加，抑炎类细胞因子IL-4、IL-10等生成减少，加剧关节炎症损伤，也导致Th1/Th2免疫平衡紊乱。

（2）中医理论创新

提出RA痰毒共同致病，认为RA肿胀、萎缩、畸形和以上RA类肿瘤样增生及参与的一系列病理变化，具有显著“痰”“毒”特征，是痰积毒蕴，坏血肿肉，蚀筋腐骨的过程。

（3）RA中医治法方药创新

基于上述RA痰毒致病，结合祛邪通痹，提出RA“淫瘀痰毒合治”，自拟抗炎止痛口服方为代表方，治疗 RA 风寒湿痹，针对证型加减，通过前瞻性临床观察，较对照组效果好，可减少或脱离激素和免疫抑制剂，无毒副反应。

（4）实验方法创新

用 Tween80 替代羊毛脂，再加入Ⅱ型胶原，制成改良佐剂关节炎大鼠模型，较 AA 大鼠制作更易于操作，更具有抗原针对性。

（5）RA 中医理论治法方药创新

将以上基本方制成抗炎止痛口服液，利用 AA 模型，对 RA 淫瘀痰毒合治进行系列实验研究，证明该法可减轻 AA 大鼠踝关节肿胀度，下调胸腺指数和脾脏指数，减轻滑膜增生和关节组织病理学改变，下调 c-myc 和 ODC 表达，抑制滑膜过度增生，抑制 AA 大鼠滑膜组织 MMP-2 水平，干预分子及免疫功能紊乱过程。

实验研究自制改良佐剂关节炎大鼠模型细胞凋亡，证明 RA 淫瘀痰毒合治可降低 Bcl-2、增加 Bax 蛋白表达，降低 Bcl-2/Bax 蛋白比例，诱导细胞凋亡，抑制滑膜组织增生。证明 RA 痰毒观点，揭示 RA 淫瘀痰毒合治机制，反证课题提出 RA 发病机制。

（6）毒副反应

用小鼠对抗炎止痛口服液进行急性毒性试验，证明 RA 淫瘀痰毒合治无毒副反应。

4．推广应用情况与军事、社会或经济效益

2005 年始，相关内容学术论文已在学术期刊发表，全国、全军学术会议交流列入汇编或编入专著共 16 篇。主要研究内容被批准为“十一五”军队中医药重大临床攻关课题：系统性红斑狼疮及类风湿关节炎中医药主治方案的研究（2006011003），“十一五”北京军区医药卫生面上课题：类风湿关节炎从痰论治临床观察及其对细胞因子调控的实验研究（06BJ007），获资助经费 54 万元。简要内容 2005 年全军中医药大会参展，2007 年参加中国中医中药中国行活动，并参加北京军区中医药技术比武，受到好评。已在数家军队、地方医院和基层医疗单位应用。发现 ODC mRNA 在 AA 大鼠转录水平增高、成功制作改良佐剂关节炎大鼠模型并用于动物实验、RA 淫瘀痰毒合治理法方药的临床应用和实验研究均为首创，对 RA 治疗和研究有一定影响和推动。“淫瘀痰毒合治”-抗炎止痛口服液治疗 RA 效果好，毒副反应少，能减少或脱离非甾体抗炎药、糖皮质激素、免疫抑制剂，深受军地患者欢迎。有较好的军事、社会和经济效益。抗炎止痛口服液已获得军内非标制剂批号［北制字（2013F03011 号）］。

二、痹病痰毒并治论基础与应用研究

我以第一完成人获 2010 年中华中医药学会科学进步二等奖。

（一）课题来源

“十一五”军队中医药重大临床攻关课题：系统性红斑狼疮及类风湿性关节炎中医药主治方案的研究，“十一五”北京军区医药卫生面上课题：类风湿性关节炎从痰论治临床观察及其对细胞因子调控的实验研究。

（二）研究基础

1．痹病痰、毒理论发掘

提出“痰毒致痹”和“痹病痰毒并治”：认为《素问·痹论》痹即现代医学风湿免疫疾病，发生发展与广义的有形之痰和毒有关，痰毒可共同致痹；风湿免疫疾病的类肿瘤样增生等一系列现代医学病因、病理变化，也具有痰和毒特征；痹病治疗应注重对痰、毒干预，打破传统祛邪、化瘀等习惯，淫（六淫）瘀痰毒共治。

2．验证“痰毒致痹”和“痹病痰毒并治”

（1）发现佐剂关节炎（AA）大鼠原癌基因 c-myc 和 ODC 等 mRNA 转录水平增高是导致滑膜发生类肿瘤样增生的直接原因，其中 ODC 与滑膜类肿瘤样增生正相关为国内外首先发现。为痹病痰和毒形成的原因提供理论依据。

（2）自拟抗炎止痛口服方为基本方，治疗 RA 取得良好效果。

（3）痹病实验学研究：用 Tween80 替代羊毛脂，再加入Ⅱ型胶原，自制改良佐剂关节炎大鼠模型，较 AA 大鼠制作更为易于操作，更具有抗原针对性。

（4）痹病痰毒并治基础研究：研究表明，该法对 AA 大鼠可减轻关节肿胀度，下调胸腺指数和脾脏指数，减轻滑膜增生和组织病理学改变，下调 c-myc 和 ODC 表达，抑制滑膜组织 MMP-2 水平，提高 RA-ILD 大鼠模型 SOD 和 GSH-PX 酶活性水平；可通过降低 Bcl-2、增加 Bax 蛋白表达，诱导细胞凋亡。通过对 RA 系列研究，证明痹病痰、毒观点，揭示痹病痰毒并治作用机制。

3．扩展应用

以化痰散结解毒为重要治法对风湿病 RA 贫血、血小板减少、骨质疏松等并发症，脊柱关节炎、系统性红斑狼疮、皮肌炎等其他风湿病，以及颈椎病、腰椎间盘突出症、增生性骨关节病进行临床观察研究。

（1）类风湿关节炎（RA）骨病变

1）方法：采用前瞻性随机平行对照试验，选择符合标准的100例RA患者，随机分为2组，50例/组。连续治疗3个月为1个疗程。

对照组：甲泼尼龙、甲氨蝶呤、双氯芬酸钠肠溶片、阿伦磷酸钠口服。

治疗组：化痰解毒补肾方（抗炎止痛基本方加仙灵脾、杜仲、补骨脂、狗脊）按疗程服用，西药治疗同对照组。

观测血清OPG、RANKL，OPG/RANKL，Sharp评分，利用ESR计算DAS28评分、不良反应。

2）结果：血清OPG含量升高，治疗组优于对照组（$P < 0.05$）；血清RANKL含量降低，治疗组优于对照组（$P < 0.05$）；OPG/RANKL比值改善，治疗组优于对照组（$P < 0.05$）；Sharp评分治疗1个月两组无显著差异（$P > 0.05$），治疗3个月治疗组优于对照组（$P < 0.05$）；DAS28评分、总有效率两组无显著差异（$P > 0.05$）；毒副反应治疗组低于对照组（$P < 0.05$）。

3）结论：

①RA骨病变属《素问·痹论》筋、骨痹；

②化痰解毒补肾方对延缓或阻止RA骨病变疗效显著；

③痰浊积聚、毒邪浸淫是RA骨病变的重要病因病机。

（2）类风湿关节炎贫血：根据马玉琛教授治疗痹病观点，应用“补血抗炎方”，气血双补，结合祛风散寒除湿、化痰解毒、活血化瘀，对类风湿关节炎相关贫血进行临床观察和实验研究。

1）临床观察：治疗12周，RBC、Hb计数治疗组升高（$P < 0.01$，$P < 0.05$）；EPO治疗组降低（$P < 0.05$）；SI两组均无显著变化（$P > 0.05$）；SF治疗组降低（$P < 0.05$）；血清IL-6、IL-1、TNF-α和IFN-γ水平治疗组均下降（$P < 0.05$，$P < 0.05$，$P < 0.05$，$P < 0.01$）。

2）动物实验：血浆RBC、Hb、MCHC计数、SI水平模型组均低于正常对照组（$P < 0.05$）；SF水平模型组与正常对照组无显著差异（$P > 0.05$）；IL-1、IL-6、TNF-α和IFN-γ水平模型组均高于正常对照组（$P < 0.05$）。连续干预给药3周，大鼠关节肿胀

程度补血抗炎方高、中剂量组低于模型组（$P < 0.05$）；血浆 RBC、Hb、MCHC 计数补血抗炎方高、中剂量组高于模型组（$P < 0.05$）；SI 水平各组与模型组无显著差异（$P > 0.05$）；SF 水平、血清 IL-6、IL-1、TNF-α 和 IFN-γ 水平各组均低于模型组（$P < 0.05$，$P < 0.05$，$P < 0.05$，$P < 0.05$）。

3）实验结果：补血抗炎方治疗类风湿关节炎相关贫血是通过多种途径实现的，下调 IL-6、IL-1、TNF-α 和 IFN-γ 水平是治疗 RA 贫血主要方面。临床疗效肯定，毒副反应少；明显改善贫血。

4）结论：RA 贫血与“痰毒致痹”有一定相关性，在痹病痰毒并治的观点的指导下遣药组方，治疗 RA 贫血理论正确，临床有效。

（3）风湿关节炎血小板升高

1）方法：根据第二届全国活血化瘀研究学术会议修订标准确定血瘀，RA 患者血小板高于 $300 \times 10^9/L$ 诊断为 RA 血小板升高；化瘀祛邪组以活血化瘀加祛邪法（抗炎止痛方基础方加蛭元汤方：水蛭、土鳖虫、红花、川芎），对照组单独祛邪法（抗炎止痛方基础方）。

2）结果：RA 血小板升高 109 例、非升高 217 例兼血瘀分别为 101 例、46 例，两者对比 $\chi^2 = 149.48$，$P < 0.01$。

治疗 3 个月，化瘀祛邪组 56 例和对照组 53 例：

临床疗效两组无显著差异（$\chi^2 = 1.57$，$P > 0.05$）；

血小板升高效果：化瘀祛邪组优于对照组（$\chi^2 = 9.05$，$P < 0.01$），见表 21-1。

表 21-1　两组治疗 3 个月结果

	组别	n	近期控制	显效	有效	无效	总有效率 /%	组间比较
临床疗效	治疗组	56	16	35	3	2	96.43	χ^2=1.57
	对照组	53	13	31	6	3	94.34	$P > 0.05$
血小板升高	治疗组	56	–	–	51	5	91.07	χ^2=9.05
	对照组	53	–	–	36	17	67.92	$P < 0.01$

3）结论：RA 血小板升高与血瘀正相关，“痰毒致痹”是形成重要机制。化瘀同时，给予化痰解毒药物，能提升 RA 血小板升高，提高疗效。

（4）系统性红斑狼疮（SLE）

1）方法：随机平行对照试验，纳入 94 例 SLE 患者，随机分为治疗组和对照组，均激素及硫酸羟氯喹口服，治疗组加化痰散结解毒的升麻鳖甲加减方，疗程 12 周。分别在治疗 4 周、治疗 12 周采用系统性红斑狼疮病情活动性指数（SLEDAI）标准及中医证候疗效评价标准，观察治疗前后患者系统性红斑狼疮病情活动指数（SLEDAI）、激素积分、中医证候积分、实验室等指标进行疗效评价。

2）结果：治疗 12 周综合疗效，总有效率治疗组 90.9% 高于对照组 81.3%（$P < 0.05$）。治疗 4 周、12 周后，SLEDAI 积分、中医证候积分改善治疗组均优于对照组（$P < 0.05$）。治疗 12 周，中医证候疗效治疗组 90.9% 高于对照组 74.4%（$P < 0.05$）。治疗 8 周、12 周，激素积分两组均明显改善（$P < 0.05$）；治疗 12 周，各实验室指标两组均明显改善（$P < 0.01$）；除 WBC、ESR、CRP 治疗组各指标改善均优于对照组（$P < 0.05$）；不良反应发生率治疗组低于对照组。

3）结论：

① SLE 属《金匮要略》“阴阳毒”，阴阳毒属于痹病；

②痰积毒蚀是 SLE 重要病机，化痰散积解毒法治疗 SLE 有可靠中医学理论基础；

③升麻鳖甲方按痹病治疗 SLE，可有效缓解 SLE 临床症状，疗效确切，适合临床应用。

（5）强直性脊柱炎（AS）

1）方法：随机平行对照实验，纳入 98 例 AS 患者，随机分 2 组。

对照组：双氯芬酸钠肠溶片、柳氮磺胺吡啶片口服。

实验组：加用化痰散结解毒独附方。

疗程 24 周。

2）结果：

治疗 12 周，实验组达到 ASAS20、ASAS40、BASDAI50 标准分别占 70.45%、43.18%、31.81%，对照组患者达标率为 54.34%、21.73%、13.04%，组间差异显著（$P < 0.05$）；

治疗 24 周，实验组达到 ASAS20、ASAS40、BASDAI50 标准分别占 86.36%、79.54%、72.73%，对照组患者达标率分别为 67.39%、58.69%、52.17%，组间差异显著（$P < 0.05$）。

治疗 12 周、24 周，中医证候积两组均明显改善（$P < 0.05$）。

治疗 24 周，实验组中医证候疗效 81.81% 于优对照组 56.52%（$P < 0.05$）。

治疗 12 周和 24 周，BASDAI、BASFI、脊柱痛、夜间痛、PGA 评分两组均明显改善（$P < 0.05$，$P < 0.01$）；TNF-α、IL-1、IL-6 水平改善实验组优于对照组（$P < 0.01$）；治疗 24 周 RANKL 水平，RANKL/OPG 比值改善实验组优于对照组（$P < 0.05$），ESR、CRP 两组均无明显变化，不良反应发生率中药组低于对照组。

3）结论：

①强直性脊柱炎属于《素问·痹论》骨或肾痹；

②独附方可缓解 AS 临床症状，调节骨代谢失衡，治疗 AS 疗效确切且安全性较高；

③痰毒可致痹，痰毒并治法适合痹病治疗。

（6）多发性肌炎 / 皮肌炎

1）方法：治疗组雄附抗炎口服方（含白附子、雄黄粉、僵蚕、白芥子、露蜂房）配合激素、非甾体抗炎药，对照组单纯使用激素和非甾体抗炎药物，治疗 3 个月，疗效判定。

2）结果：治疗组 22 例，治愈 11 例（50%），好转 9 例（40.9%），无效 2 例（9.09%），总有效率 90.91%。对照组 20 例，其中治愈 8 例（40%），好转 8 例（40%），未愈 2 例（20%），总有效率 80%。两组差异显著（$P < 0.05$）。

3）结论：

①多发性肌炎 / 皮肌炎属《素问·痹论》肌痹和 / 皮痹；

②雄附抗炎口服方增加多发性肌炎 / 皮肌炎疗效；

③痰毒损害是肌痹和 / 或皮痹重要病理过程；

④化痰解毒法是治疗痹病重要方法。

（三）应用推广及效益情况

共有 27 篇论文发表或会议交流。先后参加全军中医药大会、中医中药中国行、军队中医药技术比武、世界传统医药大会中国中医药展。在本地区、省内外及部队多家医院和基层医疗单位应用，取得良好的社会、军事效益。

三、雄附方治疗类风湿关节炎间质性肺病

我以第一完成人获 2013 年中国中西医结合学会二等奖。

（一）课题来源

来源于“十一五”全军中医药重大临床攻关课题“系统性红斑狼疮及类风湿性关节炎中医药主治方案的研究”，为其子课题之一。

（二）痰毒并治－类风湿关节炎间质性肺病（RA-ILD）

1．从临床症状、致病过程、病变范围和程度、病机特点论证现代风湿病属痹、RA-ILD属肺痹

认为痹病分类及表现与现代风湿病对应，痹病发病特点为虚实互动、内外合邪，痹病的五体痹和脏腑痹互存和相传；肺痹临床症状包含RA-ILD，肺痹致病过程可解释RA-ILD，肺痹病变范围和程度符合RA-ILD。

2．提出痰毒致痹风湿病中医病因学观点、肺痹尤重痰毒RA-ILD中医病因学观点

认为《素问·痹论》把风、寒、湿邪和正气虚弱作为导致痹病最基本原因，但不足于解释五体痹肿胀、畸形、结节、功能丧失和脏腑痹（包括肺痹），存在正邪相争、多种交错复杂病理改变，对应致病广泛、变化多端、阻滞气机、阻碍气血、重浊黏滞、病程缠绵、壅膨肿胀临床特点的广义之痰的有形之痰，以及对人体浸淫腐蚀、痛苦剧烈、损伤严重，因气滞血瘀、寒热凝集、痰食积聚等邪实蕴结体内，久而酿生之内毒。无论痹症状还是发展演变，都离不开痰积与毒蚀并存、相生、互助病理过程。痰、毒是不同的概念，可作为病因、病理过程和产物同时存在，互相影响。痰积可蕴毒，邪毒浸淫更易生痰。风湿病尤其RA-ILD现代影像、检验、病理检查，乃至细胞、分子水平研究成果，如组织细胞肿胀、增生、破坏，类似于肿瘤性质增生性、侵蚀性改变等，非常符合痰和毒的特点，是痰、毒侵袭或内生，痰结蕴毒，毒存助痰，痰积毒淫，蚀筋腐骨，坏血肿肉过程的微观表现。

3．提出痹病痰毒并治，散痰攻毒治疗肺痹，雄附方为代表方，治疗RA-ILD

课题对痹病痰毒并治论全面解释，认为痰、毒缺一不可；无毒不足以治痹；痰毒并治宜缓攻；痰毒并治不弃他法，含祛除六淫，不可缺失；扶正补虚，勿予忽视；活血化瘀，举足轻重等。

自拟雄附方作为散痰攻毒代表方。取《杨氏家藏方》牵正散中僵蚕、白附子，《金匮要略》升麻鳖甲方中雄黄等少量有毒之品，组成散剂，命名雄附方主方，化痰散结，消肿攻毒；

副方：白芥子、露蜂房、徐长卿根、九节茶化痰解毒，陆英活血，羌活、独活、防风、细辛、豨莶草、制川乌等散寒、除湿、祛风止痛为辅，据病情和兼症，酌情加减。

（三）研究基础

以蠲痰解毒法代表方抗炎止痛口服方治疗类风湿关节炎（RA）效果明显，无毒副反应。将抗炎止痛口服方制成抗炎止痛口服液，系列实验研究：证明抗炎止痛口服方可减轻 AA 大鼠踝关节肿胀度；下调胸腺和脾脏指数；减轻滑膜增生和关节组织病理学改变；下调 C-myc 和 ODC 表达，抑制滑膜过度增生；抑制 AA 大鼠滑膜组织 MMP-2 水平，干预分子及免疫功能过程；通过降低 Bcl-2、增加 Bax 蛋白表达，降低 Bcl-2/Bax 蛋白比例，诱导细胞凋亡发生，抑制滑膜组织增生。揭示作用机制。利用小鼠对抗炎止痛口服液进行急性毒性试验，证明无毒副反应。已获得军内非标制剂批号。

以抗炎止痛方为基础方加减治疗痹病，包括有相关证候的 RA 和 RA 骨病变、RA 贫血、RA 血小板升高，脊柱骨关节炎、系统性红斑狼疮、多发性肌炎等多种风湿免疫疾病，以及颈椎病、腰椎间盘突出症、骨关节炎等，效果好，毒副反应少。在本地区、省内外及部队多家医院和基层医疗单位广泛应用，取得良好效益。

临床观察、实验研究等诸方面都验证风湿病痰毒理论，为该课题奠定了基础、开阔了思路、提供了经验。因 RA-ILD 痰、毒表现更为明显，故在其他风湿病痰毒并治基础上，以化痰散结解毒攻毒为主，对 RA-ILD 中医药治疗进行研究。

（四）雄附方治疗 RA-ILD 临床应用

1．方法

治疗组：雄附方，制白附子 2.4 g，雄黄 0.2 g，僵蚕 2.4 g，共制细粉，1 剂 /d，分 2 次，以附方煎汤剂冲服。

雄附方同“雄附方副方（抗炎止痛口服方）治疗 RA 临床研究”，皆按药典规定常规剂量，常规水煎至 200 mL，1 剂 /d，分 2 次，用以冲服雄附方。

对照组除不服用雄附方外，中药治疗同治疗组。

连续治疗 3 个月。

2．结果

（1）临床疗效

治疗组 32 例，显效 5 例（15.6%），有效 21 例（65.6%），无效 6 例（18.8%），总

有效率为 81.2%；

对照组 30 例，显效 1（3.3%），有效 15 例（50%），无效 14 例（46.7%），总有效率 53.3%。

临床疗效治疗组优于对照组（$\chi^2 = 5.50$，$P < 0.05$）。

（2）CT（含高分辨 CT）结果

治疗组 32 例，改善 22 例，无改善 10 例（含加重），有效率 68.8%；

对照组 30 例，改善 12 例，无改善 18 例（含加重），有效率 40%。

CT（含高分辨 CT）结果治疗组优于对照组（$\chi^2 = 5.17$，$P < 0.05$）。

肺功能测定：

治疗组 32 例，改善 23 例，无改善（含恶化）9 例；有效率 71.9%；

对照组 30 例，改善 13 例，无改善（含恶化）17 例，有效率 43.3%。

治疗组优于对照组（$\chi^2 = 5.18$，$P < 0.05$）。

3．结论

雄附方对 RA-ILD 有较好的临床疗效。

（五）雄附方主方对肺间质纤维化模型大鼠作用实验研究

1．雄附方主方阻抗大鼠肺间质纤维化病理形态观察

（1）材料与方法

雄附方：雄黄粉 0.1 g，制白附子粉 1.2 g，僵蚕粉 1.2 g 组成。

实验动物：雄性 SD 大鼠，体重（206 ± 16）g。

1）模型复制：

1.5% 戊巴比妥钠腹腔注射麻醉（0.25 mL/100 g）后将大鼠固定，颈部消毒，切开颈部皮肤，逐层剥离，暴露气管，然后向气管内注入 0.3 mL 博来霉素生理盐水溶液（1.5 mg/200 g）或生理盐水溶液，继续注入 0.3 mL 空气，注后立即将动物直立并旋转，使药液在肺内均匀分布。假手术组大鼠肺部注入等体积生理盐水，正常组大鼠不做任何处理。试验期间饮水与进食不受控制。

2）分组和给药：

70 只 SD 大鼠随机分为正常组、假手术组、模型组、醋酸泼尼松组、雄附方高、中、低剂量组，10 只 / 组。醋酸泼尼松片蒸馏水溶解，配成混悬液。

造模第 2 d，各组大鼠分别灌胃干预。

正常组、假手术组、模型组大鼠生理盐水 0.014 L/kg。

泼尼松组醋酸泼尼松混悬液，剂量为 5.6 mg/kg。

雄附方高、中、低剂量组 1.4 g/kg、0.7 g/kg、0.35 g/kg 雄附方，各组大鼠每天灌胃体积相等（按体重计算）。每周连续灌胃干预 6 d，共干预 4 周。取病变组织取材及染色、组织学染色及电镜观察。

（2）病理组织学结果

1）肉眼观察：

正常对照组与假手术组肺外观呈粉红色，表面光滑，质软；

模型组肺组织颜色较深，多呈灰白、灰红及暗红相间，质稍硬；

醋酸泼尼松组与雄附方中、低剂量组的肺组织表现较为相似，多呈灰红与暗红相间，部分区域质微硬；

雄附方高剂量组肺组织多呈粉红与暗红色相间，质软。

2）HE 染色：

正常对照组与假手术组肺组织肺泡间隔内血管均未见明显异常，无炎细胞浸润现象，无纤维组织增生；

模型组肺组织肺泡壁上皮部分缺失，肺泡间隔明显增宽，其内血管充盈，纤维组织增生，呈以淋巴细胞为主的炎细胞浸润现象，部分肺泡腔内有炎性渗出物；

醋酸泼尼松组与雄附方中、低剂量组的肺组织肺泡壁上皮无明显缺失，肺泡间隔稍增宽，部分区域内呈现血管充盈、纤维组织增生以及以淋巴细胞为主的炎细胞浸润现象，肺泡腔内无明显渗出物；

雄附方高剂量组肺组织绝大多数区域肺泡间隔内未见明显纤维组织增生，仅个别肺泡间隔内有少量淋巴细胞浸润现象。

3）Masson 染色：

胶原纤维和网状纤维组织在 Masson 染色中呈绿色。

正常对照组与假手术组肺组织未显示肺泡间隔内有胶原纤维增多；

模型组肺组织显示肺泡间隔内胶原纤维明显增多；

醋酸泼尼松组与雄附方中、低剂量组部分区域肺泡间隔内胶原纤维含量稍有增加；

雄附方高剂量组未显示肺泡间隔内有明显胶原纤维增多现象。

4）电镜观察：

正常对照组与假手术组Ⅱ型肺泡上皮细胞游离面可见短小的微绒毛，胞质见线粒体和溶酶体，粗面内质网和高尔基复合体发达，核上方见较多板层小体。肺泡间质内部分区域可见少量胶原纤维。

模型组肺组织Ⅱ型肺泡上皮细胞表面微绒毛数量显著减少，板层小体数量明显减少，部分板层小体脱落（可能为制片时酒精脱水所致）；部分线粒体嵴和膜融合、结构模糊不清甚至缺失；粗面内质网轻度扩张，脱颗粒现象明显，间质有大量胶原纤维增生。

醋酸泼尼松组肺组织Ⅱ型肺泡上皮细胞表面微绒毛数量中度减少，板层小体数量中度减少，线粒体和粗面内质网中度变化，间质胶原纤维呈中度增生。

雄附方低剂量组的肺组织Ⅱ型肺泡上皮细胞表面微绒毛数量轻中度减少，板层小体数量轻中度减少，线粒体和粗面内质网轻中度变化。间质胶原纤维呈中轻度增生。

雄附方中剂量组的肺组织Ⅱ型肺泡上皮细胞表面微绒毛数量接近正常，板层小体数量轻度减少，间质胶原纤维呈轻度增生。雄附方高剂量组肺组织Ⅱ型肺泡上皮细胞表面微绒毛数量接近正常，板层小体数量接近正常，线粒体及粗面内质网接近正常，间质胶原纤维接近正常。

（3）结论

雄附方主方可对抗博来霉素致大鼠肺间质纤维化模型的纤维化过程。

2．雄附方主方对抗博来霉素诱导的大鼠肺间质纤维化作用机制研究

（1）材料与方法、实验动物及造模、分组和给药

同“雄附方阻抗大鼠肺间质纤维化的病理形态观察”。取材并进行 SOD、MDA 和 GSH-PX 的测定。

（2）结果

1）各组大鼠肺组织中 SOD 活性变化：

假手术组大鼠肺组织 SOD 酶活性与其余各组相比均呈明显上升趋势，达到（822.71 ± 48.51）U/mgprot（$P < 0.01$）；

模型组肺组织 SOD 酶活性与其他各组比较，均呈明显下降趋势，为（483.17 ± 30.64）U/mgprot（$P < 0.01$）；

与模型组相比，醋酸泼尼松组和雄附方高、中、低剂量组大鼠肺组织中 SOD 酶

活性均明显增强（$P < 0.01$），其中雄附方高剂量组肺组织 SOD 酶活性升高最明显［（749.45 ± 45.64）U/mgprot］，醋酸泼尼松组肺组织 SOD 酶活性高于雄附方中（$P < 0.01$）和低剂量组（$P > 0.05$）；雄附方中、低剂量组间比较 SOD 酶活性变化无显著性差异（$P > 0.05$）。

2）各组大鼠肺组织中 MDA 含量变化：

正常对照组、假手术组和雄附方高剂量组肺组织 MDA 含量较其他组均明显下降（$P < 0.01$），三组间无明显差异（$P > 0.05$）；

模型组肺组织 MDA 含量明显高于其他各组，达（36.23 ± 11.54）nmol/mg（$P < 0.01$）；醋酸泼尼松组与雄附方中、低剂量组的肺组织 MDA 含量明显高于模型组（$P < 0.01$），三组间无明显差异（$P > 0.05$）。

3）各组大鼠肺组织中 GSH-Px 活性变化：

模型组肺组织 GSH-Px 酶活性较其他各组均明显下降（$P < 0.01$）；

醋酸泼尼松组和雄附方高、中剂量组的肺组织 GSH-Px 酶活性均明显高于其他各组（$P < 0.01$），其中雄附方高剂量组活性最高，达（683.89 ± 60.67）U/mgprot（$P < 0.01$）；正常对照组、假手术组和雄附方低剂量组之间两两比较均未见明显差异（$P > 0.05$）。

（3）结论：雄附方主方可使博来霉素致大鼠肺间质纤维化模型肺组织 SOD 和 GSH-P_X 酶活性增高，MDA 含量降低。

3. 雄附方主方抑制大鼠肺间质纤维化过程中肺组织 iNOS 表达水平

（1）材料与方法、实验动物及造模、分组和给药

同“雄附方阻抗大鼠肺间质纤维化的病理形态观察”。组织取材并进行 iNOS 酶活性测定。

（2）各组大鼠肺组织 iNOS 变化

模型组肺组织 iNOS 酶活性与其他各组比较明显增高［（23.95 ± 6.77）U/mgprot］。

醋酸泼尼松组和雄附方高、中、低剂量组中 iNOS 酶活性与模型组相比均明显降低（$P < 0.01$），其中雄附方高、中剂量组降低趋势最明显［（12.00 ± 3.74）U/mgprot 和（13.08 ± 5.14）U/mgprot］，与醋酸泼尼松组和雄附方低剂量组有显著差异（$P < 0.01$）。

（3）结论

雄附方主方可抑制博来霉素致大鼠肺间质纤维化模型肺组织中 iNOS 酶活性。

（六）技术成熟程度、对社会经济发展和科技进步的意义、推广应用的条件和前景

临床观察和实验研究结果验证了痰毒致痹、痹病痰毒并治、肺痹尤中痰毒、RA-ILD属于肺痹、肺痹散痰攻毒法等观点和方法。雄附方治疗RA-ILD疗效确切，可减少或脱离激素和免疫抑制剂。

有直接相关19篇文章30余次在省级以上学术期刊发表和会议交流。先后参加全军中医药大会、中医中药中国行、全军中医药技术比武、世界传统医药大会中国中医药展。多次举办全国、军队、省、市级推广应用讲座、学习班。取得了良好的社会、经济效益。具有良好的进一步推广应用前景。

四、针灸和外治

（一）针刺痛敏穴治疗泌尿系结石临床研究

我以第一完成人获2003年军队医疗成果三等奖。

1．研究基础

根据经络理论，现代解剖、生理、病理学知识，结合自己长期临床实践，探索出了与传统背俞和华佗夹脊穴不同、独具特色的“脊穴点段针刺疗法”。发现了24个夹脊别穴、21个俞别穴，分别拟定了它们的穴段，确定了脊穴的位置及主治和刺法。阐述了穴位的新含义，创造性地提出穴点、穴段的概念。用于治疗疼痛，关节、肌肉、软组织、血管、神经和部分脏器疾患。其中“L4j”穴又称“痛敏”穴，穴位在L4棘突下旁开0.5寸处，直刺3寸达穴点，主治泌尿系感染、结石，肾绞痛，性功能减弱，阳痿，早泄等，尤其对泌尿系结石、肾绞痛，效果尤为明显。有必要对其进行前瞻性对照研究。

2．方法

（1）影像变化

在菲利普V3000大型血管造影机下行经脉造影，观察针刺脊穴中的“痛敏”穴前后，泌尿结石患者输尿管显影变化。输尿管扩张者，针刺后影像完全没有扩张或变窄为有效，无变化为无效。

（2）止痛

针刺组取患侧痛敏穴，得气后大幅度提插捻转3 ~ 5次，行针30分钟；

对照组肌内注射硫酸阿托品0.5 mg和哌替啶50 mg。

完全缓解为治疗后疼痛消失，镇痛时间≥ 12 小时；

部分缓解：疼痛消失，镇痛时间 2 ~ 12 小时或疼痛较治疗前明显减轻；

无效：止痛效果达不到以上标准。

（3）排石

针刺组按止痛方法治疗，1 次 /d，连续 7 d；

对照组肾绞痛发作时肌注硫酸阿托品 0.5 mg 和哌替啶 50 mg，观察 7 天。

合并泌尿系感染两者皆可静脉滴注常规量抗生素，液体总量 1 500 mL/d。

完全排除：指经 X 线、腹平片、B 超或静脉肾盂造影无残留结石；

部分排除：X 线、腹平片、B 超或静脉肾盂造影结石下移，减少或变小；

无效：达不到以上标准。

3．结果

（1）影像变化

针刺组和对照组分别是：有效 37 例、12 例，无效 8 例、32 例，两组比较，$P < 0.01$。

（2）止痛效果

针刺组和对照组分别是：完全缓解 92 例、21 例；部分缓解 23 例、36 例；无效 5 例、47 例，两组比较，$P < 0.01$。

（3）排石效果

针刺组和对照组分别是：完全排除 81 例、22 例；部分排除 33 例、19 例；无效 6 例、63 例，两组比较，$P < 0.01$。

4．结论

针刺痛敏穴治疗泌尿系结石操作方法简便，无毒副反应，可扩张输尿管的局部狭窄或阻塞，有较好的止痛和排石效果。

该法在本地区、军内多家医院和基层单位应用，治疗泌尿结石 5 000 余例，取得了显著的社会和经济效益。

（二）酒润风湿透皮散中药透皮治疗类风湿性关节炎研究

马玉琛以第一完成人获 2008 年军队医疗成果三等奖。

1．研究基础和设备

自制电脑智能调温、热控中药透皮风湿治疗仪，主要由热控仪、电热带、中药透皮袋三部分组成。

热控中药透皮法治疗：中药透皮袋装酒润风湿透皮散后，放于关节疼痛或不适部位皮肤上，覆盖加热带，用松紧带捆好，打开定时开关定时，仪器会自动将中药透皮袋内药物的温度升至 70 ℃，10 分钟后自动降至 45 ℃（热控仪温度显示板所示温度），透皮袋与皮肤接触处温度始终自动保持为 40 ~ 50 ℃。

贮水式电暖宝（DLY-50 型，上海可意电器厂）是由热容比储能介质和高级塑胶膜、高强度复合纤维有机地密封结合构造而成，充电数分钟，切断电源，可达到理想温度，并持续保温达 6 ~ 8 小时。

2．临床研究

（1）酒润风湿透皮散热控透皮法治疗 RA

1）方法：

酒润风湿透皮散：

羌活、独活各 10 g，细辛 3 g，制川乌 5 g，五加皮、络石藤各 10 g，蜈蚣、小白花蛇各 3 g。低温干燥，共为粗粉备用。应用前以 70% 乙醇浸湿，混匀。

治疗组：

热控透皮法，60 min/ 次，1 ~ 2 次 /d，15 d 为 1 个疗程，疗程间歇 5 d，治疗 3 个疗程；

对照组：

口服吲哚美辛，3 次 /d，50 mg/ 次，分型辨证，常规服汤药治疗 2 个月。

2）结果：

治疗 2 个月（60 d），临床疗效治疗组优于对照组（$P < 0.01$），见表 21-2。

表 21-2　两组临床疗效

组别	n	近期控制	显效	有效	无效	总有效率 / %	组间比较
治疗组	121	22	63	30	0	95.00	$P= < 0.05$
对照组	113	10	36	26	41	63.70	

（2）酒润风湿透皮散持续湿热透皮法治疗 RA

1）方法：

对照组：口服欣克洛，每次 100 mg，3 次 /d，甲氨蝶呤每次 10 mg，1 次 / 周，2 个月后观察疗效。

治疗组：中药持续湿热透皮法治疗。甲氨蝶呤治疗同对照组，2个月后观察疗效。

①将电暖宝插上电源，红色指示灯即亮，数分钟即可达到要求的温度，拔开电源；

②将加热好的电暖宝装入布袋；

③将酒润风湿透皮散以50% ~ 70%乙醇浸湿，装入中药透皮袋，使药物薄厚均匀，放于关节疼痛或不适部位的皮肤上；

④覆盖加热袋，并将加热袋固定在肢体上。一次加热，温度最多可持续保持6 ~ 8小时。15天为1个疗程，疗程间歇5天，共3个疗程。

2）结果：

综合疗效按1988年4月昆明会议标准。

治疗组和对照组分别是：

治疗1个月后近期控制9例、3例，显效39例、16例，有效11例、28例，无效7例、18例，两组近期控制和显效率比较 $P < 0.01$，总有效率比较，$P < 0.05$。

治疗2个月后近期控制13例、9例，显效44例、33例，有效6例、12例，无效3例、1例，两组近期控制和显效率比较，$P < 0.01$，总有效率比较，$P < 0.05$。

止痛效果：

疼痛程度分级：

0级：无疼痛；

1级：仅在劳累后、阴雨天气或情绪不佳时疼痛，可自行缓解；

2级：持续性疼痛但可以忍受，能进行自己所选择的工作和所能从事的活动；

3级：剧烈疼痛，烦躁不安，不能进行工作和学习，影响睡眠。

关节压痛程度分级：

0级：无压痛；

1级：问患者时有压痛；

2级：主动诉说压痛；

3级：因压痛产生不自主的回避动作。

关节疼痛和压痛均降至0级为显效，疼痛和压痛至少降低1级为有效，不达以上标准为无效。

治疗组和对照组分别是：治疗1个月后显效39例、22例，有效20例、20例，无效7例、23例，两组显效率比较，$P < 0.01$，总有效率比较，$P < 0.01$。治疗2个月后显效45例、

29例，有效18例、24例，无效3例、12例，两组近期控制和显效率比较，$P < 0.01$，总有效率比较，$P < 0.05$。

（3）结论：酒润风湿透皮散中药透皮治疗RA具有提高疗效和止痛作用。

3．对大鼠佐剂诱导性关节炎（AIA）治疗作用实验研究

（1）实验动物和药物

1）实验动物：健康SD大鼠，雄性，体重150 ~ 180 g。

2）药物与试剂：酒润风湿透皮散：羌活、独活各10 g，细辛3 g，制川乌5 g，五加皮、络石藤各10 g、蜈蚣、小白花蛇各3 g。低温干燥，共为粗粉，装入玻璃容器，70%乙醇浸泡，置温箱，温度调致50℃，3天后，取滤液，浓缩至30 mL，4℃冰箱保存备用，临用前加热至50℃。雷公藤多甙片：100 mg/片，湖南省株洲市制药厂生产。研成粉末溶于水，4℃冰箱保存。

（2）实验方法：分组及给药方法：SD大鼠40只。随机分为正常对照组、AIA模型组、雷公藤阳性药组及酒润风湿透皮散组，10只/组。

造模18 d开始，正常组和AIA模型组给予生理盐水，每天每只大鼠2 mL；雷公藤组每天20 mg/kg，皆于每天上午8:00 ~ 10:00给药；中药酒润风湿透皮散组除灌服等量生理盐水，以浸液涂大鼠四肢所有皮肤（含爪），3次/d；连续干预给药21 d，在造模后39 d断头处死大鼠，收集血清，取材脾脏、胸腺、致炎侧踝关节。

（3）结果

1）大鼠体重：

致炎后大鼠体重AIA模型组增长缓慢，第14 d和第39 d均明显低于正常组（$P < 0.05$），与雷公藤组无显著差异（$P > 0.05$），第39 d酒润风湿透皮散组与正常组无显著差异（$P > 0.05$）。

2）大鼠胸腺、脾脏指数：

39 d大鼠胸腺、脾脏指数AIA模型组明显高于正常组（$P < 0.05$），雷公藤组明显低于AIA组（$P < 0.05$），酒润风湿透皮散组与正常组无显著差异（$P > 0.05$）。

3）大鼠致炎侧踝关节肿胀度：

容积排水法测量致炎侧踝关节肿胀度。

致炎后15小时，AIA大鼠致炎侧足肿胀达高峰，表现为早期的炎症反应，持续2 ~

3 d逐渐减轻，7 ~ 8 d后再度肿胀，继发病变于致炎后10 d出现，表现为对侧和前足肿胀，且进行性加重，大鼠行动不便，体重下降，表现类似人类RA。

致敏2 d、5 d、10 d、18 d、28 d、39 d，AIA模型组明显高于正常组（$P < 0.01$），雷公藤组及酒润风湿透皮散组明显低于AIA模型组（$P < 0.01$）。

4）关节组织病理学改变：镜检结果显示：在正常大鼠的关节滑膜组织，可见1 ~ 2层滑膜细胞，滑膜下有成熟滑膜组织。细胞排列整齐，关节面光滑无渗出物。致炎39天，AIA大鼠关节滑膜增生，呈绒毛状排列紊乱，可向关节腔内突出，部分滑膜剥脱缺失，并有大量炎性细胞浸润，软组织明显水肿。酒润风湿透皮散治疗组和雷公藤治疗组大鼠关节滑膜增生，只有少许剥脱，组织水肿较轻，并见少量炎细胞浸润。

（4）结论：进一步证实了酒润风湿透皮散中药透皮对RA的临床疗效，部分解释了其疗效机制。

4．评价

发表和专业会议交流论文汇编，在数家医院和军地基层医疗单位应用。2007年参加“中国中医中药中国行”活动，并参加北京军区和全军中医药技术比武，受到好评、推荐。外用直达病所，无激素、免疫抑制剂、非甾体抗炎药的毒副反应，操作简便，价格便宜，军地两用，也适用于战时。尤其是利用了普通保健器材电暖宝的优点，加热时间短，切掉电源后中药温热透皮可保持8小时，不会有其他仪器连通电源长时持续开启所造成的触电危险，患者可自行操作，适用于休息和夜晚睡眠时间的治疗，解决了治疗与工作和学习时间上的矛盾，深受欢迎。将其运用到其他风湿性疾病、骨质增生等多种原因引起的关节、软组织疼痛共发挥了较好的疗效，取得了较好的军事、社会和经济效益。

（马玉琛）

第二节　主要获奖科研和成果题目

一、说明

获科技奖项是业务主管部门和业内同行对我学术思想、理论或观点及临床方法的肯定，证实正确性、有效性、先进性、科学性、安全性和实用性，揭示现代科学机制。获奖佐证材料和主要内容大部分已在本书第二篇、第三篇和本篇第一章详细介绍。现将主要科研课题和所获科技奖项文章题目，类别、登记、时间、批准单位、排名列表。上级有关单位资助课题的子课题、无经费资助课题、本单位课题和自选课题，以及非第一完成人所获奖项、国家级本专业学术会议所获奖和所带研究生、学术继承人所获奖项未列入。

二、主要获奖科研项目和成果

表 21-3　科研课题

课题名称	批准单位、时间、资助经费	排名
“十一五”国家科技支撑计划课题的重大疑难疾病中医防治研究项目“脑退行性病变中医干预及疗效评价研究”（2006BAI04A11）	国家科技部；2006 年；资助 500 万元	主要研究人员
“十一五”全军中医药研发推广专项的中医药重大临床攻关课题“系统性红斑狼疮及类风湿性关节炎中医药主治方案的研究”（2006011003）	总后卫生部；2006 年；资助 50 万元	第一研究人
“十二五”军队中医药科研专项课题的重点项目“高温湿热多汗及其皮损的中医药防治研究”（10ZYZ107）	总后卫生部；2010 年；资助 30 万元	第一研究人

表 21-4　科技成果

成果名称	获奖名称、等次及时间	排名
生命信息穴位治疗心脏神经官能性窦性心动过速	1995 年军队医疗成果三等奖（省部级，证书号：1995-04-039-01）	第一完成人
针刺迎香穴治疗快速心律失常研究	2000 年军队医疗成果三等奖（省部级，证书号：2000 联卫字第 93 号）	第一完成人
针刺痛敏穴治疗泌尿系结石研究	2003 年军队医疗成果三等奖（省部级，证书号：2003-3-38-1）	第一完成人
生命信息内关穴位疗法治疗冠状动脉供血不全的临床和机制研究	2003 年保定市科技进步二等奖（地厅级，证书号：03252-1）	第一完成人

生命信息内关穴位疗法617例临床应用和疗效机制的研究	2006年军队医疗成果三等奖（省部级，证书号：2006-3-35-1）	第一完成人
酒润风湿透皮散中药透皮治疗类风湿性关节炎	2008年军队医疗成果三等奖（省部级，证书号：2008-3-42-1）	第一完成人
蠲痰解毒法治疗类风湿性关节炎基础和应用研究	2009年军队医疗成果二等奖（省部级，证书号：2009-2-3-1）	第一完成人
痹病痰毒并治论基础与应用研究	2010年中华中医药学会科学进步二等奖（省部级，证书号：201002-13LC-92-R-01）	第一完成人
雄附方治疗类风湿关节炎间质性肺病研究	2011年保定市科技进步一等奖（地厅级，证书号：20111174-1）	第一完成人
雄附方治疗类风湿关节炎间质性肺病研究	2013年中国中西医结合学会科学进步二等奖（省部级，证书号：20138602B）	第一完成人

（马玉琛）

结　语

完成本书的编写，引发我诸多的感慨。

岁月如梭，往事如烟。乡间小路，高原流水，黄河落日，大漠孤烟，都市繁华，山村清贫……，几十年的许多事情都在我的脑海里逐渐模糊了，但从事中医药事业所迈出的每一步都历历在目。

从一个普通工人家的孩子，接受小学、中学、医学中专和大学教育，置身在农村和部队基层医疗单位、军区和全军总医院、军队中心医院，以及地方省、市、县级和民营中医医院工作、学习、生活；经历三年自然灾害、“文革”、改革开放、恢复高考等洗礼，从一个乡村医生、部队基层医疗单位卫生员，成长为中医药专业人员。由地方情结到几十年的军旅生涯，又回归地方，一路走来，经历了不少失败和挫折，也享受了诸多成功和荣誉。社会发展的东风给了我动力，人民的进取精神赋予了我能量，党和部队的培养教育填充和丰富了我的专业知识和技能，我由衷地感谢在成长过程中，领导、老师、战友、同学、同人们曾经给予和继续给予的关心、鼓励和帮助！时至今日，我还总觉得自己得到社会的太多太多，贡献人民的太少太少，深感无比内疚和惭愧。决心用自己余生的精力，再接再厉，老骥伏枥，为中医药事业做出更多的努力和贡献！

马玉琛

2020 年 5 月